高等职业教育药学类与食品药品类专业第四轮教材

人体解剖生理学 第4版

（供医药卫生大类、食品药品与粮食大类相关专业用）

主　编　唐晓伟　邢　军

副主编　谢晓丽　张春强　彭　兰　杨元元　王　慧　刘永林

编　者　（以姓氏笔画为序）

于　航　（哈尔滨医科大学大庆校区）　　　王　慧　（湖南食品药品职业学院）

邢　军　（山东药品食品职业学院）　　　刘永林　（辽宁医药职业学院）

李慧超　（长春医学高等专科学校）　　　杨元元　（安庆医药高等专科学校）

杨鹏飞　（山东中医药高等专科学校）　　　张春强　（长沙卫生职业学院）

张颖囡　（山东药品食品职业学院）　　　和振典　（楚雄医药高等专科学校）

唐晓伟　（安徽中医药高等专科学校）　　　彭　兰　（重庆医药高等专科学校）

谢晓丽　（泰山护理职业学院）

中国健康传媒集团
中国医药科技出版社　·北京

内容提要

本教材为"'十三五'职业教育国家规划教材"的修订再版教材,是"高等职业教育药学类与食品药品类专业第四轮教材"之一。系根据本套教材的编写思想和原则要求,结合专业培养目标和本课程的教学标准编写而成。本教材专业针对性强,紧密结合新时代行业要求和社会用人需求,全书共分十四章,包括绪论、细胞的结构与功能、人体基本组织、血液、运动系统、脉管系统、呼吸系统、消化系统、泌尿系统、生殖系统、神经系统、内分泌系统、能量代谢和体温、感觉器官等内容。本教材为书网融合教材,即纸质教材有机融合电子教材、教学配套资源(PPT、视频、图片等)、题库系统、数字化教学服务(在线教学、在线作业、在线考试)。

本教材供医药卫生大类、食品药品与粮食大类相关专业用,也可作为医药行业培训和自学用书。

图书在版编目(CIP)数据

人体解剖生理学/唐晓伟,邢军主编.—4版.—北京:中国医药科技出版社,2021.8(2025.8重印).

高等职业教育药学类与食品药品类专业第四轮教材

ISBN 978-7-5214-2548-2

Ⅰ.①人… Ⅱ.①唐… ②邢… Ⅲ.①人体解剖学-人体生理学-高等职业教育-教材 Ⅳ.①R324

中国版本图书馆 CIP 数据核字(2021)第 143902 号

美术编辑 陈君杞

版式设计 友全图文

出版 **中国健康传媒集团** | 中国医药科技出版社

地址 北京市海淀区文慧园北路甲 22 号

邮编 100082

电话 发行:010-62227427 邮购:010-62236938

网址 www.cmstp.com

规格 889×1194mm $\frac{1}{16}$

印张 19 $\frac{3}{4}$

字数 542 千字

初版 2008 年 7 月第 1 版

版次 2021 年 8 月第 4 版

印次 2025 年 8 月第 10 次印刷

印刷 三河市万龙印装有限公司

经销 全国各地新华书店

书号 ISBN 978-7-5214-2548-2

定价 55.00 元

获取新书信息、投稿、为图书纠错,请扫码联系我们。

出版说明

"全国高职高专院校药学类与食品药品类专业'十三五'规划教材"于2017年初由中国医药科技出版社出版，是针对全国高等职业教育药学类、食品药品类专业教学需求和人才培养目标要求而编写的第三轮教材，自出版以来得到了广大教师和学生的好评。为了贯彻党的十九大精神，落实国务院《国家职业教育改革实施方案》，将"落实立德树人根本任务，发展素质教育"的战略部署要求贯穿教材编写全过程，中国医药科技出版社在院校调研的基础上，广泛征求各有关院校及专家的意见，于2020年9月正式启动第四轮教材的修订编写工作。

党的二十大报告指出，要办好人民满意的教育，全面贯彻党的教育方针，落实立德树人根本任务，培养德智体美劳全面发展的社会主义建设者和接班人。教材是教学的载体，高质量教材在传播知识和技能的同时，对于践行社会主义核心价值观，深化爱国主义、集体主义、社会主义教育，着力培养担当民族复兴大任的时代新人发挥巨大作用。在教育部、国家药品监督管理局的领导和指导下，在本套教材建设指导委员会专家的指导和顶层设计下，依据教育部《职业教育专业目录（2021年）》要求，中国医药科技出版社组织全国高职高专院校及相关单位和企业具有丰富教学与实践经验的专家、教师进行了精心编撰。

本套教材共计66种，全部配套"医药大学堂"在线学习平台，主要供高职高专院校药学类、药品与医疗器械类、食品类及相关专业（即药学、中药学、中药制药、中药材生产与加工、制药设备应用技术、药品生产技术、化学制药、药品质量与安全、药品经营与管理、生物制药专业等）师生教学使用，也可供医药卫生行业从业人员继续教育和培训使用。

本套教材定位清晰，特点鲜明，主要体现在如下几个方面。

1. 落实立德树人，体现课程思政

教材内容将价值塑造、知识传授和能力培养三者融为一体，在教材专业内容中渗透我国药学事业人才必备的职业素养要求，潜移默化，让学生能够在学习知识同时养成优秀的职业素养。进一步优化"实例分析/岗位情景模拟"内容，同时保持"学习引导""知识链接""目标检测"或"思考题"模块的先进性，体现课程思政。

2. 坚持职教精神，明确教材定位

坚持现代职教改革方向，体现高职教育特点，根据《高等职业学校专业教学标准》要求，以岗位需求为目标，以就业为导向，以能力培养为核心，培养满足岗位需求、教学需求和社会需求的高素质技能型人才，做到科学规划、有序衔接、准确定位。

3. 体现行业发展，更新教材内容

紧密结合《中国药典》（2020年版）和我国《药品管理法》（2019年修订）、《疫苗管理法》（2019

年）、《药品生产监督管理办法》（2020年版）、《药品注册管理办法》（2020年版）以及现行相关法规与标准，根据行业发展要求调整结构、更新内容。构建教材内容紧密结合当前国家药品监督管理法规、标准要求，体现全国卫生类（药学）专业技术资格考试、国家执业药师职业资格考试的有关新精神、新动向和新要求，保证教育教学适应医药卫生事业发展要求。

4.体现工学结合，强化技能培养

专业核心课程吸纳具有丰富经验的医疗机构、药品监管部门、药品生产企业、经营企业人员参与编写，保证教材内容能体现行业的新技术、新方法，体现岗位用人的素质要求，与岗位紧密衔接。

5.建设立体教材，丰富教学资源

搭建与教材配套的"医药大学堂"（包括数字教材、教学课件、图片、视频、动画及习题库等），丰富多样化、立体化教学资源，并提升教学手段，促进师生互动，满足教学管理需要，为提高教育教学水平和质量提供支撑。

6.体现教材创新，鼓励活页教材

新型活页式、工作手册式教材全流程体现产教融合、校企合作，实现理论知识与企业岗位标准、技能要求的高度融合，为培养技术技能型人才提供支撑。本套教材部分建设为活页式、工作手册式教材。

编写出版本套高质量教材，得到了全国药品职业教育教学指导委员会和全国卫生职业教育教学指导委员会有关专家以及全国各相关院校领导与编者的大力支持，在此一并表示衷心感谢。出版发行本套教材，希望得到广大师生的欢迎，对促进我国高等职业教育药学类与食品药品类相关专业教学改革和人才培养作出积极贡献。希望广大师生在教学中积极使用本套教材并提出宝贵意见，以便修订完善，共同打造精品教材。

数字化教材编委会

本教材为"'十三五'职业教育国家规划教材"《人体解剖生理学》的修订再版教材。本次编写，根据高等职业教育相关专业培养目标和主要就业方向及职业能力要求，按照本套教材编写思想和原则要求，依据课程教学标准，由全国 12 所院校从事教学和生产一线的教师、学者悉心编写而成。

人体解剖生理学是一门理论性和实践性均强的专业基础课程，课程内容既是医药卫生大类、食品药品与粮食大类相关专业学生知识体系构建的重要环节，也是学习专业课程的基础。编者在上版教材的基础上，进一步结合职业教育的新理念、新要求，内容总体设计以职业能力分析为逻辑起点，按照岗位能力要求划分学习领域，按照工作需求进一步整合人体结构及功能相关理论知识，将传统教材相对分割的知识点、技能点进行有机整合和重新排序，合理安排在不同的载体中体现，重点在人体功能学知识。教材综合和重组了解剖与生理的学科知识，同时还兼顾一些与本专业关系密切的组织胚胎学及细胞生物学内容。教材的基础知识部分，在科学地反映专业知识的系统性、涵盖教学大纲所强调知识点的基础上，对一些理论性强、与专业及岗位需求关系较小的内容进行删减。为践行课程思政，增加教材内容与相关课程、日常生活及临床的联系，启发和带动学生的学习积极性，本教材特设了实例分析和知识链接环节。为便于学生学习和复习，在每章前、中、后各有学习引导、学习目标、即学即练、知识回顾和目标检测等模块。为体现理论联系实际，教材结合未来职业的要求选取了相关实训内容并编入各章。本教材为书网融合教材，即纸质教材有机融合电子教材、教学配套资源（PPT、视频等）、题库系统、数字化教学服务（在线教学、在线作业、在线考试）。在保证纸质教材完整性的基础上，将实例分析、即学即练、知识回顾以及目标检测的答案和解析以二维码链接的形式呈现在教材中。

教材主要适用范围：高等职业教育专业目录医药卫生大类中临床医学类、护理类、药学类、中医药类、医学技术类、康复治疗类、公共卫生与卫生管理类、健康管理与促进类、眼视光学类各专业，食品药品与粮食大类中药品与医疗器械类各专业教学使用，也可作为医药行业培训和自学用书。

本书的编写分工：第一章绪论由唐晓伟老师编写，第二章细胞的结构与功能由彭兰老师编写，第三章人体基本组织由和振典老师编写，第四章血液由杨元元老师编写，第五章运动系统由李慧超老师编写，第六章脉管系统由谢晓丽老师编写，第七章呼吸系统由于航老师编写，第八章消化系统由张春强老师编写，第九章泌尿系统由刘永林老师编写，第十章生殖系统、第十三章能量代谢和体温由王慧老师编写，第十一章神经系统由邢军老师编写，第十二章内分泌系统由张颖囡老师编写，第十四章感觉器官由杨鹏飞老师编写。第一、二、三、四、六、七、八、十一、十三章的动画制作由于婷老师完成，第五、九、十、十二、十四章的动画制作由冯瑶老师完成。

作者在编写教材的过程中，参考了国内已出版的《生理学》《人体解剖学》《人体解剖生理学》等相关教科书，在此对这些教科书的主编和编者表示衷心的感谢（参考文献附后）。

由于编者水平所限，书中不足之处敬请各位同道不吝赐教，以便予以修订。

编　者
2021 年 5 月

目录
CONTENTS

第一章 绪 论 🅔微课

学习引导

人体解剖生理学主要介绍哪些内容？常用哪些方法进行探究？在描述人体各部分和器官相对位置时常说的"上、下、内、外"等是如何界定的？自然界中有生命的个体有哪些基本特征？人体的各部分是如何相互协调共同完成生命活动的？

本章主要介绍人体解剖生理学的研究对象和任务、常用的研究方法、人体组成的概况及常用解剖学术语，还要介绍生命活动的基本特征、人体功能活动的稳态及其调节。

📖 学习目标

1. **掌握** 生命活动的基本特征、内环境及稳态。
2. **熟悉** 常用的解剖学术语、人体功能活动调节的基本方式。
3. **了解** 人体解剖与生理的研究对象和方法。

第一节 概 述

PPT

一、人体解剖生理学的研究对象和任务

人体解剖生理学是研究正常人体形态结构和功能活动规律的科学，以正常人体为研究对象，主要揭示人体各器官的形态结构及其位置，各种组织细胞的组织结构及其与功能的关系，以及人体及其各细胞、组织、器官、系统在正常情况下所表现的各种生命现象、产生机制、内外环境变化的影响和机体所做的相应调节，还揭示各种生理功能在整体活动中的意义。

人体内结构和功能是两个不同的方面，结构与功能是相适应的，各器官、组织和细胞的结构是一切功能活动的物质基础，而功能活动则是这些结构的运动形式。在研究和学习人体结构时应该密切地联系其功能，而在研究和学习生理功能时也应联系它的结构特点。

人体解剖生理学是进一步理解人体的病理变化以及疾病发生和发展规律的前提，是学习药理学知识及正确认识、预防和治疗各种疾病的基础，医药工作者应掌握正常人体的形态结构、生命过程以及发生规律的基本知识、基础理论和基本技能，为学习相关课程奠定必要的基础。

二、人体解剖生理学的研究方法

（一）人体解剖的研究方法

人体解剖学主要包括大体解剖学、组织学和胚胎学。

1. 大体解剖学 大体解剖学是借助解剖器械切割尸体的方法，用肉眼观察人体形态结构的科学。根据研究和叙述方法的不同，大体解剖学通常分为系统解剖学和局部解剖学，前者是按照人体的器官系统描述其形态结构的科学，后者是按照人体的部位，由浅入深，逐层描述各部结构的形态及其相互关系的科学。

2. 组织学 组织学是借助显微镜研究人体各器官、组织以及细胞的微细结构的科学。组织学所观察的标本，一般是将器官或组织切成薄片粘贴在载玻片上，经过染色处理，做成标本切片在显微镜下观察。染色的目的，是使组织内的不同结构呈现不同颜色而便于观察。

3. 胚胎学 胚胎学是研究人体发生、发育及其演变规律的科学。

（二）人体生理的研究方法

人体的功能活动形式多样、内容广泛，其基础源于不同的结构水平，现代医学在研究人体的生理功能时往往从三个水平出发。

1. 细胞和分子水平 细胞是组成机体结构和功能的基本单位，分析和阐述器官的功能活动往往要在细胞的水平上进行。细胞的功能活动还受到构成细胞的各个分子的物理及化学特性、某些特殊基因的表达以及环境条件的影响，因此对器官功能活动的研究还要深入到分子水平。

在细胞水平上的功能活动研究常采用离体实验，即将某一种组织细胞从器官中分离出来，放在适宜环境下保持其生理功能，进行实验和观察。该方法可以严格控制细胞的环境条件，便于分析有关因素对细胞功能的影响，但难以模仿完整机体内细胞所处的实际环境，故不能简单地将细胞分子水平的实验结果用来推论或解释该种细胞在完整机体中的功能。在细胞水平上进行的功能活动的研究属于细胞生理学范畴。

2. 器官和系统水平 在器官和系统结构的基础上，研究各器官和系统生理活动的规律及其影响因素等，称器官和系统生理学。人体生理中关于功能活动的知识，大多是关于各器官和系统的功能及其得以实现的机制，以及器官功能的调节。

在器官水平上的功能活动研究，可以将器官从身体中分离出来，在离体条件下进行实验，也可以把器官保留在体内，进行在体实验。研究中，一般在保持其他因素不变的情况下，改变某一个因素，观察该器官功能活动的改变，以分析所观察的因素对该器官功能活动的影响。器官和系统水平的研究所得到的知识十分重要，但实验仍然不是在正常、完整的机体内进行的，故所取得的结果不一定能代表正常机体内的情况。

3. 整体水平 在整体水平研究人体各器官、系统的相互关系以及人体与环境之间的相互联系，称为整体生理学。在整体情况下，体内各个器官、系统之间相互联系、相互影响，各种功能相互协调，机体能以一个整体在经常变化的环境中维持正常的生命活动。人有着复杂的情绪和心理活动，而它们又会对许多躯体、内脏活动发生影响，并引起相应的行为。因此，在研究人体整体状态下的功能活动时，除考虑外界环境因素和研究对象的自身因素外，还要考虑情绪和心理活动的影响。

上述三个水平的研究对象和任务，既有联系又有区别，完整机体的生理功能绝不等于局部生理功能在量上的相加。把细胞、分子水平的研究与整体水平的研究更好地结合起来，发展整体的或整合生理学，是未来研究正常人体功能的重要课题。

三、人体组成的概况及常用解剖学术语

（一）人体的组成

人体形态结构、生理功能和生长发育的基本单位是细胞。许多形态相似、功能相近的细胞借细胞间质结合在一起，形成组织。人体的组织有四大类，即上皮组织、结缔组织、肌组织和神经组织。几种不同的组织结合在一起，构成具有一定形态并能完成某一特定生理功能的结构，称为器官，如：脑、心、肺、肝、肾等。许多相关的器官连接在一起，组成共同完成某种生理活动的一系列器官，称为系统。人体有运动系统、消化系统、呼吸系统、泌尿系统、生殖系统、脉管系统、神经系统、内分泌系统和感觉器九大系统。其中消化系统、呼吸系统、泌尿系统和生殖系统的大部分器官都位于胸腔、腹腔和盆腔内，并借孔道直接或间接与外界相通，又称为内脏。

根据人体的外形，人体可分为头、颈、躯干和四肢四部分。头的前部为面，后部为颅；颈的前部为颈，后部为项；躯干可分为胸部、腹部、背部和腰部；四肢分上肢和下肢，上肢分为肩、臂、前臂和手四部分，下肢分为臀、大腿、小腿和足四部分。

📱 知识链接

中医学对解剖学的贡献

我国文化历史悠久，历史上有关人体解剖学的记载，最早见于我国古典医籍。远在公元前400多年的战国时代，我国第一部医学经典著作《内经》中的"灵枢·经水篇"已提到"解剖"两字，书中写到"若夫八尺之士，皮肉在此，外可度量循切而得之，其死可解剖而视之。其脏之坚脆，腑之大小，谷之多少，脉之长短……皆有大数。"又如在《难经》中就首先使用了"动脉"这个词，并载有有关内脏器官的名称、形态、位置、大小、容积和重量等具体数据。这些资料说明我们祖先从事过实地解剖、测量和研究。

汉代著名外科家华佗能实施各种外科手术，据汉书《方术列传》上记载，华佗"兼通数经……若疾发结于内，针药所不能及者，乃令以酒服麻沸散，既醉，无知觉，因刳破腹背，抽割积聚。若在肠胃，则断截湔洗，除去疾秽，既而缝合……"。可见华佗不但擅长医术，而且精通人体结构。宋代王惟一所铸的铜人，是历史上最早创造的人体模型。宋慈著的《洗冤录》对人体骨骼做了比较详细的记载。清代名医王清任曾亲自做过尸体解剖，著有《医林改错》一书。这些都说明我们的祖先对人体结构积累了不少经验，对当时和后世解剖学的发展都具有影响。

（二）解剖学常用术语

为了描述人体各部分和各器官的形态结构、位置及其相互关系，国际上规定了通用的解剖学姿势，并以此为依据，统一了人体的轴、切面与方位等术语。

1. 标准解剖学姿势 身体直立，两眼向前平视，上肢下垂于躯干两侧，两足并立，掌心、足尖向前，这种姿势称标准解剖学姿势。在描述各部结构的位置及其相互关系时，无论标本或模型处于何种位置，都应以解剖学姿势为依据。

2. 轴 根据解剖学姿势，可设置三种互相垂直的轴（图1-1）。

（1）矢状轴 为前后方向，与冠状轴和垂直轴互相垂直。

（2）冠状轴 为左右方向，与矢状轴和垂直轴相互垂直。

（3）垂直轴 为上下方向，与人体长轴平行，且与矢状轴和冠状轴相互垂直。

3. 切面 根据解剖学姿势，可设置三种互相垂直的切面（图1-1）

（1）矢状面 在前后方向上，将人体分成左、右两部分的切面称矢状面。将人体分为左、右对称两部分的切面称为正中矢状面。

（2）冠（额）状面 在左右方向上，将人体分为前、后两部分的切面称冠（额）状面。

（3）水平面或横切面 将人体分为上、下两部分的切面称水平面或横切面。

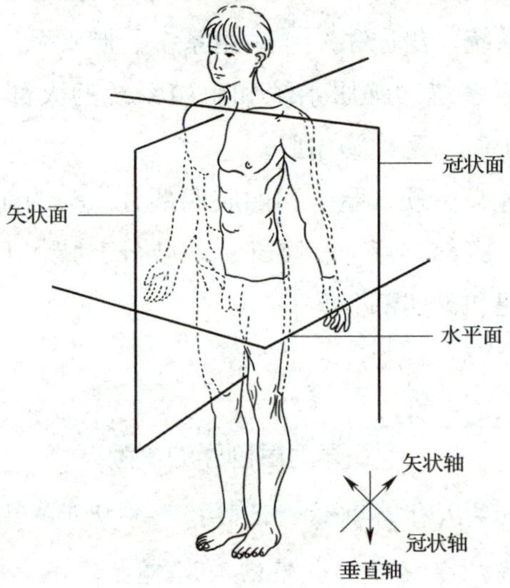

图1-1 人体的轴和切面

4. 方位术语 以解剖学姿势为准，有关方位的术语常用的有如下。

（1）上和下 近头者为上，近足者为下。上和下也可分别称头侧和尾侧。

（2）前和后 近腹者为前，近背者为后。前和后也可分别称腹侧和背侧。

（3）内侧和外侧 近正中矢状切面者为内侧，远离正中矢状切面者为外侧。

（4）内和外 凡有内腔的器官，以内腔为准，近内腔者为内，远离内腔者为外。

（5）浅和深 以体表为准，近体表者为浅，远体表者为深。

（6）近侧与远侧 多用于四肢。接近躯干的一侧为近侧，远离躯干的一侧为远侧。

第二节 生命活动的基本特征

有生命的个体在生存过程中表现出来的各种活动，称为生命活动。生命活动具有四个基本特征，即新陈代谢、兴奋性、适应性和生殖。

一、新陈代谢

生物体在生命活动过程中，与环境之间不断进行物质和能量的交换，以实现自我更新的过程称为新陈代谢。新陈代谢是生物体整个生命过程中一个最重要的生命现象，一旦新陈代谢终止，生命活动也就随之终止，因而新陈代谢是生物体一切生命活动的最基本特征。

新陈代谢的实质是机体内进行的生物化学反应，包括同化作用和异化作用两个方面。机体从外界摄取营养物质并转换为自身成分，以实现生长、发育、更新、修复，称为同化作用，又称为合成代谢；体内成分不断破坏、分解，转化为代谢产物并排出体外的过程称为异化作用，又称为分解代谢。在物质代谢过程中，同时伴随能量的产生、转化、贮存、释放和利用，即能量代谢。

二、兴奋性

当机体所处的内、外环境发生变化时，其功能活动即发生相应的变化。机体对于内、外环境变化具有反应的能力或特性称为兴奋性。兴奋性是一切生物体所具有的特性，它使生物体能对环境变化发生反应，是一切生物体普遍具有的功能，也是生物体能够生存的必要条件。

（一）刺激与反应

人体生活在不断变化着的环境中，经常受到各种因素的作用。引起机体功能改变的内、外环境变化称为刺激。刺激的种类很多，包括生物性刺激（如病毒、细菌）、化学性刺激（如各种化学物质）、物理性刺激（如声、光、电）等。实验室中，最常使用的是电刺激。

刺激要引起细胞发生反应进而改变机体的功能，就必须达到一定的刺激量。刺激量通常包括三个参数，即刺激的强度、刺激的作用时间和刺激强度－时间变化率，三个参数之间相互影响。

机体接受刺激后功能活动的变化称为反应。根据接受刺激后机体功能变化的情况，可将反应分为兴奋和抑制两种形式。机体接受刺激后，功能活动由弱变强或由静止到活动的变化称为兴奋；机体接受刺激后，功能活动由强变弱或由活动到静止则称为抑制。

刺激引起反应是一种普遍存在的生命现象。只有给予适宜的刺激，机体才会产生反应，刺激是引起反应的外在条件，反应是适宜刺激作用的结果。刺激引起的反应是兴奋还是抑制，取决于机体的功能状态和刺激的质和量。

（二）兴奋性

在讨论细胞兴奋性高低时，常将刺激的作用时间和刺激强度－时间变化率固定，测定能使细胞发生反应的最小刺激强度。能引起细胞发生反应的最小刺激强度称为阈强度（刺激阈或阈值）。强度等于阈强度的刺激称为阈刺激，高于阈强度的刺激称为阈上刺激，低于阈强度的刺激称为阈下刺激。

通常以阈强度的大小作为衡量机体兴奋性高低的指标。对于组织而言，阈值越小兴奋性越高，反之，兴奋性越低阈值越高。机体不同的组织以及机体在不同生理状态下其兴奋性是不同的。肌肉、神经、腺体三类组织兴奋性较高，只需要很小的刺激即可引起明显且特定的生理反应，称为可兴奋组织。

三、适应性

机体除了具有兴奋性之外，还能随环境变化不断调整自身各部分关系，从而利于在变化的环境中维持正常的生理功能。机体这种能根据外部情况而调整内部关系的生理特性称为适应性。适应性是机体在种族进化和个体发育过程中，逐渐形成和日趋完善的，它使机体能更好地生存，也是生命活动的基本特征。

人类由于从事社会劳动，已不仅能依靠生理反应被动的适应环境，更重要的是通过有意识的活动，主动的改造自然环境，使之适合于自己的生理要求，这是更高一级的适应。以体温的调节为例，适应性分为行为性适应和生理性适应两种类型。当外界气温高于体温时，机体可通过减少衣着、寻找阴凉有风的地方、甚至借助空调或风扇以维持体温正常，此为体温的行为性调节；与此同时，在外界气温较高时，机体皮肤血管扩张，血流加快，通过对流、传导、蒸发、辐射等方式加快生理散热过程，以维持体温正常，为生理性体温调节。

四、生殖

生物体生长发育到一定阶段后，具有产生与自己相似子代个体的能力，称为生殖。通过生殖，生物体得以延绵种族、延续生命活动。

第三节　人体功能活动的稳态及其调节

PPT

一、内环境与稳态

（一）体液与内环境

机体内的液体总称为体液。体液总量约占体重的60%，按其所在部位分为细胞内液和细胞外液两部分。存在于细胞内的液体称为细胞内液，约占体液总量的2/3；存在于细胞外的液体称为细胞外液，约占体液总量的1/3。细胞外液包括血浆、组织液、淋巴液和脑脊液等。细胞内液是细胞内各种生物化学反应进行的场所，细胞外液则是细胞直接生存的环境，为区别于整个机体所处的大自然外环境，通常将细胞外液称为内环境。

在细胞内液和细胞外液之间隔有细胞膜，在组织液与血浆之间隔有毛细血管壁。细胞膜和毛细血管壁都有一定的通透性，水分和一切能透过细胞膜和毛细血管壁的物质均可在细胞内液、组织液和血浆之间进行交换。因而，这三部分体液虽彼此隔开，却又相互沟通。

> **即学即练 1–1**
>
> 下列属于内环境的有（　　）。
> 答案解析
> A. 血液　B. 血浆　C. 淋巴液　D. 组织液　E. 唾液

（二）内环境稳态及其意义

正常情况下，内环境的化学成分和理化特性，如 O_2 和 CO_2 的含量、离子的组成与浓度、温度、渗透压和酸碱度等，虽然经常处于变动中，但变动范围很小，具有相对稳定性。内环境的化学成分和理化特性保持相对稳定的状态，称为内环境稳态。

细胞的新陈代谢过程是由很多复杂的酶促反应组成，而酶促反应只有在一定的理化条件下才能顺利进行；细胞的生物电活动是一切生命活动的基础，其也只有在一定的离子浓度下才能维持正常。可见，内环境稳态是细胞进行正常生命活动的必要条件，一旦内环境稳态遭受破坏，将引起机体某些功能紊乱，导致疾病。机体在生活过程中，外界环境经常发生剧烈的变化，体内细胞又不断地通过细胞外液与外环境进行物质交换，随时都在影响或破坏内环境稳态，机体需要通过其特有的调节方式来维持内环境的稳态。

二、人体功能活动的调节方式

在生命活动过程中，构成人体的各细胞、组织、器官、系统都进行着各不相同的功能活动，这些活动在时间上、空间上紧密联系，相互配合，协调一致，成为一个统一的整体。在机体处于不同的生理情况时，或当环境发生变化时，这些器官、组织的功能活动会发生相应的改变，使机体能适应各种不同的生理情况和外界环境的变化，也可使被扰乱的内环境重新得到恢复，这种过程称为生理功能的调节。人体生理功能的调节包括神经调节、体液调节、自身调节三种。

（一）神经调节

通过神经系统的活动，对机体功能活动发挥的调节作用，称为神经调节。神经调节在机体生理功能调节中最重要，其调节的基本方式是反射。所谓反射，是指在中枢神经系统参与下，机体对内外环境变化的刺激产生的适应性反应。如强光照射眼睛引起瞳孔缩小，进食引起唾液分泌等均为典型的反射。

反射的结构基础是反射弧，它由感受器、传入神经、中枢、传出神经和效应器组成（图1-2）。对于反射而言，反射弧的五个部分为一有机整体，缺一不可。

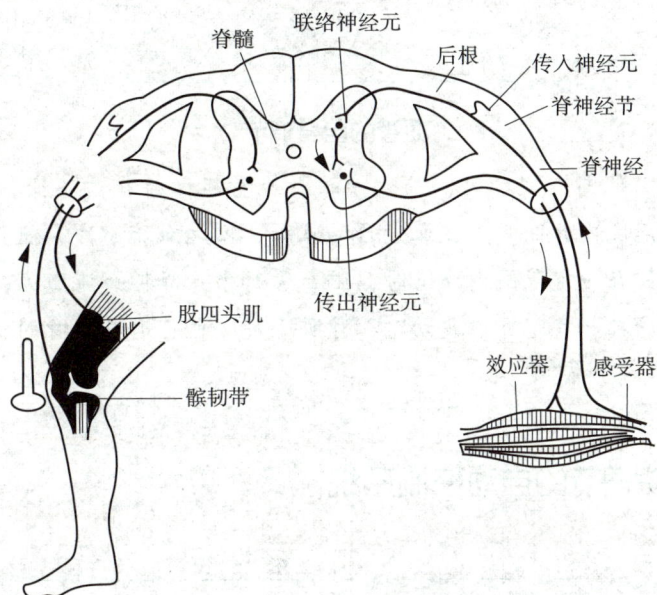

图1-2 反射弧结构示意图

📖 **知识链接**

反射弧

机体有各种各样的感受器，每一种感受器能够感受体内或外界环境的某种特定的变化，并将这种变化转变成一定的神经信号，通过传入神经纤维传至相应的神经中枢，中枢对传入信号进行分析，并做出反应，通过传出神经纤维改变相应的效应器官的活动。如在搔扒反射实验中，用蘸有硫酸溶液的纸片接触实验动物蛙的某一肢体末梢，将引起该肢体屈曲。其中与硫酸纸片相接触的皮肤上有对伤害性化学刺激敏感的感受器，该感受器与硫酸纸片接触后产生传入冲动，经躯体感觉传入神经送至脊髓，脊髓经整合发出运动冲动，经躯体运动神经导致受刺激肢体屈肌收缩，达到回避伤害刺激以免遭受进一步损伤的保护目的。如果反射弧任何环节结构或功能障碍，如切除皮肤，损伤传入或运动神经，损毁脊髓，反射活动都将无法进行。

神经调节的特点是：迅速、准确、短暂和作用范围较小。

（二）体液调节

体液因素通过体液途径而发挥的调节作用称为体液调节。体液因素主要指激素，还包括某些代谢产物（如 CO_2）等。这些物质由血液循环运送到身体各个部分，到达相应的组织细胞，通过作用于其上相应的受体，对机体的新陈代谢、生长、发育、生殖等生理功能进行的调节。激素是指由内分泌腺或内分泌细胞分泌，能在细胞间传递信息的化学物质。接受某种激素调节的细胞称为该激素的靶细胞。

体液调节与神经调节比较，其调节的特点是：缓慢、广泛、持久。

（三）自身调节

机体的器官、组织、细胞不依赖外来神经和体液因素而对刺激产生的适应性反应过程称为自身调节。自身调节是一种较原始的低级的调节方式，因其调节结果欠准确，调节的力度较小，在人类等高等动物发挥的调节作用较小，但仍有一定意义。

📖 知识链接

血管的自身调节

机体的动脉血压在一定范围内波动时，脑、肾的血流量能保持相对不变，就是通过自身调节实现的。当体动脉血压在一定范围内升高时，脑血管自动收缩，增大血流阻力，使其血流不因血压增高而过度增多；反之，体动脉血压在一定范围内降低时，脑血管舒张，降低血流阻力，保障其血流不因血压下降而减少过多。当体动脉压在一定范围内波动时，肾脏小动脉也可通过自身的收缩和舒张，保持其血流量的相对稳定，从而保持尿量的稳定。

三、人体功能活动调节的自动控制系统

▶▶ 实例分析 1-1

实例 跑步时，除了骨骼肌舒缩活动的加剧，心跳、呼吸随之加快，其他器官也都会做出相应的变化。

问题 人体通过什么途径使得各系统协同工作以适应机体生理功能的改变？

答案解析

人体调节系统如同一个由众多子系统构成的复杂的自动控制系统，神经系统和内分泌系统在对机体各器官系统的调节控制中起着控制作用，称为控制部分。机体其他器官、系统受神经和内分泌系统的调节控制，称为受控制部分。人体功能调节的控制方式主要是闭环式自动控制系统，又称为反馈式控制系统，即控制部分发出信号改变受控制部分的活动；受控制部分也可发出信号返回到控制部分，改变控制部分活动的强度（图 1-3）。在反馈过程中，效应器是受控制部分，但其中也有感受装置，当它在控制部分作用下产生某种反应的同时，就会把自己所处的状态通过回路反传回控制部分进行处理。这种由受控制部分的感受装置返回的信息作用于控制部分，通过控制部分的分析综合，调整其发出明令的现象就

是反馈。根据反馈信息的作用效果将反馈分为两类，即负反馈与正反馈。

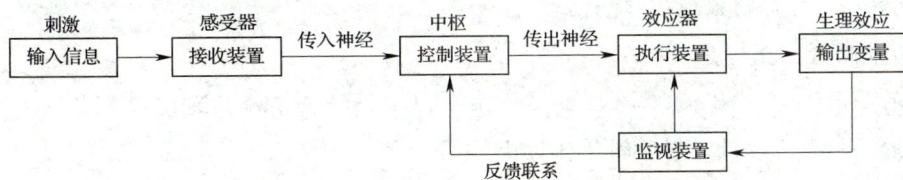

图 1－3 人体功能调节的自动控制系统示意图

（一）负反馈

反馈信息抑制或减弱控制部分的活动，称为负反馈。当一个系统的活动处于某种平衡或稳定状态时，如果因某种外界因素使该系统的受控部分活动增强，该系统原先的平衡或稳定状态即遭受破坏，在存在负反馈控制机制的情况下，如果受控部分的活动增强，可通过相应的感受装置将这个信息反馈给控制部分，控制部分经过分析，发出指令使受控部分的活动减弱，向原先的平衡状态方向转变，甚至完全恢复到原先的平衡状态。反之，如果受控部分的活动过低，则可以通过负反馈机制使其活动增强，也向原先平衡状态的方向恢复。

通过负反馈调节，可使系统的活动维持相对稳定状态，是机体维持内环境稳态的最重要的一种调节方式。如血糖浓度的调节、血压的调节等，均为典型的负反馈调节。

（二）正反馈

反馈信息促进或加强控制部分的活动，称为正反馈。正反馈使原控制效应得到加强，促使生理控制过程加强加快，这种反馈在机体调节控制中常见于需要快速完成的一些生理过程，如血液凝固、排尿反射、分娩过程均为正反馈。在正反馈过程中，生理过程一旦发动，就会不断增强和加速，保障在最短的时间内得以完成，正反馈控制的特性不是维持系统的稳态或平衡，而是破坏原先的平衡状态。

负反馈控制的功能是维持平衡状态，因而是可逆的过程；而正反馈控制过程，则是不可逆、不断增强的过程。总之，反馈式控制系统是保持人体正常功能的重要调节机构，尤其是负反馈，数量比正反馈多，在维持人体与外环境的统一与内环境的相对稳定上，有着十分重要的生理意义。

目标检测

答案解析

一、名词解释

1. 组织　2. 器官　3. 系统　4. 阈值　5. 新陈代谢　6. 负反馈　7. 正反馈

二、单项选择

1. 可将人体分为左右对称两部分的切面是（　　）。

　　A. 水平面　　　　　　B. 矢状面　　　　　　C. 冠状面

　　D. 纵切面　　　　　　E. 正中矢状面

2. 下列不属于消化系统的是（　　）。

　　A. 小肠　　　　　　　B. 肝　　　　　　　　C. 胆囊

　　D. 胰　　　　　　　　E. 肾

3. 生命活动的最基本的特征是（　　）。

    A. 新陈代谢   B. 兴奋性   C. 适应性

    D. 生殖   E. 内环境稳态

4. 衡量组织兴奋性高低的指标是（　　）。

    A. 肌肉收缩的强弱   B. 腺体分泌的多少   C. 神经末梢释放递质的多少

    D. 刺激频率的高低   E. 刺激阈值的大小

5. 内环境稳态是指内环境的（　　）。

    A. 理化性质恒定不变   B. 理化性质相对稳定   C. 化学组成恒定不变

    D. 化学组成相对稳定   E. 物理性质恒定不变

三、简答题

1. 何谓解剖学姿势？人体的内脏和九大系统分别指什么？

2. 试述人体功能活动的调节方式及其特点。

书网融合……

知识回顾   微课   习题

（唐晓伟）

第二章

细胞的结构与功能 e 微课

学习引导

生物课上，老师让同学们先准备一张洁净的载玻片，在其中央滴 1 滴生理盐水，用清水漱口，再取一根牙签放在 0.1% 的高锰酸钾溶液里消毒后，在自己的口腔壁轻轻刮几下，把牙签上富有碎屑的一端，放在载玻片上的生理盐水中涂几下，再盖上盖玻片；在盖玻片的一侧加稀碘液，用吸水纸从盖玻片的另一侧吸引，使染液将标本全部浸湿。

在显微镜下能看到什么？其结构如何？

本章主要介绍细胞的基本结构、细胞的增殖以及发生在细胞水平上的生命现象，如细胞的跨膜物质转运、跨膜信号转导功能及细胞的生物电现象，还要介绍普通光学显微镜的正确操作及观察方法。

📖 **学习目标**

1. **掌握** 各种细胞器的功能、细胞的跨膜物质转运功能、细胞的生物电现象。
2. **熟悉** 细胞结构、功能及细胞增殖周期。
3. **了解** 细胞膜的基本结构、细胞的跨膜信号转导功能。

第一节　细胞的结构与增殖

PPT

细胞是人体结构和功能的基本单位。体内所有的生理功能和生化反应，都是在细胞及其产物的物质基础上进行的。人体内共有数以亿计形态不同、功能各异的细胞，细胞形态与其功能相适应，如双凹圆盘形的红细胞可以减少流动中的血液带来的阻力、增加表面积还有利于气体交换；梭形、长圆柱状的肌细胞利于收缩和舒张；神经细胞有长的突起能接受刺激并传导冲动。虽然人体细胞的大小、形态和功能各异，但他们的基本结构相同，都包括细胞膜、细胞质和细胞核三部分。

一、细胞的基本结构

（一）细胞膜

细胞膜又称为质膜、生物膜，是将细胞内容物和细胞周围环境（主要是细胞外液）分隔开的一层薄膜结构，使细胞相对地成为独立的生命活动单元。细胞要维持正常的生命活动，其化学组成需保持相对稳定；但细胞在不断进行新陈代谢的过程，需经细胞膜获得营养物质、O_2 和其他物质如电解质离子，同时排出代谢产物和 CO_2 等，这些物质的进入和排出，都必须经过细胞膜。因此，细胞膜不仅是细胞和细胞周围环境之间的屏障，也是进行物质交换、信息传递的门户。由此可以推测，细胞膜应当是一个具有特殊结构和功能的半透膜。

早在 1972 年，Singer 和 Nicholson 提出了膜分子结构的"液态镶嵌模型"，认为细胞膜是以液态的脂质双分子层为基架，其中镶嵌着结构不同，生理功能各异的蛋白质（图 2 – 1），目前该"模型"已被广泛接受，并且得到广泛的实验支持。

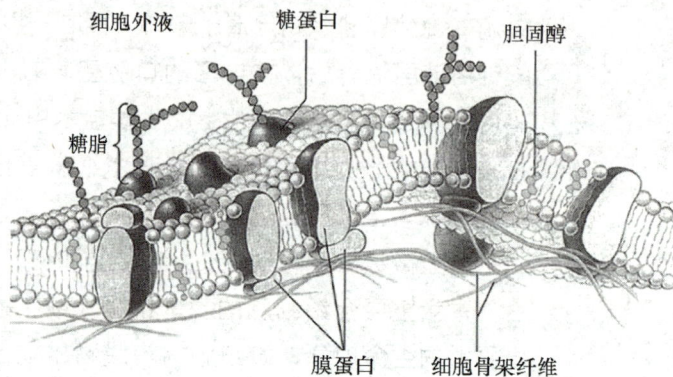

图 2 – 1　细胞超微结构模式图

细胞膜主要由脂质、蛋白质和糖类等物质组成，一般是以脂质、蛋白质为主，糖类只占极少。

细胞膜的基本结构是以脂质双分子层构成膜的基架，主要起到屏障作用。脂质分子中以磷脂为主，约占 70%，其次是胆固醇，还有少量的鞘脂。每个磷脂分子中有磷酸和碱基构成的基团，都朝向膜的内表面或者外表面，而磷脂分子中两条较长的脂酸烃链则在膜的内部两两相对。膜脂质呈双嗜性，一端的磷酸和碱基是为亲水性的，另一端的长烃链是疏水性的。脂质的熔点较低，这决定了膜中脂质在一般体温条件下是液态的，即膜具有流动性，但脂质的流动仅限于同层脂质分子内做横向运动。其流动性与膜的胆固醇含量成反比。

📖 知识链接

脂质体与基因治疗

脂质分子在水溶液中受到激烈扰动时，可形成含水的脂质双分子层小囊，两层脂质的疏水性烃链将两两相对，外层脂质的极性基团和囊外水分子相吸引，内层脂质的亲水性基团则和囊内水分子相吸引，其结构和天然生物膜一致，这种人工形成的膜囊，称为脂质小体。基因治疗时，脂质体作为基因载体，可将遗传物质（外源性正常基因）转移入病变细胞或体细胞，并整合至染色体中，取代突变基因，补充缺失基因或关闭异常基因，产生正常基因表达产物。脂质体无毒、无免疫原性，制备简单，不受宿主限制，可将基因引入动物细胞、植物细胞和细菌。脂质体介导的基因转移被认为是最有前途的基因治疗方法。

细胞膜蛋白质含量与细胞表现的功能相关，蛋白质含量越多，功能越复杂。膜中特殊蛋白质与物质的跨膜转运与信息的跨膜传递有关。膜蛋白质主要以两种方式存在于膜脂质层中，有整合蛋白和表面蛋白两类。整合蛋白是穿越脂质双分子层的 α 螺旋或球形结构蛋白质，穿越膜部的蛋白为疏水性氨基酸构成的肽链，能与细胞膜紧密结合；与跨膜物质转运和受体相关的蛋白大部分属于整合蛋白，如载体、通道和离子泵、受体。表面蛋白以静电吸附于细胞膜的亲水性基团，或靠离子键与细胞膜中的整合蛋白结合，这类蛋白通常为附着在细胞膜的内表面骨架蛋白，与细胞变形、运动、分裂有关。

细胞膜所含的糖属于寡糖和多糖，它们与膜内的蛋白质和脂质结合，形成糖蛋白和糖脂。糖蛋白和糖脂的糖链部分，延伸到膜的外表面，其特征性结构可作为分子标记。例如，有些糖链可以作为抗原决定簇，表示某种免疫信息；有些是作为膜受体的"可识别"部，能特异性地与某种递质、激素或其他化学信号分子结合；人类红细胞 ABO 血型系统中，红细胞膜上是 A 抗原还是 B 抗原的差别仅在于膜糖脂的糖链中一个糖基的不同。

（二）细胞质

细胞质是位于细胞膜和细胞核之间的物质，是细胞新陈代谢的重要场所，主要由细胞基质、包含物和形态、功能不同的细胞器三部分组成。

细胞基质又称为胞浆，为均匀透明的胶状液态物质，内含核糖核酸、蛋白质、无机盐、水和其他一些可溶性酶等。细胞的各种功能以及细胞形态的维持都需要基质参与，细胞基质成为细胞物质代谢的重要场所。

细胞器散在分布在细胞质内，主要包括以下几种（图 2-2）。

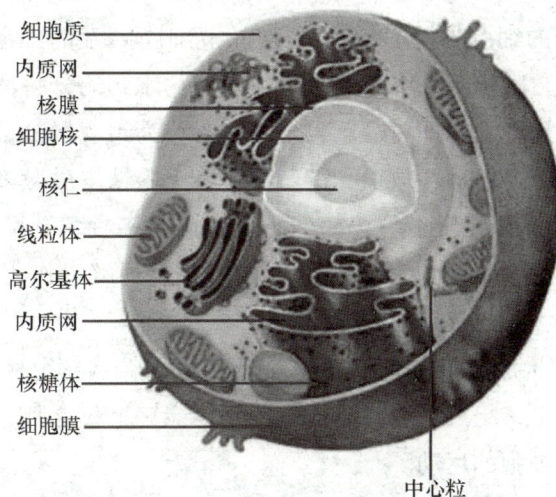

图 2-2　细胞结构的模式图

1. 核糖体　为细胞质中椭圆形颗粒小体，主要由核糖核酸（rRNA）和蛋白质构成，核糖体能根据 rRNA 含有的信息，将氨基酸缩合成蛋白质，故核糖体被称为"蛋白质的装配机"，是合成蛋白质的主要结构。

细胞质中主要有两类核糖体，一类散在于细胞质中称为游离核糖体，主要合成结构蛋白（或称内源性蛋白质），维持细胞本身生长；另一类附着在内质网外壁，称为附着核糖体，主要合成释放到细胞外面的分泌蛋白（或称外源性蛋白质），如酶原、抗体、蛋白质类激素。

2. 线粒体　由内、外两层单位膜构成，外膜光滑，内膜向内折叠成线粒体的嵴，分布着催化物质代谢和能量转化的各种酶和辅酶，营养物质经氧化磷酸化后，最终形成大量高能磷酸化合物 – 腺苷三磷酸（ATP），为细胞的生命活动供给能量。故线粒体有细胞内"动力工厂"之称。

3. 内质网　是管网状细胞器，形成膜性的小管、小泡或扁平囊。内质网膜与核膜、高尔基复合体膜、细胞膜等相连。

根据其表面有无核糖体附着，内质网有粗面内质网和滑面内质网之分，前者表面有核糖体附着，后者则无核糖体附着。粗面内质网是核蛋白体附着的支架，又是蛋白质的运输通道，滑面内质网与脂类、糖原合成相关。

粗面内质网多数为板层排列的扁平囊，外膜附着核糖体。核糖体合成分泌蛋白，进入粗面内质网，进而输送到其他部位。在合成分泌性蛋白质旺盛的细胞，如肝细胞、胰腺外分泌细胞和成纤维细胞等，粗面内质网非常发达。滑面内质网为小管结构，没有核蛋白体附着，在分泌类固醇激素的细胞和肝细胞较为丰富。肌细胞的滑面内质网称为"肌质网"，控制肌浆 Ca^{2+} 的浓度，维持肌细胞的正常肌张力。肝细胞的滑面内质网与脂蛋白的合成以及药物、毒物的解毒与排泄等关系密切。

4. 高尔基复合体　是管网状细胞器，由细胞核附近数层重叠的扁平囊泡、若干小泡及大泡构成。主要功能是对粗面内质网合成的分泌蛋白进行加工、分类、包装和运输。分泌蛋白质在扁平囊泡内进行加工后形成大泡，与扁平囊泡脱离，形成分泌颗粒。此外，高尔基复合体还参与细胞膜的转化，即膜由内质网道高尔基复合体再到细胞膜的转化。

5. 溶酶体　是近似于球形的细胞器，由膜包裹并含有多种水解酶的致密小体。溶酶体含有水解酶，可消化分解细胞内衰老或受损的细胞器，以及经吞噬作用摄入细胞内的外源性物质，如细菌等。故溶酶体可视为细胞的消化器。

在与自噬体（细胞内衰老的细胞器等）或吞噬体（被细胞内吞的细菌、病毒等）接触、混合后，初级溶酶体形成次级溶酶体，自噬体和吞噬体经次级溶酶体的水解酶分解消化。

一旦溶酶体膜破裂，水解酶释放，即可分解自身组织，称为组织自溶。炎症、损伤、缺氧和细菌感染等时都可伤及溶酶体膜，导致水解酶释放而酶解组织。肾上腺糖皮质激素有稳定溶酶体膜的作用。

6. 过氧化物酶体　也称微体，其形态与溶酶体相似，内含多种氧化酶和过氧化氢酶。肝、肾细胞中含有丰富的过氧化物酶体，可氧化分解体内的有毒成分，起到解毒作用。过氧化氢酶可降解过氧化氢，防止细胞被氧化损伤。

7. 中心体　是由微管蛋白构成的细胞器，由中心球和中心粒两部分组成。中心粒呈短筒状，成对存在，互相垂直，每个中心粒由9组三联微管围成。中心体能够自我复制，参与细胞分裂活动；还可以产生细胞的鞭毛和纤毛，参与细胞的运动。

8. 细胞骨架 – 微丝、微管　是细胞质内的纤维网架结构。微丝是由球形肌动蛋白聚合而成的实心细丝结构，具有收缩能力，是细胞运动的动力；如细胞器的位移、分泌颗粒的移动、微绒毛的收缩、细胞入胞和出胞、细胞的变形。微管由微管蛋白构成，是细胞质中的一种非膜性的管状结构，起着支架作用而维持细胞的形态，还参与细胞的分化、迁移和变形等。

即学即练 2 –1

被称为动力工厂的细胞器是（　　）。

答案解析　A. 线粒体　　B. 核糖体　　C. 中心体　　D. 溶酶体　　E. 高尔基复合体

（三）细胞核

细胞核是细胞遗传、代谢、生长和繁殖的控制中心。成熟的红细胞没有细胞核，其余多数细胞只有一个核，而骨骼肌细胞有数百个细胞核，位于细胞的周边。细胞核由核膜、核仁、染色质和核基质构成。

1. 核膜　是位于细胞核表面的不对称的双层薄膜，由内外两层单位膜形成，是细胞核内容物与细胞质间的屏障，对核内容物有保护作用。电镜下的结构组成还包括核间隙、核纤层和核孔。两层膜之间的间隙为核周隙。核孔是蛋白质等大分子物质进出核与细胞质的孔道。核膜的功能主要有稳定细胞核的形态和成分，控制细胞核和细胞质之间的物质交换，参与蛋白质、核酸等生物大分子的合成等。

2. 核仁　细胞核内都有核仁1~2个，可有多个。光镜下，核仁为无膜包裹，均匀、呈海绵状的球体，是由多种成分组成的一种强大的网络结构。核仁主要由核酸、蛋白质和酶类组成，主要功能是合成核糖体核糖核酸（rRNA）的重要装配场所，与蛋白质的合成有关。

3. 染色质和染色体　染色质和染色体都是细胞遗传物质的载体，是同一物质不同时期的表现，基本化学成分都是核酸（主要是DNA，少量为RNA）和蛋白质，DNA和蛋白质组成的颗粒结构称为核小体蛋白复合体，是染色质（体）基本结构单位。

在间期细胞中，染色质被碱性染料着色。其中螺旋折叠程度较低、松散、染色较浅区域为常染色质，常染色质中呈舒展状态的DNA分子，为有活性，其复制和转录活跃；异染色质是指高度螺旋、染色较深的部分，其功能相对静止。在细胞有丝分裂时，许多核小体构成的染色质纤维反复螺旋、折叠，最后组装成具有特定形态结构的染色体。正常的染色体数目是恒定的，人体体细胞有23对染色体（46条），称为双倍体；生殖细胞（精细胞或卵细胞）含有23个染色体，为单倍体。有丝分裂结束后，染色体解除螺旋化，又重新形成染色质。

📱 **知识链接**

唐氏综合征

唐氏综合征（21-三体综合征），又称先天愚型或Down综合征，多一条21号染色体。标准型：其男性核型为47，XY，+21；女性为47，XX，+21。患儿具明显的特殊面容体征，如眼距宽，鼻根低平，眼裂小，眼外侧上斜，有内眦赘皮，外耳小，舌大外伸，流涎多。身材矮小，头围小于正常，头前、后径短，枕部平呈扁头。颈背部短而宽，有多余的皮肤。四肢较短，指短，小指中节缺如。常呈现嗜睡和喂养困难，智能低下，动作发育和性发育都延迟。患儿常伴有先天性心脏病等其他畸形。

表2-1　细胞膜、细胞器的结构及主要功能

细胞结构	构成	功能
细胞膜	脂质、蛋白质和糖类	屏障作用、物质转运、信息传递
核糖体	核糖核酸和蛋白质	细胞内蛋白质合成
线粒体	两层单位膜所形成的圆形或椭圆形的囊状结构。	进行细胞的氧化磷酸化，生成ATP
内质网	粗面内质网和滑面内质网	粗面内质网：与蛋白质的合成相关 滑面内质网：物质代谢、解毒
高尔基复合体	数层扁平囊泡、若干小泡及大泡组成的膜性结构	与细胞内一些物质的积聚、加工和分泌颗粒的形成相关
溶酶体	多种酸性水解酶	完成细胞内消化
过氧化物酶体	多种氧化酶和过氧化氢酶	解毒作用、防止细胞被氧化损伤
中心体	微管蛋白	参与细胞分裂活动
微丝、微管	球形肌动蛋白、微丝蛋白	完成细胞器、分泌颗粒移动及细胞的运动功能，参与细胞的分化、迁移和变形细胞的支架，维持细胞的形态
细胞核	核膜、核仁、染色质（体）	储存遗传物质、控制细胞代谢、分化和繁殖

二、细胞的增殖

通过细胞的生长和分裂使细胞数目增加的过程称为细胞增殖，它是生命的基本特征之一。与机体的生长发育、细胞更新、创伤修复和生殖等生理过程密切相关。

细胞增殖的方式是分裂，包括无丝分裂、有丝分裂和减数分裂（成熟分裂）。无丝分裂常为低等生物增殖方式，人体只限于某些分裂迅速的细胞中，如口腔、胃肠道上皮细胞的增殖及创伤修复、病理性代偿（如炎症）等组织和离体培养的细胞中。有丝分裂是真核细胞如人类和高等动物体细胞主要增殖方式，细胞分裂时，光镜下可见细胞内有细丝牵引染色体，故称为有丝分裂。减数分裂多见于生殖细胞的增殖过程，其主要特点是细胞进行一次 DNA 复制，完成两次细胞分裂，最终子细胞中染色体数减半，形成单倍体细胞，男性精子和女性卵细胞为单倍体细胞。下面重点讨论有丝分裂。

（一）细胞增殖周期

细胞从一次分裂结束到下一次分裂结束所经历的过程称为细胞增殖周期（简称细胞周期），细胞周期又可分持续时间较长的分裂间期和较短的分裂期。

1. 分裂间期 细胞进入分裂间期后，细胞核大、核仁明显，染色质活跃，DNA 进行复制，与分裂有关蛋白质大量合成。分裂间期占细胞周期的 90% ~ 95%，分为以下几个阶段。

（1）DNA 合成前期——G_1 期 是从细胞分裂完成到 DNA 开始复制的时期，是细胞生长的主要阶段。此期生物变化为：合成必要的核苷酸、蛋白质和酶，为 DNA 复制做好物质准备。此期持续时间一般较长，不同类型细胞的 G_1 期时限不同，有的细胞历时数小时至数日，有的甚至数月。骨髓造血干细胞、胚胎干细胞等增值活动旺盛的细胞，G_1 期较短；成纤维细胞、淋巴细胞及肝、肾组织的实质细胞等，一般情况下处于 G_0 期（静止休眠状态），在受损或适宜的刺激时才进入 G_1 期；成熟的红细胞、神经细胞和骨骼肌细胞等称为终末细胞，始终处于 G_0 期。

（2）DNA 合成期——S 期 细胞利用 G_1 期准备的物质条件完成 DNA 复制，并合成一定数量的组蛋白，与 DNA 形成染色体初级结构。S 期细胞核 DNA 含量增加一倍，且只复制一次，以保持遗传稳定性，此期持续时间为 6 ~ 8 小时。此期是细胞周期的关键时刻，细胞核 DNA 复制一旦受到干扰，细胞分裂停止或引起变异。

（3）DNA 合成后期——G_2 期 是 DNA 合成终止到 M 期开始前的阶段，细胞启动 DNA 合成终止机制，而组蛋白、微管蛋白、膜蛋白等蛋白质合成增强，为纺锤体和新细胞膜的形成积累原料。G_2 期历时 1 ~ 1.5 小时。若阻断这些合成，细胞便不能进入有丝分裂。

（4）G_0 期——停止细胞分裂的时期 有的组织细胞在分裂间期，进入 G_1 期或 G_2 期后，不再继续发展，但保持潜在分裂能力，为 G_0 期。G_0 期细胞受到刺激可以继续进入细胞周期。有认为 G_0 期细胞较不活跃，对药物的反应也不敏感。

2. 分裂期——M 期 又称有丝分裂期。是从间期结束开始到新的间期出现一个连续变化的时程，持续 1 ~ 2 小时。有丝分裂期可分为前期、中期、后期和末期（图 2 - 3）。

（1）前期 染色质螺旋化，逐渐浓缩、凝集形成染色体。每条染色体形成两条染色单体，两条染色单体由着丝点相连。核膜、核仁逐渐解体消失，中心体分开，并向细胞的两极移动，由微管连接成纺锤体。

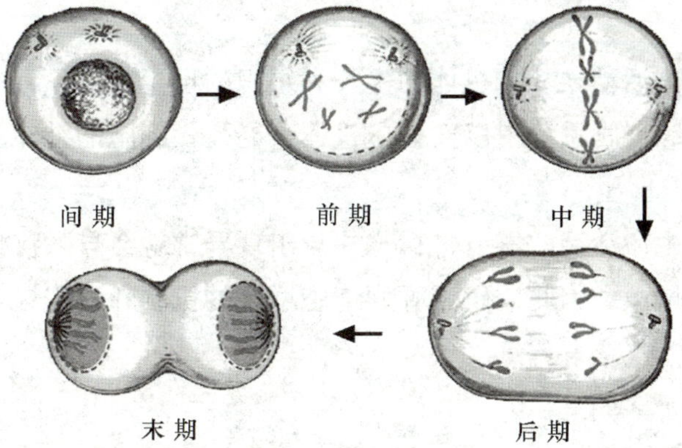

间期　　　　　　　前期　　　　　　　中期

末期　　　　　　　后期

图 2 - 3　动物细胞有丝分裂示意图

（2）中期　染色体集中排列在细胞中央的平面上，形成赤道板。中心体移到细胞的两极，纺锤体更明显，纺锤丝与染色体的着丝点相连；细胞的内膜系统即各种细胞器分解为囊泡。此期细胞呈球形。

（3）后期　染色体在着丝点处完全分离为染色单体。染色单体分为两组，在纺锤丝牵引下，分别向细胞两极移动；胞质中的内膜系统小泡平分，向新形成的染色体周围聚集。细胞向两极伸长，中部逐渐缩窄。

（4）末期　染色体逐渐解螺旋，恢复为染色质，核仁和核膜重新出现，细胞中部继续缩窄变细，最后分裂成两个 2 倍体的子细胞，完成有丝分裂过程。细胞增殖周期的主要特征见表 2 - 2。

📖 知识链接

细胞周期特异性药物和非特异性药物

细胞周期特异性药物是指可杀灭细胞增殖周期中的某一期细胞的抗癌药物，如羟基脲、阿糖胞苷、甲氨蝶呤等抗代谢类药物，对 S 期细胞有特异性杀伤作用，能干扰 DNA 合成；长春碱、长春新碱、秋水仙碱等植物药主要作用于 M 期；肾上腺糖皮质激素作用于 G_1 期。细胞周期特异性药物的作用效果，受限于处于某周期的细胞数，当达到一定剂量后，再增加药量，并不能按比例增加对细胞的杀伤能力。烷化剂及阿霉素、博莱霉素等抗肿瘤药物，能与细胞中的 DNA 结合阻断其复制，对处于细胞增殖周期中的各期（G_1、S、G_2、M）或是休止期的细胞（G_0 期）均具有杀灭作用，被称为细胞周期非特异性药物。

表 2 - 2　细胞增殖周期的主要特征

时期		主要特征
间期	G_1 期	合成的 RNA 和合成蛋白质，为 DNA 复制备足原料
	S 期	DNA 半保留复制和组蛋白合成
	G_2 期	组蛋白、微管蛋白、膜蛋白合成增强
分裂期	前期	染色质变成染色体、出现纺锤体、核膜解体、核仁消失
	中期	染色体排列细胞中部，形成赤道板；染色体数目清晰
	后期	染色体分裂成染色单体，纺锤丝牵引两组染色单体移向细胞两极
	末期	染色体变成染色质丝；核膜、核仁重新出现；纺锤体消失

（二）细胞增殖与医学

细胞增殖是最重要的生命活动之一。机体的生长和组织的再生都离不开细胞增殖。受精卵形成后的细胞增殖与分化，使人体组织器官系统得以发育。机体衰老死亡细胞的补充更新、创伤的修复等也离不开细胞增殖。

正常细胞增殖严格按照生命活动的需要进行，一旦出现异常就会导致疾病的发生。如肿瘤的基本病理特征就是肿瘤细胞的异常增殖。因此，研究肿瘤细胞增殖的机制和过程，对认识和防治肿瘤具有重要意义。

第二节　细胞的基本功能

PPT

人体中不同的细胞具有不同的功能，但有许多相同的基本功能，如细胞的跨膜物质转运功能，细胞的跨膜信号转导功能，细胞的生物电现象等。

一、细胞的跨膜物质转运功能

由于新陈代谢的需要，细胞要不断地经过细胞膜从细胞外液摄取营养物质和 O_2，同时排出代谢产物，这样的物质交换过程，称为细胞的跨膜物质转运。需要膜转运的物质种类繁多，理化性质各异，细胞膜有不同的转运机制。物质跨细胞膜转运按是否消耗能量，将其分为被动转运和主动转运两种形式。被动转运是不耗能的，物质顺着浓度梯度完成跨膜转运，分为单纯扩散和易化扩散；主动转运是耗能的，物质逆着浓度梯度或电–化学梯度完成跨膜转运，分为泵转运和出胞、入胞。小分子脂溶性（或少数小分子的水溶性）物质可直接穿越细胞膜进行单纯扩散；营养物质和带电离子的转运依赖于易化扩散、主动转运；大分子物质或团块物质则以复杂的入胞或出胞的方式进行转运。

（一）单纯扩散

是指脂溶性小分子物质（如 O_2、CO_2、N_2、乙醇、尿素、甘油、水等）从细胞膜的高浓度一侧向低浓度一侧进行扩散的过程。由于细胞膜主要由脂质构成，单纯扩散转运的物质只能是脂溶性的小分子物质。单纯扩散这种方式是单纯的物理现象——热力学运动，且不需要膜蛋白的帮助，无生物学机制的参与，也无须能量消耗。

影响单纯扩散的因素主要有两个：被转运物质在膜两侧的浓度差，为扩散的动力；细胞膜对该物质的通透性，即物质通过细胞膜的难易程度，为扩散的阻力。而通透性又取决于物质的脂溶性和分子大小。浓度差越大，通透性越高，单位时间内物质扩散的量越多。

（二）易化扩散

易化扩散指的是非脂溶性的小分子物质或带电离子顺浓度差或电位差梯度，在膜蛋白质"协助"下，进行的不消耗能量的跨膜转运过程。根据"协助"膜蛋白的不同，将易化扩散分为两种形式，经载体的易化扩散和经通道的易化扩散。

1. 载体介导的易化扩散　指水溶性小分子物质（如葡萄糖、氨基酸等）在载体蛋白介导下顺浓度梯度进行的跨膜转运，属于载体蛋白介导的被动转运。载体是一种膜蛋白，有能与某种物质相结合的位点。通常在高浓度一侧载体蛋白与转运物质选择性地结合，并引起载体蛋白质的变构作用，将被转运物质转向低浓度一侧，随后载体与被转运物质分离，完成物质由高浓度一侧向低浓度一侧的转运（图2-4）。例如细胞对葡萄糖的跨膜转运，细胞内部的代谢活动不断消耗葡萄糖，使其胞内浓度低于细胞外液，细胞外液葡萄糖与载体蛋白结合、变构，并在胞内释放葡萄糖，使葡萄糖不断地进入细胞。载体转运的模式：结合-构象变化-解离的过程。

载体介导的易化扩散具有以下特性。①结构特异性：各种载体仅能识别和结合具有特定化学结构的底物，载体的结合位点与被转运物质之间具有结构特异性；例如细胞膜上葡萄糖载体只能转运葡萄糖，尤其是右旋葡萄糖，木糖则几乎不能被转运。②饱和现象：载体蛋白质的数量及载体分子上的结合位点的数目是有限的，对该物质转运能力是有限的，超过最大转运能力出现了饱和现象。当被转运的底物浓度超过一定限度时，底物的扩散速度便达到最大值，再增加被转运物质浓度差也不能使转运速度增加。③竞争性抑制：化学结构类似的两种物质

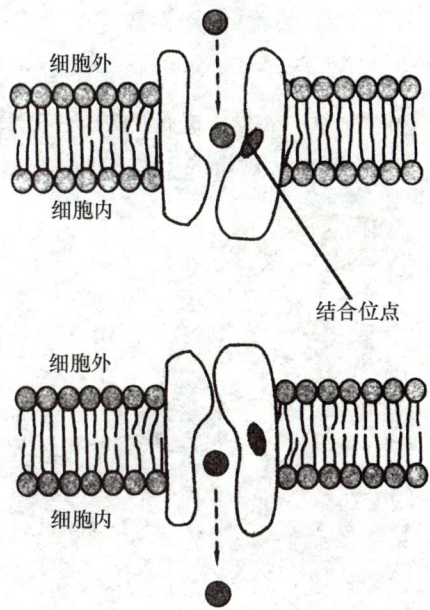

图2-4　载体介导的易化扩散转运模式

如果都能由同一载体转运，那么在环境中增加其中一种物质，将会减弱对另一种物质的转运能力，这两个底物间发生竞争性抑制，浓度低的物质转运会减少。

2. 通道介导的易化扩散　指各种带电离子在通道蛋白的介导下，顺浓度梯度和（或）电位梯度进行的跨膜转运。通道是贯穿细胞膜脂质双分子层膜的蛋白质形成一条贯通膜的亲水性孔道。通道关闭时，离子不能通过；通道开放时，离子能够顺着浓度差或电场力，可经孔道进出细胞。离子通过时无须与通道蛋白结合，因此通道转运效率远大于载体转运，转运速率可达每秒 $10^6 \sim 10^8$ 个离子。离子通道具有以下特征。

（1）门控特性　大部分通道蛋白分子内部有一些可移动的结构或化学基团，在通道内起"闸门"样作用，决定通道的开放或关闭，称门控。在静息状态下，大部分离子通道呈关闭状态，在受到刺激后，闸门可开放。

根据闸门对不同刺激敏感性的不同，可将离子通道分为电压、化学和机械门控通道。①电压门控性通道，这类通道的开放或关闭由通道蛋白所在的膜两侧的电位差所决定，细胞膜上常见钠通道、钾通道受膜电位控制，电压门控通道还可以被某些化学物质干扰，如四乙基铵可阻断 K^+ 通道，而 Na^+ 通道则可以被河豚毒阻断；②化学门控性通道，这类通道由化学物质控制其开放或关闭，如骨骼肌细胞终板膜上存在的 N_2 型乙酰胆碱（ACh）受体；③机械门控性通道，这类通道由机械性刺激控制其开放或关闭，如耳蜗毛细胞离子通道受机械运动影响。

（2）离子选择性　即每种通道都对一种或几种离子有较高的通透能力，而对其他离子的通透性很小或无通透性。根据通道对离子的选择性，可将通道分为 Na^+、K^+、Ca^{2+}、Cl^- 通道等。例如，钾通道对 K^+ 和 Na^+ 的通透性之比约为 $100:1$；N_2 型 ACh 受体通道对小的阳离子，如 Na^+、K^+ 都高度通透，而 Cl^- 则不能通透。通道对离子的选择性取决于通道开放时它的水相孔道的几何大小和孔道壁的带电情况，因而通道对离子的选择性没有载体蛋白那样严格。

通道的开启和关闭，除完成物质的跨膜转运外，还与信号的跨膜转导和细胞生物电活动有关。

（三）主动转运

是指在膜蛋白的参与下，有些离子或小分子物质由细胞代谢提供并消耗能量，进行逆浓度差－电位差（电－化学梯度）进行的物质跨膜转运的过程。主动转运可分为原发性主动转运和继发性主动转运两种，是根据转运过程中膜蛋白是否需要直接消耗能量来分类的。

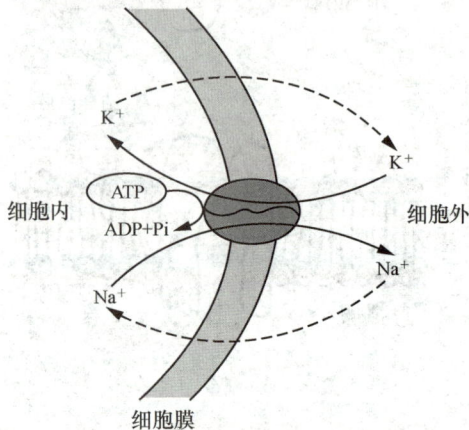

图 2－5 钠泵的主动转运模式

1. 原发性主动转运 细胞直接利用代谢产生的能量，将物质逆浓度和（或）电位差进行的跨膜转运过程。"协助"转运过程的膜蛋白称为离子泵。离子泵的化学本质是一类膜蛋白，具有 ATP 酶的活性，可以分解 ATP 使之释放能量，并能利用此能量进行离子的逆电－化学梯度跨膜转运。细胞膜上离子泵的种类多，如钠－钾泵、钙泵、质子泵等。

钠－钾泵是哺乳动物细胞膜中普遍存在的离子泵，简称钠泵，又称钠－钾 ATP 酶。对细胞的生命活动影响最大，对其研究得最充分。

钠泵工作模式：当细胞内 Na^+ 浓度升高或细胞膜外 K^+ 浓度升高时，钠泵即被激活。分解 ATP 释放能量，每分解 1 分子 ATP，可逆电－化学梯度将 3 个 Na^+ 转运到细胞外，同时将 2 个 K^+ 转运回细胞内；从而维持细胞内外钠和钾离子的不均匀分布。（图 2－5）。

钠泵广泛存在于人体各种细胞的细胞膜上，一般细胞大约把它代谢所获能量的20%～30%用于钠泵的活动。

钠泵活动的生理意义主要是形成和保持 Na^+、K^+ 在细胞膜内、外的浓度差：①是细胞内许多代谢反应进行的必要条件。发生在细胞内生物化学反应多是酶促反应，K^+ 是酶促反应的催化剂，钠泵活动形成的细胞内高 K^+ 状态，加快细胞代谢反应。②维持细胞正常形态和功能，防止细胞水肿。正常情况下细胞外的 Na^+、Cl^- 和水可不断地向细胞内渗漏，细胞倾向于肿胀、破裂，钠泵能不断地泵出细胞内的 Na^+，使细胞内保持低 Na^+ 状态，从而维持细胞正常的渗透压与形态。③钠泵活动所形成（和维持）的细胞内外 Na^+、K^+ 分布的不均衡，所建立的细胞膜两侧离子势能贮备，是细胞生物电现象的基础，也是其他物质继发性主动转运的动力。

知识链接

强心苷的治疗心脏衰竭

强心苷是治疗心脏衰竭的首选药物。有洋地黄毒苷、地高辛、毒毛花苷 K 等多种。对于心脏衰竭患者，强心苷具有直接加强心肌收缩力，发挥强心作用。机制：强心苷的受体就是心肌细胞膜上的钠泵，强心苷与钠泵结合后，阻断钠泵的 ATP 酶，进而抑制钠泵主动转运，致使细胞内钠离子浓度逐渐升高，通过细胞膜上 Na^+－Ca^{2+} 交换系统，不是使胞内 Ca^{2+} 与胞外的 Na^+ 进行交换，而是使胞内 Na^+ 与胞外的 Ca^{2+} 进行交换，使心肌细胞内 Ca^{2+} 浓度升高，从而产生强心效应。这类药物，治疗剂量与药物中毒剂量非常接近，极容易发生中毒，中毒时过度抑制钠泵，促使心肌细胞内 K^+ 大量丢失，心肌兴奋性增加，异位节律点（如房室结）自律性升高，引起心律失常，甚至室颤。

原发性主动转运是人体最重要的物质转运形式。除钠泵外，目前了解较多的还有钙泵（Ca^{2+}－

Mg^{2+}依赖式 ATP 酶)、H^+-K^+泵(H^+-K^+依赖式 ATP 酶)等。这些泵蛋白在分子结构上和钠泵类似,都以直接分解 ATP 为能量来源,将有关离子进行逆浓度差的转运。钙泵主要分布在心肌和骨骼肌细胞内部的肌浆网上,激活时可将胞浆中的 Ca^{2+}迅速集聚到肌浆网内部,使胞浆中 Ca^{2+}浓度在短时期内下降到原来的 1/100;这是诱发肌肉舒张的关键因素。H^+-K^+泵主要分布在胃黏膜壁细胞表面,与胃酸的分泌有关。

2. 继发性主动转运 有些物质主动转运所需的能量不是由 ATP 分解直接供给,而是来自原发性主动转运所形成的离子浓度差,在这些离子顺浓度梯度扩散的同时,协助将其他物质逆浓度差或电位差而进行跨膜转运,这种主动转运过程称为继发性主动转运。

继发性主动转运分为两类:一类是同向转运,是指被转运的物质或离子都向相同方向转运,例如葡萄糖、氨基酸在小肠黏膜上皮细胞和肾小管上皮细胞的转运,其转运的能量并不是直接来自于 ATP 的分解,而是来自于 Na^+在膜两侧的浓度梯度势能,后者是由钠泵利用分解的 ATP 释放的能量建立的;小肠黏膜吸收葡萄糖、氨基酸等营养物质的过程,小肠黏膜上皮细胞的基侧膜(靠近毛细血管和相邻上皮细胞侧的膜)上的钠泵活动,致使黏膜上皮膜细胞内(低)与肠腔液(高)出现 Na^+浓度梯度,当 Na^+、葡萄糖与葡萄糖转运体的相应位点结合,将 Na^+、葡萄糖同时转运到细胞内,Na^+由肠腔液顺浓度差进入细胞,由此释放的势能用于葡萄糖分子逆浓度转运入细胞内。另一类是逆向转运,是指被转运的物质或离子都向相反方向转运,例如心肌细胞的 Na^+-Ca^{2+}交换过程。

(四)出胞和入胞

出胞和入胞是指通过细胞膜复杂的结构和功能变化,使大分子物质或物质团块进、出细胞的一种主动的物质转运过程。这种跨膜转运不是直接穿越细胞膜,它们被膜包围形成囊泡,再通过膜包裹、融合和断离等一系列过程完成跨膜转运(图 2-6)。

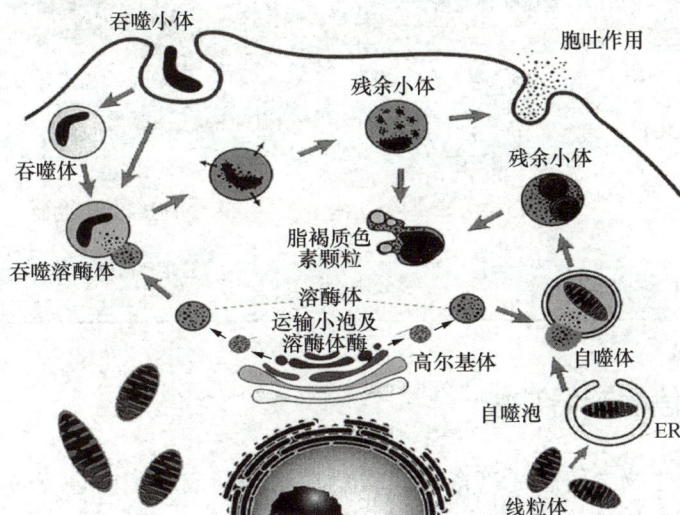

图 2-6 细胞的入胞和出胞示意图

1. 出胞 又称胞吐,是指胞质内的大分子物质,以分泌囊泡的形式排出细胞的过程。出胞时,在多种蛋白质的介导下,分泌囊泡逐渐移向细胞膜内侧,囊泡膜和质膜在某点接触和相互融合,并在融合处出现裂口,将囊泡内容物释放到细胞外,随即囊泡膜成为细胞膜的组成部分。如内分泌细胞分泌激素,外分泌腺向腺管的管腔中分泌酶蛋白颗粒和黏液,以及神经末梢释放神经递质。

2. 入胞 又称内吞，细胞外某些物质团块（如侵入体内的细菌、病毒、异物，死亡细胞和细胞碎片、大分子物质等）被细胞膜包裹后以囊泡形式进入细胞的过程。入胞时，细胞外的某些物质与细胞膜接触，引起该处的质膜发生内陷或伸出伪足包裹该物质，包裹部分的细胞膜与膜结构离断，该物质连同包裹部分的细胞膜一起进入细胞内，形成吞噬小泡并与溶酶体融合，内容物被溶酶体中的酶消化分解。固态物质进入细胞的过程称为吞噬，如单核－巨噬细胞和中性粒细胞吞噬细菌、病毒等；液态物质进入细胞的过程称为吞饮，是多数大分子物质如蛋白质分子进入细胞的唯一途径。

📖 **知识链接**

受体介导的入胞

研究发现有些物质，如血浆低密度脂蛋白颗粒（含胆固醇）、含铁离子的运铁蛋白、结合维生素 B_{12} 的运输蛋白、生长因子、肽类激素、抗体和某些细菌毒素是通过受体介导的入胞方式进入细胞的。基本过程：被转运物的分子首先与膜上的受体结合，并移行到膜上一些称为有被小窝的部位。当受体复合物在有被小窝处聚集到一定程度时即形成有被囊泡，进入胞质后成为吞饮泡，再与胞内体融合，受体与被转运物质分离，被转运物质转运到高尔基体或溶酶体被进一步利用；受体重新出现细胞膜上，实现再利用。这种入胞方式非常有效，在溶质选择性进入细胞的同时，细胞外液可以很少进入；而且即使胞外溶质的浓度很低，也不影响有效的入胞过程。

细胞各种物质跨膜转运方式的比较见表 2 – 3。

表 2 – 3 细胞各种物质跨膜转运方式的比较

转运过程	转运的物质	参与转运膜蛋白	消耗的能量	特点
单纯扩散	小分子脂溶性物质（O_2、CO_2）	无	物质浓度差	热力学运动
载体介导的易化扩散	小分子非脂溶性物质（葡萄糖、氨基酸）	载体	物质浓度差	结构特异性饱和现象竞争抑制
通道介导的易化扩散	离子（Na^+、K^+、Ca^{2+} 等）	通道	离子浓度差或电位差	离子选择性门控特性
原发性主动转运	$Na^+ - K^+$、Ca^{2+}、H^+、I^-	离子泵（钠泵、钙泵和质子泵等）	消耗 ATP	逆电化学梯度转运，转运蛋白本身具有 ATP 酶活性
继发性主动转运	Na^+- 葡萄糖 Na^+- 氨基酸	转运体	间接利用生物能	两种物质联合转运，借钠泵建立的化学势能
出胞和入胞	大分子团块物质	受体	微丝微管运动消耗 ATP	细胞膜运动

二、细胞的跨膜信号转导功能

细胞的信号转导是指生物学信息（兴奋或抑制）在细胞间或细胞内进行转换和传递，并产生生物效应的过程。细胞外的信号物质（如神经递质、肽类激素、细胞因子、细菌毒素和化学药物等），作为第一信使首先与所作用的细胞（即靶细胞）表面特异性受体蛋白相互识别并结合，再经过一系列信号转导机制对细胞产生效应。信号转导的本质就是细胞和分子水平的功能调节，是机体生命活动中的生理功能调节的基础。

在信号转导中，受体和配体是两个重要的概念。受体是指细胞膜上或细胞内能与这些信号物质进行特异性结合并诱发生物效应的特殊生物分子，其化学本质是蛋白质。受体的基本功能：一是识别和结合配体；二是进行跨膜信号转导；三是产生相应的生理效应。能与受体发生特异性结合的这些信号物质统称为配体。体内的多种激素、神经递质及某些药物首先要与细胞膜上的受体结合，才能发挥其生物学效应，可见受体的作用是细胞生理功能的一个重要研究靶点。

受体按分布的部位不同可分为膜受体、胞质受体和核受体。膜受体又分为离子通道型受体、酶联受体和 G 蛋白耦联受体，因此由受体介导的信号转导机制有三种。

（一）由通道介导的跨膜信号转导

介导通道转导的受体本身就是通道蛋白。当受体与配体结合后，通道开放引发某些离子的跨膜流动，导致靶细胞膜电位发生变化，产生相应效应。如骨骼肌运动终板膜上的乙酰胆碱（ACh）受体介导的兴奋收缩耦联过程。当神经末梢释放的 ACh 与受体离子通道的 α - 亚基结合，ACh 受体离子通道开放，对 Na^+、K^+ 通透性增高，在浓度差的作用下，产生 Na^+ 内流、K^+ 外流，结果是使原来存在膜两侧的静息电位近于消失，终板膜内、外电位差接近于 0 值，称为终板电位，终板电位的产生意味着 ACh 完成了化学信号的跨膜信号传递。神经递质与受体结合后，引起细胞膜离子通道的快速开放和离子的跨膜流动，导致突触后神经元或效应细胞膜电位的改变，从而实现信号的快速跨膜转导。

（二）酪氨酸激酶受体完成的跨膜信号转导

酪氨酸激酶受体是一种跨膜蛋白，胞外部分为受体，胞内部分是酪氨酸激酶。胞外受体与配体结合而激活胞内激酶的活性，使靶细胞的代谢发生变化。发挥作用途径：信号分子→酪氨酸激酶受体结合→激活膜内侧部分酪氨酸激酶→信号蛋白发生磷酸化→实现信号转导或产生生物学效应。如表皮生长因子，就是通过这个途径完成信号跨膜转导的，实现对细胞的代谢、生长、发育等生理过程的调节；胰岛素也是通过这种方式发挥生物学作用的。

（三）由受体、G - 蛋白和 G - 蛋白效应器介导的跨膜信号转导

介导这种转导的受体也是跨膜蛋白质，胞外部分为受体，与配体结合后其胞内部分即可激活鸟苷酸结合蛋白，即 G - 蛋白。G 蛋白耦联受体介导的信号转导过程：配体（细胞外激素或化学信号分子）→受体→配体 - 受体复合物→激活 G 蛋白→激活细胞膜上 G 蛋白效应器（效应器酶和离子通道）。

G - 蛋白效应器酶（如腺苷酸环化酶、磷酸二酯酶、磷脂酶 A_2 等），催化生成第二信使物质，第二信使在细胞内可激活相应的蛋白激酶，活化的蛋白激酶可使其底物功能蛋白发生磷酸化，改变靶细胞的生物学效应，完成信息传递的过程。如肾上腺素的作用就是先激活细胞膜上的相应受体，然后通过一种兴奋性 G - 蛋白的中介激活效应器酶 - 腺苷酸环化酶，使胞浆中的 ATP 转化为第二信使 cAMP 而使靶细胞产生相应效应。G 蛋白耦联受体介导的信号转导过程，需要多级信号分子的中继，需要较长的反应时间；可扩展信号分子作用的空间范围，信号作用的逐级放大。

三、细胞的生物电现象

1939 年英国的生理学家 Hodgkin 和 Huxley，将直径 0.1mm 内部充满海水的毛细玻璃管刺入枪乌贼神经的断端，作为细胞内记录电极，另一电极置于浸泡细胞的海水中，在两个电极间记录到了电位差，检测到了神经轴突电活动，证实了细胞生物电现象的存在。

一切活的细胞，都普遍存在一种重要的生命现象——在安静或者活动时膜两侧具有电变化（电活动），即生物电现象。生物电是以细胞为单位发生的，细胞的生物电现象是由细胞膜两侧的不同离子跨膜扩散产生的，故又称为跨膜电位，是细胞实现各种功能活动的基础。临床上使用的脑电图、心电图和肌电图等，就是利用各种仪器在器官水平上记录到的生物电，对疾病进行诊治和进行健康评估有着重要

的价值。用细胞内记录的方法所检测的细胞生物电主要有两种基本形式，即安静状态下的静息电位和受到刺激时产生的动作电位。

实例分析 2-1

实例 患者有高钾型周期性麻痹，身体虚弱，吃香蕉（富含钾离子）之后明显加重，有频繁的肌肉痉挛，偶尔有肌强直，握力很难控制，睁开眼睛视物困难。原因是患者体液中钾离子升高导致骨骼肌细胞生物电异常，出现肌肉麻痹。处理意见：进食碳水化合物丰富、低钾的食物，饮用含丰富葡萄糖的饮料，避免剧烈运动和空腹。

问题 什么是生物电现象？体液中钾离子升高对细胞生物电有何影响？

答案解析

（一）细胞的静息电位及产生机制

1. 静息电位及相关概念 静息电位是指在安静状态下，细胞膜内、外两侧的电位差。静息电位的测试要一些特殊设置，需要有两个电极。当两个电极都放置在细胞膜外时，示波器不显示电位变化，表明细胞外表面任意两点间的电位相等且无电位差。将其中的一个微电极刺入细胞膜内，另一个仍留在细胞膜外时，示波器上立即显示明显的电位变化，说明膜两侧存在电位差，即静息电位。膜外电位设定为0，膜内电位则为负值（图2-7）。

静息电位的绝对值代表膜内外电位差的大小，符号说明了膜内外电荷的关系。例如，静息电位为"-70mV"的表述，说明膜内电位低于膜外，膜内电位比膜外低70mV。不同细胞静息水平电位也不同，如红细胞为-10mV，神经元细胞体为-70mV，骨骼肌细胞约为-90mV。通常静息电位是一稳定的直流电位，较为恒定，但少数细胞不稳定，如心脏窦房结的P细胞静息电位逐渐减小。

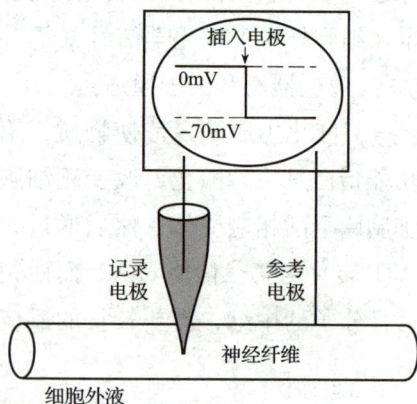

图2-7 细胞静息电位的测定示意图

生理学中，通常把细胞安静状态时，膜两侧处于内负外正的状态称为极化。静息电位与极化是细胞"安静状态"的两种描述方式，是"静息"的标志。静息电位表达的是膜内外的电位差，极化表达的是膜两侧电荷的分布情况。当膜电位（绝对值）增大（如由静息电位时-70mV变为-90mV）时，称为超极化；当膜电位减小（如由静息电位时-70mV变为-50mV）时，称为去极化；细胞在发生去极化后膜电位再向静息电位方向恢复的过程，称为复极化。细胞兴奋时出现的内正外负的状态，称为反极化。

2. 静息电位产生的机制 早在1902年Bernstein已用膜离子流学说解释静息电位产生的机制，他认为细胞膜两侧带电离子的分布不均匀和膜对各种离子的通透性不同，是产生生物电的基础。

细胞在静息状态下，钠泵活动形成并维持了细胞膜内外离子不均匀分布（细胞内K^+浓度为细胞外的30多倍，细胞外Na^+浓度为细胞内的10多倍），即细胞内正离子以K^+为主，负离子主要是大分子蛋白质（A^-）；细胞外的正离子以Na^+为主，负离子以Cl^-为主。在这种情况下，K^+必然会有一个向膜外扩散的趋势，同样，Na^+有一个向膜内扩散趋势。然而，在安静状态下细胞膜对K^+通透性最高，对Na^+的通透性很小，对大分子蛋白质（A^-）几乎没有通透性。因此，细胞内的K^+将在浓度差的推动下，由细胞内向细胞外流动，但膜对A^-分子几乎没有通透性，A^-不能伴随外移。由于K^+本身带正电荷，所以 K^+ 的外流将使膜两侧产生膜外为正、膜内为负的电位差，这种电位差会阻止 K^+ 外流。随着 K^+ 的不断外流，这种电位差将愈来愈大，最终与 K^+ 向外扩散的驱动力相等时，K^+ 的净外流停止，而膜电位也将维持在这一平衡水平，这种 K^+ 外流平衡所维系的膜电位称为 K^+ 平衡电位（E_k）。

但 K^+ 平衡电位的数值与静息电位的实测值略有差异。静息电位数值小于理论上的 E_k 值，可能是静息时细胞膜除了对 K^+ 有通透性外，对 Na^+ 也有一定的通透性，但其远小于对 K^+ 的通透性，一般认为膜对 Na^+ 的通透性只有 K^+ 通透性的 $1/50 \sim 1/100$。Na^+ 的内流使膜电位虽然偏离了 K^+ 平衡电位，但由于细胞膜对 Na^+ 的通透性很小，Na^+ 的内流也很少，因此，静息电位仍然非常接近 K^+ 平衡电位。另外，细胞膜上的钠泵对 Na^+、K^+ 不平衡转运，也有生电作用，在一定程度上也参与了静息电位的形成。

总之，静息电位产生离子机制包括为 K^+ 外流、少量 Na^+ 离子内移和钠泵的生电作用。

（二）动作电位及产生机制

1. 动作电位定义及波形　细胞受到有效刺激时，在静息电位的基础上发生一次快速、可逆、可向远处传播的膜电位波动，这种电位变化称为动作电位。动作电位的产生是细胞兴奋的标志。

例如，当神经细胞受到有效刺激时，细胞发生去极化，膜电位由静息电位 $-70mV$ 提升至 $0mV$，再增加至 $+30mV$，出现反极化，形成动作电位的上升支（去极化时相），将膜电位超过 $0mV$ 的部分称为超射；随后膜电位很快出现复极化，由 $+30mV$ 迅速下降至接近静息电位的水平，形成动作电位的下降支（复极化时相）。动作电位发生时膜电位的变化可描述为上升支和下降支。上升支和下降支形成的动作电位波形锋利部分称为锋电位，是动作电位的主要部分，也是动作电位的标志，锋电位持续时间为 $1 \sim 2ms$。在锋电位后，会出现一个缓慢、小幅的电位波动称为后电位。后电位包括负后电位（去极化后电位）和正后电位（超极化后电位）（图 2-8）。

不同细胞的动作电位的时程及形状会有很大的差异。如心肌细胞的动作电位持续时间长达 $300ms$ 左右，而且膜电位变化过程远比神经细胞复杂。

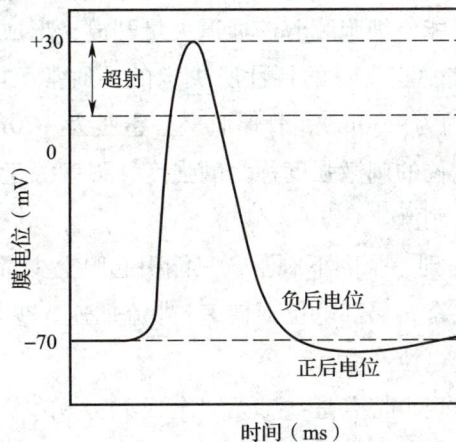

图 2-8　神经细胞动作电位的示意图

2. 动作电位的特点　动作电位有以下特点。

（1）**表现为"全或无"现象**　动作电位因细胞接受刺激而产生，但不是任何大小的刺激都能引发动作电位。若刺激过小，动作电位则不会产生，此即"无"现象。只有刺激达到一定大小（阈强度），动作电位才能产生，且动作电位一旦产生，其幅度不会因刺激增强而增加，此即"全"现象。

（2）**不衰减性传导**　同一细胞上产生的动作电位幅度大小和波形相同，不会随其传导距离的延长而逐渐衰减。

（3）脉冲式　在绝对不应期内，连续刺激产生的动作电位表现为一个个分离的脉冲式电位波动，不会发生融合叠加。

3. 动作电位产生的机制　动作电位的产生也是离子跨膜移动的结果，可以用离子流学说来解释。

在静息状态下，细胞外 Na^+ 的浓度比细胞内高很多，而且细胞存在着内负外正的电位差。当细胞受到刺激后，受刺激部位细胞膜上部分的钠通道开放，少量 Na^+ 顺电化学梯度流入细胞，膜电位在静息电位水平上去极化，当 Na^+ 内流使膜去极化达到某一临界值（阈电位）时，会引起膜上大量电压门控性钠通道大量开放，此时钠离子在浓度差和电位差的驱动下快速、大量内流，使得细胞内正电荷迅速增加，膜内电位迅速升高，转而出现正电位，形成动作电位的上升支。当膜内正电位增大，就会阻止 Na^+ 的移入；当 Na^+ 浓度差（移动动力）与正电位（移动阻力）趋于平衡时，此时膜电位达到一个新的平衡点，即 Na^+ 电化学平衡电位。因此，Na^+ 内流形成的 Na^+ 平衡电位就是动作电位的上升支形成的原因。随后，动作电位上升支达顶点后，Na^+ 通道迅速关闭，Na^+ 内流停止，K^+ 通道激活、开放，细胞内的 K^+ 顺其浓度梯度向细胞外扩散，膜内负电位增大直至恢复到静息时水平，形成动作电位的下降支。

细胞每产生一次动作电位，都会由于 Na^+ 在去极化时进入膜内，K^+ 在复极化时逸出膜外，导致细胞膜内外离子分布的变化，这种变化非常微小，如神经纤维每产生一次动作电位，进入膜内 Na^+ 量只能使膜内的 Na^+ 浓度增大约八万分之一。即使这么小的变化，也能激活细胞膜上的钠泵，将细胞内的 Na^+ 泵出，同时将细胞外的 K^+ 泵入，使细胞膜内外离子的分布恢复到兴奋前的状态，为下一次兴奋打下基础。钠泵的活动对细胞内电位的影响很小，正后电位的形成与钠泵有关。

4. 动作电位引起的条件　动作电位是细胞兴奋的标志，是细胞受到有效刺激后引起的。能使胞产生动作电位的阈刺激或阈上刺激就是有效刺激，一般单个阈下刺激不能触发动作电位。

（1）阈电位　刺激作用于细胞，致使膜电位去极化到某一临界值时，引发细胞一次动作电位产生，这个临界值称为阈电位；阈电位是能使细胞膜 Na^+ 通道大量开放，形成 Na^+ 大量内流，从而引发动作电位的产生的膜电位临界水平，是细胞膜自身的特性所决定的。通常阈电位比正常静息电位的绝对值低 $10 \sim 20mV$，如神经细胞的阈电位约为 $-50mV$，骨骼肌、心室肌为 $-70mV$。

刚刚能够引起细胞产生动作电位的刺激强度称为阈强度，强度等于阈强度刺激称为阈刺激；小于的刺激称为阈下刺激，大于的为阈上刺激。

（2）局部电位　可兴奋细胞受到一个阈下刺激，只能引起膜上少量 Na^+ 通道开放，由少量 Na^+ 内流产生去极化称为局部电位或局部兴奋，局部电位促使 K^+ 外流加速，少量 Na^+ 内流很快被 K^+ 外流抵消，达不到阈电位水平，不能引发动作电位产生。

不同于动作电位，局部电位呈现出特点是：①无"全或无"现象，遵守"强度法则"，即随阈下刺激强度的变化而变化；②呈衰减性传导（电紧张性扩布），局部电位幅度小，传播很小距离即消失；③总和现象，局部电位无不应期，多个阈下刺激相继或同时引起的局部电位可发生叠加总和，当总和后达到阈电位时即可引发动作电位产生。

5. 细胞兴奋性的周期变化　细胞接受一次刺激而产生动作电位的当时及以后的一个短时间内，兴奋性将经历有序变化，然后才恢复正常，这个周期依次为绝对不应期、相对不应期、超常期和低常期（图 2-9）。

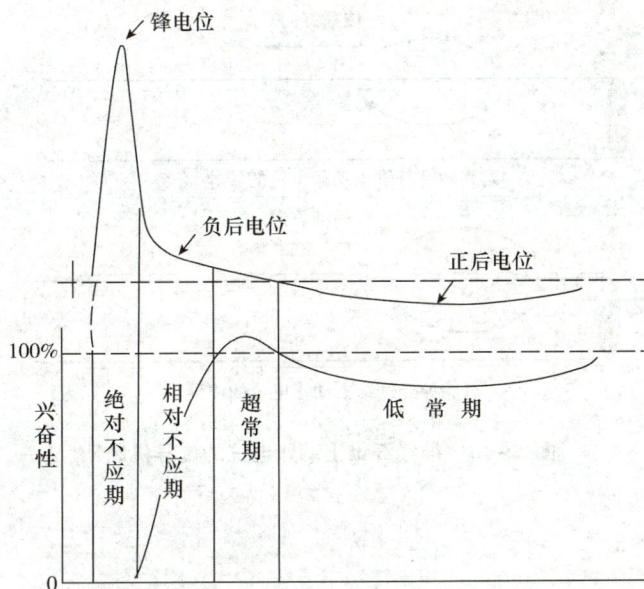

图 2 - 9　动作电位的组成及其与兴奋性周期的对应关系

（1）绝对不应期　在组织细胞接受前面一个刺激而兴奋后的一个较短的时间内，无论再受到多么强大的刺激，都不能再次产生兴奋，兴奋性缺失。

（2）相对不应期　在绝对不应期之后，使用阈上刺激可产生动作电位，兴奋性有所恢复，但低于正常水平。

（3）超常期　在相对不应期之后，使用阈下刺激便可产生动作电位，兴奋性完全恢复，甚至超过正常水平。

（4）低常期　相对不应期后，兴奋性再次低于正常。

6. 动作电位的传导　动作电位在细胞膜某处产生后，它可迅速沿细胞膜向周围扩布，使整个细胞膜都发生一次动作电位。这种动作电位在同一细胞上扩布的过程称为传导。动作电位的传导机制可用局部电流学说来解释。

以无髓神经纤维为例，当神经纤维受刺激产生了动作电位，兴奋部位膜两侧电荷分布呈现内正外负的反极化状态，而相邻未兴奋部位的细胞膜仍处于内负外正的极化状态，因此兴奋部位与邻近未兴奋部位形成了电位差，电位差引起电荷运动，产生了局部电流。在膜外，局部电流流动的方向为由未兴奋部位移向兴奋部位；膜内，由已兴奋部位移向未兴奋部位，局部电流造成相邻的未兴奋部位膜发生去极化。当达到阈电位水平，爆发动作电位。局部电流因此沿神经纤维膜不停传递下去，犹如级联反应，使得动作电位依此以"动作电位 - 局部电流 - 动作电位"模式逐步传播到整个细胞（图 2 - 10）。

大多数细胞（骨骼肌、心肌和无髓神经纤维等）都是以上述机制来传导动作电位的。而有髓神经纤维的轴突（细胞膜）外面包有一层相当厚且绝缘的髓鞘，髓鞘间朗飞结处轴突裸露，因此，动作电位只在朗飞结处出现。已兴奋朗飞结的动作电位引发了与未兴奋朗飞结局部电流，局部电流进而使相邻未兴奋朗飞结爆发动作电位，这种有髓神经纤维动作电位传导称为在朗飞结间的跳跃式传导。因此，跳跃式传导的传导速度显然比无髓纤维或一般细胞要快得多，跨膜离子移动少，消耗离子势能低，是非常经济的传导方式，被认为是生物进化的结果。如哺乳动物较粗有髓神经纤维的传导速度可达 100m/s 以上，而软体动物的无髓纤维传导速度还不到 1m/s。

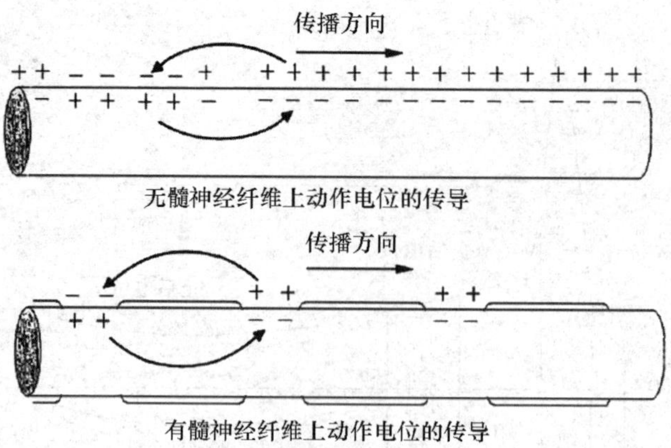

图 2-10 神经纤维上动作电位的传导机制

实践实训

实训 显微镜的构造与使用方法

【实训目的】

1. 熟悉显微镜的构造和使用。
2. 能在显微镜下辨认正常的细胞、组织。

【实训要求】

在教师的指导下能够对照实物,熟悉显微镜的构造;按显微镜的使用方法,分别能够用低倍镜和高倍镜对细胞标本进行观察。

【实训材料】

光学显微镜、拭镜纸、组织切片(HE 染色等)。

【实训内容和方法】

(一)实训原理

细胞和组织的形态结构必须借助显微镜才能观察到。熟悉显微镜并掌握其操作技术是研究细胞和组织的形态结构不可缺少的手段。显微镜按成像原理,可分为电子显微镜和光学显微镜两大类。光学显微镜包括:明视野显微镜、暗视野显微镜、相差显微镜、体视显微镜、金相显微镜、偏光显微镜、荧光显微镜等。其中明视野显微镜为最常用的普通光学显微镜,简称显微镜。

(二)显微镜的构造

普通光学显微镜的构造可以分为机械和光学系统两大部分(图 2-11)。①机械部分:镜座、镜柱、镜臂、镜筒、物镜转换器、载物台、调焦螺旋。②光学及照明部分:物镜(接物镜)、目镜(接目镜)、反光镜、聚光器。

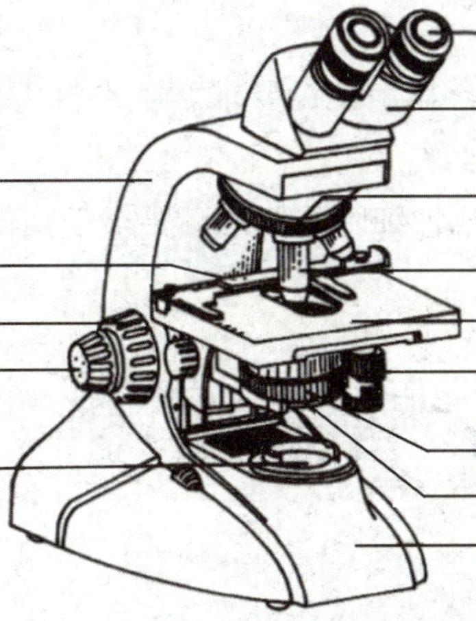

图 2 – 11　普通光学显微镜的构造

（三）显微镜的使用方法

1. 观察前的准备

（1）显微镜的安置　取放显微镜时应一手握住镜臂，另一手托住底座，使显微镜保持直立、平稳。置显微镜于平整的实验台上，镜座距实验台边缘 3 ~ 4cm。镜检时姿势要端正。

（2）接通电源，根据所用物镜的放大倍数，调节光亮度调节钮，调节虹彩光圈的大小，使视野内的光线均匀、亮度适宜。

2. 显微镜观察　进行显微观察时应遵从低倍镜到高倍镜的循序观察程序，因为低倍镜视野较大，易发现目标及确定检查的位置。

（1）低倍镜观察　将切片固定在载物台上，有盖玻片的一面朝上，用标本夹夹住，移动推进器使观察对象处在物镜的正下方。旋转旋转器，将 10 × 物镜调至光路中央。旋转粗调焦钮将载物台升起，从侧面注视，小心调节物镜接近标本片，然后用目镜观察，慢慢降载物台，使标本在视野中初步聚焦，再使用细调节钮调节图像清晰。通过玻片夹推进器慢慢移动玻片，认真观察标本各个部位，找到合适的目的物，仔细观察并记录所观察的结果。调焦时只应降载物台，以免一时的错误操作而损坏镜头。注意无论使用单筒显微镜还是双筒显微镜均应双眼同时睁开观察，以减少眼睛的疲劳，也便于边观察边绘图记录。

（2）高倍镜观察　在低倍镜下找到合适的观察目标并将其移至视野中心，轻轻转动物镜转换器将高倍镜移至工作位置。对聚光镜光圈及视野亮度进行适当调节后，微调细调节钮使物像清晰，仔细观察并记录。如果高倍镜和低倍镜不同焦，则按照低倍镜的调焦方法重新调节焦距。

（3）油浸镜观察　在高倍镜或低倍镜下找到要观察的样品区域，用粗调焦钮先降载物台，然后将油镜转到工作位置。在待观察的样品区域加一滴香柏油，从侧面注视，用粗调节钮将载物台小心地上升，使油浸镜浸在香柏油并几乎与标本片相接。将聚光镜升至最高位置并开足光圈。慢慢地降载物台至视野中出现清晰图像为止，仔细观察并作记录。

（四）显微镜的维护

观察结束后，先降载物台，再取下载玻片。用擦镜纸分别擦拭物镜和目镜；若使用了油镜，应用擦镜纸拭去镜头上的油，然后用擦镜纸蘸少许二甲苯擦去镜头上残留的油迹，最后再用干净的擦镜纸擦去残留的二甲苯。还需清洁显微镜的金属部件。将各部分还原，把物镜转成"八"字形，同时把聚光镜降下，避免物镜和聚光镜发生碰撞危险。最后把显微镜放回原处。

【实训评价】

1. 对显微镜操作的评价　教师取一台显微镜，要求学生在规定的时间内完成对显微镜的操作，可根据学生操作的正确性及其熟练程度做出评价。

2. 对细胞标本观察的评价　教师取几种细胞的切片，要求学生使用显微镜辨认出细胞的主要结构，教师可根据学生辨认的正确性进行评价。

目标检测

答案解析

一、名词解释

1. 细胞增殖周期　2. 易化扩散　3. 原发性主动转运　4. 静息电位　5. 动作电位"全或无"现象

二、单项选择

1. 被视为细胞的消化器的细胞器是（　　）。

　　A. 线粒体　　　　　　　　B. 核糖体　　　　　　　　C. 中心体

　　D. 溶酶体　　　　　　　　E. 高尔基复合体

2. 形成动作电位下降支的K^+外流所属的跨膜物质转运方式是（　　）。

　　A. 单纯扩散　　　　　　　B. 载体介导的易化扩散　　C. 通道介导的易化扩散

　　D. 原发性主动转运　　　　E. 出胞

3. 钠泵活动最重要的意义是（　　）。

　　A. 维持细胞内高钾　　　　B. 防止细胞肿胀　　　　　C. 建立势能储备

　　D. 消耗多余的 ATP　　　　E. 维持细胞外高钙

4. 神经细胞膜电位静息电位绝对值增大（ $-70mV$ 变为 $-90mV$ ）称为（　　）。

　　A. 极化　　　　　　　　　B. 去极化　　　　　　　　C. 反极化

　　D. 复极化　　　　　　　　E. 超极化

5. 形成静息电位的主要离子机制是（　　）。

　　A. Na^+ 外流　　　　　　　B. K^+ 外流　　　　　　　C. Ca^{2+} 外流

　　D. Cl^- 内流　　　　　　　E. Mg^{2+} 内流

三、简答题

1. 细胞增殖周期各期有什么特点？
2. 比较各种细胞物质跨膜转运的特点。
3. 叙述细胞静息电位产生的机制。

书网融合……

知识回顾　　　　　微课　　　　　习题

（彭　兰）

第三章

人体基本组织 e 微课

肿瘤是一种常见病、多发病，是机体在各种致瘤因素作用下，局部组织的细胞异常增生而形成的局部肿块。良性肿瘤容易清除干净，一般不转移、不复发，对器官、组织只有挤压和阻塞作用。但恶性肿瘤还可以破坏组织、器官的结构和功能，引起坏死出血合并感染，患者最终可能由于器官功能衰竭而死亡，是目前危害人类健康最严重的一类疾病。人体任何部位、任何器官、任何组织几乎都可以发生肿瘤，因此肿瘤的种类繁多，一般根据组织来源来命名，如来源于上皮组织的恶性肿瘤统称为癌。那么人体的组织除了上皮组织，还有哪些组织？

本章主要介绍构成人体的四类基本组织上皮组织、结缔组织、肌组织和神经组织的结构特点、分类分布和相关功能。

学习目标

1. **掌握** 上皮组织的特点、被覆上皮的分类和分布、疏松结缔组织的各种组成及主要细胞的形态和功能、神经元的形态结构、神经系统的常用术语。
2. **熟悉** 骨骼肌和心肌的形态结构、神经组织的组成和特点。
3. **了解** 腺上皮、腺的概念；致密结缔组织、脂肪组织、网状组织、骨组织、软骨组织的结构；神经系统的组成。

组织是由形态结构相似和功能相关的细胞和细胞间质有机地组合在一起，所构成的具有一定功能的结构，是组成机体器官的基本组成成分。细胞间质是位于细胞与细胞之间的物质，由各种纤维和基质组成，起到了支持和营养细胞的重要作用。根据结构和功能的特点，人体的组织可分为上皮组织、结缔组织、肌组织和神经组织这四类基本组织。

第一节 上皮组织

PPT

上皮组织简称上皮，包括覆盖在人体体表或内衬于机体内各种有腔器官内表面的被覆上皮；具有分泌功能的腺上皮；以及一些具有特殊功能的上皮，比如接受刺激的感觉上皮、生殖上皮等。上皮组织由许多形态规则、排列紧密的上皮细胞以及非常少量的细胞间质组成，其主要功能是保护、吸收、分泌、排泄以及接受刺激等。

上皮的结构特点是：①上皮细胞排列紧密，细胞间质少；②具有明显的极性，即一面朝向体表或有腔性器官的腔面，称为游离面（疏水性）；另一面与游离面相对，朝向深部，借一薄层基底膜与深层的结缔组织相连，称为基底面（亲水性）；③上皮内没有血管，细胞所需要的营养来自于深层的结缔组织，有丰富的神经末梢，可感受刺激；④上皮具有再生能力。

一、被覆上皮

▶▶ 实例分析 3-1

案例 2017 年 2 月某日上午，王某家中，4 岁儿子因为口渴，自己用热水瓶倒水喝，不慎将热水倒在左手背上。王某听见儿子大哭，立即查看情况，发现热水瓶已经倒在地板上，地板上流淌的水还冒着腾腾的热气，儿子的左手背已经被烫得发红肿胀，但无水泡和脱皮。王某立即驱车把儿子送到就近医院就诊。医生诊断为皮肤烫伤（Ⅰ度），只是对患儿烫伤部位进行自来水冲洗十余分钟，然后涂抹了一些烫伤膏，再包裹数层纱布。

问题 患儿被烫伤的是什么组织？王某在现场应该怎么处理？

答案解析

根据上皮细胞排列层次及浅层细胞的形态，被覆上皮分类和分布如表 3-1 所示。

表 3-1 被覆上皮的分类和分布

细胞层数	上皮分类	分布
单层上皮	单层扁平上皮	内皮：心、血管和淋巴管的腔面。间皮：胸膜、腹膜以及心包膜的表面。其他：肾小囊壁层、肺泡上皮等
	单层立方上皮	肾小管、甲状腺滤泡等
	单层柱状上皮	胃、肠、胆囊、子宫和输卵管等
	假复层纤毛柱状上皮	呼吸道等
复层上皮	复层扁平上皮	未角化的：口腔、食管、阴道等。角化的：皮肤
	变移上皮	肾盏、肾盂、输尿管以及膀胱等

（一）单层上皮

1. 单层扁平上皮 单层扁平上皮又称单层鳞状上皮，由一层很薄的扁平细胞构成（图 3-1）。从上皮细胞侧面看，细胞核呈梭形；细胞质极少，含核部分微厚。从上皮细胞游离面看，细胞为多边形，呈锯齿状，核呈扁圆形，位于中央。内衬于心、血管和淋巴管腔面的单层扁平上皮薄而光滑，称为内皮；分布在胸膜、腹膜以及心包膜表面的单层扁平上皮湿润光滑，称为间皮。上皮表面光滑，所以单层扁平上皮的主要功能为润滑、避免器官之间的摩擦，利于血液或淋巴流动。

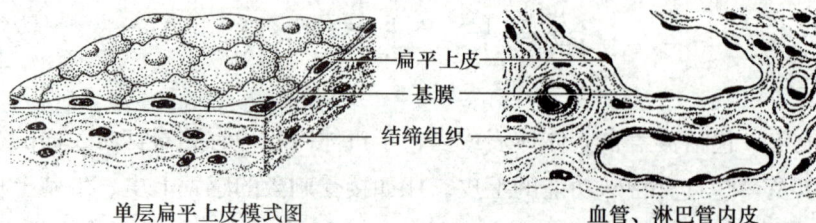

扁平上皮
基膜
结缔组织

单层扁平上皮模式图　　　　血管、淋巴管内皮

图 3-1 单层扁平上皮

2. 单层立方上皮 单层立方上皮是由一层立方形细胞构成（图3-2）。细胞为多边形，核呈圆形，位于中央。分布在肾小管、甲状腺滤泡等处，具有分泌和吸收的功能。

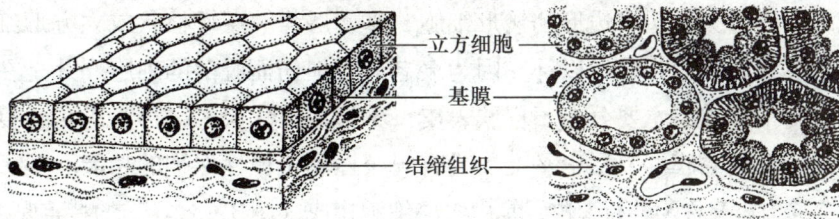

立方细胞
基膜
结缔组织

图3-2 单层立方上皮

3. 单层柱状上皮 单层柱状上皮是由一层棱柱状细胞构成（图3-3）。侧面观细胞为长方形，核呈椭圆形，多位于细胞近基底部；从游离面看，有微绒毛，有利于吸收。这部分上皮分布于胃、肠、胆囊、子宫和输卵管等处，具有分泌和吸收功能。分布在肠黏膜的单层柱状上皮细胞之间有许多散在的杯状细胞，此种细胞形态上宽下窄，呈高脚酒杯状，其分泌的黏液有保护功能。

纹状缘
柱状上皮
细胞核
杯状细胞
基膜
结缔组织

单层柱状上皮立体模式图   小肠单层柱状上皮

图3-3 单层柱状上皮

4. 假复层纤毛柱状上皮 假复层纤毛柱状上皮是由柱状细胞、杯状细胞、梭形细胞和锥体形细胞等形态、高矮不同的细胞构成（图3-4）。由于细胞核的位置高低不齐，不在同一水平面上，从侧面看，上皮很像复层，但实际上各种细胞的基底面都与基膜相接触，其实是单层，其中柱状细胞居多，其游离面有大量的纤毛，故称为假复层纤毛柱状上皮。多分布于呼吸道，有清洁、保护和分泌的功能。

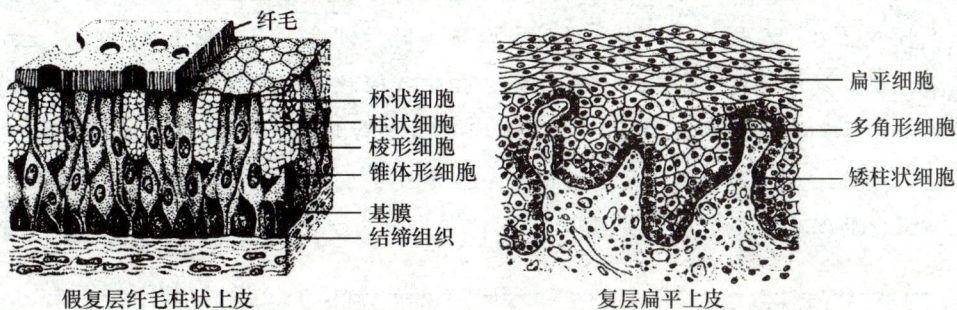

纤毛
杯状细胞
柱状细胞
梭形细胞
锥体形细胞
基膜
结缔组织

扁平细胞
多角形细胞
矮柱状细胞

假复层纤毛柱状上皮   复层扁平上皮

图3-4 假复层纤毛柱状上皮和复层扁平上皮

（二）复层上皮

1. 复层扁平上皮　复层扁平上皮又称复层鳞状上皮，是由多层细胞紧密排列构成（图3-4）。表层为数层扁平形细胞，中间层为数层多边形和梭形细胞，基底层为一层矮柱状或立方形细胞，具有分裂增殖的能力；新生细胞逐渐向表面推移，以补充因为衰老或者损伤而脱落的细胞。凡是在最表层形成角化层的，称为角化复层扁平上皮，主要分布于皮肤表皮；不形成角化层的，称为未角化复层扁平上皮，分布于口腔、食管和阴道等处黏膜。复层扁平上皮具有耐摩擦和机械性保护的功能。

2. 变移上皮　变移上皮又称为移行上皮，是由多层细胞构成（图3-5）。它的特点是上皮细胞的形态和细胞层数受所在器官的功能状态而改变。比如所在器官充盈而扩张时，上皮层次变少，细胞变扁；相反，上皮层次变多，细胞变高，表层细胞较大。这种上皮分布于肾盏、肾盂、输尿管以及膀胱等处，有保护功能。

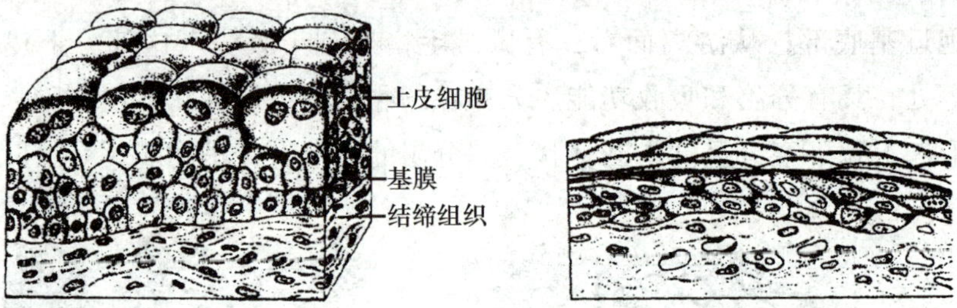

变移上皮（膀胱空虚时）　　　　变移上皮（膀胱充盈时）

上皮细胞
基膜
结缔组织

图3-5　变移上皮

二、腺上皮及腺

腺上皮由以分泌功能为主的上皮细胞构成，以腺上皮为主要成分构成的器官称为腺。腺分为外分泌腺和内分泌腺，腺体的分泌物经导管排到身体表面或者器官内的称为外分泌腺，比如唾液腺和汗腺等。腺体无导管，其分泌物直接进入血液的称为内分泌腺，比如甲状腺和肾上腺等。

📱 **知识链接**

上皮化生

化生是一种分化成熟的组织因受刺激转变成另一种成熟组织的可逆转的过程。化生是局部组织在病理情况下的一种适应性表现，在一定程度上对人体可能是有益的。化生主要发生在上皮细胞。气管和支气管黏膜的纤毛柱状上皮，在长期吸烟者或慢性炎症损害时，可转化为鳞状上皮。鳞状上皮的化生能增强黏膜的抵抗力，使黏膜在不利的情况下仍能生存。但支气管柱状上皮发生鳞状上皮化生时，丧失了纤毛，削弱了呼吸道的防御功能使机体易受感染。有时化生的细胞可以发生恶性肿瘤。如化生的鳞状上皮，有时未能分化成熟，产生不典型增生，可进而发生恶变，发生浸润成为支气管鳞状细胞癌。胃黏膜的肠上皮化生与胃癌的发生可能有密切关系。

即学即练 3-1

假复层纤毛柱状上皮分布于（　　）。

答案解析

A. 食道　　B. 小肠　　C. 膀胱　　D. 气管　　E. 外耳道

第二节 结缔组织

结缔组织由少量的细胞和大量的细胞间质组成，细胞间质又包括纤维和基质。结缔组织在体内分布广泛，形态多样，包括纤维性的固有结缔组织，液体状态的血液，固体状态的软骨组织和骨组织。一般所说的结缔组织指的是固有结缔组织，包括疏松结缔组织、致密结缔组织、脂肪组织和网状组织这4类。结缔组织有支持、连接、营养、保护、修复和防御等的功能。

一、固有结缔组织

▶▶ 实例分析3-2

实例 19岁小张与同学到公园踏春游玩，刚进园不久，她就感到眼睛、鼻子不适，并不停打喷嚏、流清鼻涕。游园后，其他同学都没事，而她却全身皮肤发痒、肿胀，并有呼吸困难等症状，回学校后便咳嗽、恶心、呕吐。鉴于小张有哮喘病史，校医诊断为过敏引起的哮喘发作。

问题 引起小张过敏的发病机制是什么？

答案解析

（一）疏松结缔组织

疏松结缔组织结构疏松，纤维排列交织成网状，故又称蜂窝组织。它是由多种细胞和间质构成的，广泛的分布于各个器官、组织和细胞之间。疏松结缔组织的特点是细胞种类多、细胞少、散在分布，基质丰富（图3-6）。它的功能是连接、支持、营养、防御、修复和保护等。

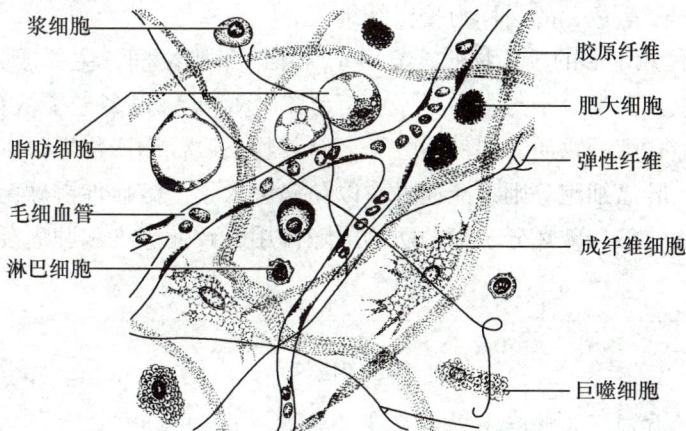

图3-6 疏松结缔组织铺片模式图

1. 细胞 疏松结缔组织的细胞主要有成纤维细胞、巨噬细胞、浆细胞、肥大细胞、脂肪细胞和未分化的间充质细胞等。

（1）成纤维细胞 是疏松结缔组织中的主要细胞。在光镜下观察，细胞扁平，有突起，胞核椭圆形，胞质弱嗜碱性。在电镜下观察，胞质内含有丰富的粗面内质网和发达的高尔基复合体，可合成蛋白质。所合成的蛋白质形成结缔组织中的纤维和基质，所以成纤维细胞具有形成纤维和基质的功能。成纤维细胞在合成胶原纤维的过程中需要维生素 C，如果体内严重缺乏维生素 C，会影响胶原纤维的合成。

（2）巨噬细胞　形态随功能状态而改变，常有短而粗的突起，胞核较小，染色较深，胞质嗜酸性。当炎症等刺激时，可产生活跃的变形运动。有很强的吞噬能力，吞噬细菌、异物和衰老死亡的细胞等。具有防御和免疫功能。

（3）浆细胞　胞体呈圆形或椭圆形，核圆，位于细胞一侧，核染色质位于核膜边缘，呈车轮状分布，胞质嗜碱性。在电镜下观察，可见发达的高尔基复合体和丰富的粗面内质网。浆细胞合成和分泌免疫球蛋白（即抗体），参与体液免疫。

（4）肥大细胞　常成群分布于小血管周围，细胞胞体较大，呈圆形或椭圆形，胞核小，胞质内充满了嗜碱性颗粒，颗粒内含有组胺、肝素等。当机体受抗原刺激时，激发肥大细胞出现脱颗粒现象，释放出组胺和肝素。组胺可使微静脉和毛细血管扩张，通透性增加，造成局部组织水肿，在皮肤处表现为荨麻疹；在支气管处，因为黏膜水肿，平滑肌痉挛，导致呼吸困难，引起哮喘。肝素有抗凝血作用。

（5）脂肪细胞　脂肪细胞体积较大，单个或成群存在，呈圆球形。胞质内充满了脂滴，将胞质和胞核挤到了一侧，核呈扁圆形。在 HE 染色切片中，脂肪被溶剂溶解，细胞呈空泡状。脂肪细胞具有合成、贮存脂肪，参与脂类代谢的功能。

（6）未分化的间充质细胞　细胞形态与成纤维细胞形态类似，不易鉴别。是一种保留了分化潜能的干细胞。在创伤修复等情况下，可以增殖分化为成纤维细胞、平滑肌细胞以及内皮细胞等。

2. 纤维　主要有胶原纤维、弹性纤维和网状纤维。

（1）胶原纤维　胶原纤维是在结缔组织中含量最多的纤维，新鲜时呈白色，故又称为白纤维。胶原纤维粗细不等，有分支，交织成网状，在 HE 染色切片中呈粉红色波浪状。胶原纤维由更细的胶原原纤维粘合而成，化学成分是胶原蛋白，韧性大，但弹性较差。

（2）弹性纤维　弹性纤维新鲜时呈黄色，故又称为黄纤维。纤维较细，有分支，交织成网状，用地衣红染色呈紫色，断端常卷曲。弹性纤维的化学成分是弹性蛋白，富有弹性，但韧性较差。

（3）网状纤维　网状纤维在结缔组织中数量较少，纤维细，有分支，交织成网状。HE 染色切片中不易辨认，用硝酸银处理呈黑色，故又称为嗜银纤维。

3. 基质　基质是一种无定形的胶状物质，充填于纤维、细胞之间，主要成分是蛋白多糖和组织液，多糖成分以透明质酸为主。多糖分子与蛋白分子相互结合形成具有很多分子微孔隙的大分子立体结构，称为分子筛。小于分子筛孔隙的物质，如气体分子、营养物质、代谢产物等可以通过；大于分子筛孔隙的物质，如细菌、异物、肿瘤细胞等则不能通过，以免病菌入侵。溶血性链球菌、癌细胞、蛇毒等能产生透明质酸酶，分解透明质酸，破坏分子筛的防御屏障作用，致使感染和肿瘤浸润、扩散。

📱 知识链接

蜂窝组织炎

是指疏松结缔组织的弥漫性化脓性炎，常发生于皮肤、肌间隙和阑尾。主要由溶血性链球菌引起，由于链球菌能分泌透明质酸酶，能降解疏松结缔组织中的透明质酸；同时链球菌还能分泌链激酶，溶解纤维素，使得细菌不易被局限，因此细菌易于通过组织间隙和淋巴管扩散迅速，在短期内可引起广泛的皮下组织炎症、渗出、水肿，导致全身炎症反应和内毒素血症。

（二）致密结缔组织

致密结缔组织是一种以纤维为主的组织，主要是胶原纤维，其纤维粗大，排列致密，细胞和基质较少。具有支持和连接的作用，主要分布于皮肤的真皮、肌腱、韧带、巩膜和器官的被膜等处。

（三）脂肪组织

脂肪组织由大量脂肪细胞聚集而成，被疏松结缔组织分隔成许多脂肪小叶。主要功能是贮存脂肪、保持体温和缓冲外界压力，分布于皮下、大网膜、肠系膜和骨髓腔等处。

（四）网状组织

网状组织由网状细胞、网状纤维和基质构成。网状细胞呈星形，有多个突起，彼此相互连接成网状，网状纤维沿网状细胞分布，是构成淋巴组织、淋巴器官和造血器官的组成成分。

二、软骨组织与骨组织

（一）软骨组织

软骨由软骨组织和周围的软骨膜构成。软骨组织由软骨细胞、纤维和基质组成。在胚胎发生时期，软骨作为临时性骨骼，成为身体的支架；随着胎儿的发育，软骨逐渐被骨所替代；在成人体内仍保留一些软骨，能承受压力、耐摩擦，有支持和保护的作用。

成人软骨，根据软骨组织内所含纤维的不同，可将软骨分为三种类型，分别是透明软骨、弹性软骨和纤维软骨。透明软骨分布于关节、肋骨和呼吸道；弹性软骨分布于耳郭、会厌等处；纤维软骨分布于椎间盘、耻骨联合和关节盘等处。透明软骨含有许多细小排列散乱的胶原原纤维，纤维软骨含大量排列整齐的胶原纤维，弹性软骨含有大量交织成网的弹性纤维。

（二）骨组织

骨组织由多种细胞和大量钙化的细胞间质组成。骨组织是构成骨的主要成分，特点是在间质中有大量的钙盐沉着，使骨质十分坚硬。

骨组织的细胞包括骨原细胞、成骨细胞、骨细胞和破骨细胞4种类型，其中骨细胞存在于骨组织内，其他三种位于骨组织的边缘。

钙化的细胞间质又称骨基质，由有机成分和无机成分组成。有机成分含有大量胶原纤维和少量无定形基质，使骨质具有韧性；无机成分主要为钙盐，又称骨盐，使骨质坚硬。骨盐沉着于呈板层状排列的胶原纤维上，形成薄板状结构，称为骨板。

即学即练3-2

具有很强吞噬作用，有免疫作用的细胞是（　）。
A. 成纤维细胞　　B. 巨噬细胞　　C. 未分化间充质细胞
D. 肥大细胞　　E. 脂肪细胞

答案解析

第三节　肌组织

肌组织由具有收缩能力的肌细胞组成，肌细胞间有少量结缔组织。肌细胞细长呈纤维状，故又称肌纤维；肌细胞膜称肌膜；肌细胞质称肌浆，细胞质内的滑面内质网称为肌浆网。

肌组织根据其形态结构和功能的不同，可分为骨骼肌、心肌和平滑肌（图 3-7）。骨骼肌和心肌纤维有明暗相间的横纹，故二者同属于横纹肌。骨骼肌活动受意识支配也称随意肌；心肌和平滑肌的活动不受意识支配，属于不随意肌。

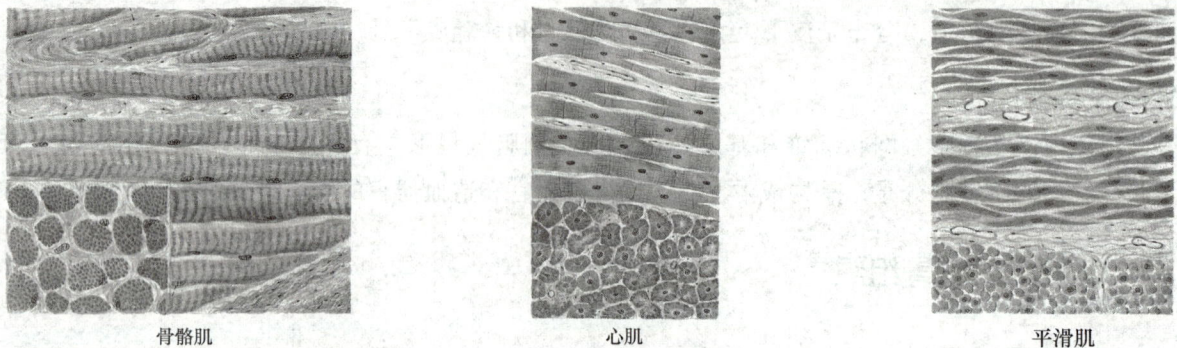

| 骨骼肌 | 心肌 | 平滑肌 |

图 3-7　三种肌组织模式图

一、骨骼肌

（一）骨骼肌纤维的一般结构

骨骼肌纤维呈长圆柱状，细胞核数量较多，呈扁椭圆形，核染色质少，着色较浅，位于细胞周边近肌膜处。肌浆内含有大量与肌纤维长轴平行排列的肌原纤维。

每条肌原纤维上都有明带和暗带相间排列，由于各条肌原纤维的明带和暗带都位于同一平面上，因此骨骼肌纤维上显示了明暗相间的横纹。明带着色较浅，称 I 带；暗带着色较深，称 A 带。A 带中间有一浅染的窄带称 H 带，在 H 带中央有一深色 M 线。在 I 带的正中央有一条深色的细线称 Z 线。相邻两条 Z 线之间的一段肌原纤维称为肌节，即每个肌节包括 1/2 明带（I 带）＋暗带（A 带）＋1/2 明带（I 带）。肌节是肌原纤维的结构和功能单位（图 3-8）。

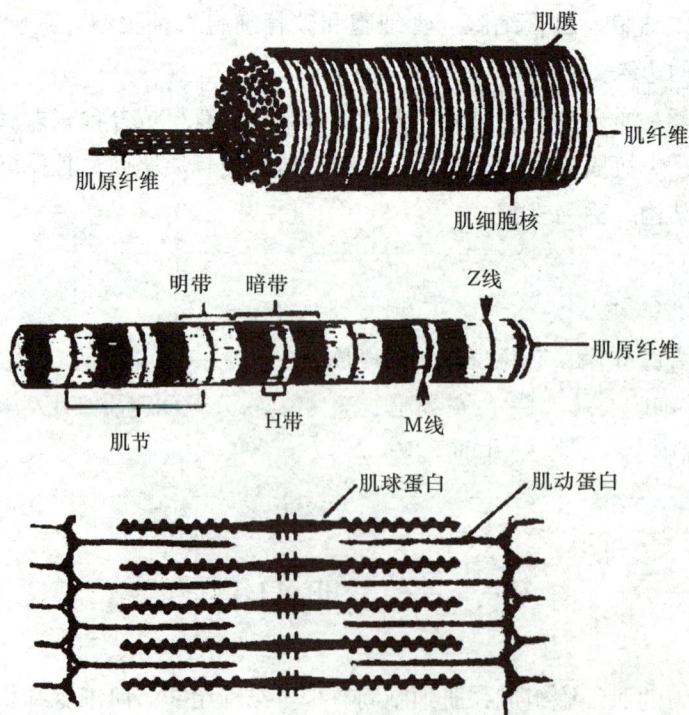

图 3-8　骨骼肌纤维逐级放大示意图

（二）骨骼肌纤维的超微结构

1. 肌原纤维 在电镜下，可见肌原纤维是由粗、细两种肌丝组成的。粗肌丝位于肌节中段 A 带内，固定于 M 线，由肌球蛋白分子组成。细肌丝一端固定于 Z 线上，另一端插入粗肌丝之间，止于 H 带外侧，由肌动蛋白、原肌球蛋白和肌钙蛋白组成。一般认为，骨骼肌纤维的收缩是肌丝活动的结果。当肌肉收缩时，是粗肌丝牵引细肌丝向 H 带滑动，使 H 带变短，I 带变短，整个肌节也缩短。

2. 横小管 横小管或称 T 小管，是肌细胞膜向细胞内凹陷形成的小管，在明带和暗带交界水平的横小管互相吻合，环绕肌原纤维周围。横小管可传递来自肌膜的兴奋冲动。

3. 肌浆网 肌浆网是肌细胞内的滑面内质网，分布在肌原纤维周围，两横小管之间纵行排列并相互连通，故又名纵小管，或称 L 小管。纵小管在靠近横小管处膨大称为终池。横小管及其两侧的终池合称三联体。肌浆网可储存肌肉收缩时所需要的钙离子，并能调节肌浆中的钙离子浓度。

二、心肌

（一）心肌纤维的一般结构

在光镜下，心肌纤维呈短圆柱状，有分支，互相连接成网。细胞核呈椭圆形，位于细胞中央，多为一个。心肌纤维连接处染色较深，称为闰盘（图3－9）。心肌纤维也有横纹，但不如骨骼肌纤维明显。心肌主要分布于心脏及邻近心脏的大血管上，有自动节律性。心肌的收缩强而有力，不易疲劳，但不受意识支配，属不随意肌。

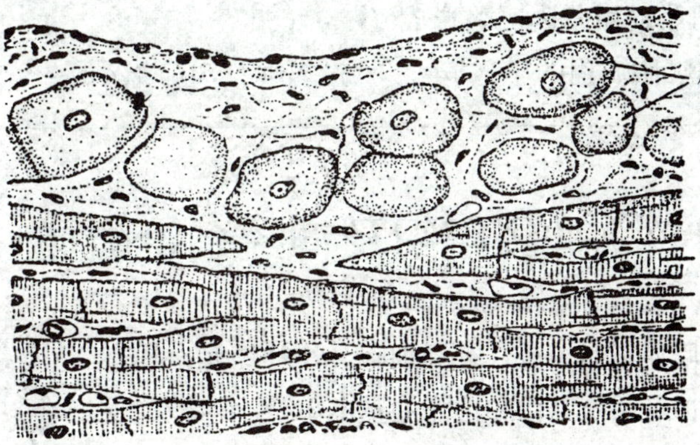

图3－9 心肌纤维示意图

（二）心肌纤维的超微结构

在电镜下，心肌纤维与骨骼肌纤维结构相似，心肌纤维也有排列规则的粗、细两种肌丝，有明带和暗带，有横小管和肌浆网。主要不同为：①肌浆网较稀疏，只一侧膨大与横小管形成二联体；②横小管位于 Z 线水平，管径较粗；③闰盘呈阶梯状，是由相邻两心肌纤维分支处伸出的短突相互嵌合而成。在其横向的接触面上，有中间连接和桥粒连接，起牢固连接的作用；在纵向的接触面上，有缝隙连接，能传递冲动，有利于心肌纤维的同步收缩。

三、平滑肌

在光镜下，平滑肌纤维呈长梭形，一般长为200μm，细胞核呈椭圆形，位于中央，肌浆内有肌丝，但无横纹，不受意识支配，属不随意肌。在电镜下，平滑肌肌浆网不发达，无横小管，仅肌膜向内凹陷形成小凹。它们常平行成层或成束排列，主要分布于内脏和血管的管壁中。平滑肌纤维收缩时可扭曲呈螺旋形而变短增粗。平滑肌受交感和副交感神经支配，其收缩呈阵发性，缓慢而持久，不易疲劳。

📱 **知识链接** ────────────────────────────────

痉挛

抽筋在医学上叫作痉挛。说起小腿抽筋，人们往往会认为是缺钙引起的。事实上，不少患者肌痉挛不是缺钙而是缺镁引起的。镁是细胞内一种重要的阳离子，它在细胞内与ATP等物质起到激活很多重要酶的作用。如果血液中的镁不足，某种酶的活性随之降低，细胞内钾离子外溢，神经肌肉因细胞内钾不足而兴奋性增强，便容易出现肌痉挛。在正常情况下，人们是不会缺镁的，因为含镁丰富的食物很多，如香蕉、坚果、鱼、大豆、花生、玉米、绿叶蔬菜等，这些食物都能经常吃到。但是，如果膳食不合理、偏食、吃粮过于精细，那也未尝不会缺镁；慢性病患者或老年人由于食量小，也可能导致缺镁。所以，经常有小腿抽筋症状的人不宜盲目补钙，而应及时就医检查。

──

即学即练3-3

骨骼肌纤维的肌膜向肌浆内凹陷形成（　　）。

答案解析　A. 肌浆网　　　B. 胞质内的小泡群　　　C. 终池　　　D. 纵小管　　　E. 横小管

第四节　神经组织及神经系统概述

PPT

神经组织由神经细胞和神经胶质细胞组成。神经细胞又称神经元，具有感受刺激和传导兴奋的功能，是神经系统结构和功能的基本单位。神经胶质细胞又称神经胶质，起支持、营养、绝缘和保护等作用。

一、神经元

神经元形态多样，由胞体和突起两部分组成（图3-10）。

（一）胞体

神经元胞体的形态多样，可呈圆形、星形和锥体形等。细胞核位于胞体中央，大而圆，染色浅、核仁明显。胞质内除含有一般细胞器之外，其特征性的结构为尼氏体和神经原纤维（图3-11）。

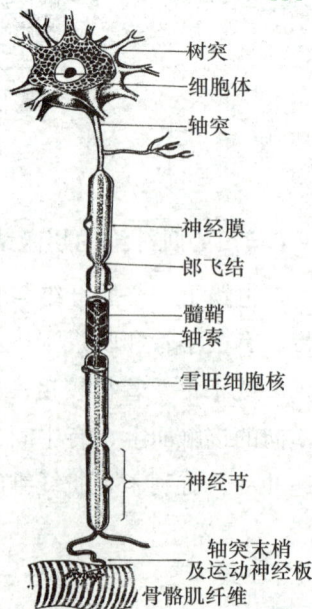

树突
细胞体
轴突

神经膜
郎飞结

髓鞘
轴索

雪旺细胞核

神经节

轴突末梢
及运动神经板
骨骼肌纤维

图3-10　运动神经元示意图

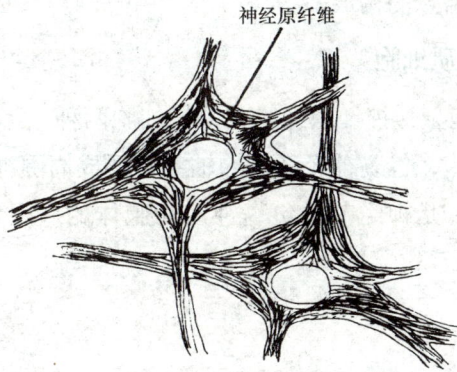

图 3 - 11　神经元胞体

尼氏体在光镜下呈嗜碱性颗粒或斑块，又称嗜染质；在电镜下为发达的粗面内质网和游离核糖体。主要功能是合成神经递质有关的蛋白质和酶。

神经原纤维在镀银染色片中，呈棕黑色细丝状，在胞体内交织成网，伸入突起内。对神经元起支持、传递信息和运输等作用。

（二）突起

神经元的突起包括树突和轴突两种。

1. 树突　每个神经元有一个或多个树突，一般较短。树突的分支较多，分支上有大量棘状小突，称为树突棘，可扩大树突表面积以接受更多刺激传给胞体，所以树突的主要功能是接受刺激传给胞体。树突内的结构与胞体相似。

2. 轴突　每个神经元只有一个轴突，轴突细长，表面光滑，可有侧支，末端分支较多而且膨大形成轴突终末。胞体在发出轴突处呈圆锥形称轴丘，轴丘与轴突内无尼氏体。轴突的主要的功能是将神经冲动传出胞体。

二、神经胶质细胞

神经胶质细胞（图 3 - 12）广泛分布于中枢和周围神经系统内，数量比神经元多。神经胶质细胞有突起，但无树突和轴突之分，不能传导神经冲动。主要有支持、营养和保护神经元等作用。

（一）中枢神经系统的神经胶质细胞

中枢神经系统的神经胶质细胞分为星形胶质细胞、少突胶质细胞、小胶质细胞和室管膜细胞 4 种。

1. 星形胶质细胞　是胶质细胞中体积最大的一种，为星形，有多个突起，有的突起末端膨大，贴附于毛细血管壁上，参与构成血 - 脑屏障。

2. 少突胶质细胞　突起少，末端呈叶片状。少突胶质细胞是中枢神经系统内有髓神经纤维的髓鞘形成细胞。

3. 小胶质细胞　胞体小，属于单核 - 吞噬细胞系统的成员，激活后具有吞噬能力。

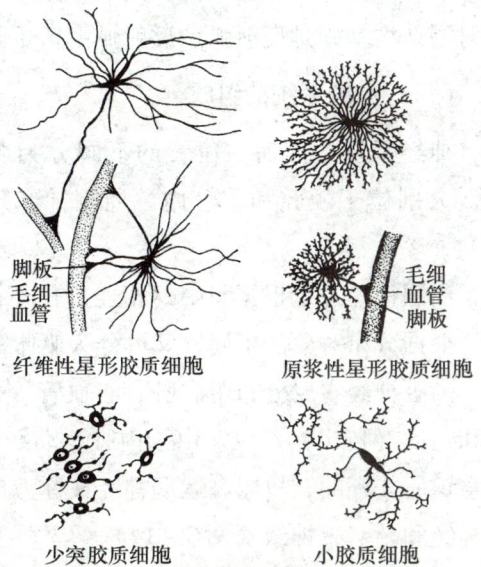

图 3 - 12　几种神经胶质细胞的形态

4. 室管膜细胞　参与脑室脉络丛的构成。

（二）周围神经系统的神经胶质细胞

周围神经系统的神经胶质细胞分为神经膜细胞和卫星细胞两种。

1. 神经膜细胞　又称施万细胞，包裹神经纤维的轴突，形成周围神经系统有髓神经纤维的髓鞘。

2. 卫星细胞　又称被囊细胞，是神经节内包裹神经元胞体的一层扁平或立方形细胞，有营养和保护的作用。

三、神经纤维和神经

（一）神经纤维

神经纤维是由神经元的长突起及外面包裹的神经胶质细胞构成。根据神经胶质细胞是否形成髓鞘，分为有髓神经纤维和无髓神经纤维。有髓神经纤维较粗，且有郎飞结，再加上髓鞘的绝缘作用，神经冲动可从一个郎飞结到另一个郎飞结呈跳跃式传导，速度快；无髓神经纤维因无髓鞘和郎飞结，神经冲动只能沿轴膜呈连续传导，速度慢。

（二）神经

许多神经纤维被结缔组织包裹形成神经束，许多神经束又被结缔组织包裹构成神经。每条神经纤维表面的结缔组织称神经内膜；神经束外包的结缔组织称神经束膜；包在神经表面的结缔组织称神经外膜。

四、神经系统的组成与常用术语

神经系统是人体内主要的调节系统。神经系统借助于感受器接受体内、外环境的刺激，依靠神经元自身特有的应激性和传导性，完成感觉、整合以及发出运动冲动等反应，这种调节过程称为反射。完成反射的结构基础是反射弧。反射弧由感受器、传入神经、中枢、传出神经和效应器五部分组成。

（一）神经系统的组成

神经系统按照所在位置的不同分为中枢神经系统和周围神经系统。中枢神经系统包括脑和脊髓，分别位于颅腔和椎管内。周围神经系统包括与脑和脊髓相连并分布于全身各部的神经（图3-13）。

周围神经系统根据与中枢相连部位不同分为：与脑相连的12对脑神经和与脊髓相连的31对脊神经。根据分布对象的不同，又可分为躯体神经和内脏神经。躯体神经主要分布于皮肤、骨、关节和骨骼肌，内脏神经主要分布于内脏、心血管、平滑肌和腺体。躯体神经和内脏神经都含有感觉（传入）纤维和运动（传出）纤维。由于内脏运动纤维支配的是心肌、平滑肌和腺体，而这部分活动是不受人主观意识所支配的，故内脏运动神经又称为自主神经或植物神经，按其形态结构和生理功能特点再分为交感神经和副交感神经（图3-14）。

图 3 – 13　神经系统概观

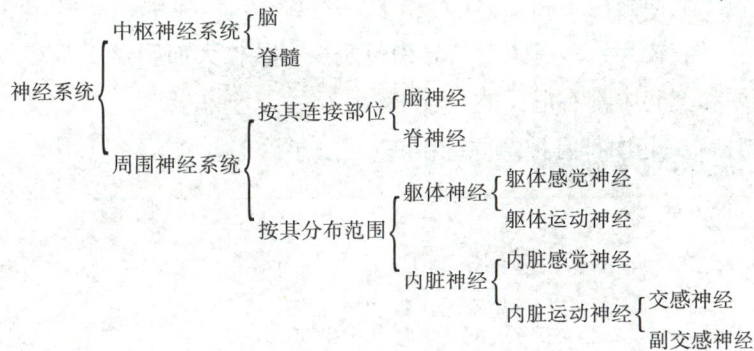

图 3 – 14　神经系统的组成

（二）神经系统的常用术语

在神经系统中，常根据神经元胞体和突起的配布及所在部位给予相应的名称。

1. 灰质与白质　在中枢神经系统内，由神经元胞体和树突集聚成色泽灰暗的结构，称为灰质；在中枢神经系统内，由神经纤维聚集成色泽亮白的结构，称为白质。位于大脑和小脑表面的灰质称为皮质，位于大脑和小脑深部的白质称为髓质。

2. 神经核与神经节　在中枢神经系统内，形态和功能相似的神经元胞体集聚成的团块称为神经核；周围神经系统内，神经元胞体集聚成的团块称为神经节。

3. 纤维束与神经　在中枢神经系统内，起止、行程和功能基本相同的神经纤维集聚成束，称为纤维束；在周围神经系统中，神经纤维聚集而成的粗细不等的条索状结构，称神经。

4. 网状结构　在中枢神经系统内，神经纤维交织成网，灰质团块散在其中的区域，称为网状结构。网状结构只存在于中枢神经系统内，由灰质和白质混合而成，如脑干网状结构。

知识链接

神经与精神

　　皮肤是人体最大的器官，由表皮、真皮、皮下组织组成，它能抵御体外环境的各种刺激，维持体内环境的稳定，具有屏障、吸收、感觉、分泌、体温调节、物质代谢等功能。皮肤表皮属于角化的复层扁平上皮，内有丰富的痛觉神经末梢，对高温灼烧产生的疼痛非常敏感。1952 年 10 月，为打击盘踞在上甘岭的美韩军队，中国人民志愿军第 15 军 29 师 87 团 9 连战士邱少云被选派参加潜伏部队，并担任了发起冲锋后扫除障碍的爆破任务。12 日上午，敌机向他所在的潜伏区进行低空扫射，并投掷燃烧弹。一颗燃烧弹正好落在邱少云身边，飞溅的火星溅落在他的左腿上，烧着了他的棉衣、头发和皮肉。年仅 26 岁的邱少云，为了不暴露目标，确保全体潜伏人员的安全和攻击任务的完成，他放弃自救，咬紧牙关，身体紧紧地贴着地面，双手深深插进泥土中，以惊人的毅力忍受着剧痛，一声不吭、一动不动，任凭烈火烧焦头发和皮肉，坚持 30 多分钟，直至壮烈牺牲。烈火虽然吞噬了一个年轻的生命，却在中国军史上留下了一个伟大的名字：邱少云。中国军人崇高的集体主义精神和坚强的战斗意志也超越了人体对疼痛的生理耐受极限。

即学即练 3-4

关于光镜下神经元特点哪项是错误的（　　）。

A. 细胞形状多种多样，都有突起
B. 由胞体上伸出树突和轴突
C. 胞核一般较大，多呈圆形，异染色质少，核仁大而明显
D. 胞体和突起中都有尼氏体
E. 胞体和突起中都有神经原纤维

答案解析

实践实训

实训　各基本组织微细结构的观察

【实训目的】

1. 掌握各个组织的形态结构特点。
2. 熟悉各个组织在身体的分布。

【实训要求】

在教师的指导下，应用显微镜观察人体基本组织的形态结构，认识人体的四种基本组织。

【实训内容】

（一）上皮组织的观察

观察血管内皮切片，掌握单层扁平上皮的形态结构；观察肾小管切片，掌握单层立方上皮的形态结构；观察食管切片，掌握复层扁平上皮的形态结构。通过用显微镜观察上皮组织，使学生掌握上皮组织的特点：细胞排列紧密，细胞间质少。

（二）结缔组织的观察

观察皮下疏松结缔组织铺片，选择铺片较薄且均匀处进行观察。在细胞间质中可见到多种细胞及交叉成网的多种纤维。

（三）肌组织的观察

1. 观察舌的切片，可观察到骨骼肌细胞为长圆柱形，紧贴于细胞膜的边缘有许多染色深的小卵圆形的细胞核，肌细胞上有横纹。

2. 观察心脏切片，可观察到心肌细胞，细胞为短圆柱形，有分支；核呈椭圆形，位于细胞中央；肌细胞连接处可观察到染色较深、阶梯状的闰盘。

3. 观察回肠切片，可观察到平滑肌细胞的纵切面是呈长梭形，在细胞中央，可见到一个椭圆形细胞核；平滑肌细胞的横切面则是大小不等的圆形。

（四）神经组织的观察

观察脊髓切片，可观察到神经元胞体内有染色较浅的圆形细胞核，核的中央有一个染色较深的核仁。

【实训评价】

教师取出人体基本组织的切片，要求学生在切片上辨认出各个组织，可根据学生辨认组织的准确性做出评价。

目标检测

答案解析

一、名词解释

1. 组织　　2. 内皮　　3. 肌节　　4. 尼氏体　　5. 灰质

二、单项选择

1. 不是人体四大基本组织之一的是（　　）。

    A. 上皮　　　　　　　　B. 结缔组织　　　　　　C. 脂肪组织

    D. 肌组织　　　　　　　E. 神经组织

2. 分布于胃肠道内表面的上皮类型是（　　）。

    A. 单层立方上皮　　　　　　　　　　　B. 单层柱状上皮

    C. 假复层纤毛柱状上皮　　　　　　　　D. 复层扁平上皮

    E. 变移上皮

3. 能合成和分泌抗体的细胞是（　　）。

A. 肥大细胞　　　　　B. 成纤维细胞　　　　　C. 脂肪细胞

D. 巨噬细胞　　　　　E. 浆细胞

4. 可储存肌肉收缩时所需要的钙离子，并能调节肌浆中的钙离子浓度的是（　　）。

A. 肌原纤维　　　　　B. 肌浆网　　　　　　　C. 纵小管

D. 横小管　　　　　　E. 肌节

5. 构成周围神经纤维髓鞘的神经胶质细胞是（　　）。

A. 施万细胞　　　　　B. 小胶质细胞　　　　　C. 星形胶质细胞

D. 室管膜细胞　　　　E. 少突胶质细胞

三、简答题

1. 简述上皮的结构特点。

2. 简述骨骼肌纤维光镜下的结构特点。

书网融合……

知识回顾　　　　　微课　　　　　习题

（和振典）

第四章 血 液 微课

学习引导

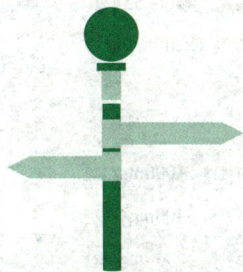

人体的正常血液是由哪些物质组成的？血液具有哪些理化特性和生理功能？血液在正常人血管内不发生凝固，流出体外后为什么会迅速凝固？正常成年人的血量是多少？人类的血型系统具有何种特点？

本章主要介绍血液的组成与功能、血液凝固与纤维蛋白溶解，以及血量与血型。

学习目标

1. **掌握** 血浆渗透压的概念、生理意义；红细胞正常值、生理特征和主要功能；血液凝固的概念和基本步骤；ABO 血型系统的分型原则和分型。
2. **熟悉** 血液的组成、理化特性和功能；白细胞及血小板正常值和功能。
3. **了解** 红细胞生成调节、纤维蛋白溶解、输血原则。

第一节 血液的组成和功能

PPT

血液由血浆和血细胞两部分组成。将血液进行抗凝处理和离心沉淀后，可观察到血液分为 3 层：上层析出的淡黄色液体是血浆，下层呈深红色的是红细胞，中间灰白色的薄层是白细胞和血小板。

一、血浆

血浆是一种含有多种溶质的溶液，其基本成分包括水（91% ~92%）和溶质（8% ~9%）。溶质主要由多种电解质、分子大小和结构都不相同的蛋白质、营养成分、代谢产物及一些气体等组成。

（一）水和电解质

血浆中的水对血液的物质运输、调节体温等功能具有重要作用。血浆中的电解质由正、负离子组成，其中正离子主要是 Na^+、负离子主要是 Cl^-，它们在形成并维持血浆晶体渗透压、调节酸碱平衡等方面起着重要作用。

（二）血浆蛋白

血浆蛋白是血浆中多种蛋白质的总称，包括白蛋白、球蛋白和纤维蛋白原 3 类。正常成人血浆蛋白含量为 65～85g/L，其中白蛋白（A）为 40～55g/L，在维持血浆胶体渗透压以及转运某些低分子物质和脂溶性物质方面发挥主要作用。球蛋白（G）为 20～30g/L，血浆球蛋白中的补体和免疫球蛋白参与体液免疫，在免疫系统中有重要作用。白蛋白与球蛋白浓度的正常比值（A/G）为（1.5～2.5）∶1，肝功能异常时比值会下降甚至倒置。纤维蛋白原含量为 2～4g/L，是参与血液凝固的主要物质。

正常情况下，血浆的各种溶质成分在一定范围内保持相对稳定（表4-1），测定血浆成分可为临床诊断提供依据。

表4-1　血浆的主要成分及含量

成分	正常值	成分	正常值
水	91%～92%	蛋白质	65～85g/L
电解质	<1%	白蛋白（A）	40～55g/L
Na^+	137～147mmol/L	球蛋白（G）	20～30g/L
K^+	3.5～5.3mmol/L	纤维蛋白原	2～4g/L
Ca^{2+}	2.1～2.5mmol/L	营养物质	
Mg^{2+}	0.8～1.2mmol/L	葡萄糖	1000mg/L
Cl^-	96～107mmol/L	氨基酸	400mg/L
HCO_3^-	20.0～29.0mmol/L	磷脂	5000mg/L
$HPO_4^{2-}/H_2PO_4^-$	2mmol/L	胆固醇	1500～2500mg/L
SO_4^{2-}	0.5mmol/L		
		气体	
代谢产物		O_2	0.1mmol/L
尿素	3.6～9.5mmol/L	CO_2	1mmol/L
尿酸	208～428μmol/L	N_2	0.5mmol/L

（三）血浆的理化特性

1. 颜色　血浆呈淡黄色，空腹时血浆清澈透明；进餐后，尤其摄入较多脂类食物后，血浆中因悬浮的脂蛋白微滴增多而变浑浊。因此，临床对血液的化学成分进行检测时，要求空腹采血，避免进食对血液检测结果的影响。

2. 比重　正常人的全血比重为 1.050～1.060，主要取决于红细胞数量。血液中红细胞数量越多，全血比重就越大。血浆比重为 1.025～1.030，主要取决于血浆蛋白的含量。测定全血和血浆比重，可间接估算红细胞和血浆蛋白含量。

3. 黏滞度　血液黏滞度来源于血液内部分子或颗粒间的摩擦力。全血的黏滞度一般为水的 4～5 倍，与红细胞的数量正相关；血浆的黏滞度一般为水的 1.64～2.4 倍，与血浆蛋白的含量正相关。血液黏滞度是形成血流阻力的重要因素之一，是反应血液在血管中流动是否足够通畅的指标。机体大面积烧伤时，由于水分丢失，血液黏滞度增加；机体严重贫血时，由于红细胞数量减少，血液黏滞度下降。

4. pH　正常人血浆 pH 为 7.35～7.45，呈弱碱性。血浆 pH 的相对恒定取决于血液中的缓冲对，血浆中的缓冲对主要有 $NaHCO_3/H_2CO_3$、蛋白质钠盐/血浆蛋白、Na_2HPO_4/NaH_2PO_4 等。这些缓冲对，尤其是 $NaHCO_3/H_2CO_3$ 能将一般酸、碱物质对血浆 pH 的影响大大减少。此外，肺和肾不断将酸性或碱性物质排出体外，在维持血浆 pH 稳定中也具有重要作用。血浆 pH 若发生增高或降低，会影响酶的活性，使组织细胞的代谢活动和正常生理功能发生紊乱，甚至危及生命。

5. 血浆渗透压　渗透压指溶质分子通过半透膜吸引水分子的能力。溶液渗透压的高低与单位体积溶液中溶质颗粒数目的多少呈正相关，而与溶质的种类和颗粒的大小无关。表示渗透压的单位有千帕

（kPa）和毫渗透摩尔/升（mOsmol/L）（1mOsmol/L = 2.58kPa）。

（1）血浆渗透压的形成　血浆渗透压由两部分组成：由溶解在血浆中的晶体物质（主要是 Na^+、Cl^-）形成的渗透压称为血浆晶体渗透压，其数值是 298.7 mOsmol/L 或 766.7kPa；由血浆中的胶体物质（主要是血浆蛋白等大分子）形成的渗透压称为血浆胶体渗透压，其数值为 1.3mOsmol/L 或 3.3kPa。由于血浆中晶体溶质数目远远大于胶体数目，所以血浆渗透压主要由晶体渗透压构成。

（2）血浆渗透压的生理意义　血浆晶体渗透压和血浆胶体渗透压具有不同的生理意义（图4-1）。血浆晶体渗透压的生理意义在于：血浆中的大部分晶体物质不易通过细胞膜，水分子可以自由通过。血浆晶体渗透压对调节细胞内、外水的平衡，维持红细胞的正常形态和功能起到了重要作用。如果血浆晶体渗透压明显升高，红细胞内的水分会渗出而发生皱缩；血浆晶体渗透压过低时，进入红细胞的水分则会增加，红细胞就会发生肿胀，甚至破裂，红细胞中的血红蛋白逸出，这种现象称为溶血。

血浆胶体渗透压的生理意义在于：血浆蛋白分子量较大，一般不能透过毛细血管壁，血浆胶体渗透压对维持血管内、外水的平衡有重要作用。由于血浆胶体渗透压大于组织液胶体渗透压，组织中水分可以进入毛细血管，这对于维持正常的血容量具有重要作用。如果某种原因使血浆蛋白减少，血浆胶体渗透压降低，可使进入毛细血管内的水减少，而滞留于组织间隙的水增多，形成水肿。

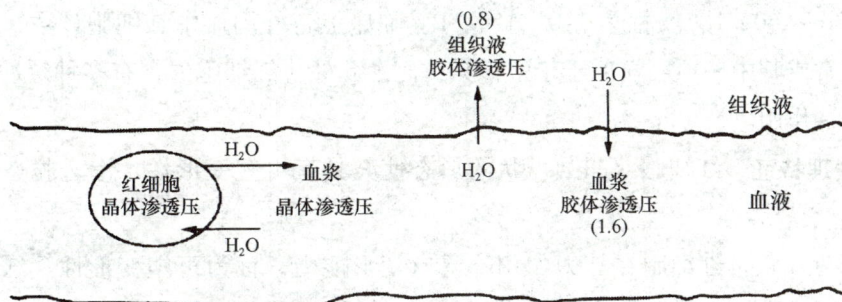

图4-1　血浆晶体渗透压与胶体渗透压作用示意图

临床上，将渗透压与血浆渗透压相等的溶液称为等渗溶液，如0.9% NaCl 溶液（又称生理盐水）和5% 葡萄糖溶液。高于或低于血浆渗透压的溶液则被称为高渗或低渗溶液。给患者输液时，多采用等渗溶液。

📱 **知识链接**

等渗溶液和等张溶液

临床上所说的等渗溶液，是指溶液的渗透压与血浆的渗透压相等的溶液。以前认为红细胞在等渗溶液中，能保持其正常形态（不皱缩、不溶血）。但临床研究发现并非完全如此，因而提出了等张溶液的概念：等张溶液是指能够使悬浮于其中的红细胞保持正常形态和大小的溶液。溶液的张力是由溶液中不能自由通过细胞膜的物质决定的。有的分子能够通过细胞膜，如1.9%的尿素溶液虽然与血浆等渗，尿素分子却可以自由通透并依浓度梯度进入红细胞，导致红细胞内渗透压升高，水进入细胞，红细胞肿胀破裂而溶血。所以，1.9%的尿素溶液是等渗溶液，但不是等张溶液，不能将其输入血液中，而 NaCl 不能自由透过细胞膜，所以0.9% NaCl 既是等渗溶液，也是等张溶液。

二、血细胞

血细胞包括红细胞、白细胞和血小板三类。其中红细胞最多，约占血细胞总数的99%。在全血中，血浆所占的容积百分比为50%～60%。血细胞在全血中所占的容积百分比称为血细胞比容，正常成年男性为40%～50%、女性为37%～48%，新生儿由于血细胞数目较多，血细胞比容可达55%。血液浓缩时如大面积烧伤或严重腹泻，血细胞比容增高；贫血患者由于红细胞数量减少，血细胞比容降低。

（一）红细胞

1. 红细胞的形态和数量 正常的成熟红细胞呈双凹圆盘状，中央较薄，周边较厚，直径7～8μm，无核也无细胞器，胞质内充满血红蛋白。我国正常成年男性红细胞的数量为（4.5～5.5）×10^{12}/L，女性为（3.5～5.0）×10^{12}/L。高原地区居民比平原地区居民的红细胞数量多，运动状态比静止状态时红细胞数量多。

2. 红细胞的功能 红细胞的主要功能是运输O_2和CO_2，这一功能由红细胞内的主要蛋白质血红蛋白完成，若红细胞破裂，血红蛋白逸出到血浆（如溶血），血红蛋白将丧失此功能。我国正常成年男性血红蛋白含量为120～160g/L，女性为110～150g/L。临床上将外周血中红细胞计数、血红蛋白浓度及血细胞比容低于正常或其中一项明显低于正常称为贫血。此外，红细胞内含有多种缓冲对，对血液中的酸、碱性物质起缓冲作用。

3. 红细胞的生理特征 红细胞双凹圆盘状的形态使其具有可塑变形性、渗透脆性和悬浮稳定性等生理特征。

（1）可塑变形性 正常红细胞在外力作用下具有变形能力，称为可塑变形性。红细胞在血液循环过程中，须经过变形才能通过口径小于其直径的毛细血管或血窦，通过后又恢复原状。可塑变形性是红细胞生存所需的重要特性。

（2）渗透脆性 是指红细胞膜在低渗溶液中膨胀甚至破裂的特性。正常人红细胞在等渗溶液中能维持正常形态，在渗透压递减的低渗溶液中，红细胞因水分进入逐渐膨胀、变形，直至发生破裂溶血。红细胞膜对低渗溶液具有一定的抵抗力，其抵抗力的大小与红细胞膜渗透脆性成反比关系。正常红细胞一般在0.42%～0.45% NaCl溶液中，开始出现溶血；在0.30%～0.35% NaCl溶液中，全部的红细胞破裂溶血。某些疾病（如遗传性球形红细胞增多症）会导致患者的红细胞膜渗透脆性增大。

（3）悬浮稳定性 正常红细胞能相对稳定地悬浮于血浆中而不易下沉的特性，称为红细胞的悬浮稳定性。红细胞在第一小时末下沉的距离表示红细胞的沉降速度，称为红细胞沉降率（简称血沉）。正常成年男性红细胞沉降率为0～15mm/h，成年女性为0～20mm/h。血沉愈快，表示红细胞的悬浮稳定性愈小。病理情况如风湿病、活动性肺结核和肿瘤等疾病可使血沉加快，因此血沉可用于临床上这些疾病的辅助诊断。生理情况下如月经期或妊娠期的妇女血沉加快。

即学即练 4－1

将红细胞置于0.32% NaCl溶液中，会出现（　　）。

答案解析

A. 红细胞皱缩　　　　B. 红细胞凝集　　　　C. 红细胞破裂溶血

D. 红细胞叠连　　　　E. 血沉加快

---

4. 红细胞的生成

（1）生成部位　胚胎时期，红细胞的生成部位主要是卵黄囊、肝、脾和骨髓。在成人，红骨髓是制造红细胞的唯一场所。红骨髓的造血干细胞，首先增殖分化为原红细胞，再经早幼、中幼、晚幼红细胞、网织红细胞等阶段，发育为成熟红细胞。在发育过程中，红细胞体积由大变小，细胞核逐渐消失，血红蛋白逐渐增多。若骨髓造血功能受到物理（放射线等）、化学（药物等）等因素作用，造血功能发生抑制，出现全血细胞减少，称为再生障碍性贫血。

（2）生成原料　血红蛋白是红细胞的主要成分，合成血红蛋白的原料主要有蛋白质和铁，此外还需要氨基酸、维生素和一些微量元素。蛋白质主要来源于日常膳食，故单纯因缺乏蛋白质而发生贫血者较为罕见。

成人每天需要 20~30mg 的铁用于红细胞的生成，5%（约 1mg）的铁从食物中吸收，其余 95% 来自于体内铁的再利用，衰老的红细胞被巨噬细胞吞噬后，血红蛋白分解所释放的铁可再利用于血红蛋白的合成。从食物中吸收的铁多以 Fe^{3+} 化合物的形式存在，需在胃酸的作用下转变为 Fe^{2+} 才能被吸收。当铁需求量增加（如孕妇、乳母、生长发育中的婴幼儿）、吸收障碍或长期慢性失血以致机体缺铁时，可使血红蛋白合成减少，引起缺铁性贫血。

（3）成熟因子　叶酸和维生素 B_{12} 可促进红细胞的成熟。叶酸是合成 DNA 过程中所必需的辅酶，维生素 B_{12} 可加强叶酸在体内的利用，从而间接促使 DNA 的合成。因此，缺乏叶酸或维生素 B_{12} 时，DNA 的合成减少，红细胞分裂增殖减慢，红细胞的生长停留在初始状态而不能成熟，导致巨幼细胞贫血。机体对维生素 B_{12} 的吸收必须有胃黏膜壁细胞分泌的内因子参与，因此萎缩性胃炎、胃癌患者可因缺乏内因子导致巨幼细胞贫血。

（4）生成调节　促红细胞生成素（Erythropoietin，EPO）是一种主要由肾生成的糖蛋白，是机体红细胞生成的主要调节物质。动脉血氧分压降低或血红蛋白减少是促进 EPO 分泌的生理性刺激因素，EPO 的合成与分泌增加，从而刺激红骨髓，使红细胞生成增多，从而提高血液的携氧能力，以满足组织对氧的需求。严重肾病患者常因缺乏 EPO 而发生肾性贫血。

雄激素可提高血浆中 EPO 的浓度，促进红细胞的生成，也可直接刺激骨髓，使其造血功能增强。因此，青春期后男性红细胞数量多于女性。此外，还有一些激素，如甲状腺激素和生长激素，也可促进红细胞生成。

5. 红细胞的破坏　红细胞的平均寿命约为 120 天。衰老的红细胞由肝、脾、骨髓等处的单核 – 巨噬细胞吞噬消化后，可释放出铁和胆红素，铁可被再利用。脾是破坏衰老红细胞的重要场所，脾功能亢进时，可使红细胞破坏增加，引起脾性贫血。

（二）白细胞

1. 白细胞的数量和分类　白细胞是无色、有核的球形细胞，正常成年人白细胞的数量是（4~10）$\times 10^9$/L。根据白细胞胞质内有无特殊颗粒，可将其分为有粒白细胞和无粒白细胞。有粒白细胞根据其嗜色颗粒的酸碱性，又可分为中性粒细胞、嗜碱性粒细胞和嗜酸性粒细胞三种；无粒白细胞可分为单核细胞和淋巴细胞。白细胞数量的生理变动范围较大，月经期、妊娠期、婴幼儿等白细胞数量会增加。分别计算各类白细胞在白细胞总数中所占的百分比，称为白细胞分类计数（表 4-2）。

表 4-2 正常人体白细胞分类计数及形态特征

名称	正常值（×10^9/L）	百分比（%）	形态特点
中性粒细胞	2.04~7.0	50~70	直径 10~12μm，细胞核为杆状或分叶状，细胞质颗粒微细，染成淡红色
嗜酸性粒细胞	0.02~0.5	0.5~5	直径 10~15μm，细胞核分为两叶，多呈"八"字形，颗粒粗大，染成橘红色
嗜碱性粒细胞	0~0.1	0~1	直径 8~10μm，细胞核不规则，有些分为 2~3 叶。颗粒大小不等，分布不均，染成蓝紫色，可覆盖在核上
淋巴细胞	0.8~4.0	20~40	直径 7~12μm，核较大，呈圆形或椭圆形，染成深蓝色。胞质很少，染成天蓝色
单核细胞	0.12~0.8	3~8	直径 14~20μm，核呈肾形或马蹄铁形，细胞质比淋巴细胞的稍多，染成灰蓝色

2. 白细胞的生理特性　除淋巴细胞外，所有的白细胞都能伸出伪足做变形运动，凭借这种运动，白细胞得以穿过毛细血管壁，这一过程称为白细胞渗出。渗出到血管外的白细胞可沿某些化学物质的浓度梯度做定向移动，迁移到产生这些化学物质的部位，从而发挥其生理作用，这一特性称为趋化性。能吸引白细胞发生定向移动的化学物质称为趋化因子，人体细胞的降解产物、抗原-抗体复合物、细菌毒素等都具有趋化活性，白细胞可按照这些物质的浓度梯度游走到炎症部位，将细菌等异物吞噬、消灭。

3. 白细胞的生理功能

（1）中性粒细胞　中性粒细胞是血液中最主要的吞噬细胞，具有活跃的变形运动能力和敏锐的趋化性，在血液的非特异性免疫中起重要作用。当急性感染时，细菌产生趋化物质，中性粒细胞渗出、趋化至炎症部位，吞噬并消化细菌。1 个中性粒细胞吞噬数十个细菌后自身也将死亡，并释放出溶酶体酶溶解周围组织形成脓液。血液中中性粒细胞数减少到 1.0×10^9/L 时，机体的抵抗力明显下降，易发生感染。

（2）嗜碱性粒细胞　嗜碱性粒细胞的颗粒内含肝素、组胺和嗜酸性粒细胞趋化因子等生物活性物质；在胞质内含有白三烯。肝素具有很强的抗凝血作用，保持血管通畅；组胺和白三烯可引起小血管平滑肌舒张、毛细血管通透性增强、细支气管平滑肌收缩等，从而导致哮喘、荨麻疹甚至过敏性休克等各种过敏反应症状；嗜酸性粒细胞趋化因子能吸引嗜酸性粒细胞聚集在局部以限制嗜碱性粒细胞在过敏反应中的作用。某些过敏性反应疾病可引起嗜碱性粒细胞增多。

（3）嗜酸性粒细胞　嗜酸性粒细胞中的颗粒内含有组胺酶、芳基硫酸酯酶以及阳离子蛋白。组胺酶能分解组胺，芳基硫酸酯酶能灭活白三烯，从而抑制过敏反应，阳离子蛋白对寄生虫有很强的杀灭作用。在患有过敏反应及寄生虫疾病时，嗜酸性粒细胞数量明显增加。

（4）单核细胞　单核细胞含有较多的非特异性酶，可消化某些细菌的脂膜。单核细胞在血液中停留 2~3 天后进入肝、脾、肺、淋巴结等组织转变为吞噬和消化能力极强的巨噬细胞。单核-巨噬细胞能吞噬细菌、病毒、真菌等微生物，以及体内衰老和损伤的细胞；还能识别和杀伤肿瘤细胞，参与激活淋巴细胞的特异性免疫等功能。

（5）淋巴细胞　在机体的特异性免疫过程中起核心作用，攻击肿瘤细胞、异体移植物等具有特异性抗原的异物，杀灭病原微生物。淋巴细胞主要分为 T 淋巴细胞和 B 淋巴细胞两大类。血液中淋巴细胞的 80%~90% 属于 T 淋巴细胞，由骨髓产生，在胸腺激素的作用下发育成熟，主要参与细胞免疫。B 淋巴细胞由骨髓产生，主要停留在淋巴组织内，在抗原的刺激下转化为浆细胞，产生抗体发挥体液免疫功能。

（三）血小板

1. 血小板的形态和数量　血小板是从骨髓成熟的巨核细胞脱落下来的胞质小块，体积小，无细胞核，直径 2~4μm，形态不规则，呈双凸圆盘状。正常成人血小板数量为（100~300）×10⁹/L。运动、进食、妊娠及缺氧状态时，血小板数量增加；妇女月经期血小板数量减少。血小板数量低于 50×10^9/L 时，毛细血管壁脆性增加，皮肤、黏膜下可产生出血或紫癜；血小板的数量超过 1000×10^9/L 时，称血小板过多，易发生血栓。

2. 血小板的生理功能

（1）参与生理性止血　小血管损伤破裂后，血液从小血管内流出后数分钟自行停止的现象，称为生理性止血。其过程包括局部血管收缩、血小板血栓形成和血凝块 3 个过程。首先，由于损伤性刺激反射性地引起局部血管收缩和血小板释放 5-羟色胺等缩血管物质的作用，促使局部血管收缩以暂时性止血；然后，血小板黏附、聚集于血管破损处形成松软的血小板血栓以暂时堵塞伤口以初步止血；最后，血小板吸附凝血因子，提供磷脂表面，参与并促进血液凝固形成血凝块，并使血凝块回缩形成牢固的止血栓，以达到有效止血。

（2）促进凝血　血小板中含有多种与凝血有关的因子，这些因子统称为血小板因子（PF），其中最主要的是血小板磷脂表面因子（PF₃），它所提供的磷脂表面，能极大加快凝血酶原的激活速度。

（3）维持血管内皮细胞的完整性　当毛细血管内皮细胞受损时，血小板可沉着于血管壁上，填补内皮细胞脱落留下的空隙，并能融入毛细血管内皮细胞对其进行修复，从而维持内皮的完整性。因此，血小板对毛细血管内皮细胞有营养、支持和填补的作用。

> **实例分析 4-1**
>
> **实例**　男性，病史 2 周，贫血伴周身出血点，发热39℃，浅表淋巴结不肿大，胸骨压痛（+），肝脏轻度肿大，外周血白细胞 25×10^9/L，可见幼稚细胞，血小板 30×10^9/L，血红蛋白40g/L，诊断为急性白血病。
>
> 答案解析
>
> **问题**　急性白血病患者为什么会出现贫血和出血点？

第二节　血液凝固与纤维蛋白溶解

PPT

一、血液凝固

血液凝固是指血液由流动的液体状态变成不能流动的凝胶状态的过程。血液凝固的实质是血浆中的可溶性纤维蛋白原转变成不溶性的纤维蛋白的过程。纤维蛋白交织成网，把血细胞和血液的其他成分网罗其中，从而形成血凝块。

（一）凝血因子

血液凝固是一系列复杂的酶促反应过程，需要多种凝血因子的参与。血浆与组织中直接参与血液凝固的物质，统称为凝血因子。根据发现的先后顺序，按国际命名法用罗马数字编号的因子包括 12 种（表 4-3），此外，还有前激肽释放酶、高分子激肽原和来自于血小板的磷脂等也都直接参与凝血过程。

表4-3　按国际命名法编号的凝血因子

编　号	同　义　名	编　号	同　义　名
I	纤维蛋白原	VIII	抗血友病因子
II	凝血酶原	IX	血浆凝血激酶
III	组织因子	X	斯图亚特因子
IV	钙离子	XI	血浆凝血激酶前质
V	前加速素	XII	接触因子
VII	前转变素	XIII	纤维蛋白稳定因子

12种凝血因子中，除因子IV是Ca^{2+}外，其余均是蛋白质，且大多数以无活性的酶原形式存在，激活后具有蛋白水解酶的作用。被激活的凝血因子，在其右下角标"a"，如凝血因子IXa、XIIa等。除因子III外，其他凝血因子均存在于血浆中。凝血因子多数在肝脏合成，其中因子II、VII、IX、X的合成需要维生素K参与，故它们又称为依赖维生素K的凝血因子。当肝脏病变或维生素K缺乏时，可导致凝血功能障碍，引发出血倾向。

(二) 血液凝固的基本过程

血液凝固的过程可以分为以下3个基本步骤（图4-2）：①凝血酶原复合物的形成；②凝血酶原激活；③纤维蛋白生成。

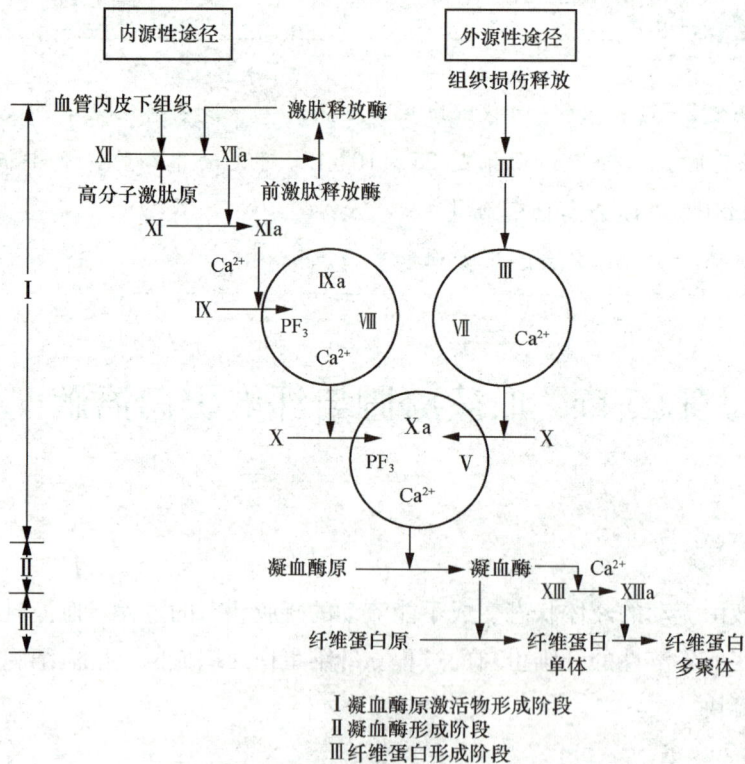

图4-2　血液凝固的基本过程

1. 凝血酶原复合物的形成　凝血酶原复合物是因子Xa、V、Ca^{2+}和PF_3（因子III）形成的复合物的总称。根据因子X的启动方式和参加的凝血因子不同，激活可经两条途径实现。

（1）内源性凝血途径　由因子XII启动，参与凝血的凝血因子全部来自血液，故称为内源性凝血途径。当血管内皮受损后，血液与异物（血管内皮下的胶原组织等）接触后，导致因子XII被激活形成XIIa，XIIa随即使因子XI活化形成XIa，XIa在Ca^{2+}参与下将因子IX激活成IXa，IXa再与因子VIIIa、Ca^{2+}和PF_3形成"因子VIII复合物"，该复合物可使因子X激活形成Xa，Xa可与因子V、Ca^{2+}和PF_3形成凝血酶原复合物（图4-2）。因子VIII本身不能激活因子X，但它可使IXa激活因子X的作用加快几百倍，如果因子VIII缺乏，将导致血液凝固不易发生，微小创伤即可血流不止，这种疾病称为血友病A。

📱 知识链接

血友病

血友病（hemophilia）是一组遗传性凝血功能障碍的出血性疾病，包括：血友病A，即因子VIII（又称抗血友病因子，AHG）缺乏症；血友病B，即因子IX（又称血浆凝血激酶，PTC）缺乏症；血友病C，即因子XI（又称血浆凝血激酶前质，PTA）缺乏症。临床上，血友病的发病率为（5~10）/10万，其中以血友病A较为常见，血友病C较为罕见。其共同特点为终身轻微损伤后有长时间出血的倾向。

（2）外源性凝血途径 由来自血液之外的因子III启动的凝血过程，称外源性凝血途径。因子III广泛存在于血管外的各种组织（如脑、肺和胎盘）中，当组织损伤、血管破裂时，因子III由组织释放进入血液，与血浆中的因子VII、Ca^{2+}共同组成复合物，激活因子X成为Xa，之后的反应与内源性凝血完全相同（图4-2）。

通常情况下，单纯由一种途径引起的血液凝固并不多见，大多是两条凝血途径相互促进、同时进行的。

2. 凝血酶原的激活 凝血酶原复合物形成后，可将因子II（凝血酶原）激活成为IIa（凝血酶）。

3. 纤维蛋白生成 凝血酶是一种多功能凝血因子，可分解纤维蛋白原，使纤维蛋白原（多聚体）转变为纤维蛋白单体。同时，凝血酶可将因子XIII激活为XIIIa，XIIIa在Ca^{2+}的作用下，使纤维蛋白单体形成稳定的、不可溶性的纤维蛋白多聚体，即纤维蛋白。纤维蛋白交织成网并网罗血细胞形成牢固的血凝块，完成凝血过程。

（三）影响血液凝固的因素

正常情况下，血管内流动的血液不会发生凝固，即使出血，血液凝固也是在破损的血管局部进行，并且在出血停止创口愈合后，血凝块被逐渐溶解。这是因为：①血管内膜光滑完整，因子VII不易被激活，因子III不易进入血管中；②血流速度较快，不利于血小板黏附聚集；③血液中携带有一些重要的抗凝物质，可有效防止血液凝固。机体本身存在的这种抗凝和纤溶机制，不仅能预防正常状态时血管内血液凝固，还能对血液凝固加以适当的调节和限制。

1. 抗凝物质 体内的抗凝血物质主要有抗凝血酶III、肝素、蛋白质C等。

（1）抗凝血酶III 是一种丝氨酸蛋白酶抑制物，由肝细胞和血管内皮细胞产生，能与凝血酶结合使之失活，并能与因子IXa、Xa、XIa、XIIa结合而抑制其活性。抗凝血酶III的直接抗凝作用微弱，但其与肝素结合后，抗凝作用明显增强。

（2）肝素 是一种酸性黏多糖，主要由肥大细胞和嗜碱性粒细胞产生。肝素与抗凝血酶III结合，可使抗凝血酶与凝血酶的亲和力增强，使凝血酶失活，抗凝作用显著增强；肝素能抑制凝血酶原的激活过程，阻止血小板黏附聚集；肝素还能增强纤维蛋白溶解。临床上，肝素被广泛作为抗凝药物使用。

（3）蛋白质C 是一种由肝脏合成的维生素K依赖因子，是以酶原形式存在并具有抗凝作用的血浆蛋白。其能灭活因子Ⅴa和Ⅷa，削弱Ⅹa对凝血酶原的激活作用，促进纤维蛋白溶解。

2. 血液凝固的加速与延缓 临床上，因疾病诊断和治疗的需要，常采用各种措施加速、延缓或抑制血液凝固。

（1）加速凝血 在手术或因创伤出血时，常用温热盐水纱布进行压迫止血，这主要是因为纱布作为异物提供粗糙表面可激活因子Ⅻ及血小板，且因凝血过程为一系列的酶促反应，适当加温可使凝血反应加速；为防止患者在手术中大出血，常在术前注射维生素K，以促进肝脏大量合成维生素K依赖性凝血因子，起到加速血液凝固的作用。此外，祖国医学也有许多中草药能够促进血液凝固，如云南白药、三七等。

📱 **知识链接** --

中草药止血

中华文化，博大精深，五千年中医、中草药文化源远流长，华夏子孙受益了几千年。常用于止血的中药材有白及、血余、仙鹤草、三七、侧柏叶、艾叶、地榆、槐花、大蓟、小蓟、白茅根、紫珠草、茜草等；复方有胶艾汤、十灰散、四生丸、止血生肌散、云南白药、三七伤药片等。上述止血方药，已有部分经过现代科学研究。其止血的药理作用如下：

①使局部血管收缩而止血：如三七、紫珠草、小蓟。

②作用于凝血过程，缩短凝血时间：有增加血小板数及促凝的，如仙鹤草、紫珠草；有增强因子Ⅲ活性，缩短凝血酶生成时间的，如白芨；有增加血液中凝血酶的，如三七、蒲黄；有纠正肝素引起的凝血障碍的，如茜草，据称有抗肝素的效能。

③改善血管壁功能，增强毛细血管对损伤的抵抗力，降低血管通透性：如槐花、白茅花。

④抑制纤维蛋白溶解酶（纤溶酶）的活性：如白及、大蓟、小蓟、地榆、艾叶、仙鹤草。止血药中的三七、茜草、蒲黄等既有促进血凝的一面，也有促使血块溶解作用，这说明其功能兼具止血与活血祛瘀功能，有利于止血而不留瘀。

（2）延缓或抑制凝血 降低温度和增加异物表面的光滑度（如涂有硅胶或石蜡的表面）可延缓血液的凝固；维生素K拮抗剂如华法林，也可以在体内起到抗凝作用；Ca^{2+}参与凝血过程的多个环节，若去除血浆中游离的Ca^{2+}，血液凝固将难以发生，故临床上可在输血时加入枸橼酸钠，或在血液检查时加入草酸铵和草酸钾以去除血浆中的Ca^{2+}，起到抗凝作用；肝素在体内、体外均有强大的抗凝作用，已广泛应用于临床防治血栓形成。

二、纤维蛋白溶解

正常情况下，组织损伤后所形成的止血栓在完成止血使命后将逐步溶解，从而保证血管的畅通。止血栓的溶解主要依赖于纤维蛋白溶解系统，简称纤溶系统。纤维蛋白被分解液化的过程称为纤维蛋白溶解，简称纤溶。

纤溶系统主要包括纤溶酶原、纤溶酶、纤溶酶原激活物和抑制物。纤溶可分为纤溶酶原的激活与纤维蛋白的降解两个基本阶段（图4-3）。

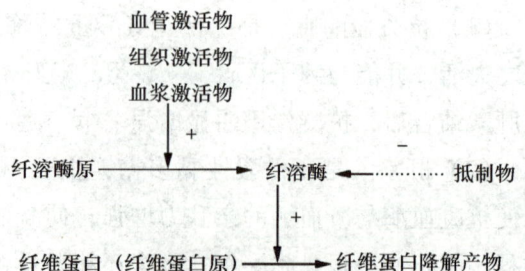

图4-3 纤维蛋白溶解系统示意图

（一）纤溶酶原的激活

纤溶酶原是血浆中的一种球蛋白，主要在肝脏中合成。血液凝固时，在纤溶酶原激活物的作用下，纤溶酶原被水解为纤溶酶。纤溶酶原激活物主要有以下三类。

1. 血管内皮细胞激活物 由血管内皮合成并释放入血，当血管内出现纤维蛋白凝块时，可使血管内皮细胞释放大量的激活物，并吸附在纤维蛋白凝块上，有利于纤维蛋白凝块的溶解。

2. 组织激活物 主要是在组织修复、伤口愈合等情况下，促进血管外纤维蛋白溶解。其存在于很多组织中，以子宫、前列腺、肾上腺、甲状腺、肺等处居多。因此，这些器官在手术时不易止血和术后易发生渗血，这也是女性经血不凝的原因。肾合成与分泌的尿激酶属于这一类激活物，已从人尿中提取作为溶血栓药物用于临床。

3. 依赖因子Ⅻ的激活物 在正常血浆中以无活性的激活物原的形式存在，受到因子Ⅻa的激活后具有活性。如前肌肽释放酶被因子Ⅻa激活后生成肌肽释放酶。

（二）纤维蛋白的降解

纤溶酶是一种活性很强的蛋白水解酶，可作用于纤维蛋白和纤维蛋白原分子肽链，将其分解为可溶性的小分子多肽，总称为纤维蛋白降解产物。纤维蛋白降解产物一般不会再发生凝固，其中一部分还具有抗凝作用。

（三）纤溶抑制物

纤溶抑制物存在于血浆和组织中，是抑制纤溶系统活动的物质。按照其作用机制可分为两大类：一类是抗活化素，能够抑制纤溶酶原的激活；另一类是抗纤溶酶，它是一种 α-球蛋白，能够通过与纤溶酶结合成复合物来抑制纤溶酶的活性。

血液凝固与纤维蛋白溶解是两个既对立又统一的功能系统，两者处于动态平衡。在血管内，若凝血作用大于纤溶，就会发生血栓；反之，若纤溶作用大于凝血，就会造成出血倾向。

第三节 血量与血型

PPT

一、血量

血量指体内全身血液的总量。正常成年人的血量相当于体重的 7%～8%，即每千克体重 70ml～80ml。以体重 60kg 的人为例，其血量为 4.2L～4.8L。体内血液的大部分在心血管中流动，称循环血量；小部分血液滞留在肝、肺、脾及静脉丛等储血库中，称储存血量。人体在剧烈运动、情绪激动或失血等情况下，储血库中的血液可释放进入循环血液，补充循环血量的不足。

即学即练 4-2

体重 50kg 的人，其血量约为（　）。

答案解析　A. 3000ml　　B. 4000ml　　C. 5000ml　　D. 6000ml　　E. 7000ml

正常情况下，人体血量总是保持相对恒定的，以维持正常血压和各组织、器官正常的血液供应。当机

体少量失血（不超过总血量的 10%）时，由于神经体液的调节，心血管活动增强，血管收缩，储存血量释放等功能代偿，机体可无明显的临床症状。因此，一次献血 200～300ml 对健康不会带来损害。中等失血（达到全身血量的 20%）时，机体会出现脉搏细速、四肢冰冷、血压下降、眩晕甚至昏倒，机体各种生命活动将受到影响。严重失血（达到全身血量的 30% 以上）时，如不及时抢救，将危及生命。

二、血型

血型是指红细胞膜表面特异性抗原的类型。国际输血协会认可的红细胞血型系统有 23 个，其中 ABO 血型系统和 Rh 血型系统在临床上应用最为广泛。红细胞膜表面特异性抗原可与特异抗体发生抗原－抗体反应，导致红细胞聚集在一起，同时发生红细胞溶解破坏，此种现象称为红细胞凝集。红细胞膜上抗原的特异性取决于其抗原决定簇，这些抗原在凝集反应中被称为凝集原。能与红细胞膜上的凝集原起反应的特异抗体则称为凝集素，凝集素存在于血浆中。

（一）ABO 血型系统

ABO 血型系统的抗原有 A 抗原和 B 抗原两种，根据红细胞膜上所含抗原的种类和有无，ABO 血型系统将血液分为四种类型：只含 A 抗原者为 A 型，只含有 B 抗原者为 B 型，含有 A 与 B 两种抗原者为 AB 型，A 和 B 两种抗原均无者为 O 型。每种血型的人的血清中都不会含有与自身红细胞抗原相对应的抗体。在 A 型血者的血清中只含有抗 B 抗体，B 型血者的血清中只含有抗 A 抗体，AB 型血者的血清中既没有抗 A 抗体也没有抗 B 抗体，而 O 型血的血清中则同时含有抗 A 和抗 B 两种抗体（表 4－4）。

表 4－4　ABO 血型系统中的凝集原和凝集素

血型	红细胞膜上的凝集原	血清中的凝集素
A 型	A	抗 B
B 型	B	抗 A
AB 型	A＋B	无
O 型	无	抗 A＋抗 B

（二）Rh 血型系统

Rh 血型系统的抗原有多种，其中以 D 抗原在人群中分布广泛，抗原性最强，因此临床上常规鉴定 D 抗原。通常将红细胞膜上含有 D 抗原者称为 Rh 阳性，而红细胞膜上缺乏 D 抗原者称为 Rh 阴性。我国汉族人口中，99% 的人都是 Rh 阳性，Rh 阴性仅占 1%。

与 ABO 系统不同，人的血清中不存在抗 Rh 的天然抗体，只有当 Rh 阴性者在接受 Rh 阳性的血液后，才会产生抗 Rh 的免疫性抗体。因此，Rh 阴性受血者在初次接受 Rh 阳性血液的输血后，一般不发生红细胞凝集反应，但再次输入 Rh 阳性的血液时，即可发生抗原－抗体反应，输入的 Rh 阳性红细胞将被破坏而发生溶血。故临床上即使重复输入同一供血者的血液时，也要做交叉配血实验。

（三）输血

输血是临床上一种治疗某些疾病、抢救失血伤员和保障一些手术得以顺利进行的重要手段。但输血时如果处理不当，在血管内发生红细胞凝集的溶血反应，就会给患者带来严重伤害甚至死亡。鉴于输血可引起不良反应和传播疾病，为了保障输血的安全性和提高输血效果，在进行输血时必须谨慎、规范操作，并严格遵循以下输血原则。

1. ABO 血型与输血 输血前，首先必须鉴定 ABO 血型，保证受血者与供血者的 ABO 血型相同，同型输血可避免凝集原和相应的凝集素发生反应。在紧急状况下，ABO 血型系统也可进行异型输血，例如：由于 O 型血的红细胞膜上没有凝集原，不会被受血者的凝集素凝集，O 型血的人可以给其他血型的人输血。但 O 型血的血浆中有抗 A 和抗 B 凝集素，会与其他血型的红细胞发生凝集反应。所以此种方式只能少量、缓慢进行输血，若输血量较大，供血者血浆中的抗体未被受血者的血浆足够稀释，受血者的红细胞会发生广泛凝集。同理，AB 型的人血浆中不含凝集素，可少量接受其他血型的血液，但此种方式同样只能少量、缓慢进行。

2. Rh 血型与输血 Rh 阴性者在第一次接受 Rh 阳性的血液后，即会产生原来不存在的抗 Rh 抗体，抗体水平在输血后 2~4 周达到峰值。若此人再次输入 Rh 阳性的血液后，即会发生红细胞凝集反应。因此，对于需要反复输血的患者，受血者和供血者的 Rh 血型也必须保证相合。此外，抗 Rh 抗体分子量较小，能透过胎盘。当 Rh 阴性的孕妇怀有 Rh 阳性的胎儿时，胎儿少量的 D 抗原若在分娩时进入母体，母体即产生免疫性抗体，如果 Rh 阴性母亲再次怀有 Rh 阳性胎儿，母体内的抗体可通过胎盘进入胎儿体内而引起新生儿溶血，严重时可导致胎儿死亡。

3. 交叉配血试验 由于红细胞血型种类较多且有亚型存在，为保障输血安全，临床上无论是同型输血还是异型输血，都必须做交叉配血试验。交叉配血可发现供血者和受血者的红细胞或血清中是否还存在其他不相容的血型抗原或血型抗体。交叉配血试验中，将供血者的红细胞与受血者的血清混合称为主侧，受血者的红细胞与供血者的血清混合称为次侧。

如果交叉配血的主侧和次侧都无凝集反应，即为配血相合，可以进行输血；如果主侧有凝集反应，则为配血不合，不能输血；如果主侧无凝集反应，而次侧有凝集反应，可以认为配血基本相合，只能在紧急情况下进行少量、缓慢输血，并需密切观察受血者情况，如发生输血反应，立刻停止输血。

📖 **知识链接**

成分输血

成分输血是把人血中的各种不同成分，如红细胞、白细胞、血小板、血浆、血浆蛋白等，分别制成高纯度或高浓度的制品，根据患者的需要，输给相应制品。成分输血可避免输入不必要的成分所致的不良反应，使输血更安全，是当前输血技术发展的总趋势，也是输血科学化的重要标志之一。

成分输血的优点很多：①成分输血比输全血对患者的免疫功能影响小；②成分血容积容量小、浓度和纯度高、治疗效果好；③成分输血相对安全、不良反应少；④可减少输血传播疾病的发生；⑤成分输血便于保存、使用方便。

✏️ **实践实训**

实训一 ABO 血型的鉴定

【实训目的】

初步掌握玻片法鉴定 ABO 血型的方法，加深学生对血型分型依据及鉴定意义的理解。

【实训要求】

每小组两人，相互检测血型各1次，肉眼或在显微镜下观察，并根据观察结果准确判断血型。

【实训内容】

1. 原理 ABO血型分型依据是红细胞膜上A抗原和B抗原的有无及种类。ABO血型可分为A型、B型、AB型、O型4种。红细胞膜上的抗原与血清中的相应抗体能发生免疫反应，使红细胞凝集（例如：A抗原+抗A抗体、B抗原+抗B抗体均可使红细胞凝集）。用已知的抗体与被鉴定人的红细胞混合，根据其产生凝集反应的结果，可判断被鉴定人红细胞膜上所含的抗原类型，从而鉴定其ABO血型。

2. 用品 抗A和抗B标准血清、一次性无菌采血针、双凹载玻片、75%酒精棉球、消毒干棉球、记号笔、小玻棒，显微镜。

3. 对象 人

4. 方法与步骤 ①取干净双凹载玻片一块，用记号笔在玻片两端分别标明A、B字样。②在玻片A侧和B侧分别滴入抗A标准血清、抗B标准血清各1滴。③消毒受检者耳垂或手指腹侧，用一次性无菌采血针刺破皮肤，待血自然流出，用小玻棒一端取少许血液与抗A标准血清混匀；再用小玻棒另一端取少许血液与抗B标准血清混匀。④静置5~10分钟，用肉眼观察有无红细胞凝集现象，必要时可在低倍显微镜下观察。⑤根据观察结果判定受检者血型（图4-4）。

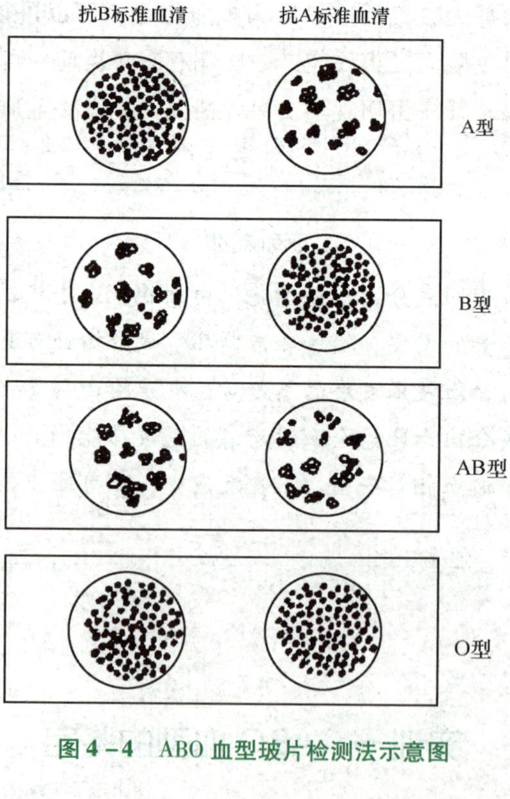

图4-4 ABO血型玻片检测法示意图

【实训评价】

1. 实训过程的评价 ①耳垂或指端、采血针和小玻棒消毒准备工作到位，能做到一人一针，不混用。②准确用小玻棒两端取血分别与抗 A、抗 B 标准血清混合，两种标准血清之间不相混。

2. 实训结果的评价 ABO 血型判断准确。

实训二 出血时间和凝血时间的测定

【实训目的】

熟悉测定出血时间、凝血时间的意义，能正确判断出血时间和凝血时间是否正常。

【实训要求】

每小组两人，相互检测出血时间和凝血时间，准确记录出血时间和凝血时间，并判断出血时间和凝血时间是否正常。

【实训内容】

1. 原理 出血时间是指从小血管破损出血起至出血自行停止所需要的时间，实际是测量小血管破损口封闭所需要的时间。出血时间的长短与小血管的收缩，血小板的黏附、聚集、收缩以及释放等功能有关。出血时间的测定，可检查生理性止血过程是否正常及血小板的数量和功能状态。

凝血时间是指血液流出血管到出现纤维蛋白细丝所需要的时间，测定凝血时间主要用于检测血液本身有无凝血因子的缺乏或减少。

2. 用品 一次性无菌采血针、75%酒精棉球、无菌干棉球、秒表、小滤纸条、载玻片及大头针。

3. 对象 人。

4. 方法与步骤

（1）出血时间的测定 以 75%的酒精棉球消毒耳垂或指端腹侧后，用一次性无菌采血针快速刺入皮肤，让血自然流出。立即记下时间，每间隔 30 秒用小滤纸条轻触血液，吸去流出的血液，使小滤纸条上的血点依次排列，直至无血液流出为止，准确记录下从开始出血到停止出血的时间，或以滤纸条上血点数除以 2，即为出血时间，并判断出血时间是否正常。正常人出血时间为 1～4 分钟。

（2）凝血时间的测定 以 75%的酒精棉球消毒耳垂或指端腹侧后，用一次性无菌采血针快速刺入皮肤，用载玻片接下自然流出的第一滴血（血滴需不小于黄豆粒大小），立即记下时间。然后在室温下自然凝固，每隔 30 秒用大头针针尖挑血一次，直至挑起细纤维丝为止。记下从开始流血到出现细纤维丝的时间，即为凝血时间，并判断凝血时间是否正常。正常人凝血时间为 2～8 分钟。

【实训评价】

1. 实训过程的评价

（1）采血针刺入深度适宜，让血液自然流出，不挤压。

（2）测定凝血时间时血滴大小适宜。

（3）测定凝血时间时针尖挑血朝一个方向横穿直挑，无多方向挑动。

2. 实训结果的评价 出血时间和凝血时间测定准确。

目标检测

答案解析

一、名词解释

1. 血细胞比容　2. 血液凝固　3. 凝血因子　4. 纤维蛋白溶解　5. 血型

二、单项选择

1. 正常人血浆蛋白中，白蛋白/球蛋白的比值约为（　　）。

　　A. 1 : (1.5 ~ 2.5)　　　　B. (1.5 ~ 2.5) : 1　　　　C. 1 : 2.5

　　D. 2.5 : 1　　　　　　　E. (1 ~ 3) : 1

2. 合成红细胞的主要原料是（　　）。

　　A. 铁和蛋白质　　　　B. 内因子　　　　　　C. 维生素 K

　　D. 维生素 B_{12} 和叶酸　　E. 促红细胞生成素

3. 内因子缺乏会引起哪一种贫血（　　）。

　　A. 再生障碍性贫血　　B. 小细胞性贫血　　　C. 巨幼细胞贫血

　　D. 缺铁性贫血　　　　E. 肾性贫血

4. 血浆中最重要的抗凝物质是（　　）。

　　A. 蛋白质　　　　　　B. 抗凝血酶Ⅲ和肝素　　C. 组织激活物

　　D. 激肽释放物　　　　E. 尿激酶

5. 某人的红细胞在抗 A 血清中凝集，血型可能是（　　）。

　　A. A 型或 AB 型　　　B. B 型　　　　　　　C. B 型或 O 型

　　D. A 型或 O 型　　　　E. O 型

三、简答题

1. 简述血浆渗透压的组成及其生理意义。

2. 简述红细胞的生理特征。

3. 简述血液凝固的基本步骤。

书网融合……

知识回顾　　　　　微课　　　　　习题

（杨元元）

学习引导

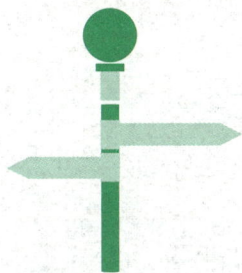

人体运动系统的组成包括哪些？成年人全身共有多少块骨？各部分骨的名称是什么？有哪些重要的骨性标志？构成脊柱的椎骨是如何连结的？人体主要关节的组成和结构特点如何？体表能看到轮廓的肌的名称、形态、位置和主要作用有哪些？骨骼肌是如何收缩的？

本章主要介绍骨的构造、全身骨的名称和位置、关节的基本结构和各关节的组成及结构特点、全身主要肌的名称、位置和作用以及骨骼肌的收缩原理。

📖 学习目标

1. **掌握**　骨的构造；关节的基本结构；肌的结构与功能。

2. **熟悉**　全身骨的位置名称；躯干骨的连结；全身主要关节的组成及结构特点；全身主要肌的名称、形态位置及功能；骨骼肌的收缩原理。

3. **了解**　骨的形态、分类、化学成分、物理特性。

运动系统由骨、骨连结和骨骼肌组成，约占成人体重的60%。骨和骨连结构成人体的支架，即骨骼，支持体重，保护脏器。在神经系统的控制下，骨骼肌进行收缩和舒张，牵引骨发生位置的改变，从而产生运动。在运动过程中，骨起着杠杆作用，关节为运动的枢纽，而骨骼肌则为运动的动力器官。

第一节　骨和骨连结

PPT

一、概述

（一）骨

成人骨共有206块，约占体重的20%。按其所在部位可分为躯干骨、四肢骨和颅骨（图5-1）。

1. 骨的形态和分类　骨按形态可分为长骨、短骨、扁骨和不规则骨四类。

（1）长骨　呈长管状，可分为一体两端，体位于中部，又称骨干，其内部有较大的骨髓腔，容纳骨髓；两端膨大称骺，其表面有光滑的关节软骨。长骨分布于四肢，如肱骨和股骨。

（2）短骨　呈立方体形，主要分布在手和足，如腕骨和跗骨。

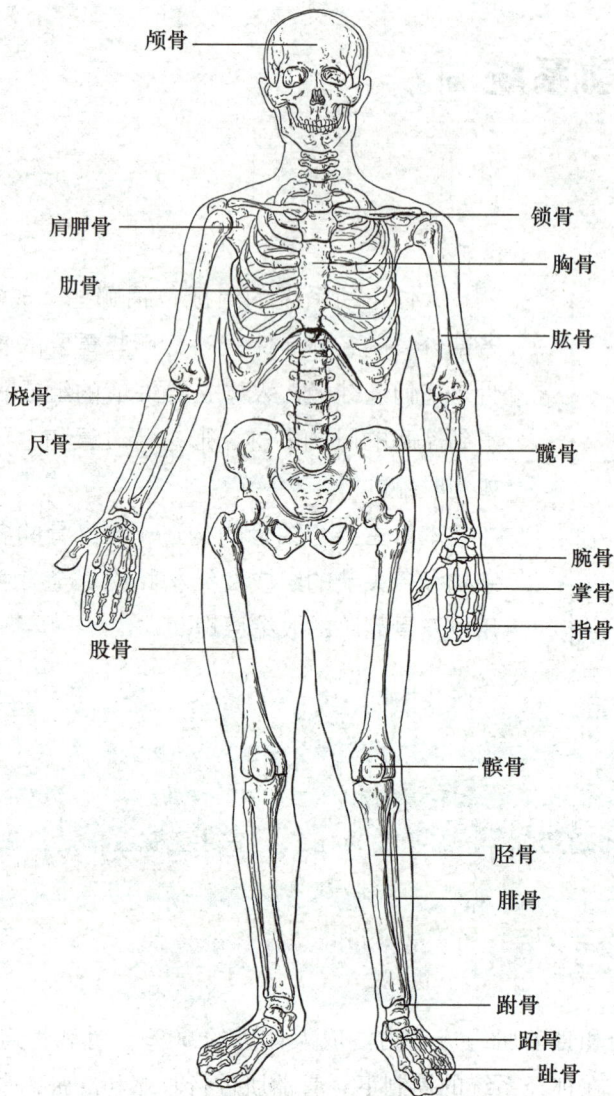

图 5-1　全身骨骼

（3）扁骨　呈板状，主要构成颅腔、胸腔和盆腔等骨性腔的壁，如顶骨和胸骨。

（4）不规则骨　形状不规则，如躯干的椎骨和面部的上颌骨。

2. 骨的构造　骨由骨质、骨膜和骨髓三部分构成（图 5-2）。

（1）骨膜　由致密结缔组织构成，覆盖于除关节面外的骨的表面，富含血管、淋巴管、神经和成骨细胞，对骨的营养、生长修复和感觉有重要作用。

（2）骨质　由骨组织构成，分为骨密质和骨松质两部分。骨密质分布于骨的表面，其结构致密而坚硬；骨松质呈海绵状，由相互交织的骨小梁构成，分布于骨的内部。

（3）骨髓　充填于骨髓腔和骨松质间隙内。胎儿和幼儿的骨髓称红骨髓，内含不同发育阶段的红细胞和某些白细胞，呈红色，具有造血功能。5 岁以后，长骨骨髓腔内的红骨髓逐渐被脂肪组织代替，呈黄色，称黄骨髓。正常情况下，黄骨髓不具备造血功能，但是在失血过多或重度贫血时，黄骨髓仍可能转化为红骨髓，恢复造血功能。一些长骨两端的骺、扁骨和不规则骨内终生都是红骨髓。临床上常选取髂前上棘或髂后上棘等处进行骨髓穿刺，抽取少量红骨髓，检查骨髓象。

图 5-2　骨的构造

3. 骨的化学成分和物理特性　骨的化学成分主要由有机质和无机质组成。无机质主要是磷酸钙和碳酸钙，使骨具有一定的硬度；有机质主要是骨胶原纤维和黏多糖蛋白，使骨具有一定的韧性和弹性。

在成人骨中，无机质约占总量的2/3，有机质约占总量的1/3，使骨既有很强的硬度，同时又有一定的弹性和韧性。幼儿时期骨的无机质和有机质各占一半，有机质相对较多，骨质较软，弹性大，易变形，但不易折断（青枝骨折）。老年人的骨无机质含量较多，有机质含量较少，使骨脆性较大，易发生骨折。

（二）骨连结

骨与骨之间的连结装置称骨连结。按骨的连结方式不同，可分为直接连结和间接连结两种。直接连结是指骨与骨之间借软骨、致密结缔组织或骨直接相连，其间没有腔隙，较牢固，活动度小或不能活动。骨与骨之间借结缔组织囊相连的连结方式称间接连结，又称滑膜关节，简称关节，其间有腔隙，具有较大活动性，是骨连结的主要方式。

1. 关节的基本结构　关节的基本结构包括关节面、关节囊和关节腔三部分（图 5-3）。

（1）关节面　为构成关节各骨的接触面，表面覆有一层关节软骨。关节软骨表面光滑，有弹性，可减少运动时的摩擦，缓冲震荡。

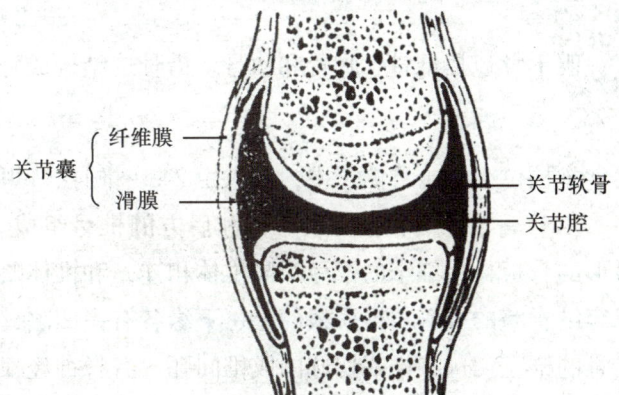

图 5-3　关节的结构

（2）关节囊　为结缔组织构成的囊，附着于关节面周缘的骨面上。

关节囊分为内、外两层，外层称纤维膜，由致密结缔组织构成，较厚而坚韧，主要起连接作用；内层称滑膜，由疏松结缔组织构成，较薄而柔软，可分泌滑液，润滑关节面。

（3）关节腔　为关节囊的滑膜与关节软骨共同围成的密闭腔隙，内含少量滑液。关节腔内为负压，有利于维持关节的稳固。

即学即练 5-1

滑膜关节的基本结构是（　　）。

A. 关节面、关节囊、关节内韧带　　　　B. 关节面、关节囊、关节内软骨

C. 关节腔、关节囊、关节内软骨　　　　D. 关节面、关节囊、关节腔

E. 关节面、关节腔、关节软骨

答案解析

---

2. 关节的辅助结构　关节除了具备上述基本结构外，某些关节为适应其功能还形成了特殊的辅助结构，如韧带、关节盘和关节唇等，这些辅助结构对于增强关节的灵活性或稳固性都有重要作用。

3. 关节的运动形式　关节运动基本上是沿三个互相垂直的轴所做的运动，有以下几种基本形式。

（1）屈和伸　沿冠状轴进行，使两骨之间的角度变小的运动称为屈，反之称为伸。

（2）收和展　沿矢状轴进行，使骨向正中矢状面靠拢的运动称为（内）收，反之称为（外）展。

（3）旋转　沿垂直轴进行，使骨的前面转向内侧的运动称为旋内，反之称为旋外。

（4）环转　骨的近端在原位转动，远端做圆周运动，是屈、展、伸、收依次结合的连续动作。

▶▶ 实例分析

实例　李先生，45 岁，机关办公室文案工作人员，平时不经常运动。10 天前办公室搬家抬一个较重的文件柜时，用力过猛，扭伤了腰部。开始只是自觉腰部略感疼痛，没有在意，以为休息一下就好了。随后几天腰痛非但没缓解，且出现一侧腿部疼痛，于是来院就诊。经过检查，医生诊断他患了"腰椎间盘突出症"（腰脱），并建议他住院治疗。

问题　1. 请分析李先生的腰间盘发生了怎样的病理改变？

2. 在日常生活中如何避免此种情况的发生？

答案解析

二、躯干骨及其连结

躯干骨包括椎骨、胸骨和肋骨，借骨连结构成脊柱和胸廓，并和髋骨构成骨盆。

（一）脊柱

脊柱位于躯干背侧正中，成人由 24 块椎骨、1 块骶骨和 1 块尾骨及其之间的骨连结组成。

1. 椎骨　椎骨由前方的椎体和后方的椎弓组成。椎体呈短圆柱状，是承重的主要部分。椎弓是呈弓形的骨板，借细窄的椎弓根与椎体相连，和椎体略凹陷的后部共同围成椎孔。全部椎孔相互贯通，构成容纳脊髓的椎管。椎弓根的上、下缘各有一凹陷，分别称为椎上切迹和椎下切迹。在脊柱两侧，相邻椎骨的椎上切迹和椎下切迹围成椎间孔，有脊神经根和血管通过。椎弓向两侧伸出 1 对横突，向上伸出 1 对上关节突，向下伸出 1 对下关节突，向后下方伸出 1 个棘突（图 5-4）。

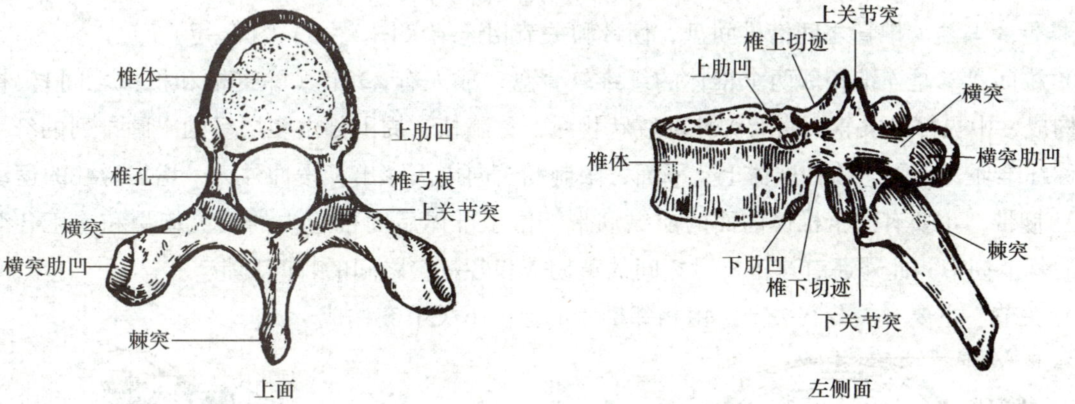

图 5 - 4　椎骨的一般形态

　　由于各部椎骨承受的重力不同并且周边相邻的结构不同，所以形态上也有所差异。颈椎 7 块，椎体最小。第 7 颈椎又称隆椎，其棘突特别长，末端不分叉，活体易于触及，常作为计数椎骨序数的标志。胸椎 12 块，胸椎的椎体与横突的末端有与肋骨相连的关节面。腰椎 5 块，椎体最大。骶骨 1 块，由 5 块骶椎融合而成。骶骨呈倒三角形，前面光滑，有 4 对骶前孔，后面粗糙，有 4 对骶后孔。骶前孔与骶后孔都有脊神经通过。尾骨 1 块，由 3~4 块退化的尾椎融合而成（图 5 - 5）。

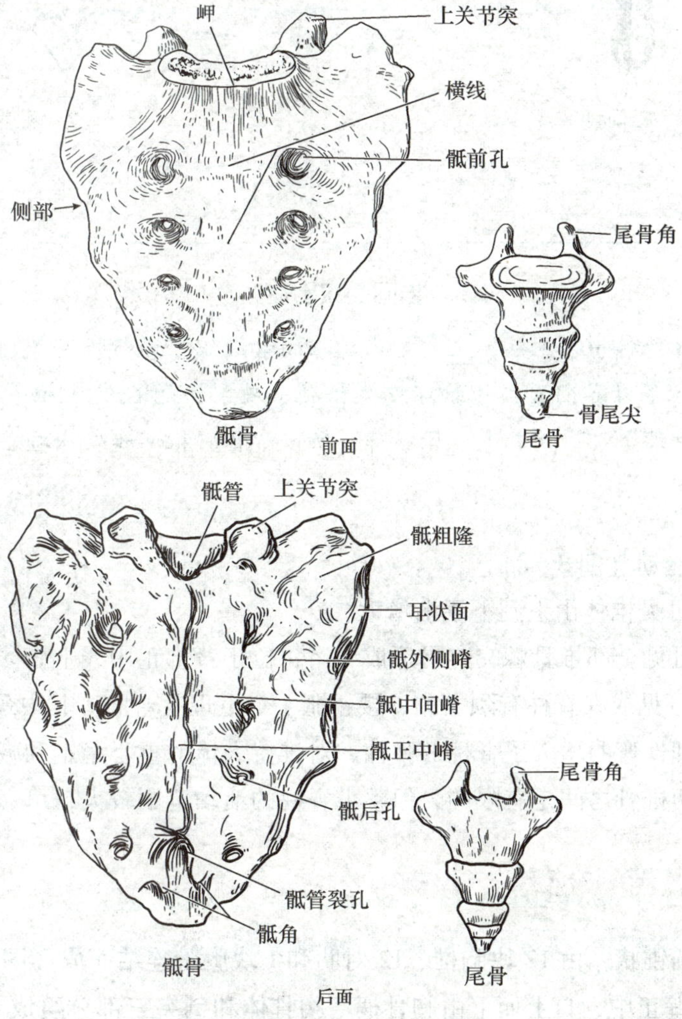

图 5 - 5　骶骨和尾骨

2. 椎骨的连结　椎骨之间借椎间盘、韧带和关节相连结（图5-6、图5-7）。

（1）椎间盘　是连结相邻两个椎体的纤维软骨盘，成人有23个（除寰椎和枢椎之间）。椎间盘由两部分构成，中央部是柔软而富有弹性的胶状物质，称髓核；周围部由多层呈同心圆排列的纤维软骨环构成，称纤维环，牢固连结各椎体上、下面，限制髓核向周围膨出，缓冲外力，增加脊柱的运动幅度。

（2）韧带　主要有位于椎体前面的前纵韧带，位于椎体后面椎管内的后纵韧带和连于各个椎骨棘突末端的棘上韧带。此外还有连于椎弓之间的黄韧带和各棘突之间的棘间韧带。

（3）关节　主要有关节突关节，由相邻椎骨的上、下关节突构成。

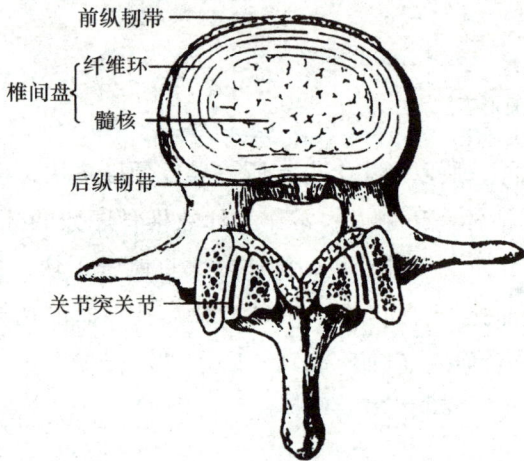

图5-6　椎间盘

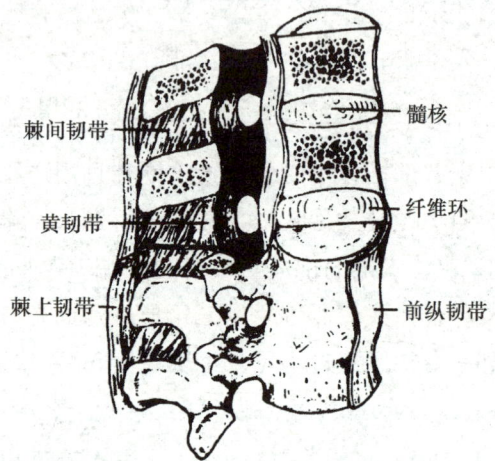

图5-7　椎骨间的连结

📱 **知识链接**

椎间盘突出症

椎间盘突出症是脊柱外科的常见病，主要是由于椎间盘组织在退行性变等内因基础上，遇到急、慢性损伤（如扭伤、劳损）等外界因素，纤维环发生松弛、破裂，髓核突入椎管，进而刺激或压迫脊神经根和马尾所表现的一种综合征。因其多发于腰部，所以常称腰椎间盘突出症。主要症状为腰痛、坐骨神经痛和马尾综合征等。

3. 脊柱的整体观和运动（图5-8）

（1）脊柱前面观　可见椎体由上到下逐渐增大。

（2）脊柱后面观　可见全部椎骨棘突连贯形成纵嵴，位于背部正中线上。

（3）脊柱侧面观　可见成人脊柱有颈、胸、腰、骶4个生理性弯曲。其中颈曲和腰曲凸向前，胸曲和骶曲凸向后。这些生理性弯曲增大了脊柱的弹性，对维持人体的重心稳定和减轻震荡有重要意义。

脊柱的运动在相邻两椎骨之间是有限的，但整个脊柱的活动范围较大，可做屈、伸、侧屈、旋转和环转运动。

（二）胸廓

胸廓呈上窄下宽的圆锥状，由12块胸椎、12对肋和1块胸骨连结而成（图5-9）。

1. 胸骨　位于胸前壁正中，自上而下由胸骨柄、胸骨体和剑突三部分组成（图5-10）。胸骨柄与胸骨体的连结处向前微凸，称胸骨角，两侧平对第2肋，易在体表扪及，是临床上计数肋和肋间隙序数的重要标志。

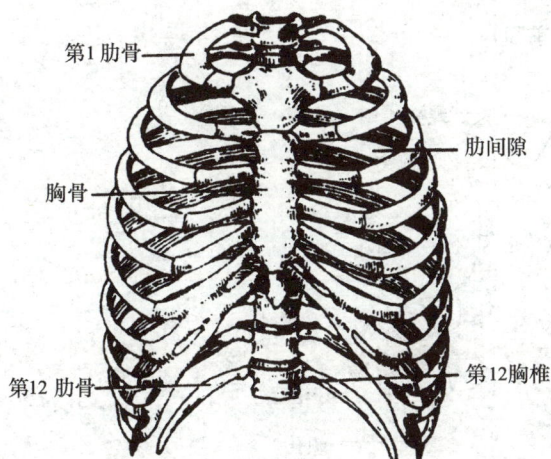

图5-8 脊柱的整体观

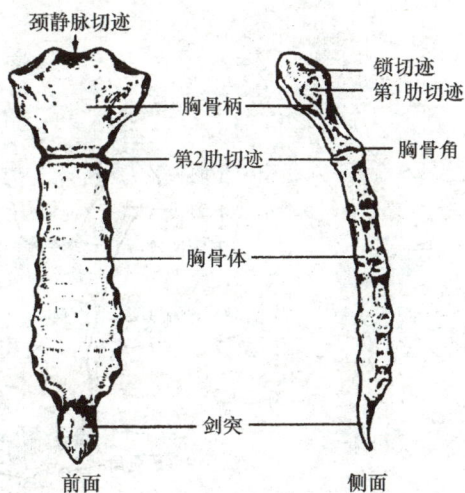

图5-9 胸廓

图5-10 胸骨

2. 肋 共12对，呈弓形，由后部的肋骨与前部的肋软骨构成。肋骨后端膨大的肋头和肋结节与胸椎相关节；第1~7肋的前端与胸骨直接相连结，第8~10肋的肋软骨依次与上位肋软骨相连形成肋弓，第11、第12肋骨前端游离称浮肋。相邻肋之间的间隙称肋间隙。

胸廓上口较小，是胸腔与颈部的通道；下口较大，被膈封闭。胸廓参与呼吸运动，并对胸腔脏器有支持和保护作用。

三、颅骨及其连结

（一）颅的组成

颅位于脊柱上方，由23块颅骨构成（除中耳的3对听小骨外），以眶上缘和外耳门上缘的连线为界，分为后上部的脑颅和前下部的面颅。

1. 脑颅骨 共8块，包括成对的颞骨和顶骨，不成对的额骨、筛骨、蝶骨和枕骨，其共同围成颅腔，容纳脑（图5-11）。

2. 面颅骨 共15块，包括成对的上颌骨、腭骨、颧骨、鼻骨、泪骨和下鼻甲，不成对的犁骨、下颌骨和舌骨，其共同构成面部支架，围成眶腔、鼻腔和口腔（图5-11、图5-12）。

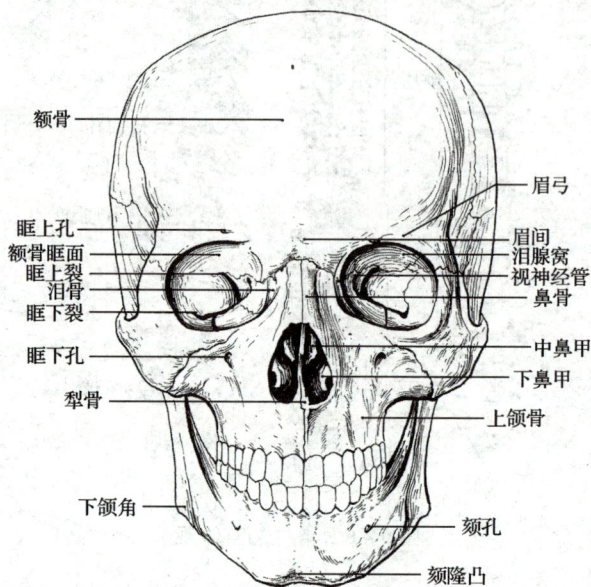

图5-11 颅（前面）

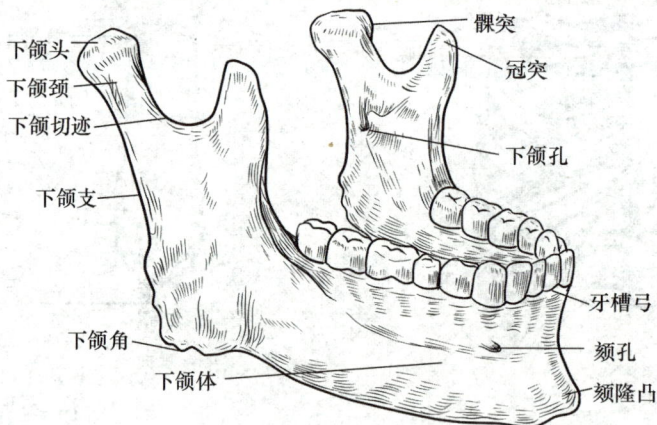

图5-12 下颌骨

（二）颅的整体观

1. 颅顶面观 颅顶呈卵圆形，前窄后宽，光滑隆凸。各骨间借缝紧密连结。额骨与两顶骨连结构成冠状缝，两侧顶骨在中间连结构成矢状缝，两侧顶骨与后方的枕骨连结构成人字缝。

知识链接

新生儿颅的特征

胎儿时期脑和感觉器官发育早，而咀嚼器官和呼吸器官发育较晚，所以出生时新生儿的脑颅远大于面颅，面颅只占全颅的 1/8（成人为 1/4）。新生儿颅顶各骨尚未发育完全，骨缝间充满纤维组织膜，在多骨交接处，封闭间隙的膜较大，称为颅囟，主要有：前囟（额囟）最大，呈菱形；后囟（枕囟）较小，呈三角形。此外还有蝶囟和乳突囟。前囟在 1～2 岁时闭合，其余各囟均在生后不久闭合。为了推动社会更好更快的发展，提高人口质量，体现人文关怀的精神，应特别关注新生儿颅的发育。前囟闭合的时间可作为新生儿发育的标志，过早和过晚都是疾病的表现，应及时去医院检查治疗（图 5－13）。

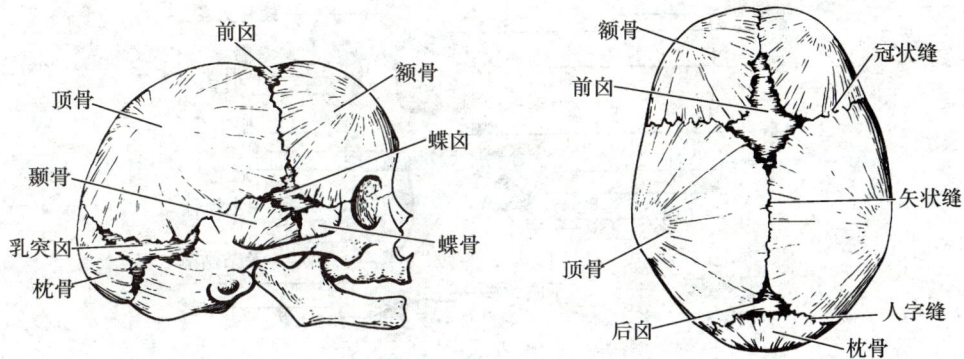

图 5－13　新生儿颅

2. 颅底内面观　颅底内面凹陷，由前向后分为呈阶梯状的颅前、中、后窝，窝中有很多孔和裂，大都与颅底外面相通。颅前窝中部有筛孔通鼻腔；颅中窝中央的垂体窝前外侧有视神经管通入眶，两侧由前向后外，依次排列有眶上裂、圆孔、卵圆孔和棘孔；颅后窝的中央有枕骨大孔，其前外侧有舌下神经管内口、内耳门和颈静脉孔（图 5－14）。

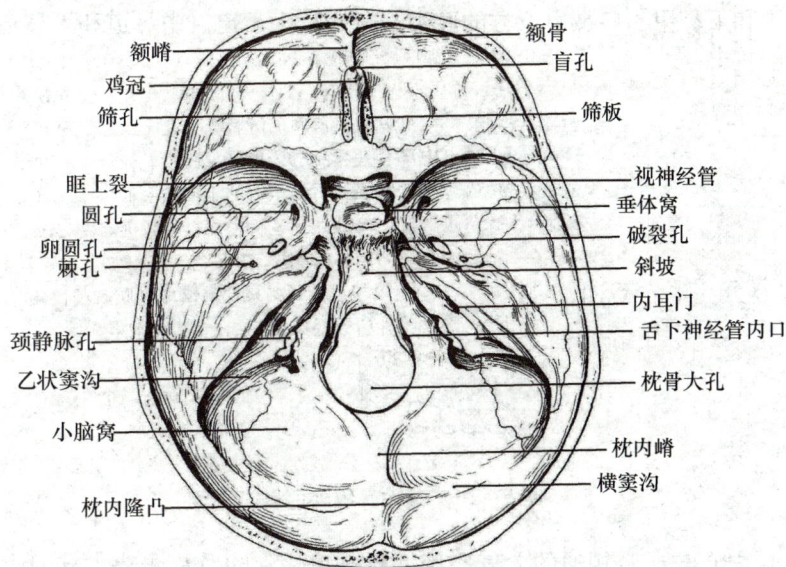

图 5－14　颅底（内面）

3. 颅底外面观　颅底外面凹凸不平，孔裂甚多。由前向后主要有：骨腭，其周围有牙槽突；骨腭的后上方是被鼻中隔分成左右两半的鼻后孔；鼻后孔后方中央可见枕骨大孔，孔后方的凸起为枕外隆凸，孔两侧隆起的椭圆形关节面为枕髁，其外侧的锥状突起为乳突；乳突前方有下颌窝，与下颌骨相关节。

4. 颅侧面观 颅侧面中部有外耳门，向内通外耳道。外耳门后方为乳突，前方为颧弓，颧弓上方大而浅的凹陷为颞窝，窝的内侧壁由额骨、顶骨、颞骨和蝶骨大翼构成，四骨相交处呈 "H" 形，称翼点。侧面还可见颧骨和上、下颌骨（图 5 – 15）。

图 5 – 15　颅（侧面）

5. 颅前面观 颅的前面中部为骨性鼻腔，其外上方为容纳眼球的眶，下方为不完整的骨性口腔（图 5 – 11）。

（1）眶　容纳眼球及附属结构，为底朝外，尖向后内的一对四棱锥体形深腔，有视神经管和眶上裂通向颅内。

（2）骨性鼻腔　位于面颅正中，被鼻中隔分为左、右两部分，每侧鼻腔外侧壁自上而下有 3 个突起，分别称上鼻甲、中鼻甲和下鼻甲，各鼻甲下方的腔隙，分别称上鼻道、中鼻道和下鼻道（图 5 – 16）。

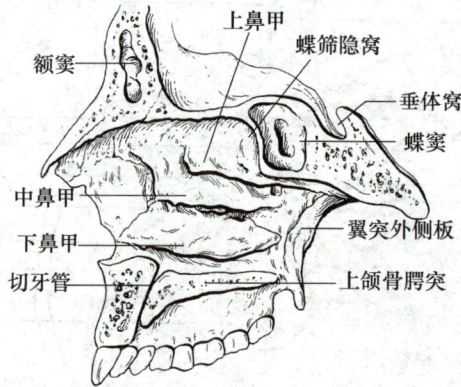

图 5 – 16　骨性鼻腔外侧壁

在鼻腔周围的颅骨内有与鼻腔相通的含气空腔，称鼻旁窦，也称副鼻窦，包括额窦、蝶窦、上颌窦和筛窦，分别位于同名的骨内。

（三）颅骨的连结

颅骨之间大多借缝和软骨直接相连，不能活动，唯一的关节是颞下颌关节，由下颌骨的髁突与颞骨的下颌窝和关节结节构成。两侧颞下颌关节联合运动，可使下颌骨上提、下降、前进、后退及侧方运动。

四、四肢骨及其连结

（一）上肢骨及其连结

1. 上肢骨　上肢骨每侧各有 32 块。

（1）锁骨　位于颈、胸交界处，呈"S"形弯曲，其内侧粗大的胸骨端与胸骨柄形成胸锁关节；外侧扁平的肩峰端与肩胛骨形成肩锁关节（图 5-17）。

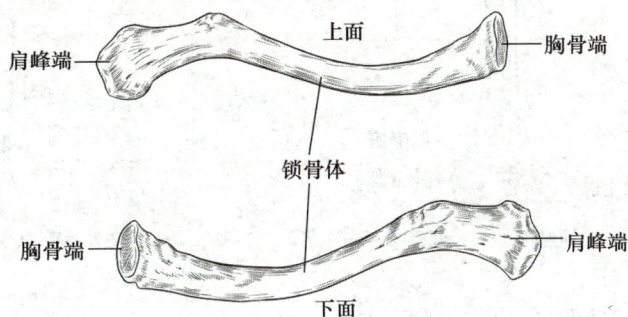

图 5-17　锁骨

（2）肩胛骨　为三角形的扁骨，贴于胸廓后外面上份，有上、下和外侧三个角，其中外侧角较肥大，有一微凹朝向外侧的梨形关节面，称关节盂。肩胛骨的后面有一横行的骨嵴，称肩胛冈，冈的外侧端较扁平，称肩峰（图 5-18）。

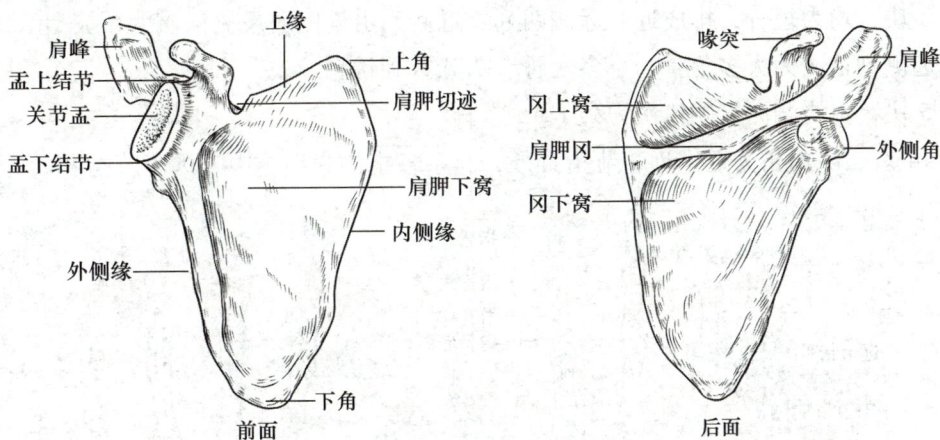

图 5-18　肩胛骨

（3）肱骨　位于臂部，是典型的长骨。肱骨上端有朝向后上内方呈半球形的肱骨头，与肩胛骨关节盂相关节；下端扁薄，有两个关节面：外侧部为半球形的关节面，称肱骨小头，与桡骨相关节；内侧部为滑车状的关节面，称肱骨滑车，与尺骨相关节（图 5-19）。

（4）桡骨　位于前臂外侧。上端较小，有圆盘状的桡骨头，其上面有关节凹与肱骨小头相关节，头周围有环状的关节面，与尺骨相关节；下端膨大，其下面有凹陷的腕关节面与腕骨相关节，下端外侧向下的突起称桡骨茎突（图 5-20）。

图 5－19　肱骨

图 5－20　桡骨与尺骨

（5）尺骨　位于前臂内侧。上端粗大，有两个朝前的突起，上方突起较大称鹰嘴，下方突起较小称冠突，二者之间有一朝前的深凹称滑车切迹，与肱骨滑车相关节；下端较小，后内侧有伸向下的锥状突起，称尺骨茎突。

（6）手骨　包括腕骨、掌骨和指骨（图 5－21）。

腕骨　共 8 块，均为短骨，排成近、远侧两列：近侧列由桡侧向尺侧依次为手舟骨、月状骨、三角骨和豌豆骨；远侧列依次为大多角骨、小多角骨、头状骨和钩骨。

掌骨　共 5 块，由桡侧向尺侧依次为第 1～5 掌骨。

指骨　共 14 块，除拇指为近、远 2 节指骨外，其余各指均为近、中、远 3 节指骨。

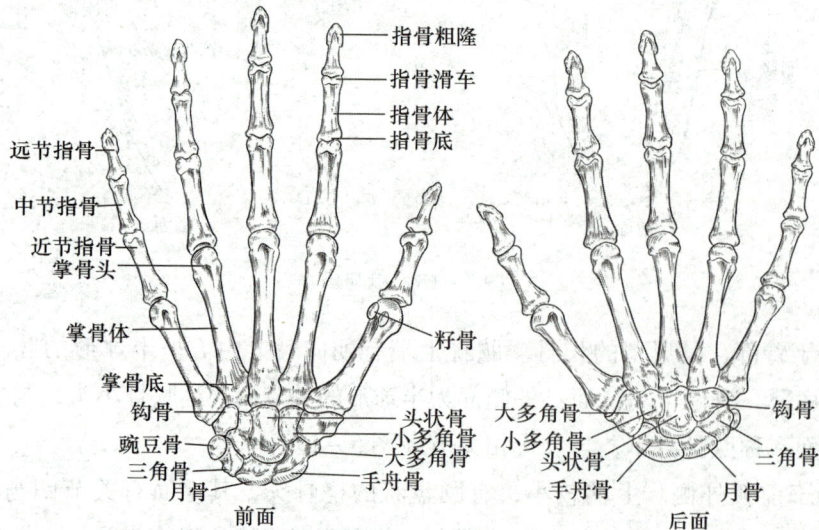

图 5－21　手骨

2. 上肢骨的连结

（1）肩关节（图5－22）　由肱骨头与肩胛骨关节盂构成，肱骨头大，关节盂浅小，关节囊薄而松弛，关节囊内有肱二头肌长头腱通过。关节囊的下壁相对最为薄弱，肩关节的稳固性较差，故容易发生前下方脱位。肩关节是全身最灵活的关节，可做屈、伸、展、收、旋转和环转运动。

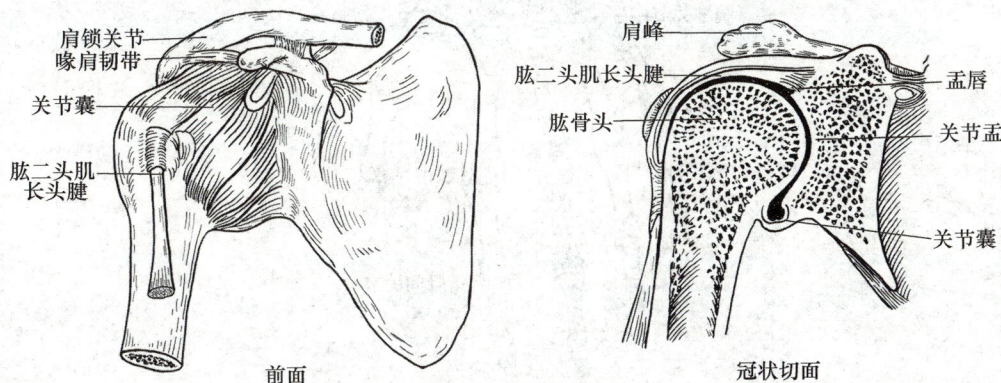

图5－22　肩关节

（2）肘关节（图5－23）　由肱骨下端与尺、桡骨上端构成，其中包括三个关节：肱桡关节、肱尺关节和桡尺近侧关节，它们共同包在一个关节囊内。肘关节的运动以肱尺关节为主，可做屈、伸运动；肱桡关节能做屈、伸、旋前和旋后运动；桡尺近侧关节和桡尺远侧关节联动可使前臂旋前和旋后。

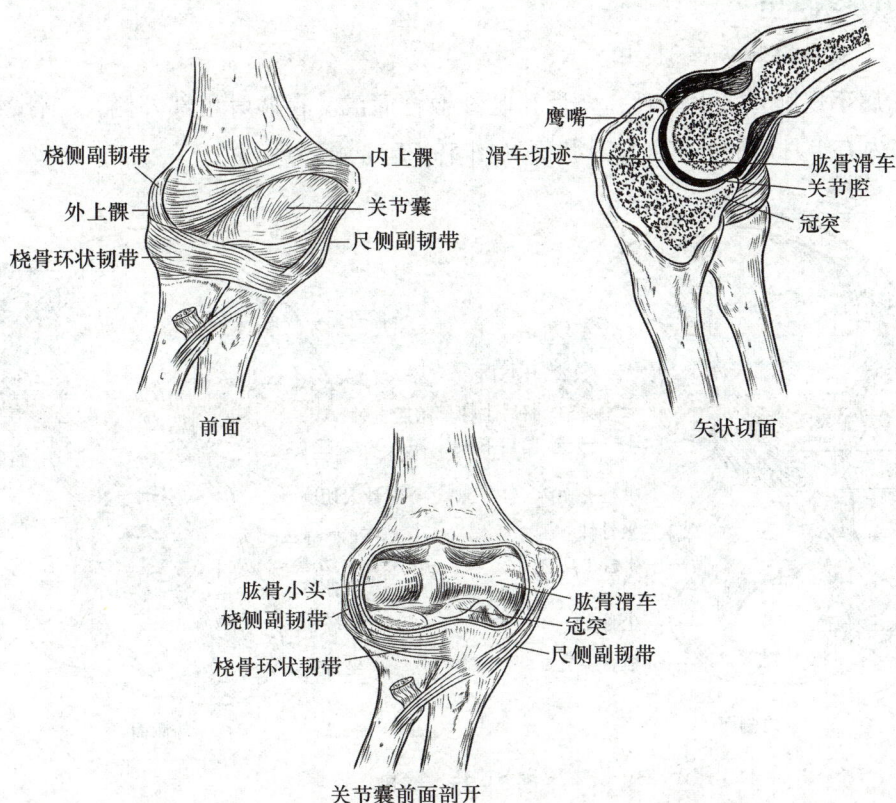

图5－23　肘关节

（3）手关节（图5－24）　包括桡腕关节、腕骨间关节、腕掌关节、掌指关节和指骨间关节。

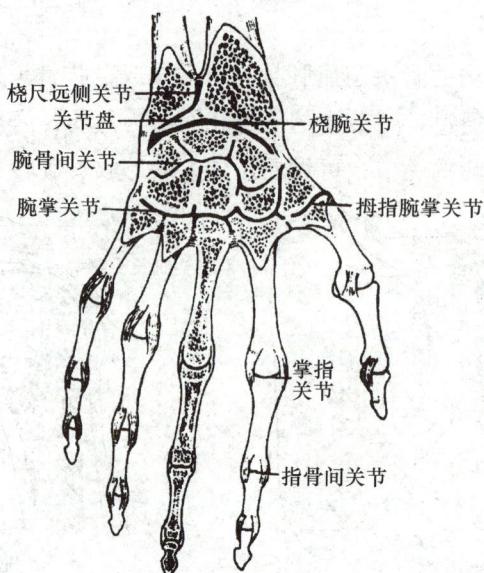

图 5-24 手关节

桡腕关节 又称腕关节，由手舟骨、月状骨和三角骨近侧的关节面共同组成关节头，与桡骨下端腕关节面和尺骨头下方的关节盘共同组成的关节窝构成，可做屈、伸、展、收和环转运动。

（二）下肢骨及其连结

1. 下肢骨 下肢骨每侧各有 31 块。

（1）髋骨 属不规则骨，由髂骨、坐骨和耻骨融合而成。在髋骨中部外侧，三骨融合处形成一深窝，称髋臼，其内有半月形的关节面称月状面（图 5-25）。

图 5-25 髋骨

髂骨位于髋骨的后上部，分为肥厚的髂骨体和扁阔的髂骨翼。髂骨体构成髋臼的上 2/5；髂骨翼上缘肥厚，形成弓形的髂嵴，髂嵴的前、后端的突起分别称为髂前上棘和髂后上棘，髂前上棘后方 5~7cm 处有一向外侧的突起，称髂结节。髂骨翼内面的浅窝称髂窝，其下界为一弧形骨嵴，称弓状线；髂骨翼后下方的耳形关节面称耳状面，与骶骨的耳状面相关节；髂骨翼外面称臀面，有臀肌附着。

坐骨构成髋骨后下部，分坐骨体和坐骨支，坐骨体较厚，构成髋臼下部后份的2/5，其后部的粗糙隆起称坐骨结节，是坐骨的最低部，可在体表扪到。

耻骨构成髋骨前下部，分为耻骨体和耻骨上、下两支。耻骨体构成髋臼的前下1/5；耻骨上、下支相互移行处的内侧，有一椭圆形的粗糙面称耻骨联合面，与对侧的联合面构成耻骨联合。耻骨与坐骨连结围成一较大的孔，称闭孔。

（2）股骨　位于大腿部，是人体最粗最长的长骨，约占身高的1/4（图5-26）。股骨上端朝向内上方的球形膨大，称股骨头，表面有关节面，与髋臼相关节；股骨头外下方缩细的部分，称股骨颈，颈与体连接处上外侧有较大的隆起称大转子，是重要的体表标志。股骨体略弓向前，其下端两侧向后突出的膨大，为股骨内侧髁和股骨外侧髁，内、外侧髁的前面、下面和后面都有光滑的关节面，两髁前方的关节面彼此相连，形成髌面，它们都参与膝关节的构成。

（3）髌骨　是人体最大的籽骨，位于股骨下端的前方，上宽下窄，包于股四头肌腱内。

（4）胫骨　位于小腿内侧，较粗大，其上端向两侧膨大，形成胫骨内侧髁和胫骨外侧髁，两髁上面各有关节面，分别与股骨内、外侧髁相关节，上端前面的隆起称胫骨粗隆；胫骨体呈三棱柱形，其锐利的前缘和平滑的内侧面直接位于皮下，在体表可以轻易扪到；胫骨下端伸向内下方的突起称内踝，是重要的体表标志，下端的下面和内踝的外侧面均有关节面与距骨相关节（图5-27）。

（5）腓骨　位于小腿外侧，细而长，上端的膨大称腓骨头，下端的膨大称外踝，其内侧面有关节面，与距骨相关节。腓骨头和外踝均可在体表扪及。

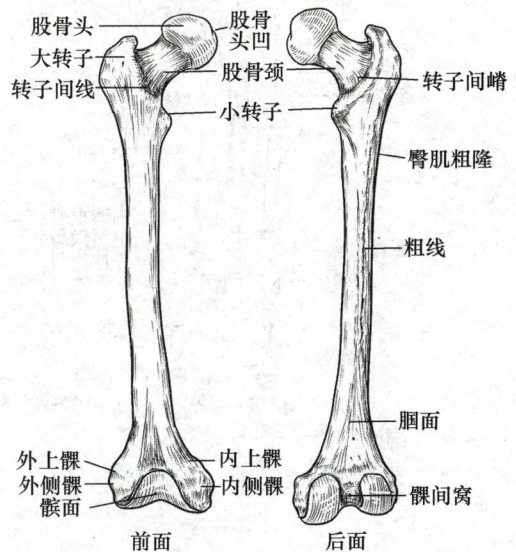

图5-26　股骨

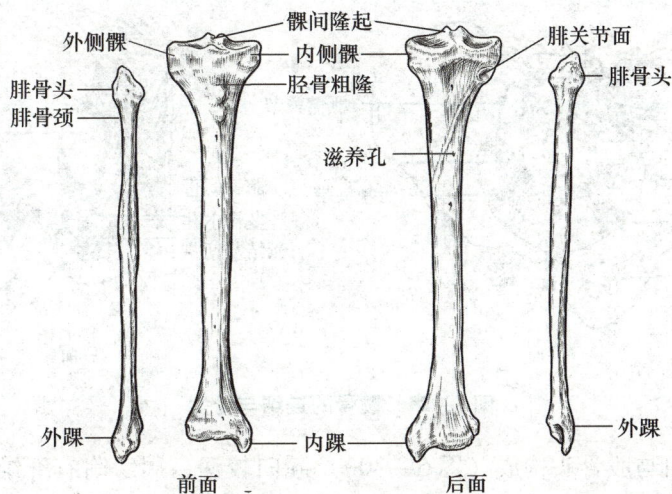

图5-27　胫骨和腓骨

（6）足骨　包括跗骨、距骨和趾骨（图5-28）。

跗骨 7 块，均属短骨。分前、中、后三列。前列为内侧楔骨、中间楔骨、外侧楔骨和骰骨；中列为位于距骨前方的足舟骨；后列包括上方的距骨和下方的跟骨。

跖骨 5 块，属长骨。由内侧向外侧依次为第 1~5 跖骨。

趾骨 14 块，属长骨。除踇趾 2 节外，其余各趾为 3 节。

图 5-28 足骨

2. 下肢骨的连结

（1）骨盆 由左、右髋骨和骶、尾骨以及其间的骨连结构成（图 5-29）。由骶骨岬向两侧经弓状线、耻骨梳、耻骨嵴至耻骨联合上缘形成的环形线，称界线，其将骨盆分为上方的大骨盆和下方的小骨盆。小骨盆的上口（入口）由上述界线围成，下口（出口）由尾骨尖、骶结节韧带、坐骨结节、坐骨支、耻骨下支及耻骨联合下缘围成，上口和下口之间的部分称骨盆腔；大骨盆较宽大，向前开放，参与腹腔的构成。骨盆具有传导重力和支持、保护盆腔脏器的作用，女性骨盆还是胎儿娩出的通道。

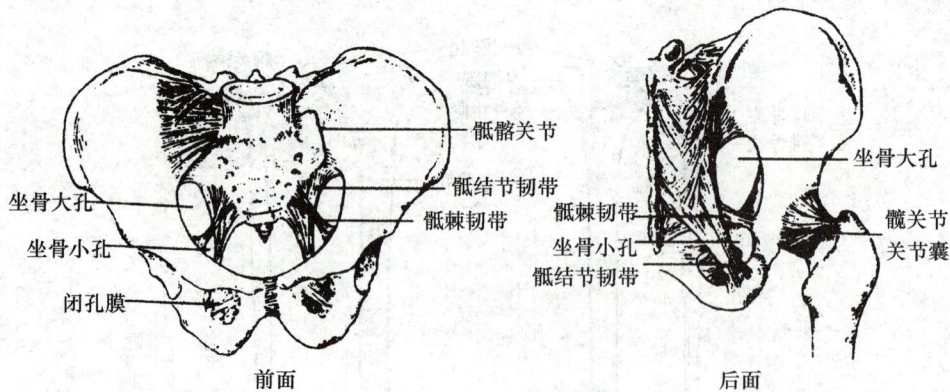

图 5-29 髋骨的连结与骨盆

（2）髋关节 由髋臼与股骨头构成（图 5-30）。髋臼较深，周缘附有纤维软骨构成的髋臼唇，将股骨头几乎全部纳入其内；髋关节囊厚而紧张，囊内、外有数条韧带支持加强。

髋关节可做屈、伸、展、收、旋内、旋外以及环转运动，因为结构上的特点，其运动幅度远不及肩关节，但具有较大的稳固性，以适应下肢的承重和行走功能。

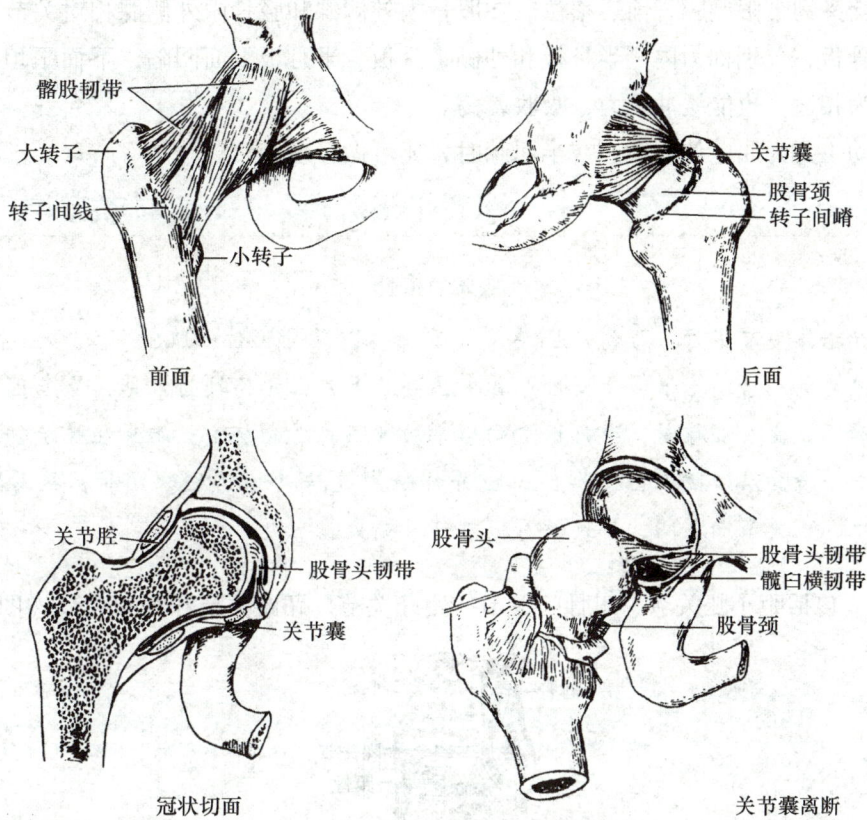

图 5－30 髋关节

（3）膝关节 是人体最大最复杂的关节（图 5－31）。

图 5－31 膝关节

关节面由股骨内外侧髁的下面、胫骨内外侧髁的上面和髌骨髌面覆盖关节软骨构成，关节囊薄而松弛，附着于各关节面的周缘，周围有胫侧副韧带、腓侧副韧带等韧带加固，以增强关节的稳定性，囊内还有前、后两条交叉韧带限制胫骨前后移位。在股骨内外侧髁和胫骨内外侧髁相对关节面之间垫有两块半月形的纤维软骨板，分别称为内侧半月板和外侧半月板。半月板上面凹陷，下面平坦，外缘厚，内缘薄，使关节面更为相适，也能缓冲压力，吸收震荡。

膝关节的运动主要为屈、伸运动，在半屈膝时，还可做轻度旋转。

📱 **知识链接** --

膝关节损伤

膝关节损伤包括膝关节半月板损伤、膝关节韧带损伤、髌骨脱位、肌腱断裂等一系列损伤性疾病，多见于运动员及体力劳动者，男性多于女性。其中膝关节半月板损伤较为常见，这是因为半月板的位置随着膝关节的运动而改变，屈膝时，半月板滑向后方，伸膝时滑向前方；而半屈膝旋转小腿时，一个半月板滑向前，另一个滑向后。所以当急剧伸小腿并作强力旋转（如踢足球）时，极易发生半月板来不及前滑，被夹在上、下关节面之间，导致半月板挤伤或撕裂。

（4）足关节　包括距小腿关节、跗骨间关节、跗跖关节、跖趾关节和趾间关节（图5-32）。

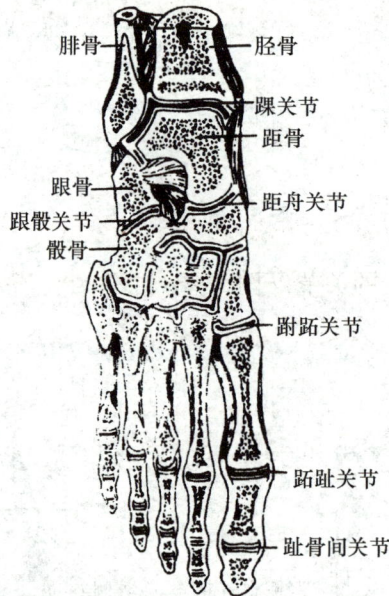

图5-32　足骨的连结

距小腿关节又称踝关节，由胫、腓骨的下端与距骨滑车构成。关节囊前、后壁薄而松弛，两侧有韧带增厚加强。踝关节可做背屈（伸）、跖屈（屈）运动。

（5）足弓　足骨借其连结形成凸向上的弓，称足弓。可分为前后方向的内、外侧纵弓和内外侧方向的横弓。足弓的形成，保证了人体直立时足底着地支撑的稳固性，在行走和跳跃时还可发挥弹性、缓冲震荡，并能保护足底的血管、神经。

第二节 骨骼肌

PPT

一、概述

运动系统的肌绝大多数附着于骨骼，称骨骼肌，是运动系统的动力部分。骨骼肌在人体分布广泛，数量众多，有 600 多块，约占体重的 40%。

每块骨骼肌都包括肌腹和肌腱两部分。肌腹主要由肌纤维（肌细胞）组成，色红而柔软，具有收缩功能。肌腱主要由平行致密的胶原纤维束构成，色白而强韧，无收缩功能。肌腹借肌腱附着于骨骼。

肌的形态多样，按其外形大致可分为长肌、短肌、扁肌和轮匝肌四种（图 5 - 33）。

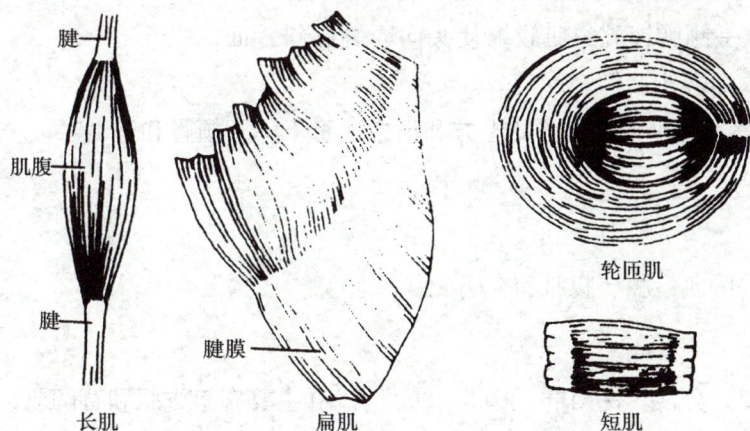

图 5 - 33 肌的形态

骨骼肌通常以两端附着在两块或两块以上的骨面上，中间跨过一个或多个关节，肌收缩时使两骨彼此靠近，从而使关节产生运动。通常把接近身体正中面或四肢部靠近近侧的附着点看作为肌的起点（定点）；把另一端看作为止点（动点）。

根据肌的位置可将全身肌分为头肌、颈肌、躯干肌和四肢肌。

二、头颈肌

头肌可分为面肌和咀嚼肌两部分（图 5 - 34）。

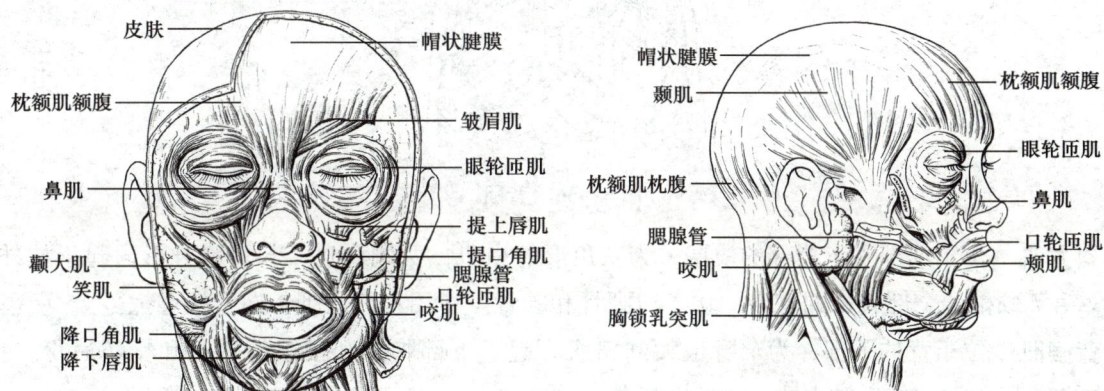

图 5 - 34 头肌

1. 面肌 为扁薄的皮肌，位置表浅，大多起自颅骨的不同部位，止于面部皮肤，主要分布于口、眼、鼻等孔裂周围，收缩时可闭合或开大上述孔裂，同时牵动面部皮肤形成喜怒哀乐等各种表情，所以面肌又叫表情肌。主要有颅顶肌、眼轮匝肌、口周围肌和鼻肌。

2. 咀嚼肌 配布于颞下颌关节周围，参加咀嚼运动。共有 4 对，即咬肌、颞肌、翼内肌和翼外肌。

颈肌位于颅与胸廓之间，主要有胸锁乳突肌和舌骨上、下肌群（图 5-35）。

3. 胸锁乳突肌 位于颈外侧部的浅层，起于胸骨和锁骨，止于颞骨的乳突。作用：一侧胸锁乳突肌收缩使头向同侧倾斜，面转向对侧；两侧同时收缩，头后仰。

4. 舌骨上、下肌群 分别位于舌骨的上方和下方，可下降下颌骨和运动喉。

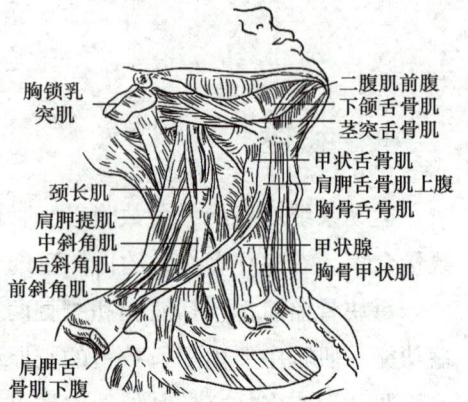

图 5-35 颈肌

三、躯干肌

躯干肌包括背肌、胸肌、膈、腹肌和会阴肌。

（一）背肌

背肌位于躯干背部，分浅、深两群（图 5-36）。浅群主要有斜方肌和背阔肌，深群主要有竖脊肌。

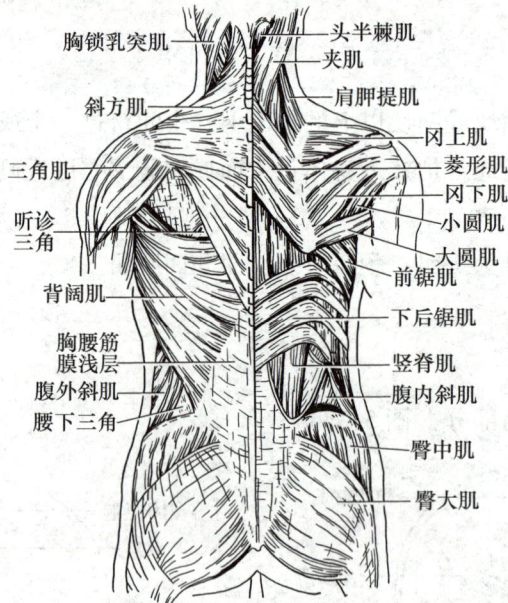

图 5-36 背肌

1. 斜方肌 位于项部和上背部的浅层，为三角形的扁肌，两侧合在一起呈斜方形。起于枕外隆凸、项韧带、第 7 颈椎和全部胸椎的棘突，止于肩胛骨和锁骨。作用：使肩胛骨向脊柱靠拢。

2. 背阔肌 位于背的下部，为全身最大的扁肌。起于下部胸椎和腰椎的棘突和髂嵴后份，止于肱骨上端的前方。作用：使上肢内收、内旋和后伸。

3. 竖脊肌　位于躯干的背面、脊柱两侧的沟内，为背肌中最长最大的肌。起自骶骨，止于各个椎骨、肋骨和枕骨。作用：使脊柱后伸和仰头。

（二）胸肌

胸肌位于胸廓外面，参与胸壁的构成，主要包括胸大肌和肋间肌（图5－37）。

1. 胸大肌　位于胸前壁的浅层。起于胸骨和上位肋软骨，止于肱骨上端的外侧。作用：使肩关节内收、内旋和前屈；提肋，协助吸气。

2. 肋间肌　位于肋间隙内，分浅、深两层。浅层为肋间外肌，可提肋，协助吸气；深层为肋间内肌，可降肋，协助呼气。

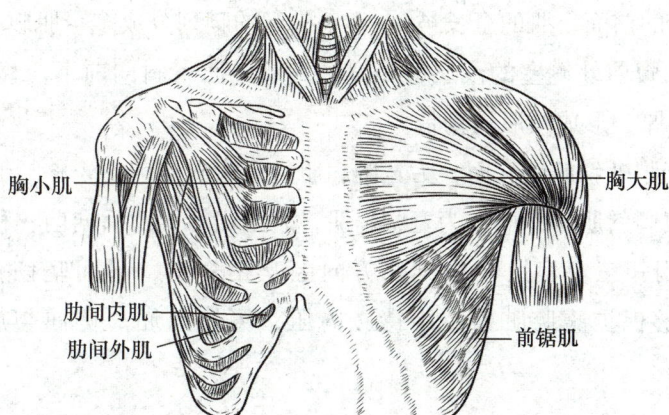

图5－37　胸肌

（三）膈

膈位于胸、腹腔之间，为向上膨隆呈穹窿形的扁肌。膈的肌纤维起自胸廓下口的周缘和腰椎前面，各部纤维向中央移行于中心腱（图5－38）。

膈上有三个裂孔：位于脊柱前方的为主动脉裂孔，有主动脉和胸导管通过；主动脉裂孔的左前上方为食管裂孔，有食管和迷走神经通过；食管裂孔右前上方的中心腱内有腔静脉孔，有下腔静脉通过。

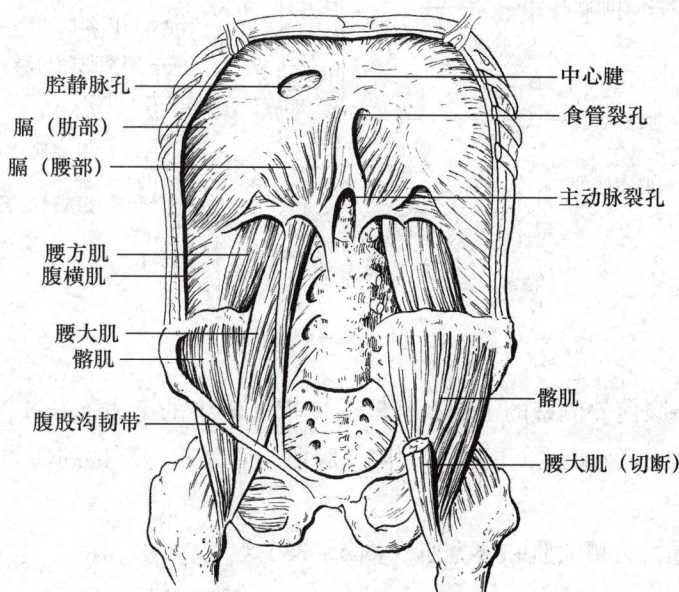

图5－38　膈和腹后壁肌

膈的作用：膈是主要的呼吸肌，收缩时膈穹窿下降，胸腔容积扩大，助吸气；松弛时膈穹窿上升，胸腔容积减小，助呼气。膈与腹肌同时收缩，则能增加腹压，协助排便、呕吐、咳嗽、喷嚏及分娩等活动。

（四）腹肌

腹肌位于胸廓与骨盆之间，参与腹壁的构成，可分为前外侧群和后群两部分。

1. 前外侧群（图5-39）

（1）腹直肌　位于腹前壁正中线的两侧，被腹直肌鞘包绕。起自耻骨联合和耻骨嵴，肌束向上止于胸骨剑突及两侧肋软骨的前面，肌的全长被3~4条横行的腱划分成多个肌腹。

（2）腹外斜肌　位于腹前外侧壁的浅层，为宽阔扁肌，肌束斜向前下，移行于腹外斜肌腱膜。腹外斜肌腱膜的下缘卷曲增厚，形成腹股沟韧带。

（3）腹内斜肌　位于腹外斜肌的深面，为宽阔扁肌，肌束斜向前上，移行于腹内斜肌腱膜。

（4）腹横肌　位于腹内斜肌的深面，为宽阔扁肌，肌束横行，由后向前，移行于腹横肌腱膜。

腹前外侧肌群的作用：三块扁肌肌纤维在方向上互相交错，薄而坚韧，与腹直肌共同形成牢固而有弹性的腹壁，能够保护腹腔脏器、维持腹内压；可做前屈、侧屈与旋转运动，还可降肋协助呼气。

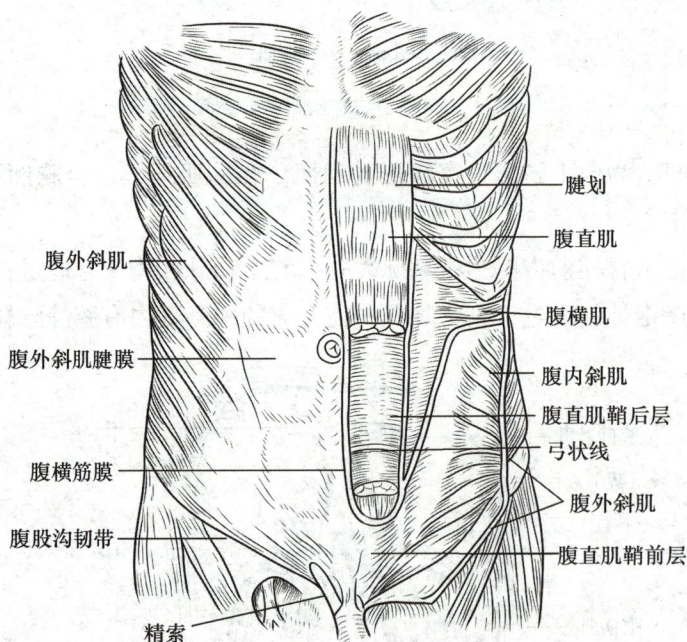

图5-39　腹前外侧壁肌

（5）腹股沟管　位于腹前外侧壁的下部，腹股沟韧带内侧半的上方，长4~5cm，为男性精索或女性子宫圆韧带所通过的一条肌与腱之间的斜行裂隙。腹股沟管是腹壁下部的薄弱区域，病理情况下可形成腹股沟斜疝。

2. 后群　位于腹后壁，为腰大肌和腰方肌（图5-38）。

（五）会阴肌

会阴肌是指封闭小骨盆下口的骨骼肌，主要有肛提肌和会阴浅、深横肌，尿道括约肌等。其中肛提肌与覆盖其上、下面的筋膜及尾骨肌共同构成盆膈，封闭骨盆下口的后部，有直肠穿过；会阴深横肌与覆盖其上、下面的筋膜及尿道括约肌共同构成尿生殖膈，封闭骨盆下口的前部，在男性有尿道穿过，在女性有尿道和阴道穿过。

四、四肢肌

四肢肌包括上肢肌和下肢肌。

（一）上肢肌

1. 肩肌 配布于肩关节周围，主要有三角肌（图5－40）。三角肌呈三角形，起于锁骨和肩胛骨，肌束逐渐向外下方集中，止于肱骨体外侧。作用：使肩关节外展。

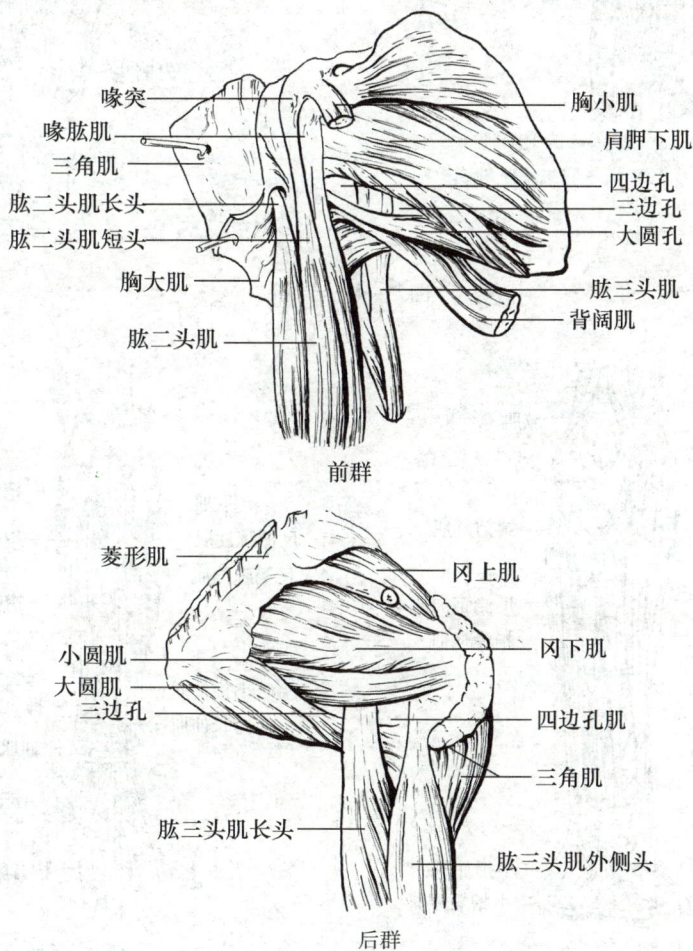

图5－40 肩肌

2. 臂肌 位于肱骨周围，分前、后两群（图5－41）。

（1）前群 包括肱二头肌、肱肌和喙肱肌，主要作用是屈肘关节。

（2）后群 为肱三头肌，主要作用是伸肘关节。

3. 前臂肌 位于尺、桡骨周围，分前、后两群（图 5 - 42）。

（1）前群 位于前臂前面，共9块，多数为长肌，肌腹位于前臂的近侧部，向远侧移行为细长的肌腱，止于尺、桡骨和手骨。作用：屈肘关节、屈与收展桡腕关节、屈掌指关节和指骨间关节；使前臂旋前。

（2）后群 位于前臂后面，共10块，形似前群，是前臂前群肌的拮抗肌。作用：伸肘关节和手关节；收展腕关节；使前臂旋后。

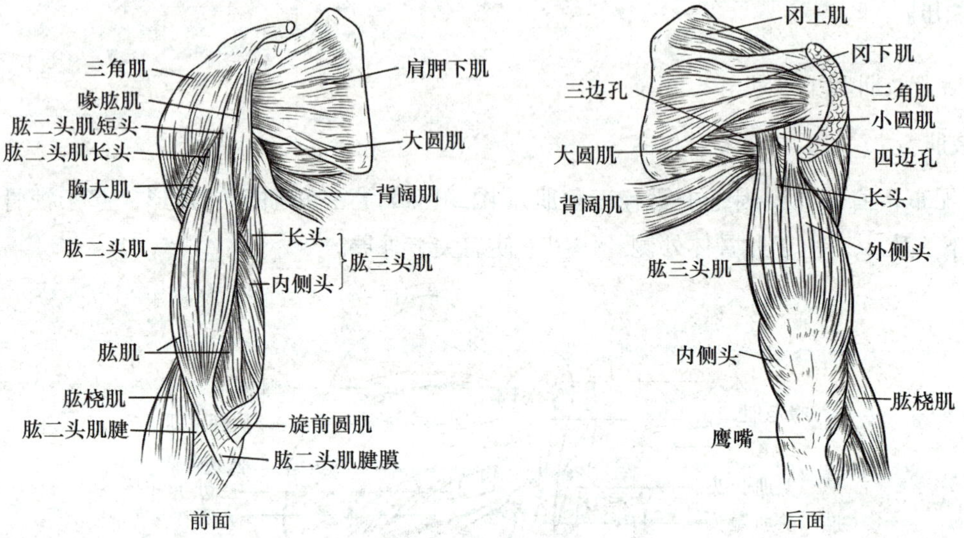

图 5 - 41 臂肌

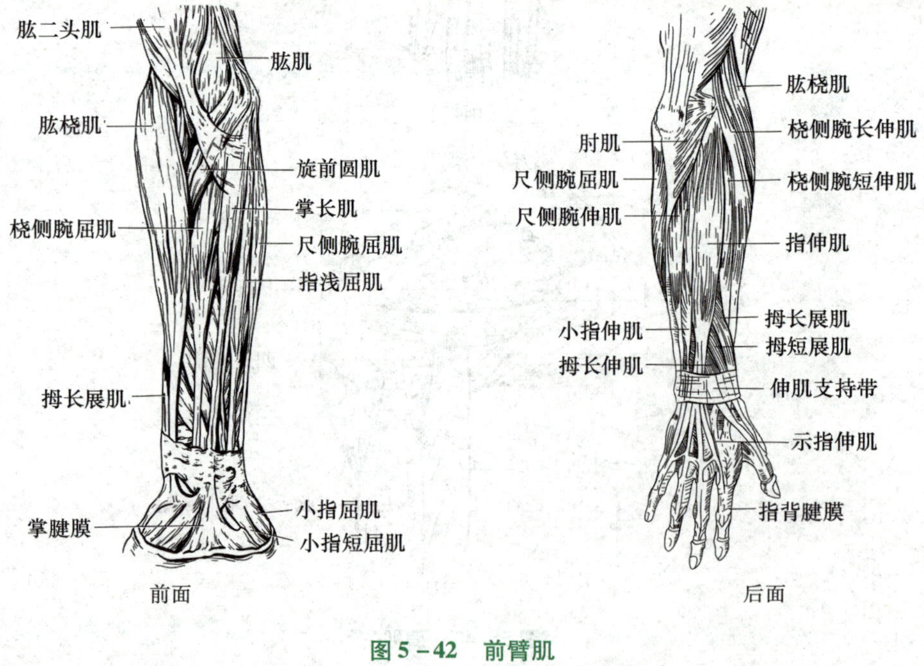

图 5 - 42 前臂肌

4. 手肌 主要集中在手的掌侧面，分外侧、中间和内侧三群。外侧群较发达，在手掌桡侧形成一较大隆起，称大鱼际，运动拇指；内侧群在手掌尺侧形成一稍小隆起，称小鱼际，运动小指；中间群位于掌心，运动第2~5指（图5-43）。

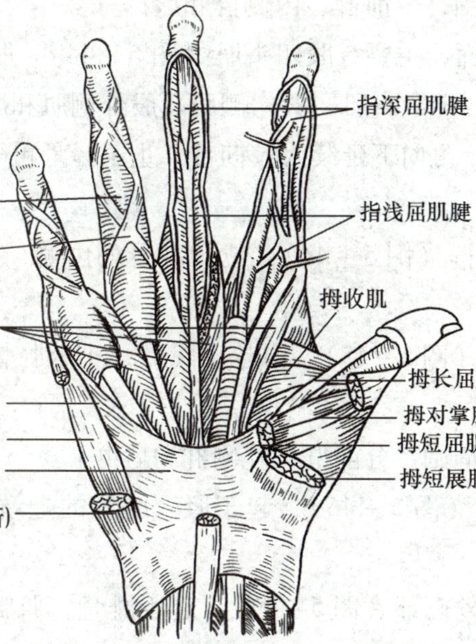

图 5 – 43 手肌

（二）下肢肌

下肢肌按部位可分为髋肌、大腿肌、小腿肌和足肌。

1. 髋肌 大多位于骨盆的内面和外面，分前、后两群。

（1）前群 主要有髂腰肌（图5–44）。髂腰肌由髂肌和腰大肌组成，分别起自髂窝和腰椎体侧面，两肌向下会合，止于股骨上端。作用：屈髋关节；使髋关节前屈和旋外。

（2）后群 主要有臀大肌（图5–45）。臀大肌位于臀部的浅层，大而肥厚，形成特有的臀部隆起，起于髂骨翼外面和骶骨背面，肌束斜向外下，止于股骨体的上部。作用：使髋关节后伸和旋外。下肢固定时，能伸直躯干，防止躯干前倾，是维持人体直立的重要肌肉。

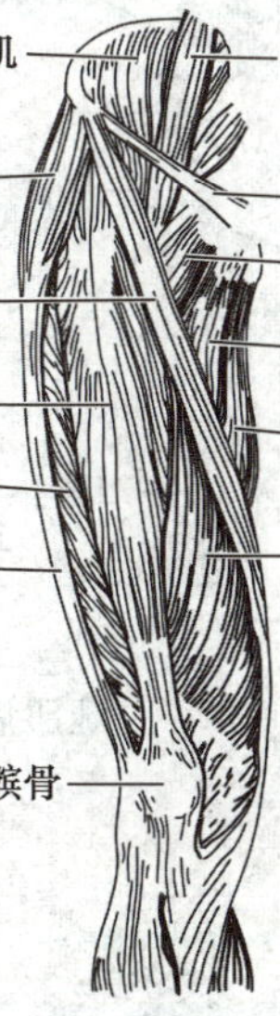

图 5 – 44 大腿肌前群和内侧群

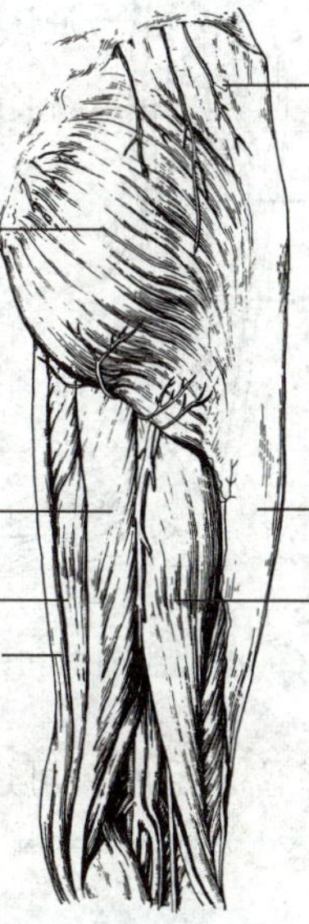

图 5 – 45 臀肌和大腿肌后群

2. 大腿肌 位于股骨的周围，分前群、内侧群和后群。

（1）前群 位于股骨的前面，主要有股四头肌（图5-44）。股四头肌是人体内体积最大的肌，起自髋骨和股骨，起点有四个头，即股直肌、股内侧肌、股外侧肌和股中间肌，四肌向下汇合并移行为一个肌腱，包绕髌骨前面和两侧，再向下延续为髌韧带，止于胫骨粗隆。作用：伸膝关节，股直肌还可屈髋关节。

（2）内侧群 又称内收肌群（图5-44），位于股骨的内侧，起于髋骨，止于股骨和胫骨，作用：使髋关节内收。

（3）后群 位于股骨后面（图5-45），均起于髋骨，止于胫骨和腓骨上端，作用：伸髋关节和屈膝关节。

3. 小腿肌 位于胫、腓骨周围，分前群、外侧群和后群。

（1）前群 位于小腿前部（图5-46），起于胫、腓骨的上端，肌腱向下止于足骨，可伸踝关节（背屈），伸足趾，使足内翻。

（2）外侧群 位于小腿的外侧部（图5-46），起于腓骨，肌腱向下经外踝的后方止于足底，可屈踝关节（跖屈），使足外翻。

（3）后群 位于小腿后部，分浅、深两层。

浅层为小腿三头肌（图5-47），是小腿后群最大、最表浅的肌，由腓肠肌和比目鱼肌构成，起于股骨的下端和胫、腓骨的后面，两肌汇合形成粗大的跟腱，止于跟骨，可屈踝关节（跖屈）、屈膝关节，维持直立。

深层肌起于胫、腓骨的上端，肌腱向下止于足骨，可屈踝关节（跖屈），屈足趾（跖屈），使足内翻。

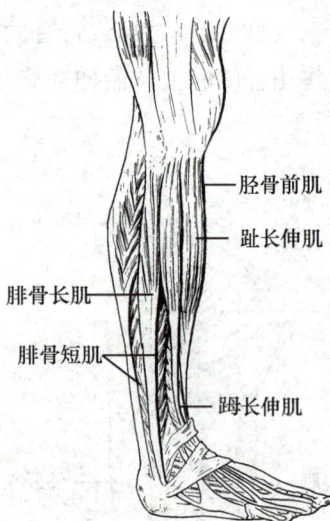

图5-46 小腿肌前群和外侧群

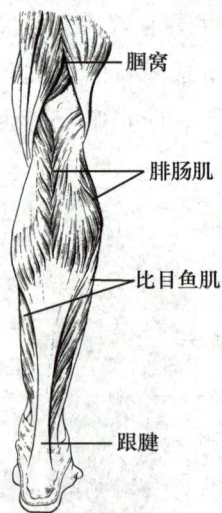

图5-47 小腿肌后群

4. 足肌 大多位于足底，可运动足趾，主要作用在于维持足弓。

第三节　骨骼肌的收缩

一、骨骼肌的兴奋与收缩

骨骼肌的收缩是在躯体神经的控制下进行的。躯体神经通过神经－肌接头，将神经冲动传递给骨骼肌纤维，使其发生收缩。

（一）神经－肌接头的结构

运动神经元轴突末梢接近骨骼肌纤维时，裸露的轴突先形成爪样的分支，各分支末端再形成纽扣样膨大，附着在肌纤维的肌膜上，构成神经－肌接头，又称运动终板。神经－肌接头包括接头前膜、接头后膜和接头间隙三个部分。

1. 接头前膜　为躯体神经末梢膨大的部分，内含大量的囊泡，称接头小泡，小泡内含有乙酰胆碱，属于神经递质。

2. 接头后膜　是与接头前膜相对应的肌细胞膜，在接头后膜上存在胆碱能受体。

3. 接头间隙　为接头前膜与接头后膜之间的狭窄间隙（图5-48）。

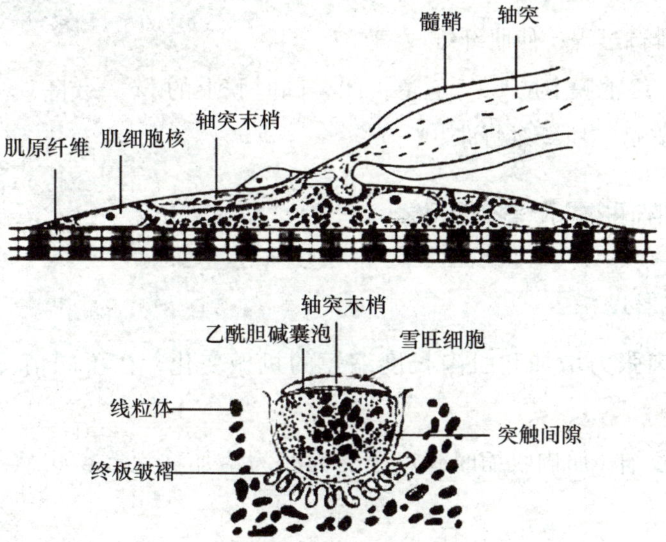

图 5-48　神经－肌接头模式图

（二）神经－肌接头的兴奋传递过程

当神经冲动沿着神经纤维到达轴突末梢时，末梢细胞膜出现去极化，使接头小泡与接头前膜相接触并融合，释放出乙酰胆碱。乙酰胆碱通过接头间隙向接头后膜扩散，并与接头后膜表面的胆碱能受体相结合，接头后膜对离子的通透性发生改变，使接头后膜去极化而产生终板电位。当终板电位达到一定阈值时，使肌细胞膜爆发动作电位。动作电位通过局部电流沿着肌细胞膜进行传递，最终使肌纤维出现兴奋，从而完成神经纤维—肌细胞之间的兴奋传递。

（三）骨骼肌的兴奋－收缩耦联

1. 肌丝滑行学说　肌细胞的收缩机制目前公认的是肌丝滑行学说。肌丝滑行学说的主要内容是肌纤维收缩时粗、细肌丝并没有缩短，而是细肌丝在横桥扭动的作用下向粗肌丝内滑行，由于粗肌丝与细肌丝的相对运动，使相邻 Z 线相互靠拢，肌节缩短（图 5 – 49）。

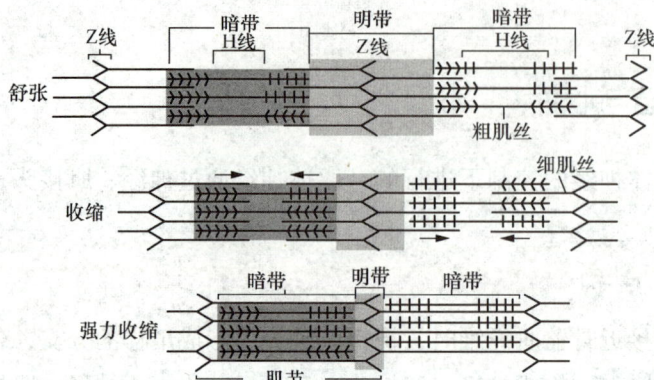

图 5 – 49　骨骼肌收缩过程示意图

2. 兴奋 – 收缩耦联　将肌细胞膜的动作电位与肌细胞的机械收缩联系起来的中介过程称为兴奋 – 收缩耦联。

当神经冲动经运动终板传至肌细胞时，肌细胞膜产生动作电位。动作电位从肌细胞膜沿着横小管传入到三联体，使终池膜上 Ca^{2+} 通道开放，终池内的 Ca^{2+} 释放入胞浆中，导致胞浆中 Ca^{2+} 浓度迅速增高，从而启动了上述的肌丝滑行过程，使肌纤维收缩。

当神经冲动停止时，终池膜上的 Ca^{2+} 通道关闭，同时膜上的 Ca^{2+} 泵将 Ca^{2+} 泵回到终池中储存，从而导致胞浆内 Ca^{2+} 浓度降低，肌纤维舒张。

二、骨骼肌收缩的形式及影响因素

（一）骨骼肌的收缩形式

骨骼肌收缩是指肌肉张力增加和肌肉长度缩短的机械变化，在不同情况下，其收缩形式有以下几种。

1. 等长收缩与等张收缩　肌肉收缩时长度不变而张力增加称为等长收缩；肌肉收缩时张力不变而长度缩短称为等张收缩。

决定肌肉是等长收缩还是等张收缩，主要是看其所承受的负荷情况。肌肉承受的负荷分前负荷和后负荷两种，前负荷是指肌肉在收缩前就已经承受的负荷；后负荷是指肌肉开始收缩后所承受的负荷。

在有后负荷存在的情况下，肌肉不能立即缩短，首先表现为张力增加，即处于等长收缩情况下，当张力增到超过后负荷时，肌肉开始缩短而张力不再增加，即处于等张收缩状态。

2. 单收缩和强直收缩　骨骼肌受到一次短促的刺激，先是产生一次动作电位，紧接着出现一次机械收缩，称为单收缩。如骨骼肌受到连续不断的刺激，则可出现连续而持久的收缩，称为强直收缩。

由于刺激的频率不同，强直收缩又可分为以下两种。

（1）不完全强直收缩　由于连续刺激相对频率较低，新的刺激落在前一次收缩的舒张期内所形成的。表现为舒张不完全，记录曲线呈锯齿状。

（2）完全强直收缩　由于连续刺激的频率较高，新的刺激落在前一次收缩的收缩期内所形成的。

表现为收缩的叠加，记录曲线呈一条平线。正常体内骨骼肌收缩几乎都属于完全强直收缩（图 5 – 50）。

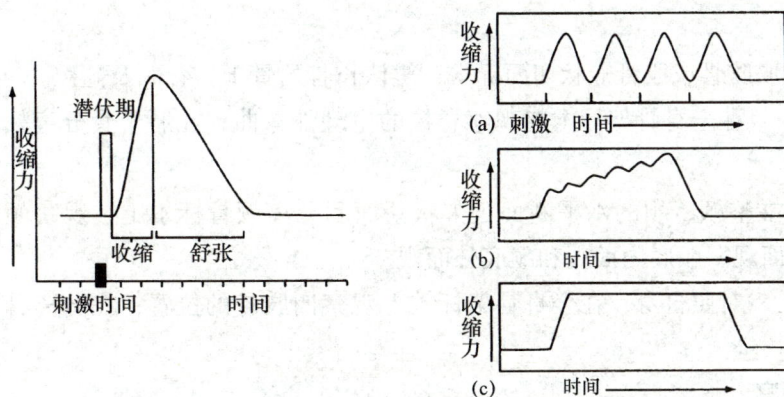

图 5 – 50 骨骼肌的收缩形式

（二）影响骨骼肌收缩的因素

骨骼肌的收缩主要受到前负荷、后负荷和肌肉收缩能力的影响。

1. 前负荷 在一定范围内，增加骨骼肌的前负荷和初长度，可增加骨骼肌的收缩强度。实验结果分析表明，对于每一块肌肉，都存在一个最适前负荷或最适初长度，肌肉在这样的条件下收缩时，可以产生最大的收缩效果。在达到最适前负荷以前，肌肉的收缩强度将随着前负荷的增大而增大，但在超过此限度以后，收缩强度将随着前负荷的增加而减小。

2. 后负荷 实验表明，在一定程度上增加骨骼肌的后负荷，肌肉最后达到的收缩张力相应增加，但开始出现收缩的时间延长，且缩短的速度和长度也逐渐减小。骨骼肌的后负荷越小，肌肉收缩产生的张力越小，缩短出现的时间越短，而缩短的速度和长度却越大。因此要想达到骨骼肌最大的收缩效果，后负荷过大或过小皆非所宜，以中等量的后负荷较为理想。

3. 肌肉收缩能力 不依赖前负荷、后负荷而影响肌肉收缩效能的肌肉内在特性，称为肌肉收缩能力。肌肉收缩能力主要取决于兴奋 – 收缩耦联过程 Ca^{2+} 浓度和横桥的 ATP 酶活性。肌肉收缩能力增强，则肌肉收缩的张力增加、速度加快、做功效率增加。神经递质、体液环境、疾病的病理变化及药物都是通过调节肌肉收缩能力来影响肌肉收缩效能的。如 Ca^{2+}、肾上腺素使肌肉收缩能力增加，酸中毒、缺氧则使肌肉收缩能力减弱。

实践实训

实训一 骨与骨连结标本观察

【实训目的】

通过观察骨标本和骨连结标本，进一步明确骨和骨连结的形态和结构。

【实训要求】

1. 要求学生亲自动手触摸骨标本，辨认并牢记各骨名称，对照骨标本指出各骨在自身的位置。

2. 在教师的指导下，观察各个关节的组成及结构特点。

【实训内容】

1. 骨标本观察

（1）骨的构造　取肱骨或股骨冠状切面标本，辨认长骨的骨干、骨骺及髓腔。

（2）躯干骨标本　在全身骨架标本上观察脊柱的生理性弯曲；在躯干骨分离标本上观察椎骨、胸骨和肋骨的形态。

（3）颅骨标本　在整颅、颅的水平断面、矢状断面和分离颅骨标本上，观察颅骨的形态、颅顶面观、颅前面观、颅侧面观、颅底内面观和颅底外面观。

（4）四肢骨标本　对照自身，在全身骨架标本上观察四肢骨的位置；在分离骨标本上观察四肢骨的主要形态。

2. 骨连结标本观察

（1）骨连结的构造　在肩关节标本上观察关节的基本结构：关节面的形态、关节囊的构造和特性以及关节腔的构成。在膝关节标本上观察韧带、半月板的位置和形态。

（2）躯干骨的连结　在脊柱水平断面和矢状断面标本上观察椎间盘及韧带的位置、形态和结构；在胸廓标本上观察胸廓的组成和形态。

（3）上肢骨的连结　在肩关节、肘关节、桡腕关节标本上观察各关节的组成和构造特点，在活体上体会上述各关节的运动形式。

（4）下肢骨的连结　在骨盆、髋关节、膝关节和距小腿关节标本上观察骨盆及各关节的组成和构造特点，在活体上体会其运动形式。

【实训评价】

1. 对骨标本观察的评价　取全身骨架标本，要求学生辨认其名称、位置，教师根据结果进行评价。

2. 对骨连结标本观察的评价　取肩关节、肘关节、髋关节、膝关节和踝关节的标本，要求学生正确说出各关节的名称，简单叙述其组成及主要结构，教师根据结果进行评价。

实训二　骨骼肌标本观察

【实训目的】

通过观察全身骨骼肌标本，进一步明确骨骼肌的名称、形态和位置，理解骨骼肌的作用。

【实训要求】

在人体骨骼肌标本上观察各个部位骨骼肌的名称和形态，并且能够说出各个骨骼肌的作用。

【实训内容】

1. 躯干肌标本　在全身骨骼肌标本上观察胸锁乳突肌、斜方肌、背阔肌、竖脊肌、胸大肌、肋间肌、腹直肌、腹外斜肌、腹内斜肌、腹横机；观察腹股沟管的位置、构造和通过的结构；观察膈的形态、膈上各裂孔的位置及其通过的主要结构。

2. 四肢肌标本　在全身骨骼肌标本上观察三角肌、肱二头肌、肱三头肌、前臂前群肌、前臂后群肌、手肌、臀大肌、股四头肌、内收肌群和小腿三头肌的形态位置，并在活体上验证它们的功能。

【实训评价】

要求学生对照自身，在全身骨骼肌标本上说出各部位主要肌肉的名称和主要作用，教师根据结果进行评价。

目标检测

答案解析

一、名词解释

1. 胸骨角　2. 椎间盘　3. 腹股沟管　4. 骨盆　5. 前负荷

二、选择题

1. 下列属于脑颅骨的是（　　）。

   A. 颧骨   B. 枕骨   C. 上颌骨

   D. 腭骨   E. 泪骨

2. 不参与膝关节组成的骨是（　　）。

   A. 股骨   B. 胫骨   C. 腓骨

   D. 髌骨   E. 以上都不是

3. 下列属于躯干肌的是（　　）。

   A. 肱二头肌   B. 三角肌   C. 斜方肌

   D. 臀大肌   E. 股四头肌

4. 关于肋间外肌的作用，正确的说法是（　　）。

   A. 提肋助吸气   B. 提肋助呼气   C. 降肋助吸气

   D. 降肋助呼气   E. 以上都不是

5. 能屈肘关节的肌是（　　）。

   A. 三角肌   B. 肱三头肌   C. 背阔肌

   D. 肱二头肌   E. 斜方肌

三、简答题

1. 简述椎骨的一般形态结构。

2. 简述脊柱的组成、各生理弯曲的名称及其生理意义。

3. 简述肩关节的组成、形态特点及运动形式。

4. 简述膈的裂孔及其通过的结构。

5. 简述肌丝滑行学说的主要内容。

书网融合……

知识回顾   微课   习题

（李慧超）

学习引导

脉管系统主要介绍了哪些方面的内容？体循环和肺循环的起止点分别在哪里？心脏的泵血过程可以分为哪几期？动脉血压是如何形成的？影响动脉血压的因素有哪些？

本章主要介绍脉管系统的组成，血液循环的功能。血液循环是机体一切活动的基础，由心脏和血管组成，通过心脏节律性收缩和瓣膜的导向作用，推动血液单向流动。

学习目标

1. **掌握** 脉管系统的组成；体循环和肺循环的途径与功能；心脏的位置形态、结构；心脏传导系统的组成、位置、功能；主要大血管的名称、分布；淋巴系统的概念；心动周期、心输出量的概念；心脏的泵血过程、机制；心肌细胞的生物电现象；动脉血压的概念、形成机制。

2. **熟悉** 营养心脏的血管；心包的组成；动脉、静脉、毛细血管的结构特点及分布规律；淋巴系统的结构、功能；心肌细胞的生理特性；心脏和血管的神经支配；颈动脉窦主动脉弓压力感受性反射的过程、生理意义。

3. **了解** 淋巴液的生成、回流途径；淋巴管、淋巴干、淋巴导管的分布；淋巴器官的种类；淋巴结和脾的位置形态和功能；第一、第二心音的主要形成原因、标志；正常心电图各波所代表的意义。

第一节 概 述

PPT

实例分析 6－1

实例 心血管病死亡率仍居我国疾病死亡构成的首位，人群高血压、血脂异常、糖尿病和肥胖患病率持续增加，遏制心血管病增长态势刻不容缓。

问题 心血管系统的组成以及功能？

答案解析

脉管系统是体内一套连续而封闭的管道系统，分为心血管系统和淋巴系统两部分。淋巴系统是心血管系统的辅助装置。

一、脉管系统的组成

循环是指各种体液（如血液、淋巴液）不停地流动和相互交换的过程。脉管系统的功能是不断地将 O_2、营养物质和激素等运送到全身各组织器官，并将各器官、组织所产生的 CO_2 和其他代谢产物带到排泄器官排出体外，以保证机体物质代谢和生理功能的正常进行。如血液循环一旦停止，则机体所有器官和组织将失去氧及营养供应，新陈代谢将不能正常进行，造成体内一些重要器官的损害而危及生命。

心血管系统包括心脏、动脉、毛细血管和静脉。心脏是血液循环的动力器官。动脉将心脏输出的血液运送到全身各器官，是离心的管道。静脉则把全身各器官的血液带回心脏，是回心的管道。毛细血管是位于小动脉与小静脉间的微细管道，管壁薄，有通透性，是进行物质交换和气体交换的场所。

淋巴系统包括淋巴管和淋巴器官，其内流动着淋巴液，淋巴液沿着一系列淋巴管道向心流动，最终注入心血管系统，属于脉管系统的辅助部分。

根据血液在心血管系中的循环途径和功能不同，可将血液循环分为体循环（大循环）与肺循环（小循环）两部分。（图6-1）

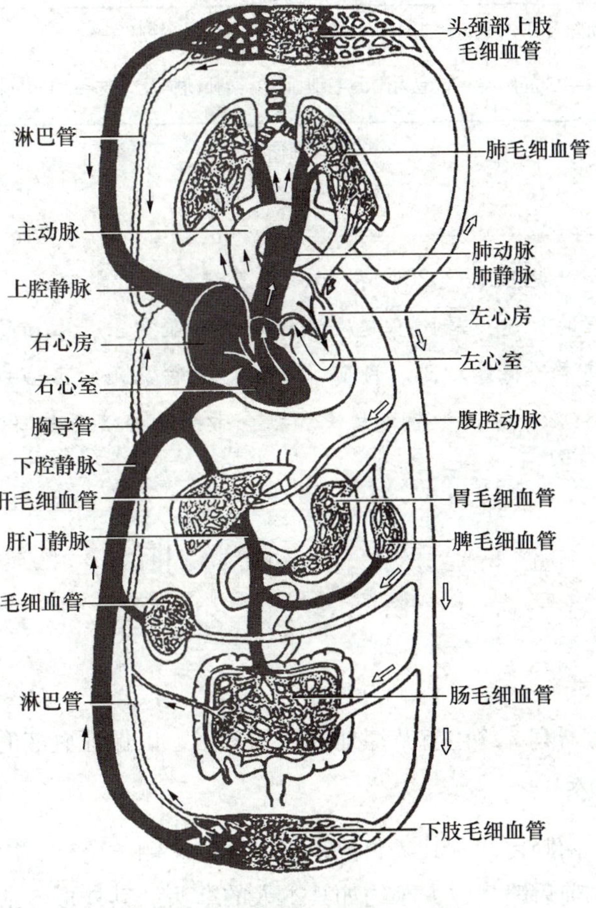

图6-1　全身血液循环模式图

即学即练6-1

1. 脉管系统包括哪两个系统？
2. 心血管系统包括哪些器官？

答案解析

二、体循环和肺循环

（一）体循环

血液由左心室射出，经主动脉及其各级分支流向全身毛细血管网，然后流经小静脉、大静脉，汇入上、下腔静脉，最后回流到右心房。血液在体循环中，把 O_2 和营养物质运送到身体各部组织，同时又把各部组织在新陈代谢中所产生的 CO_2 和代谢产物运送到肺和排泄器官。由此可见，血液在体循环的过程中，由含 O_2 较多的动脉血变成含 O_2 较少而含 CO_2 较多的静脉血。

（二）肺循环

血液由右心室射出，经肺动脉及其各级分支，再经肺泡壁毛细血管网，最后经肺静脉回流到左心房。在肺循环中，血液中的 CO_2 经肺泡排出体外，而吸入肺内的 O_2 则经肺泡进入血液，因此，血液由静脉血变为动脉血。

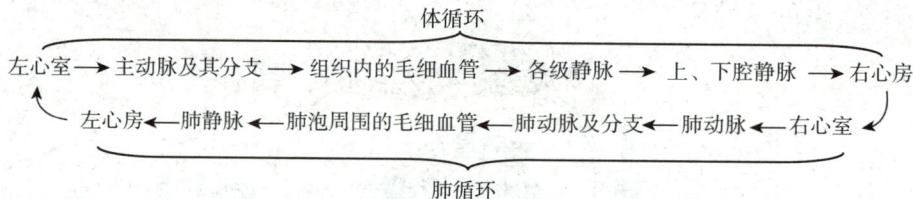

体循环

左心室 → 主动脉及其分支 → 组织内的毛细血管 → 各级静脉 → 上、下腔静脉 → 右心房

左心房 ← 肺静脉 ← 肺泡周围的毛细血管 ← 肺动脉及分支 ← 肺动脉 ← 右心室

肺循环

知识链接

据《中国心血管健康与疾病报告2020》得知，随着社会经济的发展，国民生活方式的变化，尤其是人口老龄化及城镇化进程的加速，居民不健康生活方式日益突出，心血管病危险因素对居民健康的影响越加显著，心血管病发病率仍持续增高。目前，中国心血管病死亡占城乡居民总死亡原因的首位，农村为 46.66%，城市为 43.81%，心血管病给居民和社会带来的经济负担日渐加重。

第二节　心　脏

PPT

一、心脏的结构

心脏是血液循环的动力器官，终生有节律地收缩和舒张，以保证血液的正常流动。

（一）心脏的位置和形态

心脏位于胸腔纵隔内，两肺之间。其 2/3 偏于正中线的左侧，1/3 在中线的右侧（图 6-2）。

心脏像倒置的圆锥形，前后略扁，大小约如其本人的拳头。其外形包括心尖、心底、两个面，三个缘和三条沟（图 6-3、图 6-4）。心尖钝圆，朝向左前下方，位于左侧第 5 肋间隙，左锁骨中线内侧 1~2cm 处可看到或摸到心尖搏动。心底较宽，有大血管由此出入，朝向右后上方。故心脏的纵轴是斜行的，约与正中矢状平面成 45° 角。心脏的前面有胸骨和肋软骨，称胸肋面；下面与膈相邻，称膈面。心脏的右缘由右心房构成；左缘由左心室和左心耳构成；下缘较锐，由右心室和心尖构成。近心底处，心脏表面一条环形的浅沟，称冠状沟，是心房和心室的表面分界线。心脏的胸肋面和膈面各有一纵形的浅沟，分别称前、后室间沟，为左右心室的表面分界。

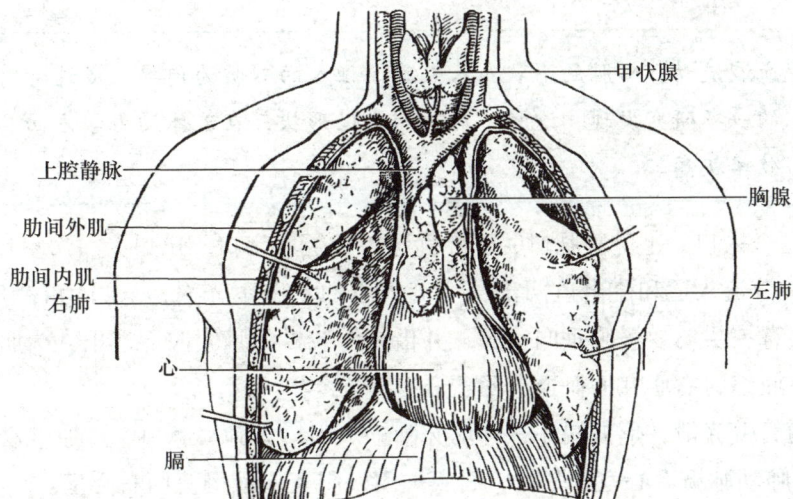

图 6-2　心脏的位置

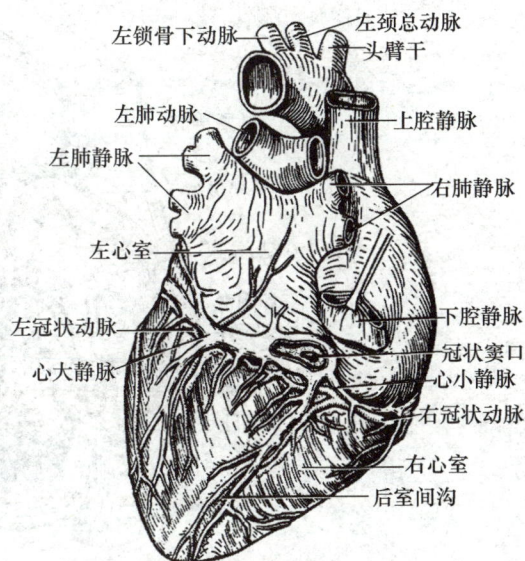

图 6-3　心脏的外形和血管（前面观）

图 6-4　心脏的外形和血管（后面观）

（二）心腔的结构（图 6-5）

>> 实例分析 6-2

　　实例　"镜面人"又称"镜子人"或"镜像人"，即心脏、肝脏、脾脏、胆等器官的位置与正常人相反。2016 年 7 月，湖南长沙一医院为 55 岁的"镜面人"韩某某，顺利完成了一例手术。医生介绍，他的心脏不光外表相反，内部结构也是反的，有的操作可能要反手做，难度非常大。

　　问题　正常人体的心脏位置与结构是怎样的？

答案解析

> 📱 **知识链接**
>
> 　　心脏的形状利于血液流动，心脏的形状人人熟悉。但人的心脏为何要长成这奇特的样子？旅英中国学者杨广中博士等人的一项研究发现，这种不对称的奇怪形状，在流体动力学方面具有独特优势，能使血液流动有条不紊、效率极高。

　　1. 右心房　有三个入口：上腔静脉口、下腔静脉口及冠状窦口。出口为右房室口，通右心室。

　　2. 右心室　室腔分流入道和流出道两部分。流入道的室壁不光滑，入口为右房室口，其周缘附有三个三角形的瓣膜，称三尖瓣，瓣膜垂向室腔，并借许多线样的腱索向下连于乳头肌。可防止三尖瓣翻向右心房，防止心室收缩时右心室的血逆流回右心房。

　　右心室的流出道管壁光滑，形如漏斗，称动脉圆锥。出口为肺动脉口，连通肺动脉干。口的周缘有3个半月形瓣膜，称肺动脉瓣。心室舒张时，瓣膜关闭，阻止血液倒流回右心室。

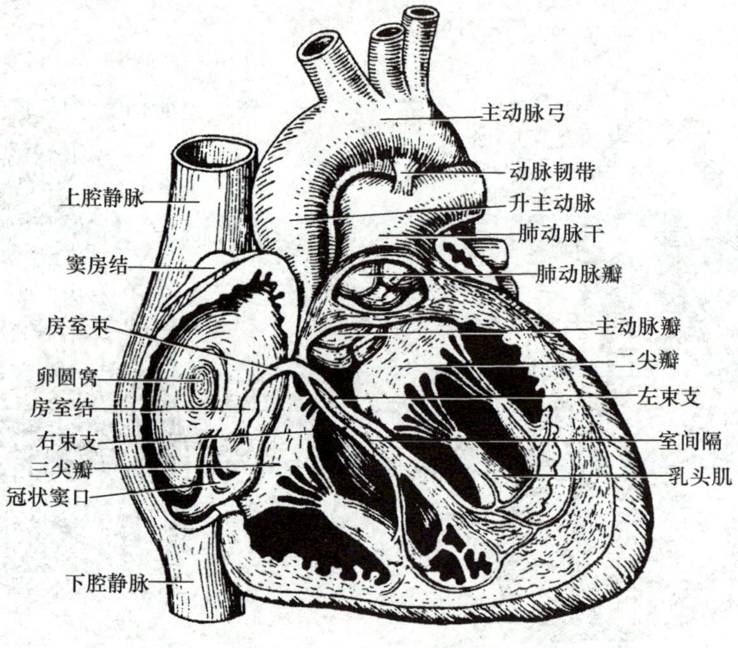

图 6-5　心脏的内部结构

　　3. 左心房　左心房后部两侧各有2个肺静脉口，由肺回流的动脉血由此注入左心房。左心房的出口为左房室口，通向左心室。

　　4. 左心室　左心室壁最厚，分为流入道和流出道两部分。流入道的入口为左房室口，口的周缘附有两片瓣膜，称二尖瓣。二尖瓣也借腱索连于乳头肌上，其功能与三尖瓣相似。左心室的出口为主动脉口，周缘附有三个半月形的主动脉瓣，其构造和功能与肺动脉相似。

　　心脏像一个"动力泵"，房室瓣（二尖瓣和三尖瓣）和动脉瓣（主动脉瓣和肺动脉瓣）类似泵的阀门，它们可顺血液而开放，逆血液而关闭。故有保证心腔血液定向流动的作用。心脏收缩时，房室瓣关闭，动脉瓣开放，血液流向动脉；心脏舒张时，动脉瓣关闭，房室瓣开放，心房血液流向心室。如果因病变引起瓣膜关闭不完全（闭锁不全）或不能完全开放（狭窄），则将导致心腔内血流紊乱。

为什么把心脏比作泵?

心脏的作用类似于水泵,昼夜不停地将血液由静脉吸入心脏的右侧(由右心房进入右心室),再将血液泵入肺内,血液在肺内接受氧气后流入心脏的左侧,经左心房至左心室再射入动脉血管内,通过主动脉及其全身动脉分支将血液输送到身体各个部位,为人体所有的活细胞提供氧气和营养成分。

(三)心壁的结构

心房壁比心室壁薄。心壁由内向外分为心内膜、心肌层和心外膜。心内膜含血管、神经和心传导系的分支。心肌层分为心房肌和心室肌,心房肌和心室肌不相连续,故心房和心室的收缩和舒张不是同时进行。营养心脏的血管行于心外膜内。

(四)心脏的传导系统

心脏的传导系统包括窦房结、房室结、房室束、房室束左右束支、浦肯野纤维,最后连于心壁肌内(图6-6)。心脏的传导系统位于心壁内,由特殊分化的心肌细胞构成,其功能是产生并传导兴奋冲动,维持心搏的正常节律,使心房肌和心室肌的收缩互相协调。

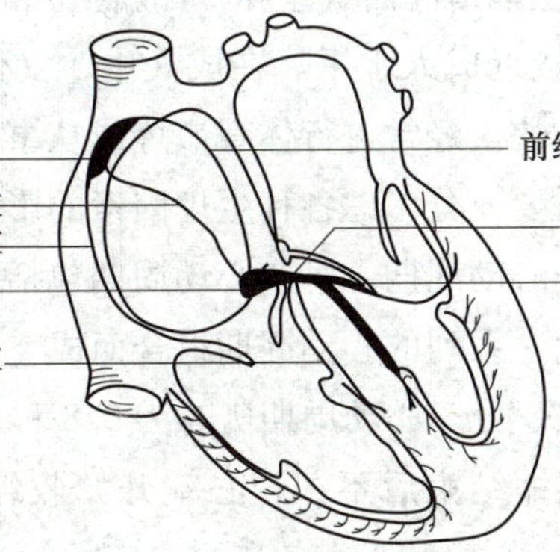

图6-6 心脏的传导系统

窦房结是心脏的正常起搏点,由窦房结发出的冲动引起心房肌收缩,同时冲动也传给房室交界,在房室交界内传导缓慢,再沿房室束、房室束左右束支及浦肯野纤维传至心室肌,引起心室肌收缩。房室交界区细胞的传导性很低,其中又以结区最低。房室交界是正常时兴奋由心房进入心室的唯一通道,交界区这种缓慢传导使兴奋在这里延搁一段时间(称房-室延搁)才向心室传播,从而可以使心室在心房收缩完毕之后才开始收缩,不至于产生房室收缩重叠的现象。可以看出,心脏内兴奋传播途径的特点和传导速度的不一致性,对于心脏各部分有次序地、协调地进行收缩活动,具有十分重要的意义。

心脏骤停

心脏骤停是指心脏突然停止跳动,有效泵血功能消失,引起全身严重缺血缺氧。临床表现为不能扪到大动脉搏动,如触颈动脉和股动脉无搏动,心音消失,继之意识丧失、呼吸停止、瞳孔散大,若不及时抢救可引起死亡。

2019年美国心脏协会(AHA)《心肺复苏与心血管急救指南》中建议,将成人、儿童和婴儿(不包括新生儿)的基础生命支持程序更改为C-A-B(胸外按压、开放气道、人工呼吸)。

（五）心脏的血管

营养心脏的动脉是左、右冠状动脉，均由主动脉升部的起始处发出，行于心外膜深面，分布于心壁。如冠状动脉或其分支发生阻塞，可引起心肌梗死，心律失常等。心的静脉经三条途径回流入心，心壁大部分静脉血经冠状窦注入右心房，冠状窦位于冠状沟后部，借冠状窦口开口于右心房；右心室前壁有 2~3 支较大的静脉，直接开口于右心房。

（六）心包

心包包被于心的外面，分纤维心包和浆膜心包。浆膜心包分为壁层、脏成，两层之间围成的腔隙称心包腔，内含少量浆液，能减少心脏搏动时的摩擦。

二、心脏的泵血功能

（一）心率与心动周期

每分钟心跳的次数称为心跳频率，简称心率。正常成人安静时，心率为 60~100 次/分，平均约 75 次/分。心率可因年龄、性别及其他生理情况而有差异，如新生儿的心率可达 130 次/分以上，随着年龄的增长而逐渐减慢，至 15~16 岁时接近成人水平。在成人中，女性比男性的心率稍快，安静或睡眠时心率减慢，运动或情绪激动时心率加快。经常进行体育锻炼或从事体力劳动者，心率较慢。心率是临床常用的诊疗指标之一，在评价心率时要充分考虑各种生理因素的影响才能得出正确地判断。

心脏一次收缩和舒张，称为一个心动周期。每个心动周期包括心房收缩，心房舒张，心室收缩和心室舒张四个过程。正常心脏的活动由一系列的心动周期组合而成。因此，心动周期是分析心脏机械活动的基本单元。如果成年人心率是 75 次/分，心动周期历时为 0.8 秒。在一个心动周期中，心房首先收缩 0.1 秒，接着舒张 0.7 秒。在心房收缩结束后不久，心室开始收缩。收缩持续时间 0.3 秒。随后舒张 0.5 秒（图 6-7）。一次心动周期中，心房和心室各自按一定的时程和顺序先后进行收缩与舒张交替活动。左右两侧心房的活动几乎是同步的，两侧心室的活动也几乎是同步的。在一个心动周期中，心房、心室共同舒张的时间大约为 0.4 秒，这一时间称为全心舒张期。保证心脏收缩后能得到充分时间舒张，有利于血液回流心室及心脏的持久活动。

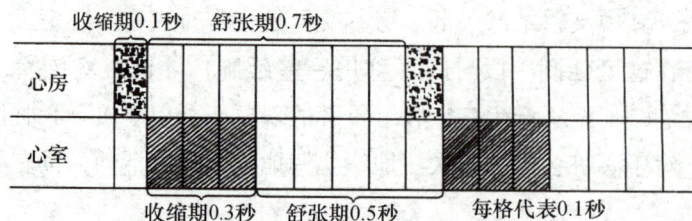

图 6-7 心动周期图解

（二）心脏的射（泵）血过程

血液在心脏中流动是单方向的，由心房流向心室，再由心室射入动脉。在心脏的射血过程中，心室舒缩活动所引起的心室内压力变化是血液流动的动力，而瓣膜的开放和关闭决定着血液流动的方向。现以左心为例说明心脏在射血过程中，心脏内压力、容积和瓣膜等变化。

1. 心房收缩期　心房收缩之前，整个心脏处于舒张状态，心房、心室内压力都比较低，约为0kPa，这时半月瓣（动脉瓣）关闭。由于静脉血液不断流入心房，心房内压力相对高于心室内压力，房室瓣处于开放的状态，血液由心房流入心室，使心室不断充盈。当心房收缩时，心房容积减小，内压升高，再将其中的血液挤入心室，使心室充盈血量进一步增加。心房收缩持续时间约为0.1秒，随后进入舒张期。

2. 心室收缩期　心房进入舒张期后不久，心室就开始收缩，心室内压随之升高，当心室内压力超过心房内压力时，心室内血液即推动房室瓣膜使之关闭，血液不致倒流入心房。由于此时心室内压力仍低于主动脉压，半月瓣仍处于关闭状态，此时心室成为一个封闭腔，这时心肌的强烈收缩，心室容积不改变，但心室内压急剧升高，故此期称为等容收缩期，持续0.06~0.08秒。此后，心室肌继续收缩，心室内压逐渐升高，当心室内压力超过主动脉压力时，则血液推开半月瓣膜而射入主动脉（图6-8），此期称为射血期。在射血期开始的时候，由于心室肌仍在强烈收缩，心室内压上升达到顶峰，故射入动脉的血量多，流速快，这段时间称为快速射血期（0.11秒）。之后，随着心室内血液减少，心室容积缓慢缩小，心室肌收缩力量随之减弱，射血速度逐渐减慢，这段时间称为缓慢射血期（0.19秒）。在这段时期内，心室内压力和主动脉压力皆相应下降（图6-9）。据研究，快速射血后期及缓慢射血期，心室内压已低于主动脉内压力，这时心室血液是由于受到心室肌收缩的作用而具有较大的动能，因此能够依照惯性作用而逆着压力梯度继续进入主动脉。

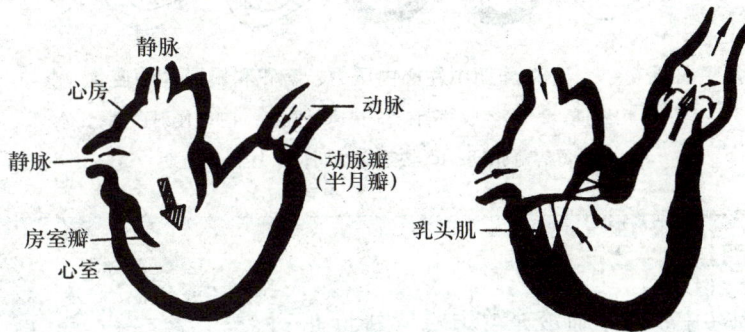

图6-8　心脏射血过程示意图

3. 心室舒张期　心室收缩后就开始舒张，这时心房处在舒张期，心室内压下降，主动脉内血液向心室方向反流，推动半月瓣，使半月瓣关闭，这时心室内压仍高于心房内压，房室瓣依然处于关闭状态，心室又成封闭腔。此时，由于心室肌舒张，但容积并不改变，室内压力急剧下降，称为等容舒张期，持续0.06~0.08秒。当心室内压继续下降到低于心房内压时，又出现房—室压力梯度，心房中血液推开房室瓣并快速流入心室，心室容积迅速增加，称快速充盈期（0.11秒）。此后，血液以较慢的速度继续流入心室，心室容积不断增加，称为缓慢充盈期（0.19秒）。随后，进入下一个心动周期，心房又开始收缩，再把其中少量血液挤入心室。由此可见，在一般情况下，血液进入心室主要不是靠心房收缩所产生的挤压作用，而是靠心室舒张时心室内压下降所形成的"抽吸"作用。

因此，血液在心脏中能按单方向流动，是由于心室肌的收缩和舒张引起心室内压变化和瓣膜的开、闭活动所实现。左、右两侧心脏结构相同，故射血过程也完全相似。

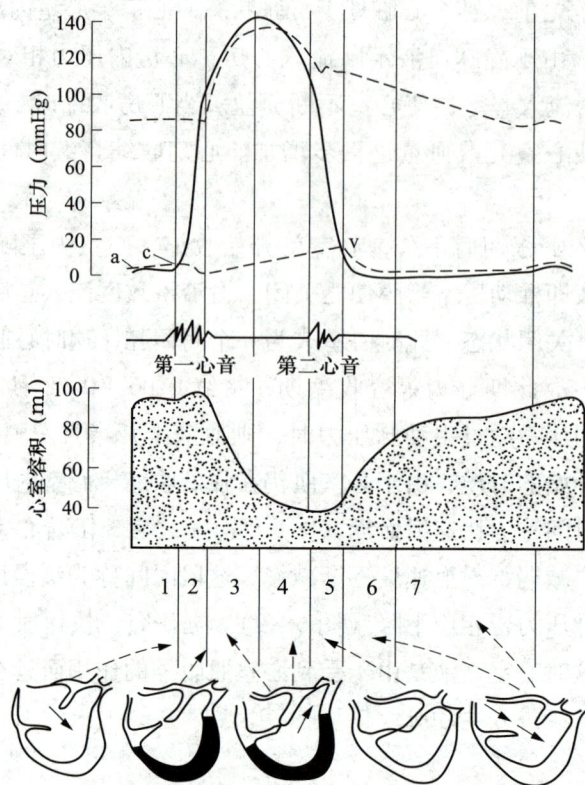

图 6-9 心动周期中左心内压力、容积和瓣膜等的变化
1. 房缩期；2. 等容收缩期；3. 快速射血期；4. 缓慢射血期；
5. 等容舒张期；6. 快速充盈期；7. 缓慢充盈期

即学即练 6-2

心动周期中，心室血液充盈主要是由于（　　）。

A. 血液依赖地心引力而回流

B. 骨骼肌的挤压作用加速静脉回流

C. 心房收缩的挤压作用

D. 心室舒张的抽吸作用

E. 胸内负压促进静脉回流

答案解析

（三）衡量心脏泵血功能的指标

心脏射血过程是否正常，对机体的正常活动具有重要影响。目前常用以下几种指标来评定心脏泵血功能。

1. 心脏的输出量　心脏输出的血液量是衡量心脏功能的基本指标，可分为每搏输出量和每分输出量。每搏输出量是指一侧心室每收缩一次射出的血液量，简称搏出量。正常成年人安静状态下的每搏输出量为 60~80ml，左、右心室基本相同。每分输出量是指每分钟一侧心室射出的血液量，简称心输出量，等于搏出量乘以心率。

正常情况下，心输出量与机体新陈代谢水平相适应，成人在安静状态下的心输出量一般为 5~6

L/min，女性比男性约低10%。研究表明，在不同生理情况下心输出量有相当大的差异。

2. 心指数 以每一平方米体表面积计算的每分心输出量，称为心指数。人体静息时的心输出量与体表面积成正比，一般身材的成年人（体表面积为1.6～1.7m²）安静和空腹情况下的心指数为3.0～3.5L/（min·m²）。心指数的测定可以排除因体型差异造成的心输出量差异导致的对心脏泵血功能的误判。

3. 射血分数 射血分数是指搏出量占心室舒张末期容积的百分数，公式为下：

$$射血分数 = \frac{搏出量（ml）}{心室舒张末期容积（ml）} \times 100\%$$

健康成年人安静时射血分数为55%～65%。当心肌收缩力增强时，搏出量增多，射血分数增加。当心室功能减退、心室异常扩大时，射血分数明显下降。

即学即练6-3

每搏输出量占下列哪个容积的百分数称为射血分数（　　）。

A. 回心血量　　　　B. 心室舒张末期容积　　　C. 心室收缩末期容积

D. 快速射血期末容积　　E. 等容舒张期容积

答案解析

（四）心脏泵血功能的调节

心脏的主要功能是射出血液以适应机体代谢需要。因此，调节心输出量，使之适应机体代谢需要，具有重要意义。下面重点介绍影响心输出量的主要因素。决定心输出量的因素为每搏输出量和心率。

1. 每搏输出量的调节 心率不变时，每搏输出量增加，则每分输出量增加；每搏输出量减少，则每分输出量也减少。每搏输出量的多少则取决于前负荷、后负荷和心肌收缩性能等三个因素。

（1）前负荷 心室肌收缩前所承受的负荷，是由心室舒张末期的血液充盈量决定的。心室舒张末期血液的充盈量是由静脉回心血量和心室射血后剩余血量两部分构成，其中静脉回心血量是影响心肌前负荷的主要因素。在一定范围内，静脉回心血量增加，前负荷增大，心室肌初长度增加，心肌收缩力增强，搏出量增多。相反，静脉回心血量减少，搏出量减少。这种通过改变心肌初长度而引起心肌收缩力改变的调节，称为异长自身调节。

（2）后负荷 后负荷是指心肌开始收缩后遇到的负荷。对心室而言，后负荷是指心室射血时遇到的阻力，即为大动脉血压。如其他条件不变，动脉血压升高，后负荷增加，导致等容收缩期延长，射血期缩短，射血速度减慢，搏出量减少。但是，搏出量的减少使心室内剩余的血量增多，如静脉回心血量不变，心室舒张末期容积增加，前负荷增大，通过异长自身调节加强心肌收缩力，使搏出量回升。如动脉血压持续升高，心室肌长期加强收缩而逐渐发生肥厚，最终导致心脏泵血功能减退。

（3）心肌收缩能力 心肌能不依赖于前、后负荷而改变其收缩功能的内在特性，称为心肌收缩能力。心肌收缩能力增强，搏出量增加。这种调节与心肌初长度无关，故称为等长自身调节。心肌收缩能力的大小决定于肌肉本身的功能状态，受神经和体液因素的影响。心交感神经、儿茶酚胺和Ca^{2+}能增加心肌的收缩能力；心迷走神经、乙酰胆碱、K^+、缺氧和酸中毒时可使心肌收缩能力减弱。

2. 心率对心输出量的影响 每分钟心跳频率称为心率。正常成年人在安静状态下，心率为60～100次/分，平均75次/分。发热时心率加快，体温增加1℃，心率每分钟相应增加12～20次。

在一定范围内，心率增加可使心输出量增多。但如果心率过快，超过 170～180 次/分，则心输出量反而减少，这是由于心舒期缩短，心室充盈减少所致。反之当心率过慢，少于 40 次/分，心输出量也相应减少。这是由于心舒期过长，心室充盈已接近最大限度，再延长心舒时间也不能使搏出量相应增加。

即学即练 6 - 4

下列哪种情况出现时，心输出量减少（　　）。

A. 心肌收缩力增强　　　　　　　B. 后负荷增大

C. 前负荷适当增大　　　　　　　D. 心率增加到 100 次/分钟

E. 静脉回心血量增多时

答案解析

三、心肌细胞的生物电现象

心脏泵血功能的实现是以心肌节律性收缩和舒张为基础的，而心房和心室能持续、有规律地收缩和舒张，归根到底是由于心肌细胞电活动的规律有序发生与扩布引起的。与神经细胞和骨骼肌细胞相比，心肌细胞的生物电活动更复杂，各类心肌细胞的生物电现象存在较大的差异。

心肌细胞分为两大类。一类是普通细胞，具有收缩功能，称为工作细胞，包括心房肌和心室肌。工作细胞属于非自律性细胞，不能产生节律性兴奋活动，但具有兴奋性和传导兴奋的能力。第二类是一些特殊分化心肌细胞，无收缩功能，但具有兴奋性、传导性和自动产生节律性兴奋的能力，因此又称自律细胞，主要包括 P 细胞和浦肯野细胞。它们与另一些不具有收缩功能且无自律性，只保留很低的传导性的细胞组成心脏中的特殊传导系统，它是心脏中发生兴奋和传导兴奋的组织，控制心脏节律性活动。特殊传导系统包括窦房结、房室交界、房室束和浦肯野纤维。

（一）静息电位及其形成机制

心肌细胞和骨骼肌一样在静息状态下呈极化状态，膜内为负，膜外为正。这种静息状态下膜内外的电位差称为静息电位。不同心肌细胞的静息电位的稳定性不同，人和哺乳类动物心脏的非自律细胞的静息电位稳定为 $-90mV$。自律性细胞如窦房结细胞和浦肯野细胞的静息电位不稳定，称为舒张期电位，不同部位的自律细胞舒张期最大电位是不同的，浦肯野细胞的最大舒张电位为 $-90mV$，窦房结细胞的最大舒张电位较小，大约为 $-70mV$。心肌细胞静息电位产生的机制与神经、骨骼肌细胞相似，主要是由于 K^+ 外流所致。

（二）动作电位

心肌细胞兴奋过程中产生的并且能扩布出去的电位变化称为动作电位。与骨骼肌相比，心肌细胞动作电位升支与降支不对称，复极过程比较复杂，不同部分心肌细胞动作电位形态波幅均有所不同（图 6-10）。依据心肌细胞生物电活动的特点，可以分为快反应细胞与慢反应细胞。快反应细胞包括心室肌、心房肌和浦肯野细胞，前两者属非自律细胞，后者属自律细胞。快反应细胞动作电位有去极化速度快，波幅大，复极过程缓慢并可分几个时相（期）等特点。由于去极速度快、波幅大，所以兴奋传导也快。慢反应细胞包括窦房结和房室结，慢反应细胞有去极化速度慢、波幅小、复极缓慢且无明显的时相区分、传导速度慢等特点。

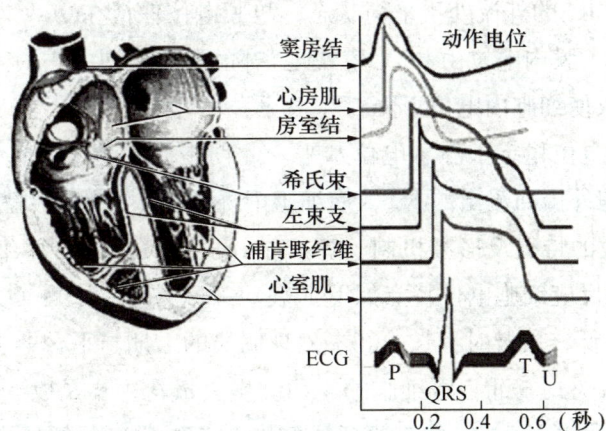

图 6-10 各部心肌细胞的动作电位与传导速度

1. 快反应细胞动作电位及其形成机制 以心室肌为例，其动作电位分为五个时期。通常用 0，1，2，3，4 等数字代表各个时期。简述如下（图 6-11）。

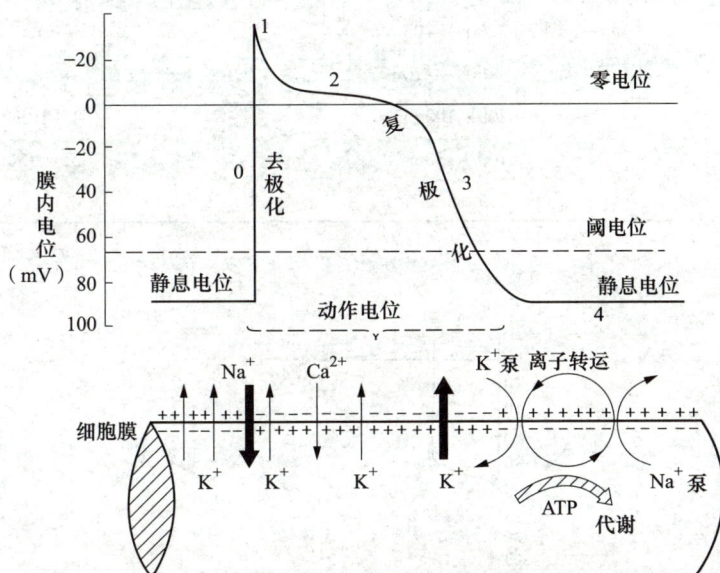

图 6-11 心室肌的生物电与离子活动示意图

（1）除极过程（0 期） 在适宜的外来刺激作用下，心室肌细胞发生兴奋，膜内电位由静息状态下的 $-90mV$ 迅速上升至 $+30mV$ 左右，构成动作电位的升支。除极相很短，仅占 1~2 毫秒，而且除极幅度大，为 120mV。

0 期形成机制为 Na^+ 通道开放，细胞膜外高浓度的 Na^+ 迅速内流所致，形成外负内正的反极化状态。河豚毒素可阻断 Na^+ 通道。

（2）复极过程 整个复极过程缓慢，分四个阶段。

1 期（快速复极化期） 膜内电位由 $+30mV$ 迅速下降到 $0mV$ 左右。占时 10 毫秒，与 0 期合称锋电位。此期 Na^+ 通道已失活，Na^+ 内流停止，K^+ 开始外流。

2 期（平台期） 膜内电位停滞于 $0mV$，持续 100~150 毫秒。是整个动作电位持续时间长的主要原因，是心肌细胞动作电位区别于骨骼肌和神经纤维的主要特征。此期心肌细胞膜上的 Ca^{2+} 通道开放，

Ca^{2+} 缓慢内流入细胞内，同 K^+ 的外流处于平衡状态，故膜电位保持在 0mV 左右。

3 期（快速复极末期）　膜内电位由 0mV 较快地下降到 -90mV，占时 100~150 毫秒，此期 Ca^{2+} 内流停止，K^+ 继续外流，致使细胞内电位下降。

4 期（静息期）　膜内电位稳定于静息电位水平。此期中肌膜上的 Na^+-K^+ 泵作用，将进入细胞的 Na^+ 和 Ca^{2+} 排出，从细胞外摄回流出的 K^+，使细胞内外离子浓度恢复到静息时的状态。

2. 慢反应细胞动作电位的特征及形成机制　窦房结，房室交界的自律细胞属于慢反应细胞。与快反应细胞跨膜电位相比，慢反应细胞电位特点如下（表6-1，图6-12）：①静息电位和阈电位比较低；②0期去极化速度慢，振幅低，去极时程长；③不出现明显的1期与平台期；④0期去极化主要是受慢通道控制的，与 Ca^{2+} 内流有关；⑤浦肯野细胞的4期缓慢去极化主要是以 Na^+ 为主的跨膜内流所引起，而窦房结细胞4期的去极化主要是由 K^+ 外流逐渐减少与 Na^+ 和 Ca^{2+} 的缓慢内流逐渐增加所引起。

表6-1　心肌细胞快、慢反应电位比较

电生理特性	快反应电位	慢反应电位
激活与失活	快	慢
离子活动（除极）	钠	钙
静息电位	-80~-95mV	-40~-70mV
阈电位	-60~-70mV	-30~-40mV
除极速度	200~1000m/s	1~10m/s
除极幅度	100~130mV	35~75mV
传导速度	0.5~30m/s	0.01~0.1m/s

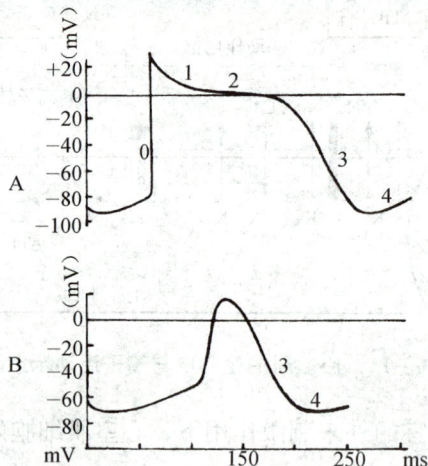

图 6-12　浦肯野（A）与窦房结（B）细胞跨膜电位的比较

四、心肌细胞的生理特性

心肌组织具有兴奋性、自律性、传导性和收缩性。前三者称为电生理特性，后者称为机械特性。

（一）心肌的兴奋性

心肌与其他组织一样也具有对刺激发生反应的能力，即兴奋性。衡量心肌细胞兴奋性的高低，采用刺激的阈值作为指标，阈值越大表示兴奋性越低，阈值越小表示兴奋性越高。下面重点讨论心肌在发生一次兴奋的当时和以后的一个短时间内兴奋性的变化情况（图6-13）。

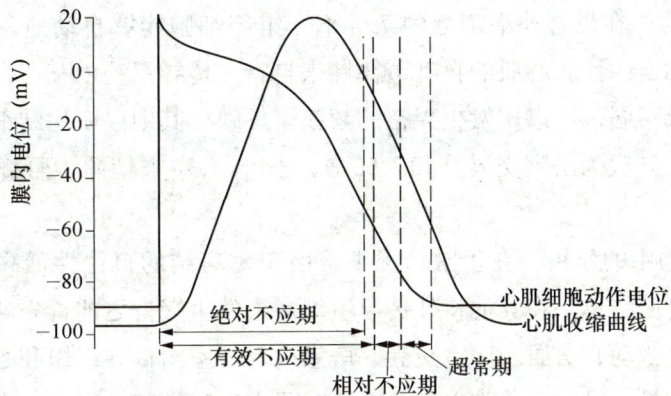

图6-13 心室肌细胞动作电位、收缩曲线、兴奋性变化在时间上的关系

心肌细胞发生一次兴奋时，动作电位从0期至3期膜电位达到-55mV这一段时间内给以任何强度的刺激都不会发生去极化而兴奋，此期称绝对不应期。在绝对不应期之后，膜电位由-55mV恢复到-60mV这一段时间内，如果给予足够强度的刺激，肌膜可产生局部兴奋反应，但并不引起扩布性兴奋而形成动作电位。心肌细胞一次兴奋过程中，由0期开始到3期膜内电位恢复到-60mV这一段不能再产生动作电位的时期，称为有效不应期。有效不应期完毕，膜电位从-60mV复极至-80mV这一段时间内，给以阈上刺激时，则可引起扩布性兴奋，这段时间称相对不应期。在相对不应期中所产生的兴奋称为期前兴奋。相对不应期后，心肌细胞继续复极化，在膜内电位由-80mV复极到-90mV这一段时间内，用阈下刺激，心肌就能引起兴奋，表明此期兴奋性高于正常，故称超常期。超常期后复极完毕膜电位恢复正常静息水平，兴奋性亦恢复正常。

细胞在发生一次兴奋过程中，兴奋性发生周期性变化，是所有神经和肌组织共同的特性；但心肌细胞的有效不应期特别长，一直延续到机械反应的舒张期开始之后。因此，只有到舒张早期之后，兴奋性变化进入相对不应期，才有可能在受到强刺激作用时产生兴奋和收缩。从收缩开始到舒张早期之间，心肌细胞不会产生第二个兴奋和收缩。这个特点使得心肌不会像骨骼肌那样产生完全强直收缩而始终做收缩和舒张相交替的活动，从而使心脏有血液回心充盈的时期，这样才可能实现其泵血功能。在心肌舒张早期以后给以较强的刺激所引起的收缩称期前收缩。期前收缩后往往出现一段较长的舒张期称代偿间歇（图6-14）。

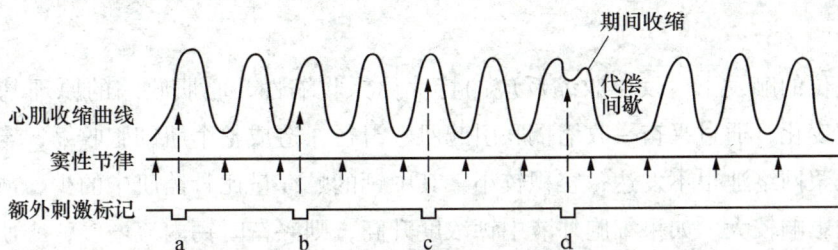

图6-14 期前收缩与代偿性间歇

刺激a、b、c落在有效不应期内不引起反应，刺激d落在相对不应期内，引起期前收缩与代偿间歇。

代偿间歇产生的原因，是由于在整体心脏活动过程中从窦房结传来的兴奋刚好落在心肌期前收缩的绝对不应期内，从而不引起心肌收缩，搏动减少一次。

（二）自动节律性

1. 自动节律性的概念　在没有外来刺激的条件下，组织细胞能够自动地发生节律性兴奋，此种特性称为自动节律性，简称自律性。心肌的自动节律性来自特殊传导系统内某些自律细胞。特殊传导系统各部分的自动节律性高低不同，可以用发生兴奋的频率来反映，其中以窦房结细胞自律性为最高（自动兴奋频率约 100 次/分），其次为房室交界（40～60 次/分），心室末梢浦肯野纤维自律性最低（20～40 次/分）。

2. 窦房结在心脏活动中的作用　在正常情况下，由于窦房结的自律性最高，而其他特殊传导组织的自律性比较低，因此窦房结总是在其他特殊传导组织尚未发生兴奋之前首先就发生兴奋。窦房结发生的兴奋向心脏扩布，依次激动心房肌、房室交界、房室束、心室内传导组织和心室肌，从而引起整个心脏兴奋和收缩。故窦房结是主导整个心脏兴奋的部位，称之为正常起搏点。由窦房结所控制的心律称窦性心律。正常人体窦房结的自动节律性活动受迷走神经的抑制，因而正常心率仅为 60～100 次/分。正常情况下其他部位的自律细胞均受窦房结的控制，并不表现出它们的自动节律性，它们仅仅起着兴奋传导作用，称为潜在起搏点。但在异常情况下，如窦房结以外的特殊传导组织自律性升高或窦房结的兴奋传导阻滞而不能控制其他自律组织，这些自律组织也能发生兴奋而控制心脏的活动，这些异常的起搏点称为异位起搏点，由异位起搏点兴奋所引起的心脏节律性跳动称为异位节律。

（三）传导性

1. 传导性的概念　心肌细胞具有传导兴奋的能力称为传导性。由于心肌是一种功能性合胞体，故心肌细胞的任何部位产生的兴奋既可沿整个细胞膜传布，又可通过闰盘传布到另一个心肌细胞，从而引起整块心肌的兴奋和收缩。

2. 心脏内兴奋传播的途径和特点　正常情况下，窦房结发生的兴奋可直接通过心房肌传到整个左、右心房并引起心房收缩，同时，窦房结的兴奋通过心房肌，沿着心房的"优势传导通路"迅速传到房室交界区，再通过房室束经左、右束支传至浦肯野纤维，引起心室肌兴奋，然后经心室肌将兴奋由内膜侧向外膜侧扩布而引起整个心室肌的兴奋。由于各种心肌细胞的传导性高低有所不同，故心肌各部的传导速度不同，如浦肯野纤维的传导速度快（可达 4m/s），心房肌约 0.4m/s，心室肌约为 1m/s，房室交界的传导速度很低，其中结区的传导速度最慢，仅为 0.02m/s。由于房室交界的传导速度最慢，故兴奋由心房通过房室交界产生延搁（为 0.45～0.1 秒），称为房室延搁。房室延搁具有重要生理意义，它可以保证心房收缩完毕后心室才开始收缩，有利于心房、心室各自完成它们的生理功能。

（四）收缩性

心肌在动作电位的触发下，发生收缩反应的特性称为收缩性，心肌收缩的原理基本上与骨骼肌一样，即先出现电位变化，通过兴奋－收缩耦联引起肌丝滑行，造成整个肌细胞收缩，与骨骼肌收缩的不同点是心肌中的肌浆网终池很不发达，容积较小，其中钙的贮存量比骨骼肌中的少，故细胞外液中钙浓度对心肌收缩力的影响较大。如果细胞外液中钙浓度升高，则兴奋时钙内流增多，心肌收缩力增强；反之细胞外液中钙浓度下降则心肌收缩力减弱。

正常情况下，窦房结发生的兴奋几乎同时到达左右心房各部，因此心房肌收缩是同步的。心房收缩后，由房室束传至左右心室肌的兴奋也几乎同时到达左右心室各部，因此左右心室的收缩也是同步的。心肌纤维同步收缩对心脏完成泵血功能非常重要，如果心肌纤维不能产生同步收缩且各自收缩与舒张则形成纤维性颤动（纤颤）。依其发生部位不同，可分为心房纤颤和心室纤颤，后者使心室立即丧失泵血功能。

五、心音和心电图

（一）心音

心动周期中，心肌收缩、瓣膜启闭、血液加速度和减速度对心血管的加压和减压作用以及形成的涡流等因素引起的机械振动，可通过周围组织传递到胸壁；如将听诊器放在胸壁某些部位，就可听到声音，称为心音。一般可听到两个心音，即第一心音和第二心音。

第一心音发生在收缩期，音调低，持续时间长。在心尖搏动处（左第5肋间隙锁骨中线）听得最清楚。是由于心收缩心室射血引起大血管扩张及产生的涡流产生的振动，以及房室瓣突然关闭引起的振动。可作为心室收缩期开始的标志。

第二心音发生在舒张期，音调高，持续时间短。主要与主动脉瓣和肺动脉瓣的关闭有关，故可用来标志心室舒张期的开始。在第2肋间胸骨的左右侧听得最清楚。

📖 知识链接

心脏杂音

在正常情况下，血液在心脏和大血管中流动时，并不产生异样的声音。但当血液在流动过程中遇到了障碍，会在障碍物的边缘形成漩涡，并且引起心脏的瓣膜及血管壁的振动。这时，在正常心音之外，就产生了杂音。借助于听诊器，医生可在人体体表的心脏各听诊区听到它。

（二）体表心电图

在正常人体，由窦房结发出的一次兴奋，按一定的途径和进程，依次传向心房和心室，引起整个心脏的兴奋。这种生物电变化通过心脏周围的导电组织和体液，反映到身体表面，使身体各部位在每一心动周期中也都发生有规律的电变化。将测量电极放置在人体表面的一定部位记录出来的心脏电变化曲线，就是临床上记录的心电图。心电图反映心脏兴奋的产生、传导和恢复过程中的生物电变化，而与心脏的机械收缩活动无直接关系。

测量电极放置位置和连线方式不同所记录的心电图的波形有所不同，但基本上都包括一个 P 波、一个 QRS 波和一个 T 波（图 6 – 15）。

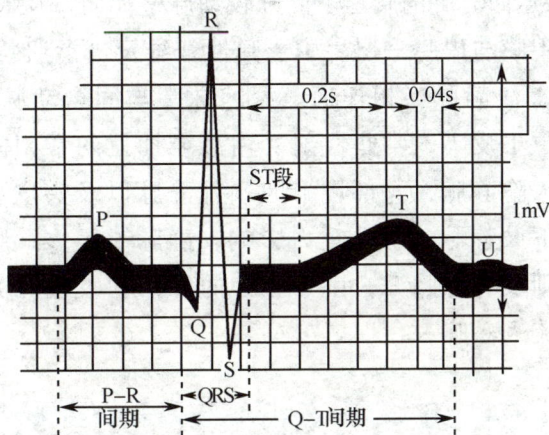

图 6 – 15 正常人体心电图

P 波　反映左右心房的去极化过程。历时 0.08～0.11 秒，波幅 <0.25mV。

QRS 波群　反映左右心室外去极化过程的电位变化。历时 0.06～0.10 秒。

T 波　反映心室复极化过程的电位变化。历时 0.05～0.25 秒。T 波的方向与 QRS 波群的主波方向相同。

P－R 间期（P－Q 间期）　代表兴奋从心房到心室所需的时间，历时 0.12～0.20 秒。在房室传导，阻滞时，P－R 间期延长。

Q－T 间期　从 QRS 波起点到 T 波终点的时程，历时 0.30～0.40 秒。代表心室开始兴奋去极到完全复极到静息状态的时间。心率快时，Q－T 间期短；心率慢时，Q－T 间期长。

ST 段　指从 QRS 波群终了到 T 波起点之间的与基线平齐的线段，代表心室各部分心肌细胞均处于动作电位的平台期，各部分之间无电位差。

第三节　血管及淋巴管

PPT

一、血管及淋巴系统的结构与分布

（一）血管的种类、结构与分布

血管系统由动脉、静脉和毛细血管所组成。

1. 动脉　动脉是把血液从心脏输送到毛细血管的管道。大动脉分成若干中动脉，中动脉再分成若干小动脉，这样几级分支最后成微动脉。管径随分支逐渐变细，大动脉的内径约为 25mm，微动脉的内径仅为 20～30μm。微动脉可再分支为后微动脉。动脉管壁较厚，可分为内、中、外三层。内膜的表层为一层单层扁平内皮，内皮下是一薄层结缔组织，接近中膜处往往有一层由弹性纤维组成的弹性膜。中膜较厚，主要由环行平滑肌及弹性膜等组织所组成，动脉具有弹性与收缩性，外膜由结缔组织组成，内有营养血管和神经等。大动脉的中膜厚，主要由弹性膜组成，也有少量平滑肌，由于其弹性大，故又称弹性动脉（图 6－16）。中动脉的管壁主要由平滑肌组成，平滑肌纤维间夹杂着一些弹性纤维和胶原纤维，其收缩性强，故又称肌性动脉（图 6－17）。动脉越往下分支，其管壁越薄，口径越小，弹性纤维逐渐减少而平滑肌成分增多。

2. 静脉　静脉是输送血液返回心脏的管道。静脉较动脉壁薄而口径大，数量多，亦可分大、中、小三种，管壁也可分外膜、中膜与内膜三层。中层弹性纤维及平滑肌均少，故弹性与收缩性较小。静脉有深、浅静脉之分，深、浅静脉互相连通。深静脉常与同名动脉伴行。如肾动脉、肾静脉；股动脉、股静脉等。浅静脉位于皮下，常是注射、输液或抽血的常用静脉，如上肢皮下的肘正中静脉、头静脉，下肢皮下的大隐静脉，颈部皮下的颈外静脉以及头皮静脉等。静脉内有瓣膜，有防止血液倒流的作用。尤其下肢静脉，易受重力影响，静脉瓣最多；胸腹腔内的大静脉，如门静脉、肝静脉；上、下腔静脉则没有静脉瓣，由于心脏的舒张和吸气时的胸腔内压下降，腹内压升高等，可促进上述静脉血回流入心脏。

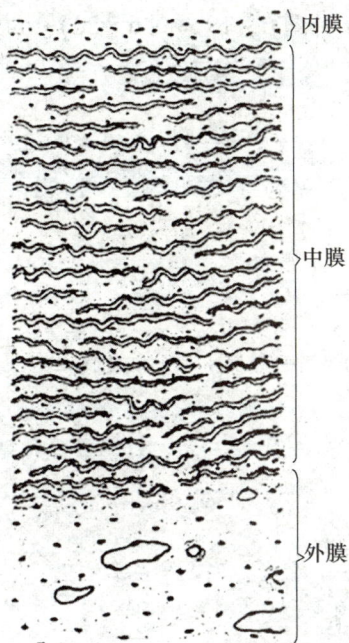

图 6-16 大动脉（低倍）

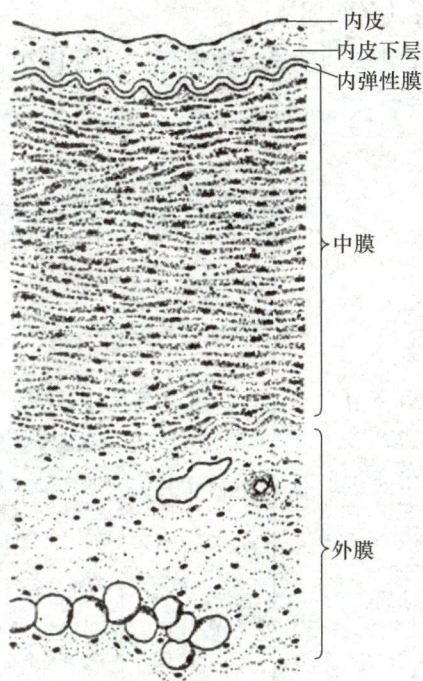

图 6-17 中动脉（低倍）

3. 毛细血管 毛细血管是体内分布最广，管壁最薄、口径最小的血管，一般仅能容纳 1~2 个红细胞通过。其管壁主要由一层内皮细胞构成，在内皮外面有一薄层结缔组织。另外还常可见到一种扁而有突起的细胞贴在毛细血管的管壁外面，称为周细胞（图 6-18）。这种细胞的性质还不清楚。有人推测周细胞具有收缩作用，可控制毛细血管管径，但尚未证实。有实验表明，内皮细胞受某些化学物质或机械性刺激时，它本身就可收缩而改变管径的大小，毛细血管的内径平均约为 $8\mu m$，长 $0.2 \sim 0.4mm$，它们互相联系成网状，布满全身，毛细血管总横断面积大于主动脉数百倍。平时一般仅有小部分毛细血管轮流开放。由于毛细血管壁薄，和有较高通透性，使血液中的 O_2 和营养物质能通过管壁进入组织，组织中的 CO_2 和代谢产物也能通过管壁进入血液，从而完成血液与组织间的气体交换和物质交换。据电镜观察，肾脏等器官内的毛细血管内皮有许多小孔，更有利于物质的通透。

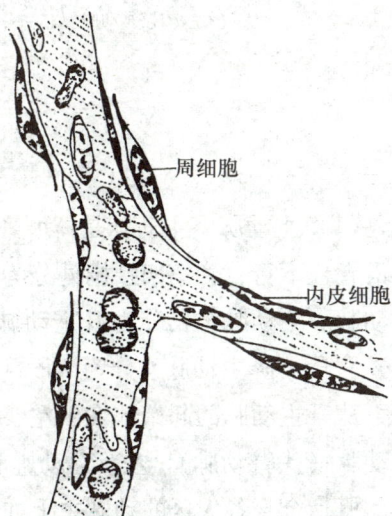

图 6-18 毛细血管的周细胞

（二）肺循环的血管

肺循环的血管包括肺动脉和肺静脉。

肺动脉短而粗，从右心室发出，在主动脉弓下方分左、右肺动脉，分别经左、右肺门进入左、右肺。肺动脉内的血液为静脉血。

肺静脉左、右各两条，分别由左、右肺门出肺，注入左心房。肺静脉内的血液为动脉血。

（三）体循环的血管

体循环的血管包括从心脏发出的主动脉及其各级分支，以及返回心脏的上腔静脉、下腔静脉、冠状静脉窦及其各级属支。

1. 体循环的动脉 体循环的动脉从左心室发出，分布于全身（图6-19、图6-20）。

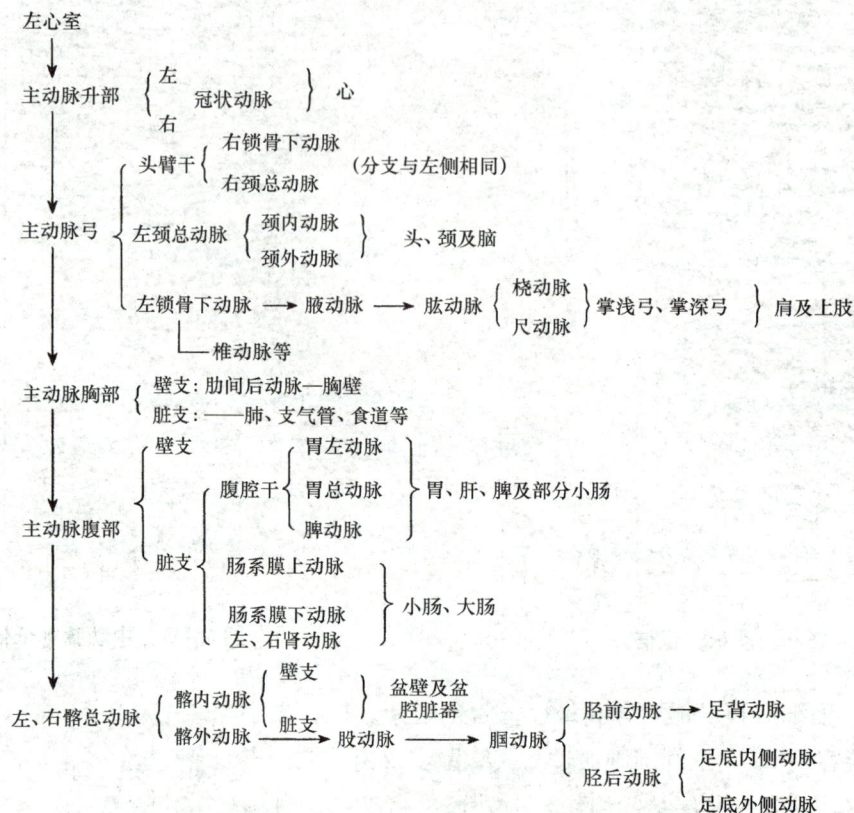

```
左心室
  ↓
主动脉升部 {左
            右} 冠状动脉 } 心

           头臂干 {右锁骨下动脉
                   右颈总动脉} （分支与左侧相同）
  ↓
主动脉弓 {左颈总动脉 {颈内动脉
                       颈外动脉} 头、颈及脑

           左锁骨下动脉 → 腋动脉 → 肱动脉 {桡动脉
                                            尺动脉} 掌浅弓、掌深弓 } 肩及上肢
            └─ 椎动脉等
  ↓
主动脉胸部 {壁支：肋间后动脉—胸壁
            脏支：——肺、支气管、食道等

            壁支
                 {胃左动脉
           腹腔干 {胃总动脉 } 胃、肝、脾及部分小肠
                  {脾动脉
  ↓
主动脉腹部 {脏支 {肠系膜上动脉

                 肠系膜下动脉  } 小肠、大肠
                 左、右肾动脉

  ↓
                        髂内动脉 {壁支
                                  脏支} 盆壁及盆腔脏器          {胫前动脉 → 足背动脉
左、右髂总动脉 {
                        髂外动脉 → 股动脉 → 腘动脉 {          {足底内侧动脉
                                                    胫后动脉 {
                                                              {足底外侧动脉
```

图6-19 体循环的主要动脉分支

（1）主动脉 主动脉是体循环动脉的主干，从左心室发出后，先向上行，然后向左后方弯成弓形，再沿脊柱下行，到第四腰椎处分为左、右髂总动脉。左、右髂总动脉在骶髂关节前方又各分为髂内、髂外动脉。主动脉全长分为升主动脉（起始的一段），主动脉弓（弯曲的一段）和降主动脉（下降的一段）三段。降主动脉又分为两段，即胸主动脉（膈以上的一段）和腹主动脉（膈以下的一段）。

从升主动脉的起始部发出左、右冠状动脉，分布于心脏。由主动脉弓向上发出三支大动脉干，即无名动脉（头臂动脉）、左颈总动脉和左锁骨下动脉。无名动脉上升后再分为右颈总动脉和右锁骨下动脉。

概括全身各大区的动脉主干如下：

头颈部——颈总动脉　　　　腹部——腹主动脉

上肢部——锁骨下动脉　　　盆部——髂内动脉

胸部——胸主动脉　　　　　下肢部——髂外动脉

（2）头颈部的动脉 颈总动脉是营养头颈部的动脉主干。在颈内、外动脉分叉处的后壁上，有一小体称颈动脉体，是血液的化学感受器，能接受血液中 O_2 和 CO_2 分压变化的刺激，反射地调节呼吸运动。颈内动脉的起始处稍膨大，称颈动脉窦，内有压力感受器，可反射性地调节血压。

（3）上肢的动脉 锁骨下动脉是营养上肢的动脉主干。上肢的动脉依次包括腋动脉、肱动脉、桡动脉和尺动脉。腋动脉续于锁骨下动脉，于背阔肌下缘移行为肱动脉。肱动脉沿肱二头肌内侧缘下行至肘窝深部分为桡动脉和尺动脉。在肘窝稍上方，肱二头肌内侧可摸到肱动脉的搏动，临床上测量血压常在此听诊。

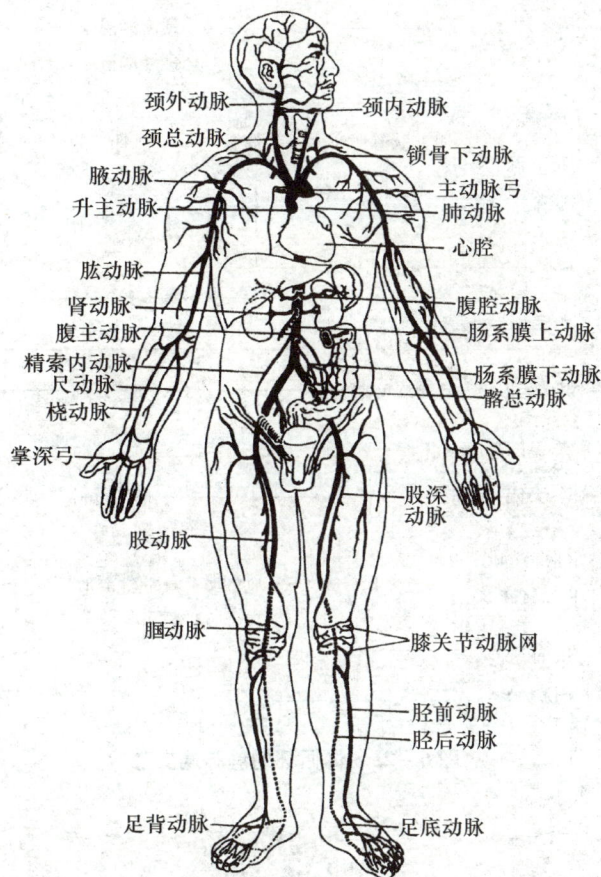

颈外动脉　颈内动脉
颈总动脉
锁骨下动脉
腋动脉　主动脉弓
升主动脉　肺动脉
心腔
肱动脉
肾动脉　腹腔动脉
腹主动脉　肠系膜上动脉
精索内动脉　肠系膜下动脉
尺动脉　髂总动脉
桡动脉
掌深弓
股深动脉
股动脉
腘动脉　膝关节动脉网
胫前动脉
胫后动脉
足背动脉　足底动脉

图 6 - 20　全身动脉

（4）胸部的动脉　胸主动脉是营养胸腔脏器（肺、支气管和食管）和胸壁的动脉主干，可分为脏支和壁支。

（5）腹部的动脉　腹主动脉是营养腹腔脏器和腹壁的动脉主干，亦分为脏支（成对和不成对）和壁支。

（6）盆部的动脉　髂内动脉是营养盆腔内脏、盆壁、会阴和外生殖器等的动脉主干。亦分为脏支和壁支。

（7）下肢的动脉　髂外动脉是营养下肢的动脉主干。

2. 体循环的静脉　体循环的静脉从各部的毛细血管网开始，逐渐汇合成较大静脉，最后汇合成上腔静脉、下腔静脉和冠状静脉窦，注入右心房。每一较大的静脉所接受的小静脉支，均称为该静脉的属支（图 6 - 21、图 6 - 22）。

体循环静脉可分为三大系统，即上腔静脉系，下腔静脉系（包括门静脉系）和心静脉系。

（1）上腔静脉系是收集头颈、上肢和胸背部等处的静脉血回到心脏的管道。

（2）下腔静脉系是收集腹部、盆部、下肢部静脉血回心的一系列管道。心静脉系是收集心脏的静脉血液管道。门静脉系主要是收集腹腔内消化管道，胰和脾的静脉血入肝的静脉管道，门静脉进入肝脏，在肝内又分成毛细血管网（与肝动脉血一起注入肝内血窦），然后再由肝静脉经下腔静脉回流入心脏（图 6 - 23）。

（3）心静脉系（见心脏的血管）

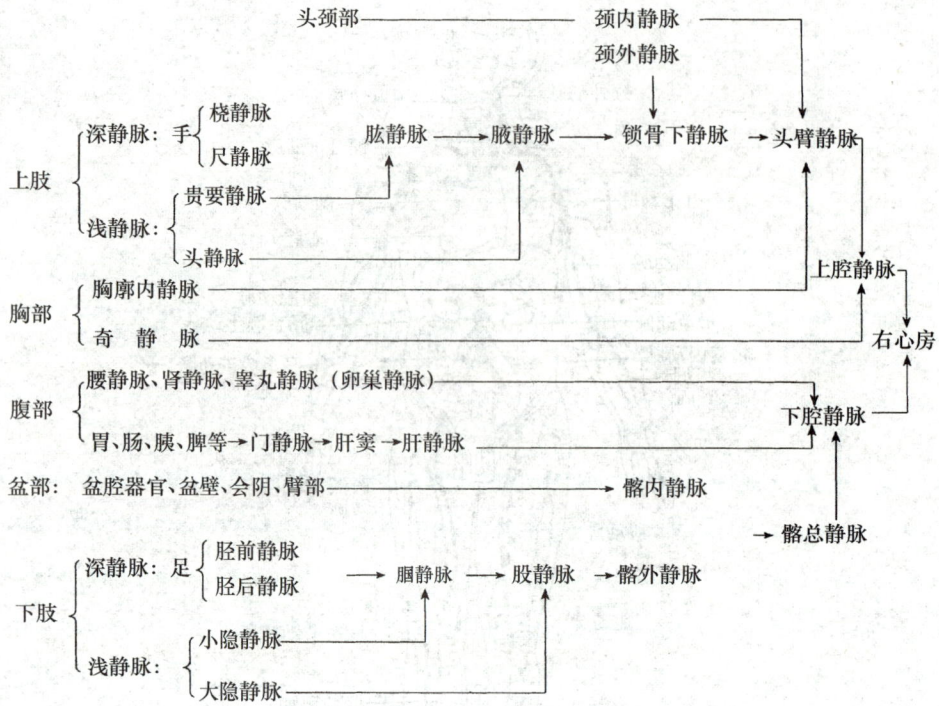

图 6 - 21　体循环的静脉属支

图 6 - 22　全身静脉

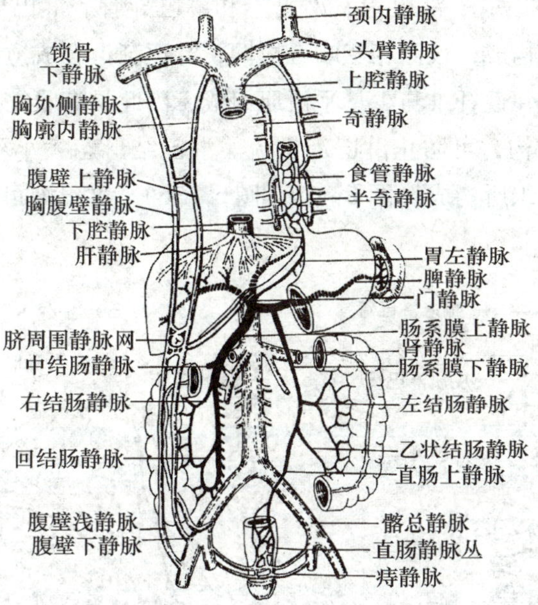

图 6-23　门静脉系及其属支

（四）淋巴系统

淋巴系统是脉管系统的一个组成部分，由输送淋巴液的淋巴管和产生淋巴细胞、生成抗体的淋巴器官（包括淋巴结、扁桃体、脾、胸腺和消化管内的各种淋巴组织等）所组成（图 6-24）。

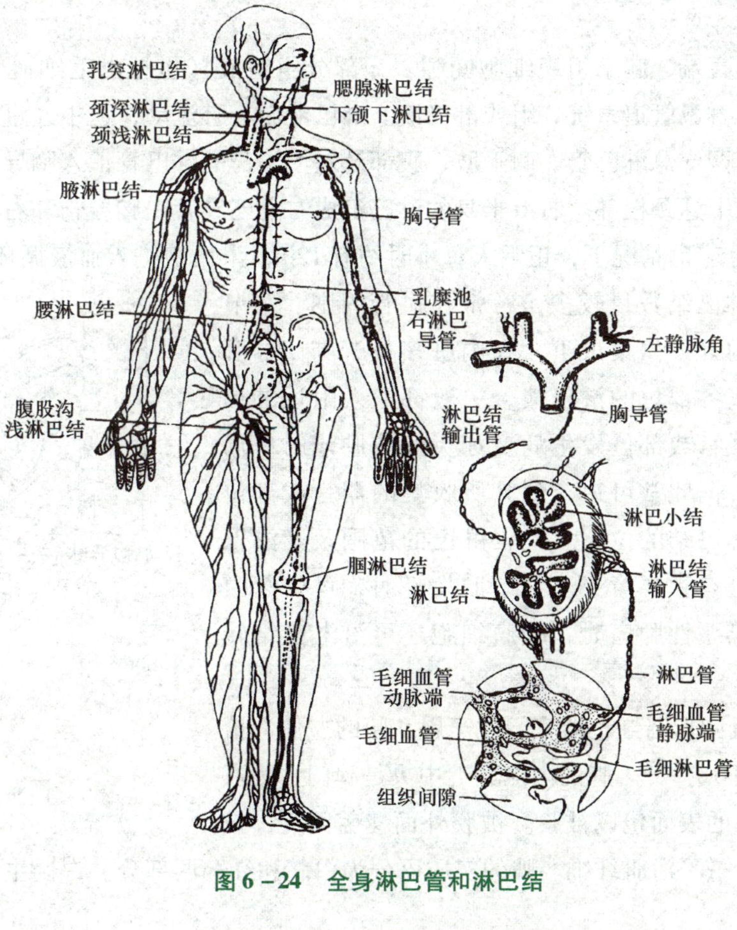

图 6-24　全身淋巴管和淋巴结

1. 淋巴管道 包括毛细淋巴管、淋巴管、淋巴干和淋巴导管。淋巴导管最后注入静脉角内。毛细淋巴管壁由一层扁平上皮细胞构成，彼此相互吻合成网，并逐渐汇合成愈来愈大的淋巴管。淋巴管的管壁非常薄，主要由内皮细胞、弹性纤维与少量平滑肌组成，因此具有收缩功能，以推动淋巴前进，淋巴管内与静脉一样，也有瓣膜结构，可防止淋巴液倒流。淋巴结形态大小不一，通常为圆形或椭圆形小体，由网状内皮组织及淋巴组织所构成（图6-25、图6-26）。淋巴液可由输入淋巴管进入淋巴结，经滤过后再由输出淋巴管流出。

图6-25 淋巴结

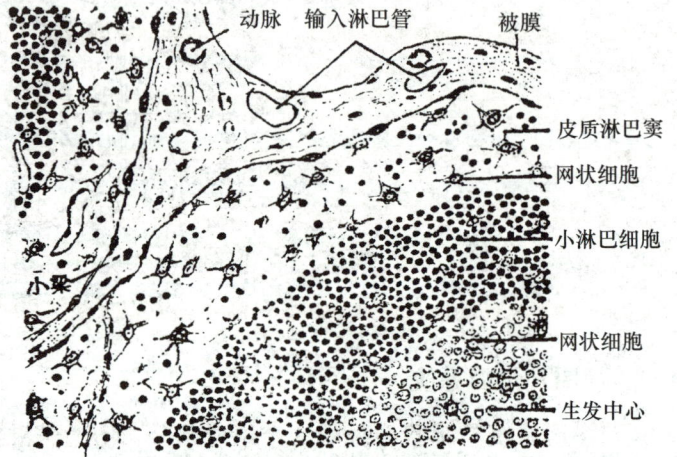

图6-26 淋巴结皮质（高倍）

毛细淋巴管一端为盲端，起于组织细胞间隙。一部分组织液（包括由毛细血管透出的蛋白质）经毛细淋巴管吸收再进入淋巴管道系统，组成淋巴液。淋巴液向心脏流动，途中经过一系列淋巴结，且获得淋巴细胞，最后汇入两支总淋巴管。两下肢、腹部及左上半身的淋巴管汇入胸导管，胸导管位于食管后方，脊柱的左前方，上达颈根部。右上半身的淋巴汇成右淋巴导管。胸导管和右淋巴导管分别汇入左静脉角（图6-24）。在安静情况下，正常人每小时约有120ml淋巴液进入血液循环。

2. 淋巴结 全身淋巴结数目较多，常常在血管周围、关节的屈侧或腋窝、腹股沟等处聚集成群，在内脏多位于肺门、肝门等处。人体各器官或各部位的淋巴液，一般都汇入附近的局部淋巴结，当人体某器官或部位发生病变如炎症或肿瘤时，局部淋巴结反应性肿大，据此常可追查到其所收集的器官或部位的病变，故了解局部淋巴结的位置、收集淋巴的范围及其淋巴引流的方向，在临床上有重要意义。如下肢发炎时，可引起腹股沟浅淋巴结肿大。患恶性肿瘤时，肿瘤细胞还可沿淋巴结转移到其他部位。

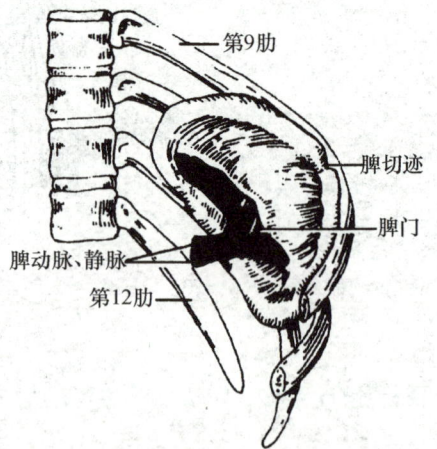

3. 脾 脾是略呈椭圆形暗红色器官，位于胃和胰的左侧，恰与第9~11肋相对（图6-27）。脾的内侧面近中央是脾门，为血管和神经的出入处，脾的表面包以被膜。被膜外面覆盖间皮，被膜内含有弹性纤维和少量平滑肌纤维。脾的实质可分为白髓和红髓两部分。白髓主要由密集的淋巴组织

图6-27 脾

构成。白髓是脾产生淋巴细胞的地方。红髓是位于白髓之间的血窦即脾内毛细血管，血窦的内皮细胞有较强的吞噬能力，可吞噬血液中的细菌、衰老的红细胞和其他异物。脾能储血200ml左右，当机体急需时，如突然大失血，剧烈运动等，脾的被膜收缩，可将储备的血送入血液循环。因此脾是一个造血、破血和储血的器官。

4. 淋巴循环 是血液循环的辅助装置，主要功能如下。

（1）具有回收蛋白质及运输营养物质功能 由于组织液中的蛋白质可透入毛细淋巴管而进入血液，故淋巴液回流的最重要意义是回收蛋白质。每天有75～200g蛋白质由淋巴液带回到血液中，使组织液中的蛋白质能保持在较低的水平。另外，小肠黏膜吸收的营养物质特别是脂肪，可由小肠绒毛的毛细淋巴管吸取到淋巴液，进而转运至血液中。

（2）具有消除组织中的红细胞、细菌、异物功能 进入组织间隙的红细胞或侵入体内的细菌、异物，由于淋巴毛细管的通透性较大，故可进入淋巴液。淋巴液流经淋巴结时，被淋巴结中的巨噬细胞吞噬。此外，淋巴结尚能产生淋巴细胞和浆细胞，参与免疫反应。故淋巴系统还具有防御的功能。

二、动脉血压

（一）血流量、血流阻力与血压

1. 血流量和血流速度 单位时间内流过血管某一截面的血量称之为血流量，也称容积速度，其单位通常以ml／min或L／min来表示。血液中的一个质点在血管内移动的线速度，称之为血流速度。血液在血管流动时，其血流速度与血流量成正比，但与血管的截面成反比。

泊肃叶研究了液体在管道系统内流动的规律，证明单位时间内液体的流量（Q）与管道两端的压力差$P_1 - P_2$以及管道半径r的4次方成正比，与管道的长度L成反比。这些关系可用下公式表示：

$$Q = K\ (r^4/L)\ (P_1 - P_2)$$

这一等式中的K为常数。后来的研究表明它与液体的黏滞度η有关。因此泊肃叶定律又可写为

$$Q = \pi\ (P_1 - P_2)\ r^4/8\eta L$$

2. 血流阻力 血液在血管内流动时所遇到的阻力，称之为血流阻力。血流阻力的产生，是由于血液流动时摩擦而消耗能量，一般表现为热能。这部分热能不可能再转换成血液的势能或动能，因此血液在血管内流动时压力逐渐降低。

血流阻力与血管的长度（L）和血液的黏滞度（η）成正比，与血管半径（r）的4次方成反比，可以用以下公式表示：

$$R = 8\eta L/\pi r^4$$

由于血管的长度变化很小，故血流阻力主要由血管口径和血液黏滞度决定。

3. 血压 血压是指血管内的血液对于单位面积血管壁的侧压力，也即压强。单位通常用千帕（kPa）表示（1mmHg等于0.133kPa）。血压的形成，首先是由于心血管系统内有血液充盈，另一个因素是心脏射血。血压分动脉血压、静脉血压和毛细管血压。

实例分析 6-3

实例 患者，男性，60岁，高血压病已10年。因昨夜12点突然发生阵发性呼吸困难，端坐位，面色苍白，口唇青紫，出汗多，咳嗽，咳粉红色泡沫样痰，急诊入院。体检：血压（BP）210/120mmHg，心界向左下明显扩大，心率（HR）120次/分，律齐，两肺满布湿啰音及哮鸣音。

问题 正常血压的标准及高血压的定义，本患者是否患有高血压？

答案解析

（二）动脉血压

1. 动脉血压的正常值 一般所说的动脉血压是指主动脉压。心室收缩时，主动脉压急剧升高，在收缩期的中期达到最高值。这时的动脉血压值称为收缩压。心室舒张时，主动脉压下降，在心室舒张末期动脉血压的最低值称为舒张压，收缩压和舒张压的差值称为脉压。

为方便测量，常以上臂的肱动脉血压代表主动脉血压。正常成年人安静状态下收缩压为100~120mmHg（13.3~16.0kPa），舒张压为60~80mmHg（8.0~10.6kPa），脉压为30~40mmHg（4.0~5.3kPa）。

成年人安静时，在未用抗高血压药的情况下，非同日3次测量，收缩压≥140mmHg（18.7kPa）和（或）舒张压≥90mmHg（12.0kPa），可诊断为高血压。如舒张压低于60mmHg（8kPa），收缩压低于90mmHg（12.0kPa），则可视为低血压。

2. 动脉血压的形成 首先在具有足够的循环血量的基础上，还需具备三个条件：心脏射血、外周阻力和大动脉弹性。其中，心脏射血、外周阻力是形成血压的基本条件。心室肌收缩时所做的功，一部分表现为推动血液前进的动能，另一部分形成对血管壁的侧压力，使血管壁扩张，表现为势能。若仅有心室肌做功，而无外周阻力，则心室所做的功将全部表现为动能，用于推动血液迅速流向外周。可见，动脉血压的形成是心脏射血和外周阻力共同作用的结果。大动脉弹性在动脉血压形成过程中也发挥重要作用。当心脏射血时，由于大动脉弹性及外周阻力的存在，射出的血液仅有1/3流向外周，其余2/3暂时储存在大动脉中，使大动脉弹性纤维被拉长而管壁扩张。这样，不但缓冲了心缩期大动脉管壁突然增大的收缩压，还将心室收缩所释放的一部分能量以势能的形式储存在大动脉管壁弹性纤维上。心室舒张时，射血停止，于是大动脉管壁中被拉长的弹性纤维发生弹性回缩，将储存的那部分血液继续推向外周，使舒张压维持在较高水平。这种基于自身弹性可使心室间断的射血变为血管内持续的血流，及对动脉血压的缓冲作用，称为弹性储器作用（图6-28）。

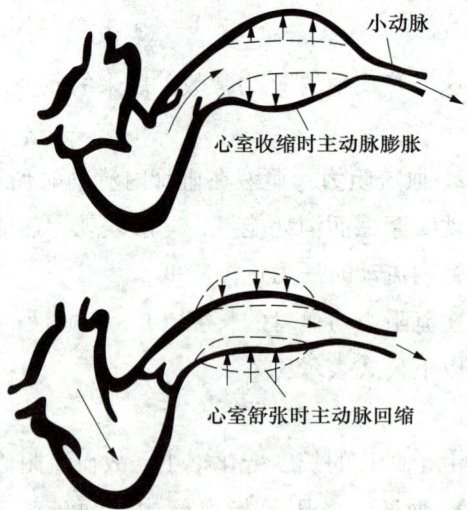

图 6-28 主动脉壁弹性对血流和血压的作用

即学即练 6 –5

形成动脉血压的前提是（　　）。

A. 心肌收缩力　　　　　　　B. 外周阻力　　　　　C. 每搏输出量

D. 心血管中有足够的血液充盈　　　E. 心肌前负荷

3. 影响动脉血压的因素

（1）每搏输出量　如果外周阻力和心率的变化不大，每搏输出量增加，动脉血压的升高主要表现为收缩压的升高，舒张压可能升高不明显，故脉压增大。故收缩压的高低主要反映每搏输出量的多少。

（2）心率　如果心率加快，每搏输出量和外周阻力不变，舒张压升高明显，收缩压升高较少，故脉压变小；相反，心率减慢时，脉压增大。

（3）外周阻力　如果心输出量不变而外周阻力加大，收缩压的升高不如舒张压的升高明显，脉压减小；反之，外周阻力减小时，舒张压的降低比收缩压的降低明显，故脉压加大。

（4）主动脉和大动脉的弹性贮器作用　由于主动脉和大动脉的弹性贮器作用，动脉血压的波动幅度明显小于心室内压的波动幅度。老年人的动脉管壁硬化，弹性下降，故脉压增大。

（5）循环血量和血管系统容量的比例　正常情况下，循环血量和血管容量是相互适应的。失血后，循环血量减小，如果血管容量改变不大，则体循环平均充盈压必然降低，则使动脉血压降低。如果循环血量不变而血管容量增大，也会造成动脉血压下降。

在每个心动周期中，动脉内的压力发生周期性的波动。这种周期性的压力变化可引起动脉血管发生搏动，称动脉脉搏。

即学即练 6 –6

生理情况下，影响舒张压的主要因素是（　　）。

A. 心输出量　　　　　B. 阻力血管的口径　　　　C. 容量血管的大小

D. 大动脉管壁弹性　　　E. 循环血量

即学即练 6 –7

生理情况下，影响收缩压的主要因素是（　　）。

A. 心率的变化　　　　　B. 每搏输出量的变化　　　　C. 外周阻力的变化

D. 大动脉管壁弹性的变化　　　E. 循环血量的变化

知识链接

饮酒会引起血压升高吗？

饮酒是否会引起血压升高，国内外有关专家对此也进行了研究，如美国一项研究结果发现，饮酒量与血压水平呈正相关，也就是说喝酒越多者，血压水平就越高。在我国也有人进行过对照研究，结果发现饮酒者血压水平高于不饮酒者，特别是收缩压，有资料表明，每日饮酒30ml，其收缩压可增高4mmHg，舒张压可增高2mmHg，高血压的患病率为50%；每日饮酒60ml，收缩压可增高6mmHg，舒张压可增高2～

4mmHg，高血压的患病率为100%。

为什么饮酒会使血压升高呢？机制尚不清楚，可能与酒精引起交感神经兴奋，心脏输出量增加，以及间接引起肾素等血管收缩物质的释放有关。另外，长期的饮酒还会造成心肌细胞损害，使心脏扩大而发展为心肌病。

三、静脉血压和静脉回流

当体循环血液到达微静脉时，血压下降至15～20mmHg。到达右心房时，血压最低，接近于零。通常将右心房或胸腔内大静脉的血压称为中心静脉压，而各器官静脉的血压称外周静脉压。中心静脉压为5～10cmH₂O。中心静脉压的高低取决于心脏射血能力和静脉回心血量之间的相互关系。

单位时间内的静脉回心血量取决于外周静脉压和中心静脉压的差，以及静脉对血流的阻力。静脉回心血量与体循环平均充盈压、心脏收缩力、体位改变、骨骼肌的作用、呼吸运动等因素有关。

四、微循环及组织液的生成与回流

（一）微循环

微循环是指微动脉和微静脉之间的血液循环。循环中的血液和组织之间的物质交换在此处实现（图6－29）。

微循环是指微动脉与微静脉之间的血液循环，由微动脉、后微动脉、毛细血管前括约肌、真毛细血管、通血毛细血管（或称直捷通路）、动－静脉吻合支和微静脉等部分组成。这些血管构成微动脉和微静脉之间三条通路即：迂回通路、直捷通路和动－静脉短路。

迂回通路血液流经微动脉、后微动脉、毛细血管前括约肌、真毛细血管网，最后汇入微静脉，是血液与组织液之间进行营养物质交换的唯一场所。

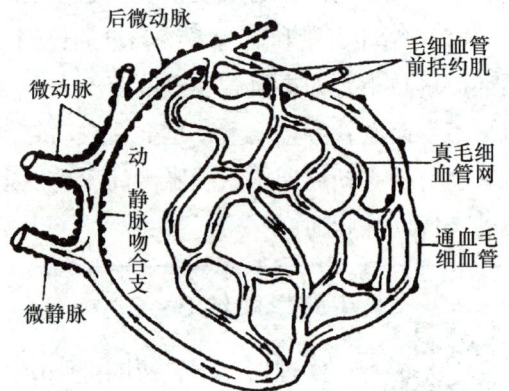

图6－29　微循环组成模式图

直捷通路是指血液从微动脉经后微动脉和通血毛细血管进入微静脉的通路。此通路常处于开放状态，在骨骼肌组织的微循环中多见，而是使一部分血液能迅速通过微循环进入静脉。

动－静脉短路是吻合微动脉和微静脉的通道，其功能上不是物质交换，在体温调节中发挥作用，它在人体的手指、足趾、耳郭处多见。当环境温度增高，动－静脉短路开放增多，皮肤血流量增加，利于发散身体热量。环境温度低时，动－静脉短路关闭，皮肤血流量减少，利于保存体热。

微循环血管受交感神经和体液因素的调节。安静时，大约只有20%真毛细血管开放，且交替开放，频率为5～10次/分。当组织活动增强，代谢水平提高时，由于局部代谢产物增多，使真毛细血管大量开放，微循环血流量大大增加，以适应组织活动的需要。

知识链接

微循环－人体的"第二心脏"

正常情况下，微循环血流量与人体组织、器官代谢水平相适应，使人体内各器官生理功能得以正常运行。微循环功能障碍或微循环血流灌注量减少时，营养物质和氧气不能满足组织代谢的需要，同时组织器官中的废物不能及时排出，可导致组织器官功能不全或衰竭，这成为许多疾病发生和发展的重要原因。现代医学证明，人体的衰老、高血压、糖尿病及许多心、脑血管疾病都与微循环有密切的关系。所以，微循环的功能正常与否，是人体健康状态的重要标志之一。微循环也因具有这种重要的生理功能，被当今医学界称为人体的"第二心脏"。

（二）组织液的生成与回流

组织液存在于组织、细胞的间隙内，绝大部分呈胶胨状，不能自由流动。

组织液是血浆经毛细血管壁滤过而形成的。有效滤过压是产生组织液的动力，可用下公式表示：

有效滤过压 =（毛细血管血压 + 组织液胶体渗透压）-（组织液静水压 + 血浆胶体渗透压）

流经毛细血管的血浆，约有0.5%在毛细血管动脉端以滤过的方式进入组织间隙，其中约90%在静脉端被重吸收回血液，其余约10%进入毛细淋巴管，成为淋巴液（图6-30）。在某些因素下组织液生成较多或回流障碍，组织间隙内有过多的组织液积聚，导致组织水肿。组织液是组织、细胞直接接触的环境。组织、细胞通过细胞膜和组织液发生物质交换。组织液与血液之间则通过毛细血管壁进行物质交换。因此组织、细胞和血液之间的物质交换需通过组织液作为中介。

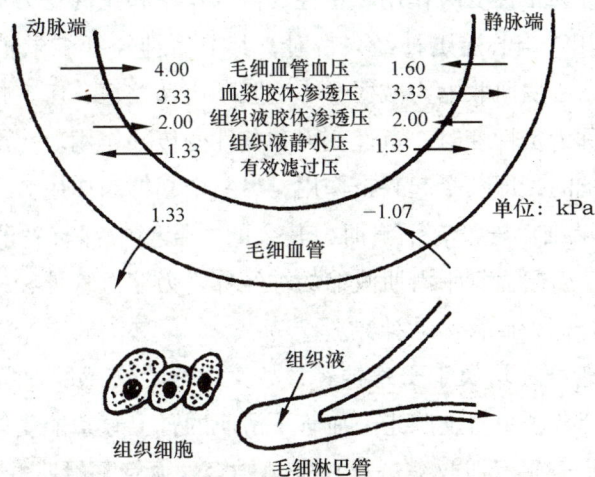

图6-30 毛细血管、组织间隙和毛细淋巴管之间液体循环示意图

第四节 心血管活动的调节

心血管活动的调节包括神经调节与体液调节。

一、神经调节

机体是通过各种心血管反射完成心对血管活动的神经调节。下面主要介绍心脏和血管的神经支配，心血管中枢及一些主要的心血管反射。

（一）心脏和血管的神经支配

1. 心脏的神经支配 支配心脏的传出神经为心交感神经和心迷走神经（图6-31）。

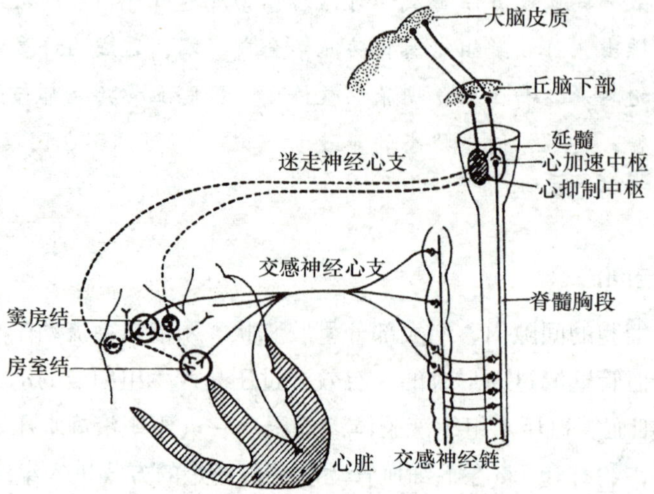

图 6-31　心脏的神经支配示意图

（1）心交感神经及其作用　当心交感神经兴奋时，其节后纤维释放的去甲肾上腺素与心肌细胞膜上的肾上腺素能 β₁ 受体相结合，使心率加快，兴奋经房室交界的传导加快，心肌收缩力增强，导致心输出量增加。这些作用分别称为正性变时作用、正性变传导作用和正性变力作用。

（2）心迷走神经及其作用　当心迷走神经兴奋时，其节后神经纤维末梢释放的乙酰胆碱与心肌 M 受体相结合，可使心率减慢，心房肌收缩力减弱，心房肌不应期缩短，房室传导速度变慢，甚至产生房室传导阻滞。这些作用分别称为负性变时，负性变力和负性变传导作用。一般来说，心交感神经和心迷走神经对心脏的作用是相拮抗的，即一个起兴奋作用，另一个起抑制作用。

2. 血管的神经支配　真毛细血管没有平滑肌，其余的血管壁中都有平滑肌。血管平滑肌的舒缩活动主要受到自主神经的控制。引起血管平滑肌收缩的神经称之为缩血管神经，引起血管平滑肌舒张的神经称之为舒血管神经，两者合称为血管运动神经。

（1）缩血管神经　缩血管神经均属于交感神经，故又称之为交感缩血管神经。当交感缩血管节后神经元发生兴奋时，其末梢释放去甲肾上腺素。血管平滑肌的肾上腺素能受体包括 α 受体和 β 受体。去甲肾上腺素与 α 受体结合，血管平滑肌收缩；与 β₂ 受体结合，血管平滑肌舒张。去甲肾上腺素与血管 α 受体的亲和力比与 β 受体的亲和力大。故当缩血管神经兴奋时，其末梢释放去甲肾上腺素主要与血管平滑肌上 α 受体相结合，从而产生收缩血管效应。

人体大多血管只受交感缩血管神经支配。在安静状态下，交感缩血管神经持续发出低频率冲动，称之为交感缩血管纤维紧张，使血管维持在一定程度的收缩（紧张）状态。当交感缩血管神经活动加强时，则血管平滑肌进一步收缩；当交感缩血管神经活动减弱时，血管平滑肌的收缩程度减弱，血管舒张。

（2）舒血管神经　体内有一部分血管既接受缩血管纤维支配，又接受舒血管纤维支配。例如骨骼肌血管，当机体处于激动状态或剧烈运动时，交感舒血管神经兴奋引起骨骼肌血管舒张，使肌肉供血充足，适应剧烈运动的需要。

（二）心血管中枢

心血管中枢是指与心血管反射有关的神经元集中的部位。这些神经元广泛地分布在中枢神经系统自脊髓至大脑皮层各级水平，它们之间以及与控制机体其他功能的各种神经元之间可发生不同的整合，使心血管活动和机体其他功能活动相互协调。

1. 延髓心血管中枢　延髓是心血管活动的基本中枢。当机体处于安静状态时，延髓心血管中枢的节律性兴奋通过心交感神经和交感缩血管神经传至心血管，致使心血管交感神经发生每秒 $1 \sim 2$ 次持续放电活动。一般认为，延髓心血管中枢至少包括缩血管区（心交感中枢和交感缩血管中枢）、心抑制区（心迷走中枢）、舒血管区和传入神经接替站四个部分。

2. 延髓以上的心血管中枢　在延髓以上的脑干、下丘脑、小脑和大脑中均存在与心血管活动有关的神经元。其中下丘脑是一个十分重要的整合部位。大脑（特别是边缘系统）以及小脑，都参与调节下丘脑、延髓等心血管神经元活动。它们能进一步使心血管活动与机体各种行为的改变相协调。

（三）心血管反射

神经系统对心血管活动的调节是通过各种心血管反射来实现的。各种心血管反射的生理意义都在于维持机体内环境的相对稳定和机体能适应环境的变化。

1. 颈动脉窦和主动脉弓压力感受性反射　颈动脉窦是颈内动脉靠近颈总动脉分叉处的一个略膨大的部分。在颈动脉窦和主动脉弓血管壁的外膜下有丰富的感觉神经末梢，其末端膨大呈卵圆形。这些感觉神经末梢对动脉压升高所引起的血管壁扩张敏感。当主动脉弓和颈动脉窦被扩张到一定程度时，它们就发生兴奋而发放神经冲动。故把这些感觉神经末梢分别称之为颈动脉窦压力感受器和主动脉弓压力感受器（图 6-32）。在一定范围内，压力感受器的传入冲动与动脉壁的扩张程度成正比，因此动脉压愈高则压力感受器的传入冲动愈多。

血压变化后经压力感受器等反射活动而维持血压相对稳定的反射称压力感受性反射，也称减压反射。其反射过程是当动脉血压升高时，动脉管壁受牵张的程度增加，颈动脉窦和主动脉弓压力感受器兴奋，神经冲动经窦神经和主动脉神经传至延髓心血管中枢，使心迷走神经紧张性活动加强，心交感和交感缩血管神经紧张性活动减弱，导致心肌收缩力减弱，心率减慢，心输出量减少，外周阻力下降，故动脉血压回降至正常水平。这一反射也称为减压反射，是一种典型的负反馈调节。反之，当动脉血压降低时，压力感受器传入冲动减少，使迷走神经紧张减弱，交感紧张加强，于是心率加快，心输出量增加，外周血管阻力增加，血压回升。减压反射属于一种负反馈调节，具有双向调节的能力，它的生理意义在于使动脉血压保持相对稳定状态。

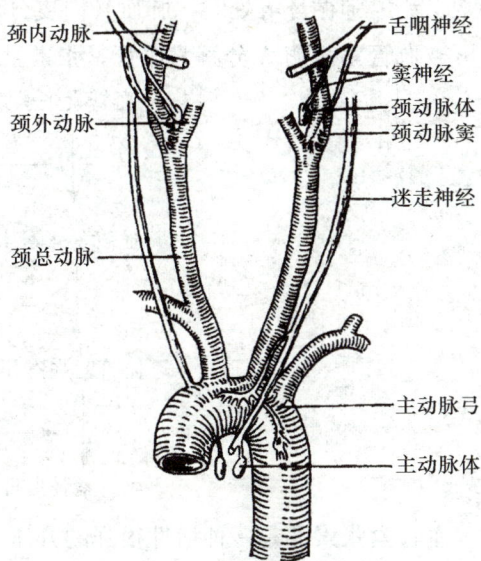

图 6-32　颈动脉窦区与主动脉弓区的压力感受器与化学感受器

2. 颈动脉体和主动脉体化学感受性反射　颈动脉体和主动脉体化学感受器兴奋，发出冲动传入延髓，一方面引起呼吸加强，另一方面兴奋交感缩血管中枢使血管收缩，血压升高。呼吸的改变又可反射性地引起心率增快。化学感受性反射在平时对心血管活动不起明显的调节作用，仅在缺氧、窒息、动脉压过低和酸中毒等情况下，才发挥其作用。

二、体液调节

心血管活动的体液调节是指血液和组织液中一些化学物质对心肌和血管平滑肌的活动发生影响，从而起调节作用。可分成全身性体液调节和局部性体液调节。

（一）全身性体液调节

全身性体液调节是指某些激素和生物活性物质随血液循环到达全身器官，影响心血管活动。这些物质主要有肾上腺素、去甲上腺素、血管紧张素和血管升压素（抗利尿激素）等。

1. 肾上腺素和去甲肾上腺素 肾上腺素对 α 受体、β 受体作用都很强，与心肌细胞 β_1 受体结合，可使心率加快，传导加快，收缩力增强，心输出量增加；使以 α 受体为主的血管收缩，以 β_2 受体为主的血管舒张，故对外周阻力影响不大。临床上常用作强心药。去甲肾上腺素对 α 受体作用较强，β 受体作用较弱。它与血管平滑肌 α 受体结合，使血管收缩，外周阻力增高，血压升高，故临床上常用作升压药。

2. 肾素－血管紧张素系统 肾素是由肾近球细胞在肾脏血流灌注减少，血钠降低或交感神经兴奋时合成和分泌的一种酶。肾素由肾静脉进入血液循环，水解血管紧张素原，产生血管紧张素Ⅰ。血管紧张素Ⅰ流经肺循环等处时，肺血管内皮分泌的血管紧张素转化酶将其转化为血管紧张素Ⅱ。血管紧张素Ⅱ可被血管紧张酶A分解为血管紧张素Ⅲ。

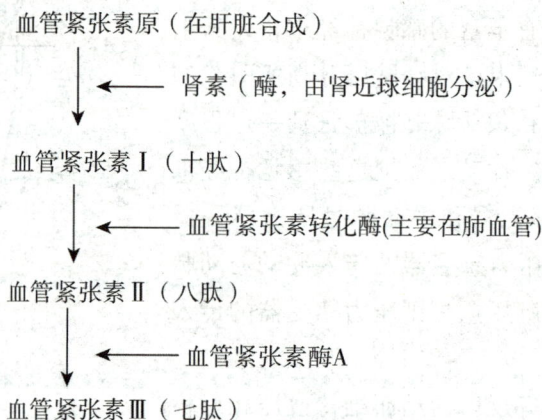

血管紧张素原（在肝脏合成）

↓ ←—— 肾素（酶，由肾近球细胞分泌）

血管紧张素Ⅰ（十肽）

↓ ←—— 血管紧张素转化酶(主要在肺血管)

血管紧张素Ⅱ（八肽）

↓ ←—— 血管紧张素酶A

血管紧张素Ⅲ（七肽）

血管紧张素Ⅱ是一种活性很强的升压物质，可使微动脉收缩增加外周阻力，使微静脉收缩，增加回心血量和心输出量，升高血压；可促进肾上腺皮质分泌醛固酮，醛固酮作用于肾小管，使肾小管对 Na^+ 和水的重吸收增加，使血量增多，血压升高。

正常生理条件下，血管紧张素形成较少，对血压影响不大。当机体血压明显下降，激活肾素－血管紧张素－醛固酮系统，使血压升高。肾的某些疾患可使肾长期供血不足，引起肾素、血管紧张素长期增多，易导致肾性高血压。

3. 血管升压素 又称抗利尿激素，由垂体后叶释放。可促进肾脏对水的重吸收，增加血量，减少尿量。应激状态下大量分泌，直接作用于血管平滑肌，收缩血管，升高血压。

（二）局部性体液调节

具有扩张局部血管的物质主要有激肽、组织胺、前列腺素以及组织的代谢产物，如乳酸、二氧化碳等。其作用主要是舒张局部血管，增加局部的血流量，有利于局部组织器官的活动。

实践实训

实训一 心脏、血管和淋巴的观察

【实训目的】

在标本或模型上辨认脉管系统的组成；指出脉管系统重要器官（心脏、心包、动脉、静脉、淋巴等）的位置、形态、分部及其毗邻关系。

【实训要求】

1. 掌握心脏的位置、外形及各心腔形态，心壁构造；心包构成与心包腔；心脏传导系统的组成及位置。

2. 掌握主动脉的起止、位置、分部及各部分支；头颈、上肢、胸、腹部、盆部、下肢的动脉主干名称、行程、起止及其主要分支、分布。

3. 掌握上、下腔静脉的组成；门静脉及其组成和属支；上、下肢浅静脉的位置及其注入部位。

4. 了解淋巴系统的组成。

【实训内容】

（一）心脏位置和外形

1. 心脏的位置、外形及与周围的毗邻关系；营养心脏的血管；结合标本描述心脏的体表投影。

2. 心壁和心脏四个腔的结构及相互关系。

3. 心包的层次及心包腔。

4. 在标本和模型上指出心脏传导系统的位置和走行。

（二）主要动脉

1. 肺动脉的起始、行程及分支。

2. 头颈部动脉干及颈总动脉的分支和分布。

3. 锁骨下动脉、腋动脉、肱动脉的起始、行程、分支和分布。

4. 主动脉的起始、行程、分支和分布，及其胸部壁支在肋间隙的走行，寻认支气管动脉和食管动脉。

5. 腹腔干、肠系膜上动脉、肠系膜下动脉的起始、行程、分支和分布。

6. 肾动脉、睾丸动脉、腰动脉的起始和行程。

7. 髂总动脉、髂内动脉、髂外动脉的起始、行程、分支和分布。

8. 股动脉、腘动脉的行程、分支和分布。

（三）主要静脉

1. 肺静脉的行程和注入部位。

2. 上、下腔静脉的属支、行程及注入部位。

3. 头颈部静脉及其属支。

4. 上肢深、浅静脉的行程和注入部位。

5. 髂总静脉的回流途径。

6. 下肢浅、深静脉的行程和注入部位。

7. 在肝门静脉模型上辨认食管静脉丛、直肠静脉丛和脐周围静脉网，并指出肝门静脉的属支。

（四）淋巴系统

1. 胸导管的位置和行程。

2. 淋巴结形态，辨认其输出、输入淋巴管；在标本和模型上观察全身各部淋巴结群的分布情况。

3. 查看脾在腹腔内的位置和形态。

【实训评价】

教师取心脏、心包、动脉、静脉与淋巴器官标本或模型，要求学生在标本或模型上辨认出心脏、心包、主要动脉、静脉与淋巴器官结构名称，可根据学生观察到的结构名称数量和准确性做出评价。

实训二 人体心音听诊和心电图的描记

【实训目的】

学会心音听诊方法，识别第一心音和第二心音。学会心电图的描记方法并辨认正常心电图各波形。

【实训要求】

1. 学生二人分一组，相互听诊心音。学习安静时心音的测定方法，识别第一心音和第二心音。

2. 老师示范心电图的描记，学生分组实训。实训心电图的描记方法并辨认正常心电图各波形。

【实训内容】

（一）原理

1. 心音听诊原理 心音是心动周期过程中心肌收缩和心瓣膜开闭引起震动所产生的声音。用听诊器在心前区的胸壁可听见两个心音，即第一心音和第二心音。

2. 心电图测定原理 心脏在收缩之前先发生生物电变化，此生物电由窦房结开始经传导系统传至心肌。心脏兴奋时产生的生物电变化，通过心脏周围组织和液体传导到体表。将心电图机的引导电极置于人体体表一定部位可测得此生物电变化。心电图机所描记的生物电变化波形即心电图，它反映了心脏兴奋的产生、传导及恢复过程中规律性的电位变化。

（二）用品

听诊器、电极、导联线、分规、酒精、盐水棉球、心电图机。

（三）对象

人。

（四）方法与步骤

1. 心音听诊方法与步骤

（1）确定正常心音的听诊部位 受检者解开上衣，暴露心前区胸壁，端坐于检查者对面。检查者观察（或用手触摸）受检者的心尖搏动的大体位置与范围，确认正常各瓣膜听诊区的部位：二尖瓣听诊区、三尖瓣听诊区、主动脉瓣听诊区、肺动脉瓣听诊区（图6－33）。

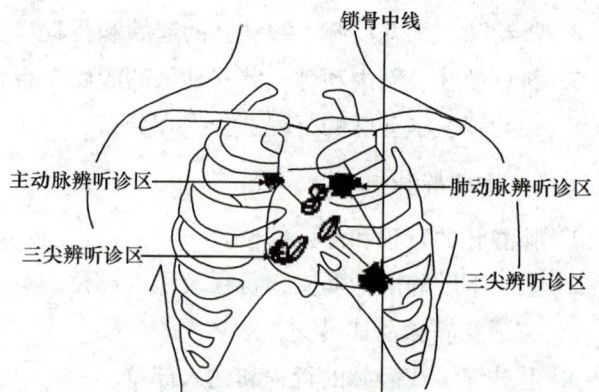

图6－33 正常心音的听诊部位图

（2）心音听诊 检查者戴好听诊器后，可按上述顺序依次听诊。注意区分第一心音与第二心音以及不同听诊区两心音的声音强弱。

（3）注意事项 保持室内安静，必要时可嘱受检者暂停呼吸；听诊器的耳器方向要与检查者外耳道的方向一致；尽量避免听诊器胸件或胶管与其他物体摩擦。

2. 人体安静时心电图的描记方法与步骤

（1）记录正常心电图 受检者静卧于检查床上，在手腕、足踝和胸前放置引导电极。导联线连接方法见表6-2。

表6-2 心电图导联线连接

电极位置	符号	插头颜色或标记
右臂	RA	红色Ⅰ或1
左臂	LA	黄色Ⅱ或2
左腿	LF 或 LL	蓝或绿色Ⅲ或3
胸前	V 或 C	白色N或4
右腿（接地）	RF 或 RL	黑色V或5

然后调整心电图机放大倍数，使1mV标准电压推动描记笔向上移动10mm。依次记录Ⅰ、Ⅱ、Ⅲ、aVR、aVF、V_1、V_3、V_5导联心电图。记录完毕后，松解电极，取下心电图纸，标明导联和受检者姓名、性别、年龄、日期。

（2）心电图测量分析

1）波形辨认 认出P波、QRS波群、T波、P-P间期和Q-T间期。

2）测量波幅和时间 用分规测量P波、QRS波群、T波的时间和电压，并测定P-P间期和Q-T间期的时间。

3）心律分析和心率的测量

心律分析：窦性心律的正常心电图表现为P波在Ⅰ和Ⅱ导联中正向、aVR导联中负向，P-R间期在0.12秒以上。若心电图中最大P-P间期和最小P-P间期相差0.12秒以上，称心律不齐。成年人正常窦性心律为心率在60~100次/分。

心率测量：相邻两个P波或R波之间的时间，即P-P间期或R-R间期都能代表一个心动周期的时程。故心率=60/P-P间期（秒）或60/R-R间期（秒）。若P-P或R-R间期相差0.12秒以上，则可以读出连续10秒内出现的QRS波数，乘以6即为心率。

【实训评价】

教师讲解与示教心音听诊方法与心电图描记方法。要求学生学会心音听诊方法，识别第一心音和第二心音；学会心电图的描记方法并辨认正常心电图各波形及其代表意义。可根据学生心音听诊与心电图描记方法与过程的正确性、准确性和实验结果做出评价。

实训三 人体动脉血压的测量

【实训目的】

理解测量动脉血压的原理；并要求能较准确地测出人体肱动脉的收缩压与舒张压。观察运动对动脉血压的影响。

【实训要求】

要求学生分组按照操作步骤相互测量血压。

【实训内容】

（一）原理

人体动脉血压测量采用听诊法，测量部位一般为右上臂肱动脉。改变血压计的袖带压力，进而使动脉血流发生变化，产生血管音，然后根据血管音的变化来测量血压。

通常血液在血管内流动时没有声音，但如果血液流经狭窄处形成涡流，则发出声音。当捆绑于上臂的袖带内充气后压力超过肱动脉收缩压时，肱动脉内的血流完全被阻断，此时用听诊器在其远端听不到声音。徐徐放气，降低袖带内的压力，当袖带内压力低于肱动脉收缩压而高于舒张压时，血液将断续流过肱动脉而产生声音，在肱动脉远端能听到动脉音。继续放气，当袖带内压力等于舒张压时，血流恢复正常，声音突然由强变弱并消失。

因此，从无声音到刚刚听见的第一个动脉音时的外加压力相当于收缩压，动脉音突然变弱时的外加压力相当于舒张压。

（二）用品

听诊器、水银血压计。

（三）对象

人。

（四）方法与步骤

1. 熟悉血压计结构 目前常用的血压计有水银柱式血压计、弹簧表式血压计和电子血压计，以水银柱式血压计测量的结果为佳。水银柱式血压计有检压计、袖带和橡皮充气球3部分组成。

血压的计量单位主要分为两种：国际统一计量单位 kPa，或用 mmHg。两者换算公式为：

$$1kPa = 7.5mmHg \qquad 1mmHg = 0.133kPa$$

2. 安静时动脉血压的测量 动脉血压的测量可分为直接法和间接法，在人体表面用血压计测量血压的方法是间接测量法。现以水银柱式血压计为例介绍血压的测量（图6-34）。

（1）受检者脱去一侧衣袖（一般为右测），静坐桌旁5分钟以上。

（2）打开血压计球囊上端的阀门，挤出袖带里的气体。

（3）受检者伸直肘部手掌平放向上并轻度外展，使受检者肱动脉与心脏同一水平，即坐位时被测部位平第四肋软骨，卧位时被测肢体和腋中线相平。将血压计袖带气囊中部对着肱动脉，并紧贴皮肤缚于上臂，袖带下缘应距肘窝2~3cm，松紧适宜，以能插入一指为宜。

（4）检查者戴好听诊器，将听诊器耳件塞入外耳道。于肘窝处触及肱动脉搏动，再将听诊器胸件置于肘窝处肱动脉上。

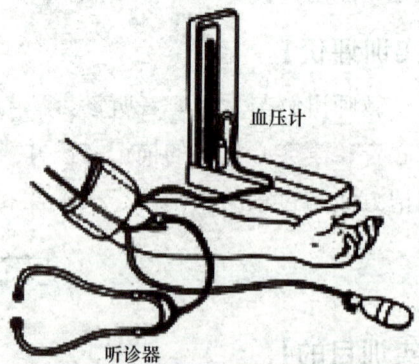

血压计

听诊器

图6-34 测量血压示意图

（5）开启水银槽开关，挤压气囊，先使气囊内压力升高到使手腕桡动脉脉搏消失，并再升高30mmHg 然后缓慢放气，使水银柱以恒定的速度下降（2~5mmHg/s）。一边注意看刻度（视线于汞柱上端保持水平），一边注意听脉搏搏动声，当听到第 1 声"砰、砰"的动脉音时，血压计上水银柱的刻度即为收缩压。继续缓缓放气，动脉音先由低到高，然后由高变低，最后完全消失。在声音突然变弱的瞬间，血压计上水银柱的刻度即代表舒张压。二者之差为脉压。

（6）测量完毕应放松气阀、解开袖带并卷好，右倾 45°关闭水银槽开关（以防水银倒流及压碎玻管），整理妥善后将袖带放入血压计盆内的固定位置，关闭血压计。

（7）将测量结果用分数式方法记录。

3. 注意事项 测量血压应保持环境安静、温度适当，测量前半小时禁止吸烟，禁饮浓茶或咖啡，小便排空，避免紧张、焦虑或情绪激动；听诊器耳件弯曲方向应与外耳道一致，即略向前弯曲。

【实训评价】

教师讲解与示教人体动脉血压的测量方法与步骤。要求学生两人一组，学会人体动脉血压测量方法并能互相正确测量动脉血压。可根据学生动脉血压测量方法与过程的正确性、准确性和实验结果做出评价。

目标检测

答案解析

一、名词解释

1. 心率　2. 心动周期　3. 心输出量　4. 射血分数　5. 正常起搏点　6. 房室延搁　7. 体表心电图

8. 动脉血压　9. 微循环　10. 组织液生成的有效滤过压

二、单选题

1. 关于心的位置说法错误的是（　　）。

　A. 位于中纵隔内　　　　　　　　　　　　B. 约 1/3 偏于正中线的左侧

　C. 前面大部分被肺和胸膜所遮盖　　　　　D. 后面有食管和胸主动脉

　E. 位于胸腔内

2. 心尖（　　）。

　A. 朝向左后上方

　B. 朝向右前下方

　C. 位于左侧第 5 肋间隙，左锁骨中线内侧 1～2cm 处

　D. 位于左侧第 5 肋间隙，左锁骨中线外侧 1～2cm 处

　E. 以上均不对

3. 房室延搁的生理意义是（　　）。

　A. 增强心肌收缩力　　　　　　　　　　　B. 使心室肌有效不应期延长

　C. 使心房、心室不会同时收缩　　　　　　D. 使心室肌动作电位幅度增加

　E. 使心室肌不会产生完全强直收缩

4. 心肌不会产生强直收缩的原因是（　　）。

　A. 心脏是功能上的合胞体　　　　　　　　B. 心肌呈"全或无"收缩

　C. 心肌的有效不应期特别长　　　　　　　D. 心肌有自律性，会自动节律收缩

　E. 心肌肌浆网不发达，Ca^{2+} 贮量少，会自动节律收缩

5. 阻力血管主要是指（　　）。

　　A. 大动脉　　　　　　　　B. 小动脉和微动脉　　　　C. 小静脉

　　D. 毛细血管　　　　　　　E. 大静脉

6. 心血管活动的基本中枢位于（　　）。

　　A. 脊髓　　　　　　　　　B. 延髓　　　　　　　　　C. 中脑

　　D. 下丘脑　　　　　　　　E. 大脑边缘系统

7. 下列有关颈动脉窦主动脉弓压力感受性反射的叙述，哪一项是错误的（　　）。

　　A. 又称为减压反射　　　　　　　　　　　B. 是一种负反馈调节机制

　　C. 可反射性使动脉血压下降　　　　　　　D. 维持动脉血压的相对稳定

　　E. 通常动脉血压降低时该反射不发挥作用

8. 右心衰竭时，组织液生成增加而导致水肿，主要原因是（　　）。

　　A. 血浆胶体渗透压降低　　　　　　　　　B. 组织液胶体渗透压增高

　　C. 毛细血管血压增高　　　　　　　　　　D. 心脏射血减少

　　E. 淋巴回流量减少

三、问答题

1. 简述体循环的途径及特点。

2. 影响心输出量的因素有哪些？各有什么作用？

3. 影响动脉血压的因素有哪些？它们是如何对血压产生影响的？

4. 简述减压反射的过程及意义。

5. 简述淋巴回流的生理意义。

书网融合……

知识回顾　　　　微课　　　　习题

（谢晓丽）

学习引导

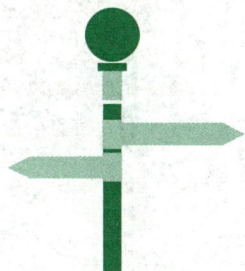

生命离不开呼吸。人每分每秒都在进行呼吸运动，英国一位瑜伽大师曾指出，人的肺平均有两个足球那么大。当你听到"呼吸系统"这个词时，通常会联想到呼吸是身体吸收氧气，排出二氧化碳的过程，但真正的呼吸实际上要复杂得多。

那么气体是如何进入人体内部的呢？你知道呼吸系统是怎样工作的吗？本章主要介绍呼吸系统的组成、结构与功能。

🎓 学习目标

1. 掌握 肺通气的动力、阻力；胸膜腔负压的形成原理及生理作用；肺泡表面活性物质的作用、意义；肺通气量、肺泡通气量的概念；氧、二氧化碳的血液运输形式；氧解离曲线及其影响因素。

2. 熟悉 呼吸系统的组成、各组成器官的位置形态结构及连通关系；胸膜、胸膜腔的概念；呼吸过程的三个环节；肺通气、肺换气的原理；影响肺换气的因素；呼吸运动的化学性反射调节。

3. 了解 呼吸道的结构特点；鼻的构成和形态；喉的结构；支气管树和支气管肺段的概念；延髓呼吸中枢的重要性；呼吸节律形成机制、肺牵张反射。

所有的生物机体均需要不断从外界环境中摄取氧气（O_2），并不断将所产生的二氧化碳（CO_2）排出体外，这种机体与外界环境之间的气体交换过程，称为呼吸。呼吸的生理意义是维持机体内环境中 O_2 和 CO_2 浓度的相对稳定，保证生命活动的正常进行。

即学即练 7-1

呼吸是指（　　）。

A. 呼气和吸气之和　　　　　　　　B. 气体进出肺的过程

C. 肺泡与血液间的气体交换过程　　D. 机体与环境之间的气体交换过程

E. 血液与组织之间气体交换过程

答案解析

第一节　呼吸系统的组成与结构

PPT

呼吸系统由呼吸道和肺两部分组成。呼吸道包括鼻、咽、喉、气管和各级支气管，是输送气体进出肺的管道。临床上通常把鼻、咽、喉称为上呼吸道，气管和各级支气管称为下呼吸道。肺由肺实质（支气管和肺泡）以及肺间质（血管、淋巴管、神经和结缔组织）组成，表面包有胸膜，是与外界进行气体交换的器官。

呼吸系统的主要功能是从外界吸入氧，呼出二氧化碳，进行气体交换，同时鼻又是嗅觉器官，喉还有发音功能。此外呼吸系统还参与了免疫功能和内分泌功能等。

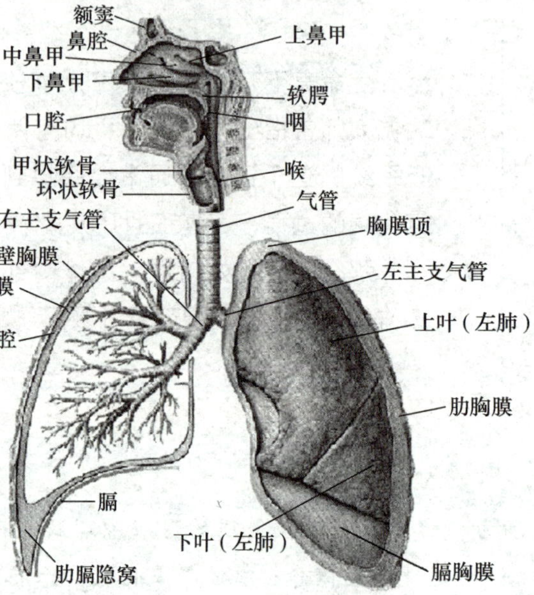

图 7 - 1　呼吸系统的结构

一、呼吸道

（一）鼻

鼻是呼吸道的起始部，又是嗅觉器官，并辅助发音。鼻分为外鼻、鼻腔和鼻旁窦3部分。外鼻位于面部中央，呈三棱锥体形，以前上部的鼻骨和下部的鼻软骨作为支架，被覆皮肤和少量结缔组织。主要结构有：鼻背、鼻根、鼻尖、鼻翼、鼻孔等。

鼻腔是以骨和软骨为支架，内面衬皮肤和黏膜而成。鼻腔向前下经鼻前孔开口于颜面通外界，后经鼻后孔通鼻咽部。鼻腔由鼻中隔分为左右两部。每侧又分鼻前庭和固有鼻腔。鼻前庭位于鼻尖和鼻翼的内面，鼻前庭内面衬以皮肤，有坚硬的鼻毛，具有滤过作用。鼻前庭是疖肿好发部位之一，由于皮肤与软骨膜直接相连，故发生疖肿时疼痛较为剧烈。固有鼻腔外侧壁上有上、中、下三个鼻甲，三个鼻甲下方分别为上、中、下三个鼻道（图7-1）。在上、中鼻道有鼻旁窦的开口，下鼻道前方有鼻泪管的开口。

鼻旁窦是指鼻腔附近的一些颅骨内的含气空腔，内衬黏膜构成，均有窦口与鼻腔相通，对发音起共鸣作用，包括上颌窦、额窦、筛窦和蝶窦4对。上颌窦位于上颌骨内，为鼻旁窦中最大的一个，开口于中鼻道。额窦位于额骨内，开口于中鼻道。筛窦位于筛骨内，为筛骨迷路内数量很多的含气性腔隙的总称，开口于中鼻道和上鼻道。蝶窦位于蝶骨体内，开口于蝶筛隐窝。

鼻部危险区域

我们都有鼻部出血的经历，那么鼻部容易出血的危险区域在哪里呢？

鼻中隔大部分的黏膜和鼻甲表面的黏膜厚而柔软，然而紧靠鼻前庭的前下部黏膜比较薄。筛前、筛后动脉的中隔支、鼻后中隔动脉、腭大动脉和上唇动脉的中隔支，在鼻中隔的前下部的黏膜内和黏膜下形成丰富的血管吻合，在空气干燥或受到碰撞时容易出血，约90%的鼻出血发生于此，故称为易出血区。

鼻腔和鼻腔底部的黏膜也很薄，鼻黏膜与鼻窦的黏膜相延续，故鼻黏膜发炎时可蔓延至鼻窦引起鼻窦炎。

临床上把鼻根至两侧口角之间的三角形区域称为"危险三角区"，因为此区域血液直通颅内，感染容易扩散到颅内，形成非常危险的颅内感染。

（二）咽

咽位于1~6颈椎前方，为一漏斗形肌性管道，长约12cm，是呼吸道和消化道的共同通道，上以盲端起自颅底，下达第6颈椎高度续借食管。咽的前壁不完整，自上而下分别与鼻腔、口腔、喉腔相通（图7-1），因此咽分为鼻咽、口咽和喉咽三个部分。

鼻咽前方与后鼻孔及鼻中隔后缘相连。后壁约在相当第1、2颈椎与口咽部后壁相连续，统称为咽后壁。鼻咽的左右两侧下鼻甲后端约1cm处有一漏斗状开口为咽鼓管咽口。

口咽前方借咽峡与口腔相通，向上与鼻咽部相通，向下连通喉咽部。咽峡由软腭的游离缘、两侧的腭舌弓和舌根围成。

喉咽位于喉口和喉的后方，是咽腔的最下部分，较狭窄。喉咽上起会厌软骨上缘平面，前与喉腔相通，下至第6颈椎下缘和环状软骨下缘平面，接续食管。

（三）喉

喉位于颈前部正中，相当于4~6颈椎高度，在舌骨之下，上方以韧带和肌肉系于舌骨，通咽部，下方接续气管。喉既是呼吸道的一部分，又是发音器官。喉由喉软骨连成，附有喉肌、韧带、纤维组织，内衬黏膜，是一个锥形管腔状器官（图7-2）。

构成喉壁支架的主要软骨有不成对的甲状软骨、环状软骨、会厌软骨以及成对的杓状软骨、小角软骨、楔状软骨。其中甲状软骨最大，位于环状软骨的上方，组成喉的前、外侧壁，由左右两个四边形软骨板构成。两板的前缘彼此融合成直角（男性）或约120°角（女性），融合处称甲状软骨前角，其上端向前突出，在成年男性特别明显，称喉结。甲状软骨借甲状舌骨膜连于舌骨，下由环状软骨借结缔组织膜连于气管软骨。环状软骨形如指环，它的后部有四方形的环状软骨板，喉软骨间形成环甲、环杓两组关节。环状软骨是呼吸道软骨支架中唯一完整的软骨环，对支持呼吸道的开张有重要作用，如果被损伤有可能会引起喉狭窄。会厌软骨位于喉的上端，形似树叶，上宽下窄，吞咽时掩盖喉口，防止食物误入喉腔。

喉腔分三部，分别为喉前庭、喉中间腔和声门下腔。喉前庭是位于前庭裂以上的喉腔，经喉口与咽相通，较宽敞。喉中间腔有两对前后方向的黏膜皱襞，上一对称前庭襞，两侧前庭襞间的裂隙，称为前庭裂，与发音无直接关系。下一对称声襞，其深面为声韧带，它们构成声带，是重要的发音结构。左右两声襞之间的裂隙为声门裂，是喉腔中最狭窄的部位，当气流通过时，振动声带而发出声音。声门下腔：位于声门裂以下。其黏膜下组织疏松，炎症时易发生水肿而造成急性喉阻塞。（图7-3）

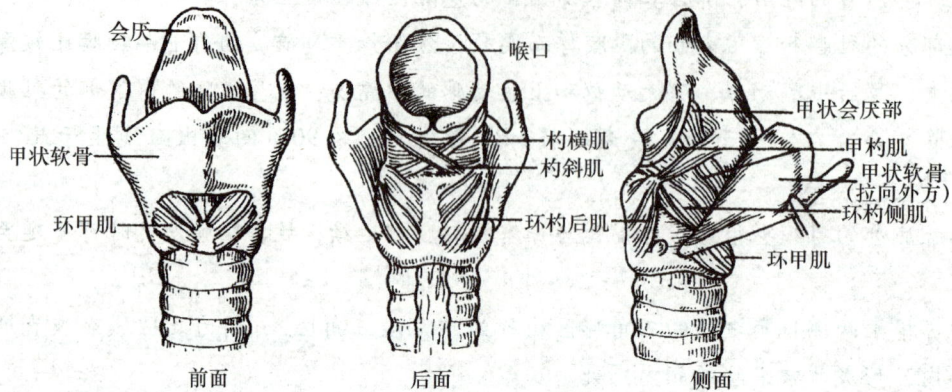

图7-2　喉肌和喉软骨

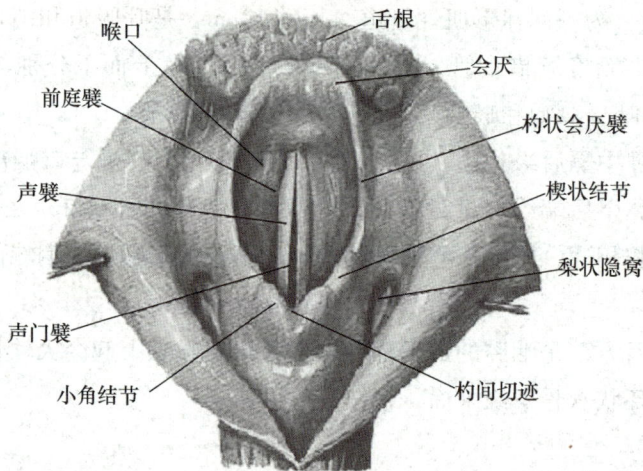

图7-3　喉口后面观

（四）气管和支气管

气管为圆筒形弹性管道，位于食管前方，上平第6颈椎体下缘，起自环状软骨下缘，经颈部正中，下行入胸腔，至胸骨角平面（平对第4胸椎体下缘），分为左、右主支气管。

气管由16～20个"C"形的气管软骨环以及连接各环之间的平滑肌和结缔组织构成，内面衬有黏膜。气管后壁缺少软骨，由平滑肌和纤维结缔组织所封闭，称膜壁。

支气管是指气管分出的各级分支。由气管分出的一级气管，即左、右主支气管。左主支气管细长、近水平位，其上方有主动脉弓跨过，后方有食管与之交叉。右主支气管粗短、近垂直位，因此气管异物坠落多入右主支气管（图7-1）。

气管壁由外向内依次分外膜、黏膜下层和黏膜层。外膜由许多不完整的环状软骨及弹性纤维结缔组织组成。黏膜和黏膜下层均含有丰富的黏液细胞、杯状细胞和混合腺体，可分泌黏液，覆盖在黏膜的表面，湿润呼吸道，同时还能黏附吸入气管的尘埃、异物、细菌等，借助黏膜层上皮细胞的纤毛有规律地向咽部摆动，黏液连同异物一起被移向咽部，以痰液的形式被排出体外或被吞咽。黏膜上还有丰富的毛细血管，对吸入的气体有加温、加湿的作用。

呼吸道主要功能是作为气体进出肺的通道，但它还能对吸入的气体进行加温、加湿、滤过，从而使到达肺部的气体温暖、湿润、清洁。而鼻腔黏膜受到刺激引起的喷嚏反射和喉、气管、支气管黏膜受到刺激引起咳嗽反射等，均是防御性反射。

二、肺

(一) 肺的位置和形态

肺是与外界进行气体交换的器官。肺位于胸腔内，左、右两肺分居膈的上方和纵隔的两侧。由于膈的右侧受肝的影响，较左侧高，以及心的位置偏左，故右肺较宽短，左肺较狭长（图7-4）。

每侧肺形似锥体形，具有一尖、一底、二面、三缘。肺尖钝圆，向上经胸廓上口突入颈根部，高出锁骨内侧1/3上方2~3cm。一底即肺底，又称膈面，向上凹陷，向下与膈顶相贴，隔着膈与腹腔脏器相邻，右肺下叶邻肝右叶，左肺下邻肝左叶、胃底和脾。

两面即外侧面和内侧面，外侧面与肋和肋间肌相邻，又称肋面。内侧面与纵隔相贴，又称纵隔面。中央微凹称肺门，肺门是主支气管、肺动脉、肺静脉、神经、淋巴管等出入的部位。上述结构被结缔组织膜包绕称肺根。

肺的表面有深入到肺门的裂隙称肺裂。左肺被肺裂分为上、下两叶；右肺被分为上、中、下三叶。三缘指前缘、后缘和下缘。前缘和下缘锐利，后缘钝圆。左肺前缘下部有向外侧的一凹陷，称左肺心切迹（在第5、6肋软骨之后）。

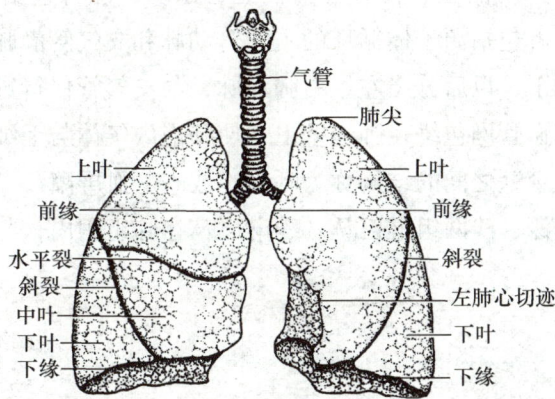

图7-4 肺前面观

(二) 肺内组织结构

肺由肺实质和肺间质组成，肺实质包括支气管树和肺泡。肺间质包括结缔组织、血管、淋巴管等。

主支气管入肺后反复分支，最后连于肺泡，呈树枝状，称为支气管树（图7-1）。支气管树包括肺叶支气管，肺段支气管，小支气管、细支气管（<1mm）、终末细支气管、肺泡管和肺泡囊，连与肺泡。

随着支气管逐渐变小，最后管壁的软骨变成不整齐的小块，数量减少，主要由平滑肌构成。到终末细支气管时，软骨完全由平滑肌取代。平滑肌的收缩和舒张会改变管径的口径，从而影响气道阻力。

肺泡是很小的多面性有开口的由单层上皮细胞构成的半球状囊泡，成人肺泡总面积可达 $100m^2$，肺泡壁极薄，由肺泡上皮和基膜构成。相邻肺泡之间的组织称为肺泡隔，肺泡周围有丰富的毛细血管网、弹力纤维。肺泡上皮分为Ⅰ型和Ⅱ型细胞。Ⅰ型细胞为扁平细胞，数量较多；Ⅱ型细胞为分泌细胞，呈圆形或立方形，数量少，分散于扁平细胞之间，可分泌肺泡表面活性物质。（图7-5）

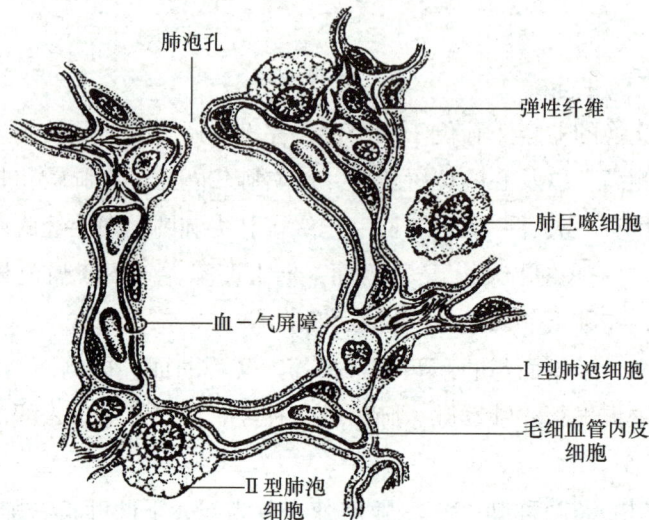

图7-5 肺泡与肺泡隔模式图

肺的血管按照功能可以分为功能性和营养性两套血管系统，前者包括组成肺循环的肺动脉和肺静脉，与肺的气体交换有关；后者包括源于体循环的支气管动脉和支气管静脉。

肺动脉自右心室发出动脉干，以后分出左、右肺动脉，与支气管伴行进入肺部，在肺内随着支气管的分支而分支，最后形成毛细血管网包绕在肺泡壁上，使肺泡内气体与毛细血管内血液之间可以进行气体交换。因此将肺泡与毛细血管壁之间的结构称为呼吸膜或气-血屏障。

肺的淋巴管甚为丰富，有深、浅两组淋巴丛，深淋巴丛在肺组织内，与支气管树和肺血管的分支伴行，浅淋巴丛位于胸膜的深侧。

三、胸膜与纵隔

胸膜是肺周围的浆膜，覆盖于胸壁内面、膈上面、纵隔两侧和肺表面，可分为相互移行的脏、壁两层（图7-1）。脏胸膜紧贴肺的表面，并随肺的裂隙而陷入斜裂和水平裂。衬贴在胸壁内面、纵隔两侧和膈上面的是壁胸膜。壁胸膜按其衬贴部位不同，可以分为四部，即胸膜顶、肋胸膜、膈胸膜和纵隔胸膜。

胸膜顶胸膜顶笼罩于肺尖之上，经胸廓上口突入颈根部，其最高点在锁骨内侧1/3段上方2~3cm，所以临床上在锁骨上窝穿刺时，应注意不要刺破胸膜顶。肋胸膜衬贴于胸壁内面；膈胸膜覆盖在膈肌的上面；纵隔胸膜贴附于纵隔的两侧。

脏、壁胸膜在肺根处相互移行构成的潜在性腔隙称胸膜腔。胸膜腔为负压，内有少量浆液起润滑作用，可减少脏、壁两层胸膜在呼吸时的摩擦。壁胸膜在某些移行部位，可留有肺缘伸展不到的部位，称为胸膜隐窝。肋胸膜和膈胸膜转折处称肋膈隐窝，是胸膜隐窝中最重要的一对，它是胸膜腔的最低点，呈半环形。当胸膜发炎时，渗出液首先积聚于此。

纵隔是两侧纵隔胸膜之间所有器官和组织的总称。纵隔前界为胸骨，后界为脊柱胸段，上达胸廓上口，下至膈，由于纵隔中心心脏的位置偏左，纵隔的位置也偏左。

> **即学即练 7 -2**
>
> 正常人维持胸内负压的条件之一是（　　）。
> A. 呼气肌的收缩　　　　B. 吸气肌的收缩　　　　C. 呼吸道的阻力
> D. 胸膜腔的密闭性　　　E. 肺内压低于大气压
>
> 答案解析

第二节　呼吸的过程

PPT

人体的呼吸过程由三个基本环节组成（图7-6）：①外呼吸，即肺通气和肺换气。肺通气指肺与外界环境之间的气体交换。肺换气指肺泡与肺毛细血管血液之间的气体交换。②气体在血液中的运输。③组织换气：血液与组织之间的气体交换，又称内呼吸。

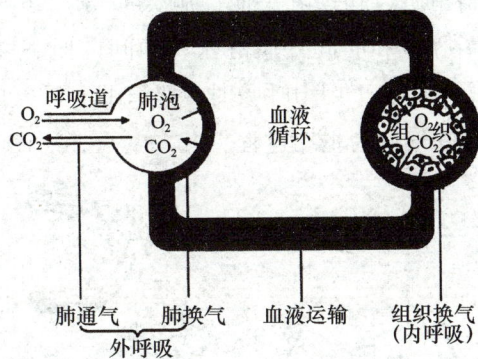

图 7 -6　呼吸全过程示意图

一、肺通气

气体进出肺取决于两方面因素的相互作用，即推动气体流动的动力和阻止气体流动的阻力，动力必须克服阻力，才能实现肺通气。

（一）肺通气的动力

气体从压力高处流向压力低处。在自然呼吸条件下，由于肺的扩张缩小引起肺内压的变化，从而造成了大气和肺泡气之间的压力差，使气体能进出肺。可是肺本身不具有主动扩张和缩小的能力，它的扩张与缩小是通过呼吸肌的收缩和舒张引起胸廓容积改变而造成的。可见，肺内压与大气压之间的压力差是肺通气的直接动力，而呼吸肌收缩和舒张引起的呼吸运动是实现肺通气的原动力。

1. 呼吸运动　在呼吸过程中，呼吸肌收缩和舒张引起的胸廓扩大和缩小活动称为呼吸运动，包括吸气运动和呼气运动。呼吸运动按其深浅不同，分为平静呼吸和用力呼吸；按参与呼吸的主要呼吸肌的不同，分为胸式呼吸和腹式呼吸。引起呼吸运动的肌肉，统称为呼吸肌。能使胸廓扩大，产生吸气运动的肌肉称为吸气肌，主要有膈肌和肋间外肌；能使胸廓缩小，产生呼气运动的肌肉称为呼气肌，主要有肋间内肌和腹肌。此外，还有一些辅助吸气肌，如胸锁乳突肌、斜角肌等。

（1）平静呼吸和用力呼吸　人在安静状态下，平稳均匀的呼吸称为平静呼吸。人在劳动或运动时，用力而加深的呼吸称为用力呼吸或深呼吸。

平静呼吸主要由膈肌和肋间外肌的舒缩来完成的。平静吸气时肋间外肌收缩，肋骨和胸骨随着上移，肋骨下缘向外侧偏转，使胸廓前后径和左右径增大；膈肌收缩，膈顶下降，使胸腔上下径增大。胸廓的扩大使肺被动扩张，肺容积增大，肺内压低于大气压使空气入肺。

平静呼气由膈肌和肋间外肌舒张所致。膈肌和肋间外肌舒张时，膈顶、肋骨和胸骨回位，肺依靠自身的回缩力而回位，并牵引胸廓，使之缩小，从而胸廓和肺容积缩小，肺内压高于大气压，气体排出肺，完成呼气。在平静呼吸中，肋间外肌所起的作用比膈肌小。

因此平静呼吸的特点是：吸气由吸气肌收缩产生，是主动的；呼气时仅有吸气肌舒张，无呼气肌收缩，是被动的。

用力呼吸时，除了膈肌和肋间外肌参与以外，还有呼吸辅助肌参与（图7-7）。用力吸气时，膈肌和肋间外肌收缩，吸气辅助肌（斜角肌、胸锁乳突肌、胸大肌等）参与收缩，胸廓进一步扩大，吸入的气体量增多；用力呼气时，除了膈肌和肋间外肌舒张，肋间内肌和腹肌也参与收缩，胸廓进一步缩小，肺内压更大，呼出的气体量增多。由于用力呼吸时，吸气肌、呼气肌和呼吸辅助肌都参与了呼吸运动，因此，用力呼吸特点是吸气与呼气均为主动过程。

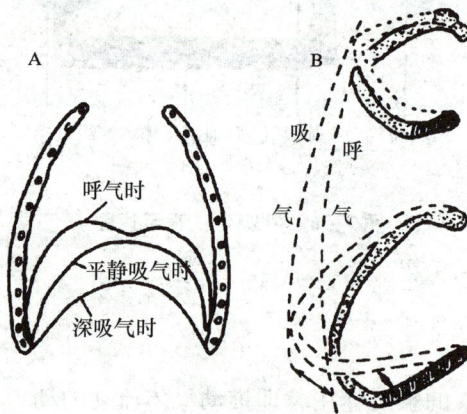

图7-7　呼吸肌活动引起的胸廓容积变化示意图

A. 膈运动；B. 肋骨运动

（2）胸式呼吸和腹式呼吸　胸式呼吸是以肋间外肌舒缩活动引起胸骨和肋骨运动为主，主要表现为胸壁起伏明显的呼吸运动。腹式呼吸是以膈肌舒缩活动为主的呼吸运动，当膈肌收缩时，腹腔脏器下移，腹内压升高，主要表现为腹壁向外凸起，腹壁起伏明显。

正常成年人呼吸时，肋间外肌和膈肌同时参与，呈混合式呼吸。婴幼儿因为胸廓尚未发育成熟，肋骨趋于水平位置且不易上提，故以腹式呼吸为主。在胸部或腹部活动受限时，会出现某种单一的呼吸形式。例如妊娠晚期的妇女，严重腹腔积液、腹腔有巨大肿块患者，因腹部活动受限，主要表现为胸式呼吸；胸部有病变的患者如胸腔积液、胸膜炎、肋骨骨折等患者，由于胸廓活动受限，主要表现为腹式呼吸。故临床上观察呼吸形式可以辅助诊断某些疾病。

（3）呼吸频率 每分钟呼吸运动的次数为呼吸频率。正常人安静时的呼吸频率为12～18次/分。呼吸频率可随年龄、性别、肌肉活动和情绪等的不同而变化。新生儿的呼吸比较快，可达40～50次/分，10岁左右接近成年人。情绪激动、运动、发热等情况可使呼吸加深、加快。一般情况下，呼吸与脉搏之比为1：（4～5）。某些病理情况造成机体缺O_2或CO_2增多较为严重时，临床上会出现呼吸困难。患者不仅呼吸加深、加快，并出现鼻翼扇动，同时有喘不过气的主观感觉。

2. 肺内压 肺泡内的压力称为肺内压。在呼吸运动中，肺内压随胸腔的容积变化而变化。平静呼吸时，呼吸运动缓和，肺容积的变化也较小，吸气之初，肺容积随胸廓的扩大而相应增大，肺内压小于大气压1～2mmHg，气体顺压力差进入肺泡。随着肺内气体逐渐增多，肺内压也逐渐升高，到吸气末，肺内压与大气压相等，气体停止流动，吸气结束。呼气初，肺容积随着胸廓的逐渐缩小而相应减小，肺内压大于大气压1～2mmHg，肺内气体顺压力差经呼吸道出肺。随着肺内气体逐渐减少，肺内压逐渐下降，至呼气末，肺内压降到等于大气压，气流运动停止，呼气结束。

呼吸过程中，肺内压变化幅度与呼吸运动的深浅、缓急和呼吸道的通畅程度有关。若呼吸浅而快，则肺内压变化幅度较小；若呼吸深而慢，或呼吸道不够通畅，则肺内压变化幅度较大。用力呼吸时，肺内压的升降幅度将有所增加。

📖 **知识链接**

人工呼吸

在呼吸过程中由于肺内压的交替升降，形成肺内压与大气压之间的压力差，是肺通气的直接动力。临床上对呼吸暂停患者所采取的诸多抢救方法，就是根据这一原理，通过人为改变肺内压，建立大气压和肺内压之间的压力差来维持肺通气功能，以纠正机体缺氧，促进自主呼吸恢复。用人工方法改变肺内压，维持肺通气功能的方法称为人工呼吸。人工呼吸的方法很多，如用人工呼吸机或口对口的人工呼吸法进行正压通气；或者有节律性地举臂挤压胸廓的负压通气等。在实施人工呼吸时，首先要保持呼吸通畅，否则操作将是无效的。

3. 胸膜腔内压 肺与胸廓在结构上并不相连，肺随胸廓节律性扩大或缩小，是通过胸膜腔的耦联作用进行的。胸膜腔是由脏层胸膜和壁层胸膜构成的存在于肺和胸廓之间的密闭、潜在的腔隙，腔内仅有少量浆液，浆液的黏滞性很低，润滑两层胸膜，减轻呼吸运动时脏层胸膜与壁层胸膜的摩擦。浆液分子的内聚力，还可使脏、壁两层胸膜贴附在一起，不易分开，保证肺可以随胸廓的运动而张缩。

（1）胸膜腔内压 胸膜腔内的压力称为胸膜腔内压。若将大气压视为零，由于胸膜腔内压通常低于大气压，故习惯上称为胸膜腔负压，简称胸内负压（图7-8）。平静呼吸时，吸气末胸膜腔内压为－1.33～－0.665kPa（－10～－5mmHg），呼气末为－0.665～－0.399kPa（－5～－3mmHg）。用力吸气时，胸膜腔内压可降至－11.97kPa（－90mmHg），用力呼气时，可升高到14.63kPa（110mmHg）。

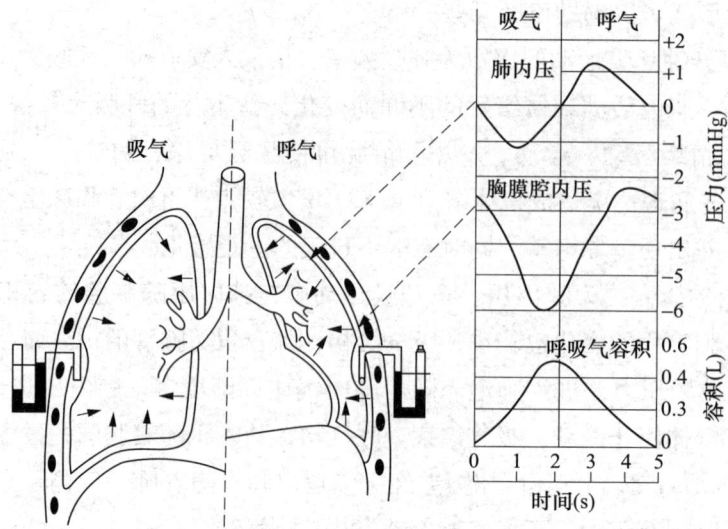

图 7-8 呼吸时肺内压、胸膜腔内压的变化

（2）胸膜腔负压的形成 胸膜腔内负压的产生主要与通过胸膜脏层作用于胸膜腔的两种力有关：一是肺内压通过胸膜脏层作用于胸膜腔；二是在人的生长发育过程中，胸廓发育的速度快于肺，胸廓的自然容积大于肺的自然容积，以致肺被胸廓牵引而处于扩张状态，当其被扩张时，总存在回缩倾向，即肺弹性回缩力。所以，胸膜腔内压是这两种方向相反的作用力的代数和：

胸膜腔内压 = 肺内压 - 肺回缩力

正常人吸气末或呼气末，由于气流停止，此时肺内压与大气压相等，故：

胸膜腔内压 = 大气压 - 肺回缩力

若将大气压视为零，则：胸膜腔内压 = - 肺回缩力

胸膜腔负压取决于肺的回缩力，因此，胸膜腔负压也随呼吸运动的变化而变化。在平静吸气时肺回缩力增大，胸内负压增大（绝对值增大）；在平静呼气末，肺受到胸廓的牵引，表现为回缩倾向，即存在回缩力，故平静呼气末仍为负压，只是呼气时肺回缩力减小，胸内负压减小（绝对值减小）。因而，在平静呼吸时，胸膜腔始终受到肺和胸廓两个弹性体所产生的方向相反的两个回缩力的作用，肺的弹性回缩力的方向向内，而胸廓的弹性回缩力的方向向外，其结果使胸膜腔内的压力成为负压。

（3）胸膜腔负压的生理意义 ①维持肺泡的扩张状态，防止肺萎陷，保证肺通气和肺换气顺利进行。②降低腔静脉、胸导管和右心房的压力，有利于静脉血和淋巴液的回流。

知识链接

气胸的成因

由于胸膜腔负压的形成与维持，是以胸膜腔的密闭性为前提的，因此在胸膜贯通伤或肺损伤累及胸膜脏层时，胸膜腔与大气相通，气体将顺压力差进入胸膜腔，从而造成气胸。此时两层胸膜彼此分开，胸膜腔负压减少甚至消失，肺将因其本身回缩力而塌陷，造成肺不张，导致肺通气功能障碍。严重的气胸不仅影响呼吸功能，也会导致纵隔向健侧移位，造成静脉血液与淋巴回流受阻，从而危及生命。

>> **实例分析 7 - 1**

实例 患者，女性，61 岁，因车祸急诊入院。患者面色苍白，呼吸困难，声音微弱。检查见血压 84/56 mmHg；左胸部皮下瘀斑，左侧胸廓饱满，气管右移。胸部 X 线见左锁骨粉碎性骨折，左第 2 ~ 4 肋骨骨折，左肺部分萎陷，左胸腔少量积血，纵隔右移。诊断：左锁骨和肋骨（第 2 ~ 4）骨折；闭合性气胸。

问题 1. 胸内负压的形成机制。

2. 气胸患者的呼吸和循环功能会发生哪些改变？为什么？

答案解析

（二）肺通气的阻力

肺通气的过程中遇到的各种阻止气体流动的力，统称为肺通气的阻力。肺通气的阻力有弹性阻力和非弹性阻力两种。平静呼吸时弹性阻力占总通气阻力的 70%，非弹性阻力约占总通气阻力的 30%。

1. 弹性阻力 弹性阻力指物体（弹性体）对抗外力作用所引起变形的力。弹性阻力大，不易变形；弹性阻力小，易变形。肺和胸廓都具有弹性，当其容积发生改变时，就会产生弹性阻力。故弹性阻力包括肺弹性阻力和胸廓弹性阻力。

（1）肺的弹性阻力 肺弹性阻力由肺的回缩力构成，是吸气的阻力。来自以下两个方面。

一是肺弹性回缩力（约占肺弹性阻力的 1/3），肺组织内含有弹性纤维，当肺扩张时，这些纤维被牵拉后产生弹性回缩力。在一定范围内，肺扩张得越大，其弹性回缩力越大，肺的弹性阻力越大。肺气肿时，弹性纤维被破坏，弹性阻力减小，致使肺泡气体不易呼出，肺内残余气体量增大，不利于肺通气。

二是肺泡表面张力所产生的回缩力（约占肺弹性阻力的 2/3）。肺泡的内表面覆盖着薄层液体，与肺泡内气体之间形成液 - 气界面，液体分子之间存在着吸引力（内聚力），从而在肺泡内液 - 气界面上产生了使液体表面缩小的力，即肺泡表面张力。由于肺泡是半球形，表面张力指向肺泡腔，合力构成向心的回缩力，使肺泡趋于缩小。表面张力越大，肺泡愈不容易扩张。

肺内约有 3 亿个大小不等的肺泡，肺泡之间彼此相通，由于小肺泡内表面张力的合力大于大肺泡内的表面张力，故小肺泡内的气体将流入大肺泡，引起小肺泡萎陷而大肺泡过度膨胀。此外，肺泡表面张力过大，还会增加吸气的阻力，也可导致肺水肿。但在生理情况下，上述情况不会发生，因为在肺泡的气 - 液界面上存在着表面活性物质。

肺泡表面活性物质是由肺泡 II 型细胞分泌的一种复杂的脂蛋白混合物，主要成分是二棕榈酰卵磷脂（DPPC）。它具有降低肺泡表面张力的作用，可使肺泡表面张力降低到原来的 1/7 ~ 1/14。其生理意义有：①降低吸气阻力，有利于肺的扩张，可使吸气省力；②调节大小肺泡内压，维持肺泡容积的稳定；③减少肺间质和肺泡内组织液的生成，防止发生肺水肿，有利于肺泡处气体的交换。

综上所述，肺的弹性阻力包括肺弹性回缩力和肺泡表面张力，它是吸气的阻力，但对呼气来说却起着动力作用。当肺泡表面活性物质缺乏时，吸气阻力增大，肺不易扩张，呼气阻力减少，因此不利于吸气而有利于呼气。肺弹性纤维被破坏时，吸气阻力减小而呼气阻力增大，使肺泡气不易呼出，残气量增大，不利于肺通气。

知识链接

呼吸窘迫综合征

胎儿在发育 30 周左右才有肺泡表面活性物质的分泌，到分娩前达高峰。临床上有些早产儿，因肺泡Ⅱ型上皮细胞尚未发育成熟，肺泡表面活性物质缺乏，出生时会发生肺不张或/和肺泡内表面透明膜形成，称为新生儿呼吸窘迫综合征，出现严重呼吸困难，甚至死亡。临床上可采用糖皮质激素，促进肺表面活性物质合成，或吸入肺表面活性物质来进行治疗。

（2）胸廓的弹性阻力　肺弹性回缩力的方向是使肺回缩，始终是吸气的阻力，而胸廓弹性的方向随胸廓所处的位置不同而改变。当胸廓处于自然位置时，即肺容量等于肺总量 67% 时，其弹性阻力为零。平静呼气末，胸廓容量小于自然容量，即肺容量小于肺总量 67% 时，弹性阻力向外，成为吸气的动力，呼气的阻力；吸气末，胸廓容量大于自然容量，即肺容量大于肺总量 67% 时，弹性阻力向内，为吸气的阻力，呼气的动力。胸廓畸形、胸腔积液、肥胖等患者，胸廓弹性阻力增大，不利于肺通气。

2. 非弹性阻力　非弹性阻力是在气流形成时才出现的阻力，并随流速的加快而增加，包括气道阻力、黏滞性阻力和惯性阻力等。气道阻力是非弹性阻力的主要成分，占非弹性阻力的 80% ~ 90%。气道管径大小是影响气道阻力的重要因素，与气道半径的 4 次方成反比，即气道管径变化一倍，气道阻力将变化 16 倍。正常呼吸运动中，吸气时的气道管径比呼气时稍大，因此吸气时的气道阻力小于呼气时的气道阻力。如支气管哮喘患者吸气时气道阻力减小，呼气时增大，加上支气管痉挛，管径变小，很容易出现呼吸困难，特别是呼气比吸气更困难。

自主神经系统对呼吸道平滑肌的调节会影响气道管径：副交感神经兴奋，气道平滑的收缩，气道阻力增加；交感神经兴奋，气道平滑肌舒张，气道阻力减小。此外，呼吸道平滑肌的舒缩也受一些体液因素的影响，如肾上腺素、去甲肾上腺素可使气道平滑肌舒张；而组胺、白三烯、内皮素，使气道平滑肌收缩，气道阻力增加。临床常用拟肾上腺素能药物，如沙丁胺醇，作为平喘药，可解除支气管痉挛，缓解呼吸困难。

（三）肺容量和肺通气量

对肺通气功能的测定，不仅可以明确是否存在肺通气功能障碍，还可以测其障碍程度。肺容积、肺容量以及肺通气量是反映进出肺的气体量的一些指标，除残气量和功能残气量外，其他气体均可以用肺量计测定。

1. 肺容积　肺容积是指不同状态下肺内气体的容积。肺容积分为潮气量、补吸气量、补呼气量和余气量，四者之间无重叠关系，全部相加后等于肺总量（图 7-9）。

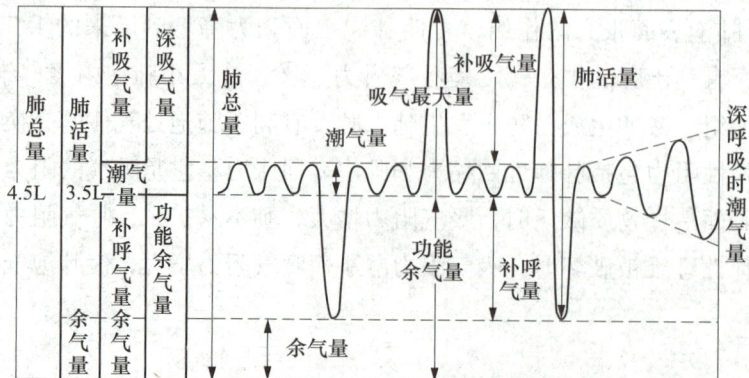

图 7-9　肺容积和肺容量示意图

（1）潮气量 每次呼吸时吸入或呼出的气体量称为潮气量。正常人平静呼吸时为 400~600ml，平均 500ml。深呼吸以及运动时，潮气量增大。

（2）补吸气量 平静吸气末再尽力吸气所能增加吸入的气体量称为补吸气量。正常成人约为1500~2000ml。潮气量与补吸气量之和等于深吸气量，补吸气量为吸气量的最大储备量，是衡量通气潜力的一个重要指标。

（3）补呼气量 平静呼气末再尽力呼气所能增加呼出的气体量称为补呼气量。正常成人为 900~1200ml。补呼气量为呼气量的最大储备量。该气体量的大小，表示呼气储备能力。

（4）残气量（余气量） 最大呼气末仍存留于肺内不能再呼出的气体量称为残气量，正常成年人为 1000~1500ml。

知识链接

残气量的临床意义

残气量的存在是由于在最大呼气末，细支气管特别是呼吸性细支气管关闭所致。它的存在可以避免肺泡在低肺容积条件下发生塌陷。支气管哮喘和肺气肿的患者残气量会增加。婴儿一出生，只要有过一次呼吸，肺内即有残气，是无法呼出的，从而使肺的比重减轻而能浮于水面。所以法医可以根据这一事实判断死亡时间。胎儿若死于产前，则其肺内无气体，肺放入水中即下沉。若死于出生后，由于进行过呼吸，则其肺内有气体，肺可浮在水面。

2. 肺容量 肺容量是指肺容积中两项或两项以上的联合气体量，所以肺容量之间可以有重叠。

（1）深吸气量 从平静呼气末做最大吸气时所能吸入的气体量称为深吸气量，是潮气量与补吸气量之和，可以作为衡量最大通气潜力的一个重要指标。

（2）功能残气量 平静呼气末尚存留于肺内的气体量称为功能残气量，正常成年人为 2500ml，它是残气量与补呼气量之和。

（3）肺活量 在最大吸气后做最大呼气，从肺内所能呼出的最大气体量称为肺活量。肺活量 = 潮气量 + 补吸气量 + 补呼气量。正常成年男性肺活量约为 3500ml，女性约为 2500ml。肺活量有较大个体差异，与身材、性别、年龄、体位、呼吸强弱有关，一般测量值低于正常值的 80% 为异常。肺活量反映肺一次通气的最大能力，是肺功能测定的常用指标，但由于肺活量测定不限制呼气时间，因此是一种静态指标。一些肺通气功能障碍的患者，可以通过延长呼气时间，使测得的肺活量与正常值相差不大。因此肺活量作为反映肺功能的指标有一定缺陷。

（4）用力肺活量和时间肺活量 在尽力深吸气后，再尽力尽快呼出的最大气体量称为用力肺活量（FVC），也称时间肺活量。用力肺活量略小于不受时间限制的肺活量。在一次尽力深吸气后，再尽力尽快呼气，在特定的时间段所呼出的气体量称为用力呼气量（FEV），通常以第 1、2、3 秒末的 FEV 占 FVC 的百分数来表示。用力呼气量是一种动态指标，它能反映气道阻力的变化。正常成年人第 1、2、3 秒末用力呼气量（FEV_1、FEV_2、FEV_3）占用力肺活量的百分数分别为83%、96%、99%。因为限制了呼气时间，所以能反映出呼吸阻力的变化，是评价肺通气功能的较理想指标。正常成年人在前 3 秒内基本上可呼出全部的肺活量，其中第 1 秒内呼出的气量最有意义，低于 60% 为不正常。某些疾病，如阻塞性肺疾病，时间肺活量可显著降低。

（5）肺总量 肺所能容纳的最大气体量称为肺总量，它等于肺活量和残气量之和。其大小与性别、年龄、身材、体位、运动锻炼有关。

临床肺功能测定中，肺活量、残气量、功能残气量、肺总量等指标常受到重视。其中肺活量低于正常为异常；残气量、功能残气量、肺总量高于或低于正常皆为异常。潮气量、补吸气量是辅助指标，一般不作为肺容量异常的依据。

3. 肺通气量　肺通气量是指单位时间吸入或呼出肺的气体总量。与肺容积相比它能更好地反映肺的通气功能。肺通气量分为每分通气量和肺泡通气量。

（1）每分通气量　每分通气量是指每分钟进或出肺的气体总量，也称每分肺通气量。每分通气量等于潮气量与呼吸频率的乘积。正常成年人平均每分钟在 12 ~ 18 次，潮气量为 500ml，每分通气量为 6 ~ 8L。随着呼吸频率的变化，或潮气量的变化，每分通气量也相应增加或减少。劳动或剧烈运动时，每分通气量增大，可达 70L/min。最大随意通气量或最大通气量指以最快的速度和尽力做深呼吸时，每分钟所能吸入或呼出的最大气量。通常只测 10 秒或 15 秒，成人最大通气量一般可达 150 L/min。它反映单位时间内充分发挥全部通气能力所能达到的通气量，是估计受试者能进行多大运动量的生理指标之一。

（2）肺泡通气量　肺泡通气量指每分钟吸入肺泡的新鲜空气量。每次呼吸吸入的气体，总有一部分留在鼻、咽、喉、气管、支气管等呼吸道内，是气体进出肺的通道，该通道没有气体交换的功能，故将鼻腔与终末细支气管之间的呼吸道称为解剖无效腔，容量约为 150ml。肺泡无效腔是指进入肺泡的气体，因为血流在肺内分布不均，而未能与血液发生气体交换的这一部分肺泡容积。健康成人平卧时，肺泡无效腔接近于零。解剖无效腔和肺泡无效腔合称生理无效腔。正常人解剖无效腔与生理无效腔几乎相等。在某些病理状态，如肺内血液分布不均匀，肺泡无效腔增大，生理无效腔也增大，影响气体交换的效率。由于无效腔的存在，每次吸入的新鲜空气不能全部进入肺泡，因此每次吸气时真正达到肺泡的新鲜气体量为潮气量减去无效腔容量，它是真正有效的通气量，称肺泡通气量。

$$肺泡通气量 = （潮气量 - 无效腔气量）× 呼吸频率$$

正常成年人安静时，肺泡通气量为 4.2 ~ 6.3L/min，相当于每分通气量的 70% 左右。当潮气量与呼吸频率发生改变时，由于无效腔的存在，每分通气量与肺泡通气量并不是同比变化的，如潮气量减半、呼吸频率增加 1 倍，每分通气量不变，肺泡通气量却明显减少（表 7 - 1）。由此可见，潮气量和呼吸频率的变化对肺通气量和肺泡通气量有不同的影响。对肺换气效率而言，深慢呼吸比浅而快的效率高。

表 7 - 1　不同潮气量和呼吸频率时每分通气量和肺泡通气量

呼吸形式	潮气量（ml）	呼吸频率（次/分）	每分通气量（ml/min）	肺泡通气量（ml/min）
平静呼吸	500	12	6000	4200
浅而快	250	24	6000	2400
深而慢	1000	6	6000	5100

二、气体的交换

气体的交换包括肺换气和组织换气，在这两处的交换原理一样。

（一）气体交换的原理

1. 气体交换的动力　肺换气和组织换气是以扩散方式进行的。气体分子不停地进行着无定向的运动，气体分子从分压高处向分压低处发生净转移即称为气体的扩散。气体交换的动力是气体分压差。所谓分压是指混合气体中各组成气体具有的压力。气体分压可按下列公式计算：

$$气体分压 = 总压力 \times 该气体的容积百分比$$

例如大气压为760mmHg，O_2含量为20.84%，则O_2分压（PO_2）约为159mmHg。

2. 肺泡、血液和组织中气体的分压 人体吸入的空气中，有生理意义的是O_2和CO_2。空气中各个气体的分压因总大气压的变动而改变。高原大气压较低，各气体的分压也低。肺泡气直接与肺毛细管血液直接进行气体交换。其成分既不同于吸入气也不同于呼出气。通过呼吸运动，肺泡气不断获得更新，因而保持了它所含O_2和CO_2浓度的相对稳定性。表7-2表示安静状态下肺泡气及动、静脉血和组织中O_2和CO_2的分压。不同组织的PO_2、PCO_2不同，即使在同一组织，还受到组织水平的影响。

表7-2 肺泡、血液和组织中O_2和CO_2的分压（mmHg）

分压	肺泡气	动脉血	静脉血	组织液
PO_2	104	100	40	30
PCO_2	40	40	46	50

（二）肺换气

在肺循环中，来自肺动脉的静脉血流经肺毛细血管时，静脉血中的O_2分压（40mmHg）低于肺泡气中的O_2分压（104mmHg），而静脉血中CO_2分压（46mmHg）则高于肺泡气中的CO_2分压（40mmHg）。在各气体分压差的作用下，O_2从肺泡向血液扩散，CO_2则从血液向肺泡扩散，使静脉血变成动脉血（图7-10）。

O_2和CO_2的扩散极为迅速，0.3秒即可达平衡，血液流经肺毛细血管的时间约占0.7秒，故血液流经肺毛细血管全长1/3时，已经完成了肺换气过程。

（三）组织换气

在组织中，由于细胞代谢不断消耗O_2，并产生CO_2，所以组织中的O_2分压（30mmHg）低于动脉血中的O_2分压（100mmHg），而组织中的CO_2分压（50mmHg）则高于血液中的CO_2分压（40mmHg）。当血液流经组织毛细血管时，O_2便顺着分压差从血液向组织细胞扩散，CO_2则从组织细胞向血液扩散，使动脉血变成静脉血，完成组织换气。

（四）影响肺换气的因素

1. 气体扩散速率 气体扩散速率指单位时间内气体扩散的量。气体扩散速率与分压差、温度、溶解度、气体扩散面积成正比，与气体分子量的平方根成反比。气体的分压差是扩散的动力，与扩散速率成正比，气体的分压差越大，扩散速率也愈大。由于静脉血和肺泡气中CO_2的溶解度为O_2的20倍，又由于O_2分压差约为CO_2的10倍，综合起来，CO_2的扩散速度仍比O_2快，所以临床上肺换气障碍时缺氧往往较CO_2潴留常见。

2. 呼吸膜的厚度和面积 肺泡与肺毛细血管之间进行气体交换的结构称为呼吸膜，由六层结构组成（图7-11），即含表面活性物质的肺泡内表面的液体层、肺泡上皮细胞层、上皮基底膜层、弹力纤

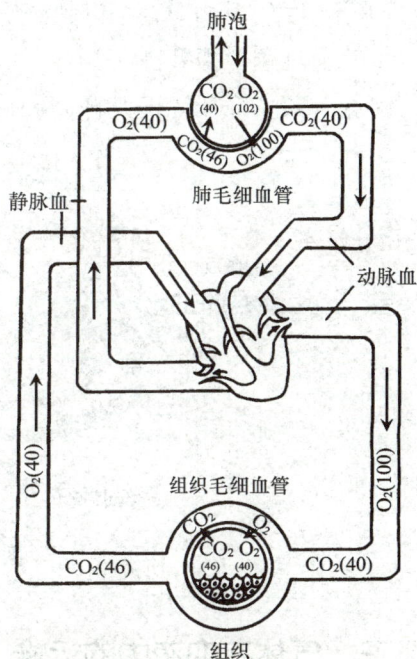

图7-10 气体交换示意图

维和胶原纤维构成的网状间隙层、毛细血管基底膜层、毛细血管内皮细胞层。这六层总厚度为 0.2 ~ 1μm，透气性好，气体分子很容易扩散通过。气体扩散速度与呼吸膜厚度呈反比关系，与呼吸膜的扩散面积呈正比关系。若呼吸膜厚度增加，如肺充血、肺水肿、肺纤维化、肺部炎症等病理情况，都会降低扩散速度，导致气体扩散量下降。

正常成人总扩散面积约 70m²，安静状态下参与换气的约 40m²，故有很大贮备面积，保证了肺泡与血液之间能迅速进行气体交换，以适应机体活动的需要。肺气肿时肺泡融合、肺不张时肺泡萎缩以及肺叶切除或肺毛细血管部分阻塞和关闭，都可使呼吸膜面积变小而影响肺换气。

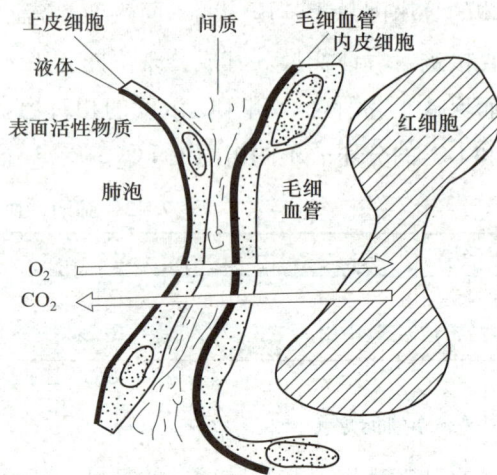

图 7-11 呼吸膜结构示意图

3. 通气/血流比值（V/Q） 指每分钟肺泡通气量（V）和每分肺血流量（Q）之间的比值（V/Q）。正常成人安静时每分钟肺泡通气量约为 4.2L，每分肺血流量约为 5L，通气/血流比值约为 4.2/5 = 0.84。当通气/血流比值为 0.84，通气（气泵）与血流（血泵）匹配，肺换气效率高。通气/血流比值大于 0.84，将使部分肺泡气体不能与血液进行充分的气体交换，形成了肺泡无效腔，肺换气效率下降；通气/血流比值小于 0.84，部分血液流经通气不良的肺泡，得不到充分地气体交换，形成了功能性动-静脉短路（图 7-12），肺换气效率下降。

无论通气/血流比值增大或减小，肺换气效率都下降，致使缺 O_2 和 CO_2 潴留，但以缺 O_2 为主。可能原因是动静脉短路时，动脉血 PO_2 下降的程度大于 PCO_2 升高的程度。CO_2 扩散较 O_2 快，不易潴留；而 PO_2 下降和 PCO_2 升高时，可以刺激呼吸，增加肺泡通气量，有助于 CO_2 的排出，却几乎无助于 O_2 的摄取，此为血红蛋白摄氧特点。

肺换气效率降低就要影响动脉血液中的 PO_2 与 PCO_2，继而影响与组织换气，以及细胞代谢。

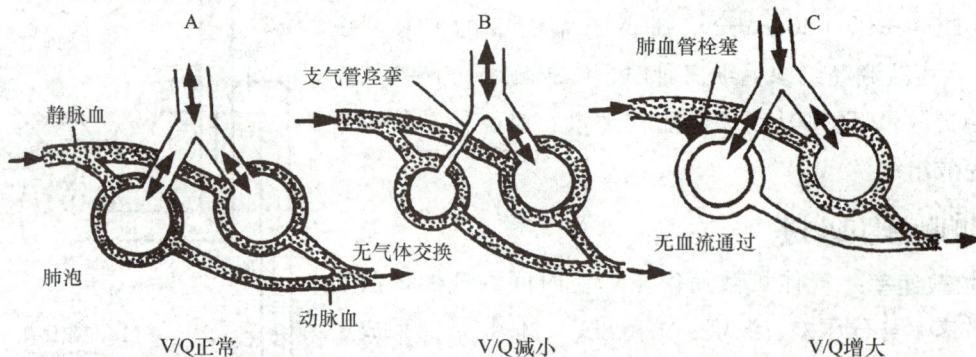

图 7-12 肺通气/血流比值变化示意图

三、气体在血液中的运输

气体在血液中的运输是实现肺换气和组织换气的重要环节。氧和二氧化碳在血液中的运输形式有物理溶解和化学结合。血液中 O_2 和 CO_2 绝大部分都是以化学结合形式运输的，每 100ml 动脉血含有 17 ~ 19ml 的 O_2，其中以物理溶解形式存在的 O_2 仅 0.3ml；每 100ml 静脉血中含有 50 ~ 60ml 的 CO_2，其中以物理溶解形式存在的约 3ml。O_2 和 CO_2 的物理溶解量虽少，但是化学结合的前提，气体必须先溶解于血浆，才能化学结合。同样，气体释放时也必须先从化学结合状态变为物理溶解状态。这样，化学结合与物理溶解之间时刻保持着动态平衡。

（一）氧的运输

1. 物理溶解　氧气物理溶解是氧气直接溶解在血浆和组织液中，氧气在血液中溶解的量很少，仅占血液氧气总运输量的 1.5%。但却起着桥梁的作用，物理溶解和化学结合两者之间时刻保持着动态平衡。

2. 化学结合　化学结合占氧气总运输量的 98.5%。氧气与红细胞内的血红蛋白（Hb）分子上的 Fe^{2+} 结合，形成氧合血红蛋白（HbO_2）。

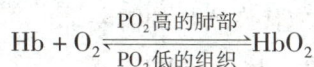

$$Hb + O_2 \underset{PO_2低的组织}{\overset{PO_2高的肺部}{\rightleftharpoons}} HbO_2$$

氧合血红蛋白呈鲜红色，去氧血红蛋白呈紫蓝色。动脉血含氧合血红蛋白较多，故呈鲜红色；静脉血含去氧血红蛋白较多，故呈暗紫色。当血液中去氧血红蛋白含量超过 50g/L 时，在毛细血管丰富的表浅部位如口唇、甲床、皮肤黏膜就会出现青紫色，这种现象称为发绀。发绀一般是人体缺氧的标志，但是有的缺氧却不表现为发绀，如严重贫血的患者，虽有缺氧，但其血红蛋白总量低，血液中去氧血红蛋白达不到 50g/L，所以不出现发绀。

📱 **知识链接** --

CO 中毒与治疗

CO 中毒时，由于 CO 与血红蛋白结合能力是 O_2 与血红蛋白结合能力的 210 倍，CO 与血红蛋白结合生成一氧化碳血红蛋白（$HbCO_2$），而使 O_2 不能与血红蛋白结合，造成机体缺氧。但此时患者的去氧血红蛋白并未增多，故不出现发绀，而呈现出特有的樱桃红色。CO 中毒常需进行高压氧舱治疗。因为 O_2 的物理溶解量与氧分压呈正相关，氧分压高，溶解的多。一个大气压，每 100ml 动脉血液中以物理溶解形式存在的 O_2 仅 0.3ml；三个大气压，每 100ml 动脉血液中物理溶解的 O_2 为 6.3ml，这与正常时化学结合 HbO_2 所释放的 O_2 量相似，这正是 CO 中毒进行高压氧舱治疗的理论依据之一。

血液中含氧的程度通常用血氧饱和度表示。1L 血液中 Hb 所能结合的最大 O_2 量称血氧容量，为 201ml。1L 血液中 Hb 实际结合的 O_2 量称血氧含量，静脉血含氧量为 144ml。血氧饱和度即血氧含量占血氧容量的百分比，静脉血血氧饱和度为 75%。

3. 氧解离曲线　氧解离曲线又称氧合血红蛋白解离曲线，是表示 PO_2 与血氧饱和度关系的曲线。当 PO_2 升高，血氧含量升高，血氧饱和度升高，PO_2 和血氧饱和度两者不成直线关系，而是呈特殊的"S"形曲线，即氧解离曲线（图 7-13）。它反映了不同 PO_2 下，O_2 与 Hb 的分离情况，也反映不同 PO_2 下，O_2 与 Hb 的结合情况。

4. 影响氧解离曲线的因素　Hb 与 O_2 的结合和解离受多种因素的影响，它们可以改变 Hb 对 O_2 的亲和力，从

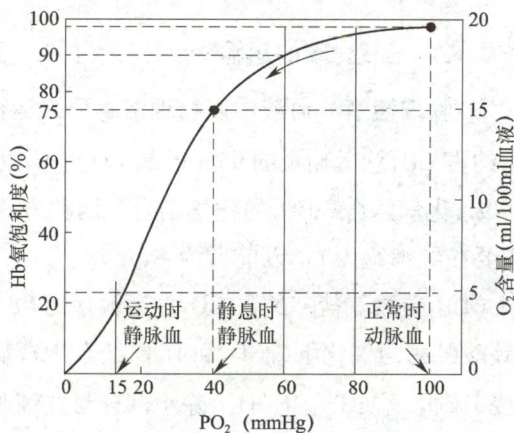

图 7-13　氧解离曲线

而使氧解离曲线的位置偏移（图 7 – 14）。主要的影响因素如下。

（1）pH 和 PCO_2 的影响　当血液中 pH 下降或 PCO_2 升高，曲线右移，Hb 对 O_2 亲和力下降，反之亦然。pH 改变对 Hb 与 O_2 亲和力的影响称为波尔效应。当血液流经肺时，CO_2 从血液向肺泡扩散，PCO_2 下降，H^+ 降低，均使 Hb 对 O_2 的亲和力增加，曲线左移，血液运 O_2 量增加；当血液流经组织时，CO_2 从组织扩散进入血液，血液增多 CO_2 和 H^+，使 Hb 对 O_2 的亲和力降低，曲线右移，促使 HbO_2 解离向组织释放更多的 O_2。波尔效应既可促进肺毛细血管的氧合，又有利于组织毛细血管血液释放 O_2。

（2）温度的影响　温度增加，氧解离曲线右移，O_2 释放量增加；温度降低，氧解离曲线左移，不利于 O_2 释放。温度对氧解离曲线的影响，可能与温度会影响 H^+ 有关。温度增加，H^+ 活动增加，Hb 对 O_2 亲和力下降。机体代谢活跃时，局部组织温度升高，CO_2 和酸性代谢产物增加，使 H^+ 升高，O_2 释放量增加，有利于组织获得更多 O_2，以适应代谢增加的需要。

（3）红细胞内 2，3 – 二磷酸甘油酸（2，3 – DPG）　2，3 – DPG 浓度升高时，Hb 对 O_2 的亲和力降低，氧解离曲线右移；反之，曲线左移。2，3 – DPG 是红细胞无氧糖酵解的产物。在慢性缺氧、贫血、高山低氧等情况下，糖酵解加强，红细胞内 2，3 – DPG 增加，氧解离曲线右移，有利于 HbO_2 释放较多的 O_2，改善组织的缺氧状态；在血库中保存 3 周以上的血液，因糖酵解停止，红细胞内 2，3 – DPG 浓度降低，使 Hb 与 O_2 的亲和力增加，O_2 不容易解离而影响对组织供氧。

（4）其他因素的影响　Hb 与 O_2 的结合还受 Hb 质和量的影响。若 Hb 分子中的 Fe^{2+} 氧化成 Fe^{3+} 即失去运 O_2 能力。

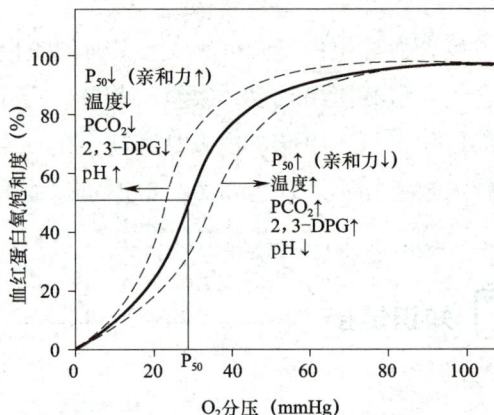
图 7 – 14　影响氧解离曲线的主要因素

贫血患者 Hb 的量减少，血液总运氧能力降低，机体安静时可能不出现缺氧，但在活动增强时可发生。

即学即练 7 – 3
O_2 在血液中存在的主要结合形式是（　）。
A. HbO_2　　B. HHb　　C. $BHCO_3$　　D. 氨基甲酸 Hb　　E. Hb

（二）二氧化碳的运输

1. 物理溶解　血液中以物理溶解形式运输的 CO_2 约占 CO_2 总运输量的 5%，以化学结合形式运输的 CO_2 约占 CO_2 总运输量的 95%，故 CO_2 主要以化学结合的形式运输。

2. 化学结合　CO_2 的化学结合有两种方式，分别是碳酸氢盐（主要在血浆中）和氨基甲酸血红蛋白（主要在红细胞内），以前者为主。

（1）碳酸氢盐　约占 CO_2 总运输量的 88%。组织代谢产生的 CO_2 扩散入血后，大部分进入红细胞，在碳酸酐酶的催化下，CO_2 和 H_2O 结合生成碳酸（H_2CO_3），此反应迅速可逆，生成的 H_2CO_3 又迅速解离成 HCO_3^- 和 H^+。HCO_3^- 除小部分与红细胞内的 K^+ 结合生成 $KHCO_3$ 外，大部分 HCO_3^- 通过红细胞膜扩散进入血浆，与血浆中的 Na^+ 结合生成 $NaHCO_3$ 而运输，使血液运输 CO_2 的能力大大加强，而 H^+ 则迅速与氧合血红蛋白结合而被缓冲，生成为还原血红蛋白（HHb），同时释放 O_2（图 7 – 15）。当静脉血流经肺部时，由于肺泡内 CO_2 的分压较低，反应则按相反方向进行。因此上述反应的特点有：①是可逆的，在组织则向右进行，在肺部反应向左进行；②需要酶的参与；③红细胞内富含碳酸酐酶，反应主要在红细胞进行；④Cl^- 转移有利于促进 CO_2 化学结合的运输。

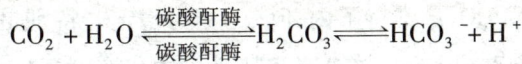

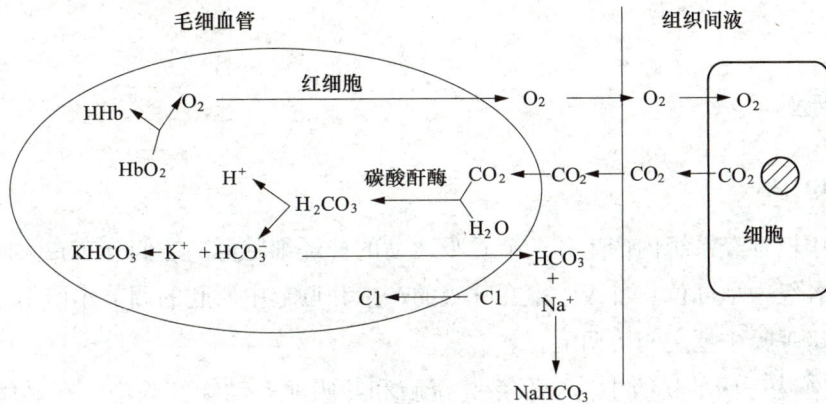

$$CO_2 + H_2O \xrightleftharpoons[\text{碳酸酐酶}]{\text{碳酸酐酶}} H_2CO_3 \rightleftharpoons HCO_3^- + H^+$$

图 7 – 15　血液运输 CO_2 示意图

（2）氨基甲酸血红蛋白　约占 CO_2 总运输量的 7%。小部分进入红细胞内的 CO_2 还能直接与血红蛋白的氨基结合，生成氨基甲酸血红蛋白（HHbNHCOOH）。该反应是可逆的，迅速，无需酶的参加。

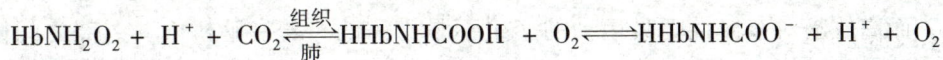

$$HbNH_2O_2 + H^+ + CO_2 \xrightleftharpoons[\text{肺}]{\text{组织}} HHbNHCOOH + O_2 \rightleftharpoons HHbNHCOO^- + H^+ + O_2$$

调节它的主要因素是氧合作用。氧合血红蛋白的酸性高，不易与 CO_2 直接结合；而还原血红蛋白的酸性低，容易与 CO_2 直接结合。因此在组织内 PCO_2 较高，当血液流经组织时，毛细血管内 CO_2 与还原血红蛋白结合，反应向右进行，生成较多的氨基甲酸血红蛋白；而当血液流经肺泡时，在肺泡毛细血管处，PCO_2 较低，血红蛋白与 O_2 结合，反应向左进行促使氨基甲酸血红蛋白解离，CO_2 即被释放入肺泡呼出。该反应虽然不是主要运输形式，但效率却高，以氨基甲酸血红蛋白形式运输 CO_2 的量约占总运输量的 7%，占肺排出 CO_2 的 17.5%。

📱 知识链接

雾霾对呼吸系统的影响

霾包括数百种大气化学颗粒物质。其中对健康有害的主要是直径小于 $10 \mu m$ 的气溶胶粒子，如矿物颗粒物、海盐、硫酸盐、硝酸盐、有机气溶胶粒子、燃料和汽车废气等，它能直接进入并黏附在人体呼吸道和肺泡中，引起急性鼻炎和急性支气管炎等病症。对于支气管哮喘、慢性支气管炎、阻塞性肺气肿和慢性阻塞性肺疾病等慢性呼吸系统疾病患者，雾霾天气可使病情急性发作或急性加重。如果长期处于这种环境还会诱发肺癌。

第三节　呼吸运动的调节

PPT

呼吸运动具有两个明显的特点：一是有节律性；二是受意识控制，其频率和深度可随机体内外环境的变化而发生相应的改变。呼吸肌属于骨骼肌，本身没有自动节律性，而呼吸运动又是呼吸肌的舒缩所引起的一种节律性活动，它的节律性活动是在中枢神经系统的控制下进行的。同时呼吸运动的深度和频率可随机体活动（运动、劳动）水平改变而适应机体物质和能量代谢的需要。如运动时，肺通气量增加供给机体更多的 O_2，同时排出 CO_2，维持了内环境的相对稳定，特别是维持了血液中 O_2 分压、CO_2 分压及 H^+ 浓度的相对稳定。因此呼吸运动的节律性及其对机体代谢的适应，都是通过神经系统调节和控制下而实现的。

一、呼吸中枢

（一）各级呼吸中枢

呼吸中枢是指中枢神经系统内产生和调节呼吸运动的神经细胞群。它们分布在大脑皮层、间脑、脑桥、延髓和脊髓等各级中枢部位。各级中枢在呼吸的产生和调节中所起的调节作用不同。呼吸正常的节律性运动有赖于各级呼吸中枢之间协调配合。

1. 脊髓　脊髓作为呼吸的初级中枢，联系高位脑和呼吸肌。动物实验中，在延髓和脊髓之间横断（图7-16，4平面），呼吸立即停止，并不再恢复，说明脊髓不能产生节律性呼吸运动，节律性呼吸运动来源于脊髓以上的脑组织。

2. 低位脑干　自主呼吸由低位脑干调节。若在动物的延髓和脊髓之间横断（图7-16，4平面），呼吸立即停止；在中脑和脑桥之间横断（图7-16，1平面），呼吸节律无明显变化，这表明呼吸节律产生于低位脑干，而高位脑对节律性呼吸运动的产生不是必需的。若在脑桥中、上部之间横断（图7-16，2平面），呼吸将变慢变深，如再切断双侧颈迷走神经，吸气大大延长，这种形式的呼吸称为长吸式呼吸，这一结果表明，脑桥中、上部可能有一呼吸调整中枢，抑制吸气活动。

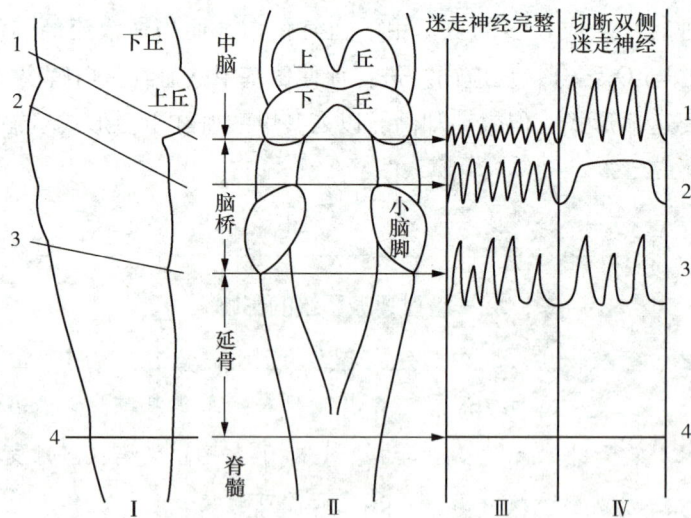

图7-16　横切脑干后呼吸的变化

1、2、3、4表示不同的平面横切；Ⅰ. 脑干；Ⅱ. 脑干背侧面；Ⅲ、Ⅳ表示呼吸的变化

3. 高位中枢　呼吸还受脑桥以上中枢部位的影响，如大脑皮层，边缘系统、下丘脑等的调节作用。大脑皮层通过皮层脊髓束和皮层脑干束控制呼吸运动神经元的活动，调节随意呼吸，人可以有意识地控制呼吸深度和频率。

（二）呼吸节律的形成

呼吸节律源于低位脑干，主要在延髓，但其形成的机制目前尚不完全清楚。有人在大量实验的基础上提出中枢吸气活动发生器和吸气切断机制的看法，认为吸气与呼气之间的周期性转换是呼吸中枢神经网络中不同神经元之间相互作用或相互抑制的结果。

延髓有一个中枢吸气活动发生器（其兴奋性与 PCO_2 和 H^+ 有关），当它兴奋，会自发地递增式放电，引起吸气神经元兴奋，产生吸气（肺扩张）。延髓还有一个吸气切断机制，当吸气活动发生器兴奋，可直接刺激吸气切断机制和脑桥呼吸调整中枢，使吸气停止，转为呼气，也可通过迷走神经兴奋吸气切断机制，抑制吸气，产生呼气。而呼气后，吸气切断机制的活动减弱，对吸气中枢的抑制解除，中枢吸气活动发生器又兴奋，吸气神经元兴奋引起吸气。这样周而复始形成了自动的呼吸节律。如切断迷走神经或毁损脑桥呼吸调整中枢，吸气切断机制达到阈值所需要的时间就会延长，吸气因而延长，呼吸变慢。这其中神经网络对于正常节律性呼吸活动的模式和频率的维持是必不可少的（图7–17）。

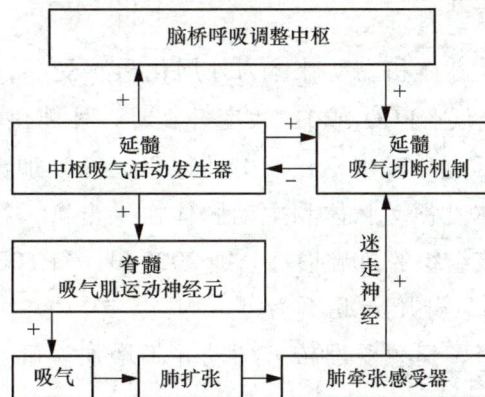

图 7 –17 呼吸节律形成机制示意图

+. 表示兴奋；–. 表示抑制

二、呼吸的反射性调节

呼吸中枢接受多种感受器的传入冲动，反射性地使呼吸深度和频率发生改变，实现对呼吸的调节。调节呼吸运动的反射有肺牵张反射、化学感受性呼吸反射、呼吸肌本体感受性反射和防御性呼吸反射等，这里我们主要介绍前两种。

（一）肺牵张反射

研究发现家兔麻醉状态下，肺充气或肺扩张引起吸气抑制，肺萎陷引起吸气兴奋。像这样由肺扩张或肺萎缩所引起的吸气抑制或吸气兴奋的反射性呼吸变化，称为肺牵张反射又称黑–伯反射。包括肺扩张反射和肺萎缩反射两种表现形式。

肺牵张反射的感受器主要分布在支气管和细支气管的平滑肌中，接受的适宜刺激为肺扩张或回缩时引起的感受器机械性牵张。传入神经为迷走神经，中枢在延髓。吸气时，呼吸道和肺扩张，气管和细支细管的平滑肌中牵张感受器兴奋，迷走神经传入冲动增加，兴奋延髓吸气切断机制，抑制吸气，使吸气转为呼气。呼气时，肺缩小，对牵张感受器的刺激减弱，传入神经冲动减少，吸气中枢再次兴奋，重新开始新的呼吸周期。肺牵张反射是一种负反馈调节机制，其意义是阻止吸气过深过长，促使吸气转为呼气，使呼吸频率增加。

（二）化学感受性呼吸反射

动脉血中或脑脊液中 PCO_2、PO_2 和 H^+ 浓度改变，可通过刺激化学感受器，反射性地引起呼吸运动变化，称为化学感受性呼吸反射。其生理意义为通过调节肺通气量，维持内环境中 PCO_2、PO_2 和 H^+ 浓度的相对稳定。

1. 化学感受器 根据其所在部位不同，化学感受器可分为中枢化学感受器和外周化学感受器。

（1）中枢化学感受器 位于延髓腹外侧浅表部位（图 7-18）。中枢化学感受器的生理性刺激是脑脊液和局部细胞外液中的 H^+，而不是 CO_2；但血液中的 CO_2 能迅速通过血-脑屏障，使化学感受器周围细胞外液中的 H^+ 浓度升高，从而刺激中枢化学感受器，引起呼吸中枢兴奋，使呼吸运动加深加快，肺通气量增加。由于脑脊液中碳酸酐酶含量很少，CO_2 与水的水合反应很慢，所以对 CO_2 的通气反应有一定的时间延迟。另外，血液中的 H^+ 不易透过血-脑屏障，故血液 pH 的变化对中枢化学感受器的刺激作用较弱，也较缓慢。

（2）外周化学感受器 颈动脉体和主动脉体为外周化学感受器，对血 PO_2、PCO_2、H^+ 浓度改变非常敏感，当动脉血中 PO_2 降低、PCO_2 或 H^+ 浓度升高时，外周化学感受器受到刺激而兴奋，冲动沿着窦神经和迷走神经传入延髓呼吸中枢，反射性地引起呼吸加深加快。相对而言颈动脉体对呼吸的调节作用远大于主动脉体。颈动脉体和主动脉体血供丰富，每分钟流经它们的血量大约是各自重量的 20 倍，即每 100g 该组织的血流量每分钟 2000ml（每 100g 脑组织的血流量每分钟约为54ml），动脉和静脉之间的 PO_2 氧分压差几乎为零。因此，在 CO 中毒或贫血时，只要 PO_2 正常，血流量充分，血氧含量虽然下降，但感受器传入冲动并不增加。可见外周化学感受器感受的刺激是 PO_2，而不是血氧含量。

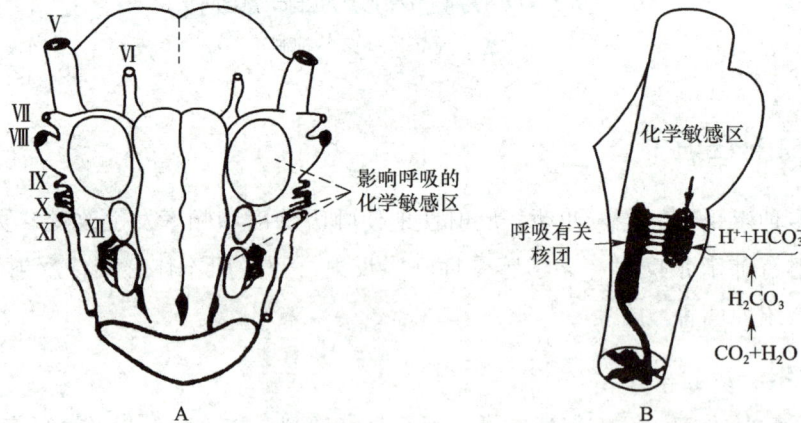

图 7-18 中枢化学感受器
A. 延髓腹外侧的三个化学敏感区；B. 血液或脑脊液 PCO_2 升高刺激呼吸中枢机制

2. CO_2、O_2 和 H^+ 对呼吸运动的调节

（1）CO_2 对呼吸运动的调节 CO_2 是调节呼吸的最重要的生理性化学因素。动脉血液中保持一定浓度的 CO_2 分压，呼吸中枢才能保持正常的兴奋性。正常人动脉血中 PCO_2 兴奋呼吸中枢的阈值大约为5.3kPa。人如在过度通气后，可发生呼吸暂停。这是由于过度通气能排出过多的 CO_2，动脉血中 PCO_2 下降，低于5.3kPa，对呼吸中枢的刺激减弱。可见动脉血液中一定浓度的 CO_2 分压是维持正常呼吸活动的必要条件。血中 CO_2 浓度在一定范围内升高，可以加强呼吸中枢的活动，但超过一定的限度则有抑制或麻醉效应。实验发现，当吸入气中 CO_2 含量超过 7% 时，CO_2 清除困难，出现头晕、头痛等症状；若超过 15%，则出现 CO_2 麻醉，呼吸被抑制，意识丧失，昏迷，进而呼吸停止。

CO_2 通过两条途径调节呼吸运动：一条是直接刺激外周化学感受器，使延髓呼吸神经元兴奋，导致呼吸加深加快；另一条是 CO_2 通过血-脑屏障，增加脑脊液中 H^+ 浓度增加，间接刺激中枢化学感受器，再引起延髓呼吸神经元兴奋。两条途径中，以兴奋中枢化学感受器为主。因为切断动物外周化学感受器的传入神经后，吸入 CO_2 后仍然出现的呼吸加强反应，与未切断神经前相似。

当机体活动增加时，CO_2 生成增多，CO_2 能迅速通过血-脑屏障，使 H^+ 浓度增加，兴奋延髓呼吸中枢，引起呼吸加强，以适应此时代谢的需要。同理，CO_2 过少，呼吸运动会减弱甚至停止。正是 CO_2 的这种作用，机体才能精确地将呼吸调节到所需水平。

（2）低 O_2 对呼吸的调节　低 O_2 对呼吸的影响有两条途径：一是刺激外周化学感受器，对呼吸产生兴奋，使呼吸加深加快；二是直接作用于呼吸中枢，抑制呼吸中枢。不同程度的低 O_2 对呼吸的影响也不同，轻度低 O_2 时，来自外周化学感受器对呼吸中枢的兴奋作用占优势，通常可对抗低 O_2 对呼吸中枢抑制作用，使呼吸加强；但在严重缺 O_2 时，前者不足以克服低 O_2 对中枢的抑制作用，将导致呼吸障碍。临床一些慢性阻塞性肺疾病、呼吸衰竭患者，既有低 O_2 又伴 CO_2 潴留，患者中枢化学感受器对 CO_2 反应性差，呼吸的维持主要靠低氧对外周化学感受器的兴奋作用。此类患者在临床氧疗时，不宜快速吸入高浓度的 O_2，应采取低浓度持续给 O_2，以免突然解除低氧的刺激呼吸中枢作用，导致呼吸抑制。

（3）H^+ 对呼吸运动的调节　动脉血 H^+ 浓度升高时，呼吸加深加快，肺通气增加；反之，呼吸减弱。外周化学感受器和中枢化学感受器均感受 H^+ 刺激，实现对呼吸运动的调节。中枢化学感受器对 H^+ 敏感性约为外周化学感受器的 25 倍，虽然中枢化学感受器对 H^+ 敏感性高，但血中 H^+ 很难通过血-脑屏障，对中枢化学感受器兴奋的作用小，因此，血液中 H^+ 对呼吸的影响主要通过刺激外周化学感受器产生的反射性活动。

在自然呼吸情况下，CO_2、H^+ 和 O_2 在呼吸调节中的作用相互影响、相互作用。CO_2 对呼吸的刺激作用最强，H^+ 次之，低 O_2 最弱。在体内，这三种因素相互联系、相互影响，在探讨它们对呼吸的调节时，需全面观察和分析。

知识链接

临床常见的呼吸异常

临床常见的呼吸异常改变包括呼吸频率、深度和节律的变化。呼吸频率改变有呼吸频率过速或过缓。它常见于各种胸膜或腹壁病变引起的疼痛，限制了呼吸深度，反射性引起呼吸频率增快。人体发热后，体温下降过程中也可出现气促，快而浅的呼吸有利于散热。

最常见的呼吸节律变化有潮式呼吸（陈-施呼吸）和间停呼吸（比奥呼吸）。陈-施呼吸特点是呼吸缓缓加强达到最强后，又缓缓减弱后突然停止，一段时间后，又再出现上述呼吸，往往是中枢性窒息的征象。间停呼吸表现为有规律的呼吸几次后，突然停止一段时间，又开始呼吸，如此周而复始。此两种呼吸多见于中枢神经系统疾病（脑炎、脑膜炎、颅内高压等）和某些中毒（如糖尿病酮症酸中毒），间停呼吸比潮式呼吸更严重，多在临终前出现。

即学即练 7-4

PCO$_2$升高引起呼吸加深加快主要是通过下列哪一部位来实现的（　　）。

A. 刺激中枢化学敏感区　　　　　　B. 直接刺激延脑呼吸中枢

C. 刺激右心房化学感受器　　　　　D. 刺激颈动脉体和主动脉体化学感受器

E. 刺激脊髓肋间神经元和膈肌神经元

答案解析

实践实训

实训一　呼吸道、肺、胸膜与纵隔的观察

【实训目的】

通过观察呼吸道、肺、胸膜与纵隔的标本和模型，了解呼吸道、肺、胸膜与纵隔的基本结构。

【实训要求】

在教师的指导下，观察呼吸道的组成、各器官的位置、形态，注意呼吸道各器官的连通关系。仔细辨认鼻腔位置，分部和形态，鼻黏膜分部，鼻旁窦的组成及引流。观察喉的位置及组成，喉腔的形态分部。比较气管的位置，形态，左、右主支气管的形态特点。观察肺的形态、位置、分叶。观察胸膜的分布、胸膜腔的构成以及肋膈隐窝的位置。辨别纵隔的境界、分部和主要内容。

【实训内容】

（一）呼吸道的观察

呼吸系统的功能主要是进行气体交换，即吸入氧，呼出二氧化碳。人的呼吸系统包括呼吸道和肺，呼吸道分鼻、咽、喉、气管、支气管，为气体的传导部分。

1. 在活体上观察鼻根、鼻背、鼻尖、鼻翼、鼻孔。在标本上观察鼻前庭和固有鼻腔：上、中、下鼻甲；上、中、下鼻道；鼻泪管开口。观察嗅区及呼吸区的范围的黏膜。在鼻旁窦标本上观察各窦与鼻腔的位置关系，能指出额窦、上颌窦、筛窦前中群开口于中鼻道，筛窦后群开口于上鼻道，蝶窦开口于蝶筛隐窝。

2. 活体观察喉的位置，触摸喉结、环状软骨。在离体喉软骨标本上识别喉的软骨，识别甲状软骨、环状软骨、会厌软骨、杓状软骨。在喉标本上观察咽口的位置，注意会厌与喉口的位置关系。辨认喉腔中部侧壁的两对矢状位黏膜皱襞。注意前庭襞之间为前庭裂；声襞之间为声门裂。观察喉腔分三部分即喉前庭、喉中间腔和声门下腔的分界标志。

3. 取离体气管及主支气管标本，观察气管软骨是否为 14～16 个 "C" 形透明软骨环，缺口均朝后，且被膜性组织封闭。观察气管颈部的位置关系。观察左、右主支气管形态特点。注意左主支气管较细长走向近水平；右主支气管较粗短走向近垂直。

（二）肺的观察

肺是容纳气体和进行气体交换的器官。取离体左、右肺标本，观察肺的质地、颜色、形态及位置。注意左、右肺外形的差异；辨认出入肺门的主支气管及血管等重要结构。比较肺的后缘、前缘和下缘的

形态特点。查看左肺心切迹与心的位置关系。观察两肺的裂隙，辨认肺叶。观察两肺位置，注意肺尖与锁骨、肺底与膈的位置关系。记忆肺的体表投影。

（三）胸膜和纵隔的观察

胸膜是肺周围的浆膜，分为脏、壁两层。壁层贴在胸廓内面、纵隔的外面及膈的上面，分别称胸膜顶、肋胸膜、膈胸膜和纵隔胸膜。脏层紧贴在肺表面，胸膜壁层和脏层在肺门处相互移行，脏、壁两层之间的潜在腔隙称胸膜腔。胸膜腔内有少量浆液，可减少呼吸时两层胸膜之间的摩擦。纵隔是位于两侧纵隔胸膜之间的器官及结缔组织的总称。在胸腔解剖标本上观察脏胸膜、壁胸膜两部分的配布，注意观察肋胸膜与膈胸膜转折形成的肋膈隐窝，肋胸膜与膈胸膜的返折线即胸膜下界，观察胸膜下界与肺下缘的位置关系。在纵隔标本上观察纵隔的境界（前界：胸骨；后界：胸椎；上界：胸廓上口；下界：膈；两侧界：纵隔胸膜）通过胸骨角平面的分部及主要内容。（以心包为标志分前纵隔、中纵隔、后纵隔）注意观察心和食管在纵隔内的位置。

【实训评价】

1. 对呼吸道观察的评价 教师取呼吸系统概观标本，头颈部正中矢状切面标本，鼻旁窦标本，切除鼻甲，显露鼻道的标本，离体喉标本，喉软骨标本，离体气管及主支气管标本，要求学生在标本上辨认出主要呼吸道的结构名称，可根据学生观察到的结构名称数量和准确性做出评价。

2. 对肺、胸膜与纵隔标本观察的评价 教师取肺、胸膜与纵隔的标本，要求学生辨认出肺、胸膜与纵隔的组成和主要结构，教师可根据学生辨认结构的正确性进行评价。

实训二 肺通气的测定

【实训目的】

利用肺活量计测定肺通气功能的方法，了解肺通气的测定技术，加深对肺容量各组成部分和测定肺活量常用指标的理解。

【实训要求】

在教师的指导下，观察熟悉肺活量计的构造，学会使用肺活量计。学会独立测定肺活量、时间肺活量、连续肺活量和每分最大通气量的测定方法。分析肺活量的组成成分，比较分析肺活量、时间肺活量和连续肺活量的意义有何不同。

【实训内容】

（一）原理

呼吸功能是机体在新陈代谢过程中实现气体交换。（通气的目的是为了 O_2 的摄入和 CO_2 的排出，一定 O_2 的摄入需要一定的通气量作保证）。肺通气是指肺与外界环境之间的气体交换，其功能的大小可用交换气体量的多少来衡量，与肺容量有关。肺可容纳的最大气体量称肺的总容量，包括潮气量、补吸气量、补呼气量和余气量。除余气量外，其他三部分可用肺量计测定。测定肺通气功能的常用指标为肺活量、时间肺活量、连续肺活量和每分最大随意通气量。

肺活量由三部分气体容积组成，即潮气量，补吸气量，补呼气量。肺活量是一次呼吸的最大通气量，在一定意义上可反映呼吸功能的潜在能力。成年男子肺活量约为 3.5L，女子约为 2.5L。青壮年人的肺活量最大，幼年和老年人较小。肺活量测定方法简便，可重复性很好，应用很广。但肺活量测定时不加以时间限制，测不出呼吸道通气不畅的情况，因而反映肺通气功能有其局限性。因此采用时间肺活量测定，作为肺功能的动态指标较为理想。同时分别记录第1、2、3秒末呼出的气量。FVE_1/FVC：正常人应分别呼出其肺活量的83%、96%和99%。

每分最大通气量（12秒自由呼吸×5＝60秒通气量）是检验肺通气储备能力的指标，用以衡量胸廓组织弹性，气道阻力，呼吸肌力量。正常值：男104L；女83L。大于正常值的80%为正常，低于正常值的60%为异常，说明肺通气储备能力差。

（二）用品

肺活量计、吹嘴（一次性使用）、鼻夹、75%酒精。

（三）对象

人。

（四）方法与步骤

1. 熟悉肺活量计的构造。

2. 开机、调零，连接吹嘴，对呼吸吹嘴消毒，戴好鼻夹，不漏气。

3. 被测者站立（参数中取：VC – 肺活量），平静呼吸到仪器出现提示：Start the SVC Test（开始肺活量测试），此时猛吸一口气，到最大限度时，立即由吹气口向筒内作用力呼气，然后快速吸一口气，恢复正常呼吸。读出刻度，连续3次，所得的结果记录在纸上，计算平均值。

4. 连续测5次肺活量，并纪录。

连续肺活量测定表

	第1次	第2次	第3次	第4次	第5次
肺活量（毫升）					

5. 时间肺活量测定：开始平静呼吸5秒，然后大力吸气，并以最快速度用力将气呼出，在呼出后的10秒大口将气吸回，恢复正常呼吸（参数中取：FVC – 时间肺活量；FEV_1 – 第1秒呼出的气体量；FEV_1/ FVC %；计算第2秒呼出的气量、第3秒呼出气量及他们各自占FVC的百分比）

6. 最大通气量的测试（参数中取：MVV – 最大通气量）受试者以适宜的呼吸速度和频率进行呼吸，测试并记录12秒的通气量，乘以5即为最大通气量。

【实训评价】

教师要求学生独立使用肺活量计，测定肺活量、时间肺活量、连续肺活量和每分最大通气量，并记录下实验结果。可根据学生使用肺活量计的准确性和写出的实验报告及分析做出评价。

目标检测

答案解析

一、名词解释

1. 呼吸　2. 肺门　3. 肺活量　4. 肺泡通气量　5. 通气/血流比值

二、单项选择

1. 决定肺部气体交换方向的主要因素是（　　）。

A. 气体的溶解度　　　　B. 呼吸膜的面积　　　　C. 呼吸膜的通透性

D. 气体分子量的大小　　E. 气体的分压差

2. 人吞咽时，能够遮住喉的入口，防止食物进入气管的结构是（　　）。

A. 甲状软骨　　　　　　B. 会厌软骨　　　　　　C. 环状软骨

D. 喉结　　　　　　　　E. 气管软骨

3. 肺总容量等于（　　）。

A. 潮气量 + 肺活量　　　　　　　　　B. 肺活量 + 功能余气量

C. 肺活量 + 余气量　　　　　　　　　D. 深吸气量 + 余气量

E. 补吸气量 + 潮气量 + 补呼气量

4. 产生节律性呼吸的基本中枢在（　　）。

A. 延髓　　　　　　　　B. 脊髓　　　　　　　　C. 中脑

D. 脑桥　　　　　　　　E. 大脑皮层

5. 能使氧离曲线右移的因素是（　　）。

A. CO_2 分压增高　　　B. 温度降低　　　　　　C. pH 升高

D. 2，3 – DPG 降低　　　E. 氧分压升高

三、简答题

1. 呼吸运动的三个环节包括哪些?

2. 胸膜腔负压的生理意义是什么?

3. 影响肺换气的因素有哪些?

书网融合……

知识回顾　　　　微课　　　　习题

（于　航）

学习引导

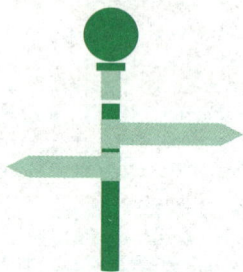

本章主要介绍消化系统的组成、各器官的结构、食物在消化系统中的消化与吸收以及消化器官活动的调节等内容。我们在学习过程中可采用观察、试验等方法进行探究。

学习目标

1. **掌握** 消化系统的组成、功能；重要消化器官（胃、小肠、肝、胆、胰）的位置、形态、结构；消化、吸收的过程和机制。
2. **熟悉** 消化器官的组织结构特点；消化道平滑肌的生理特性；消化系统的神经调节特点。
3. **了解** 消化系统体液调节的特点、腹膜的概念和结构。

第一节　消化系统的组成与结构

PPT

消化系统是由消化管和消化腺两部分组成（图 8-1）。其主要功能是对食物进行消化和吸收。此外，消化器官还能分泌多种激素，具有重要的内分泌功能。

消化管是包括口腔、咽、食管、胃、小肠（十二指肠、空肠、回肠）、大肠（盲肠、阑尾、结肠、直肠和肛管）的一条肌性管道。临床上，常把口腔到十二指肠之间的消化管称为上消化道，空肠及以下的管道称为下消化道。消化腺包括唾液腺（腮腺、颌下腺、舌下腺）、肝、胰及消化管壁内的小腺体，如胃腺、肠腺等，它们均借排出管道将分泌物排入消化管腔内，对食物进行化学性消化。

一、消化管

（一）消化管的组织结构

消化管（除口腔和咽以外）各段的结构基本相同，由内向外一般可分为黏膜、黏膜下层、肌层和外膜四层（图 8-2）。

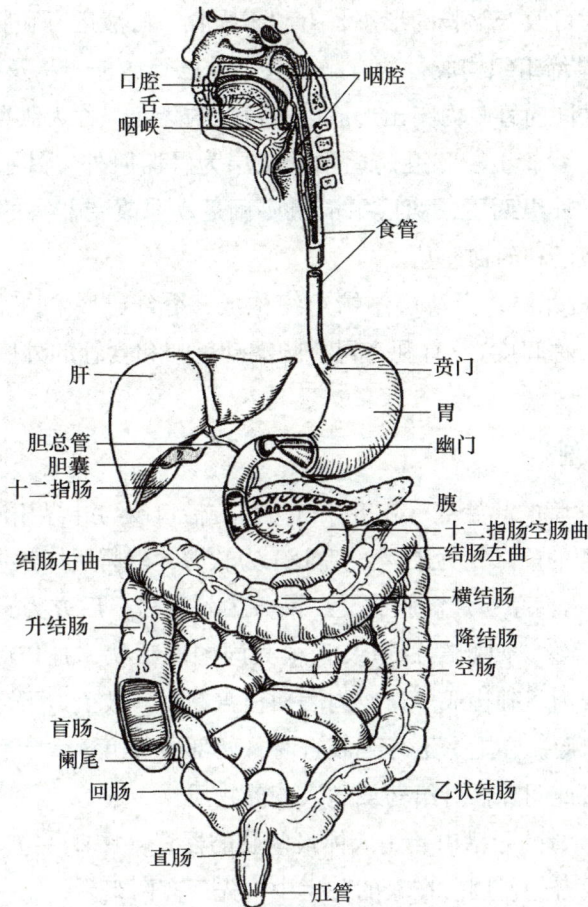

图 8 - 1　消化系统示意图

图 8 - 2　消化管管壁一般组织结构

1. 黏膜　位于管壁最内层，黏膜向管腔内突出，形成环行或纵行的黏膜皱襞。由上皮、固有层和黏膜肌层组成，具有保护、吸收和分泌功能。上皮衬覆于消化管壁内表面，其类型因各段功能不同而异。口腔、咽、食道和肛门等处为复层扁平上皮，在胃、小肠和大肠等处为单层柱状上皮。上皮下为固有层，由结缔组织构成，内含腺体、腺体导管、血管、神经和淋巴组织等。黏膜肌层为平滑肌，其排列方式是内环、外纵，收缩时可改变黏膜的形态，有利于吸收、血液运行和腺体分泌。

2. 黏膜下层 由疏松结缔组织构成，含有小血管、淋巴管、神经丛及小消化腺，具有一定移动性。大部分黏膜层和黏膜下层共同向管腔内突出形成肉眼可见的隆起，称为皱襞。皱襞扩大了内表面积。

3. 肌层 除口腔、咽、食管上段和肛门周围的肌层为骨骼肌外，其余部分的肌层均为平滑肌。平滑肌的排列一般分为内环、外纵两层，两层平滑肌协调运动，改变器官的形态，推动腔内内容物的运转。在肌层间有支配平滑肌活动的神经丛。

4. 外膜 位于消化管最外层，由薄层结缔组织构成，分纤维膜和浆膜两类。胃肠的外膜为浆膜，其表面系单层扁平上皮（又称间皮），有利于胃、肠蠕动；咽和食管的外膜为纤维膜，由薄层结缔组织构成。

（二）消化管各段的解剖

1. 口腔 口腔位于消化管的起始部（图8-3）。前方借口裂与外界相通，由上、下唇围成，两侧壁为颊，上壁（顶）为腭。腭的前2/3为硬腭，后1/3为软腭，软腭后缘正中部下垂为乳头状突起，称腭垂（悬雍垂）。腭垂两侧各有两条弓形黏膜皱襞，前方为腭舌弓，后方为腭咽弓，两皱襞间的凹陷容纳卵圆形的腭扁桃体。软腭后缘、两侧腭舌弓及舌根共同围成咽峡，是口腔与咽的分界处。下壁（底）是口底，由舌与舌骨上肌群为基础构成。口腔内表面覆盖黏膜，被上、下牙弓分隔为前、后两部，前部叫口腔前庭，后部叫固有口腔。在上、下牙列咬合时，两部通过第3磨牙后方的缝隙相通连。在临床上当患者牙关紧闭时，可经过此间隙插管给药或送入营养物质。

（1）牙 嵌于上、下颌骨的牙槽内，是人体最坚硬的器官（图8-4）。牙是对食物进行机械加工的器官，亦有辅助对语言、发音的作用。在人的一生中，先后有两组牙，第一组称为乳牙，一般在出生后6个月开始萌出，3岁左右出齐，共20个，6岁开始先后自然脱落，并逐渐长出第二组牙（恒牙）替代乳牙，恒牙共32个。恒牙中，第一磨牙首先长出，除第三磨牙外，约在12～14岁左右出齐。第三磨牙又称迟牙（智牙），17～25岁才萌出，有的更晚甚至有的人终生不萌出。

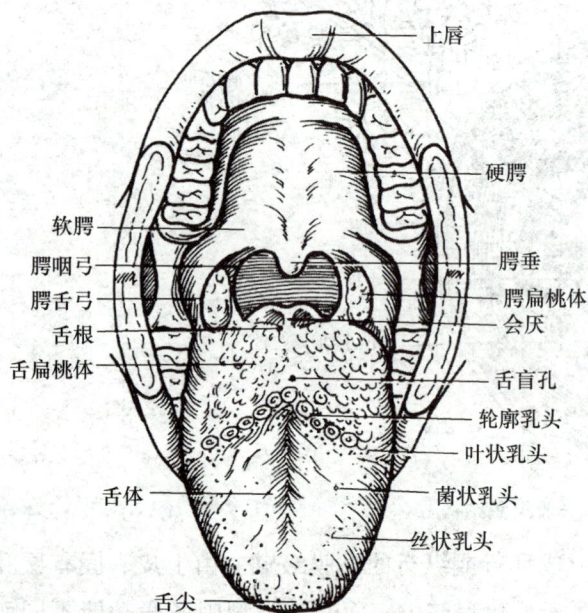

图8-3 口腔前面观

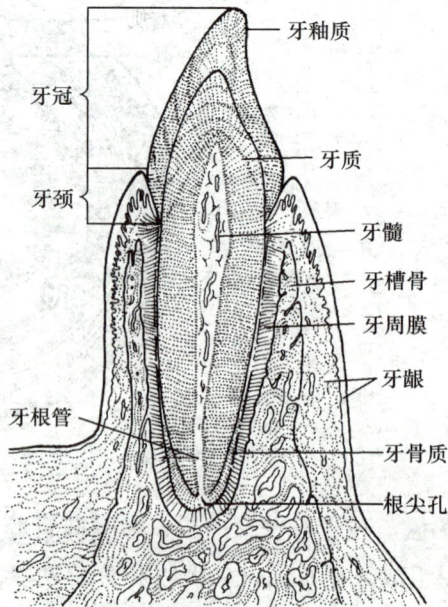

图8-4 牙的构造

牙形态和大小各不相同，但基本形态是相同的。牙由牙冠、牙颈和牙根组成。暴露在口腔中的部分叫牙冠，包埋在牙槽骨中的是牙根，牙冠与牙根的交界处称为牙颈。牙冠表面覆盖的组织为牙釉质，其光泽度好，呈白色或淡黄色，是人体最坚硬的结构。牙内部的腔隙称为牙腔，容纳牙髓。牙髓由神经、血管和结缔组织共同构成，内含丰富的感觉神经末梢，牙髓发炎时，可引起剧烈的疼痛。

（2）舌 位于口腔底，为骨骼肌构成的肌性器官，表面被覆黏膜。舌具有协助咀嚼、吞咽、辅助发音和感受味觉的功能。舌肌分舌固有肌和舌外肌。舌固有肌可改变舌的外形，使舌缩短、变窄或变薄；舌外肌有四对，以颏舌肌为重要，两侧颏舌肌同时收缩时，使舌前伸；一侧收缩时，使舌伸向对侧。在舌背面及侧缘有不同形状的黏膜突起称舌乳头，根据其形态的不同，可分为4种，即丝状乳头、菌状乳头、叶状乳头和轮廓乳头。

菌状乳头、叶状乳头和轮廓乳头含有味蕾，是味觉感受器，感受酸、甜、苦、咸等各种味觉的功能，丝状乳头含丰富的神经末梢，是一般感受器，感受痛温触压觉。

2. 咽 咽分鼻咽、口咽和喉咽三部（详见呼吸系统）。鼻咽是咽腔的上部，其侧壁上左右各有一个咽鼓管咽口，鼻咽经咽鼓管与中耳的鼓室相通，咽部感染时，可经此通道延及中耳，引起中耳炎。（图8-5）。此外，在喉口的两侧和甲状软骨内面之间，黏膜下陷形成梨状隐窝，是异物易滞留的部位。

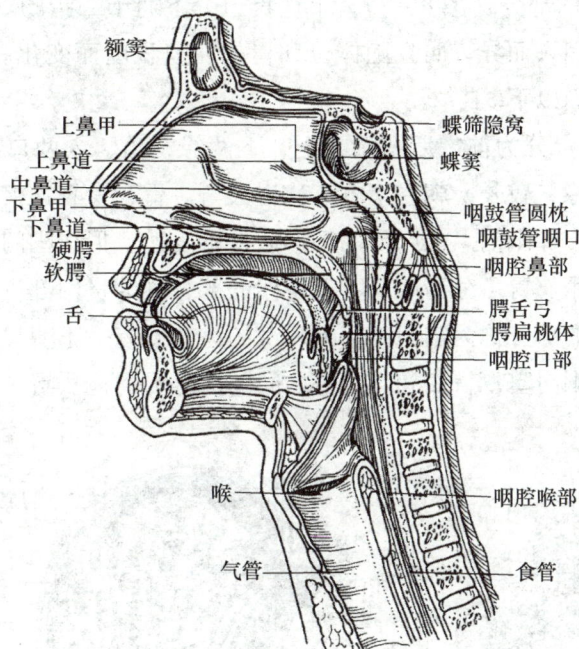

图8-5 头颈部正中矢状面图

3. 食管 食管是前后扁窄的肌性管道，为消化管最狭窄的部分。上端在第6颈椎下缘平面续咽，向下穿膈的食管裂孔入腹腔，与胃的贲门连接，全长约25cm。食管后贴脊柱，前与气管、支气管、心脏等器官相邻。食管壁的肌层，上1/3段为骨骼肌，下1/3段为平滑肌，中1/3段为骨骼肌和平滑肌。

食管有三处生理性狭窄。第一处狭窄在食管的起始处，距离中切牙约15cm；第二处狭窄在食管与左主支气管的交叉处，距离中牙约25cm；第三处狭窄在食管通过膈的食管裂孔处，距离中牙约40cm。三个狭窄是食管内异物容易滞留及食管癌的好发部位（图8-6）。

距上颌切牙

15cm

第一狭窄

25cm

第二狭窄

40cm

第三狭窄

食管颈部
气管
主动脉弓
左主支气管
胸主动脉
食管胸部
奇静脉
下腔静脉
食管腹部
腹主动脉
贲门
胃

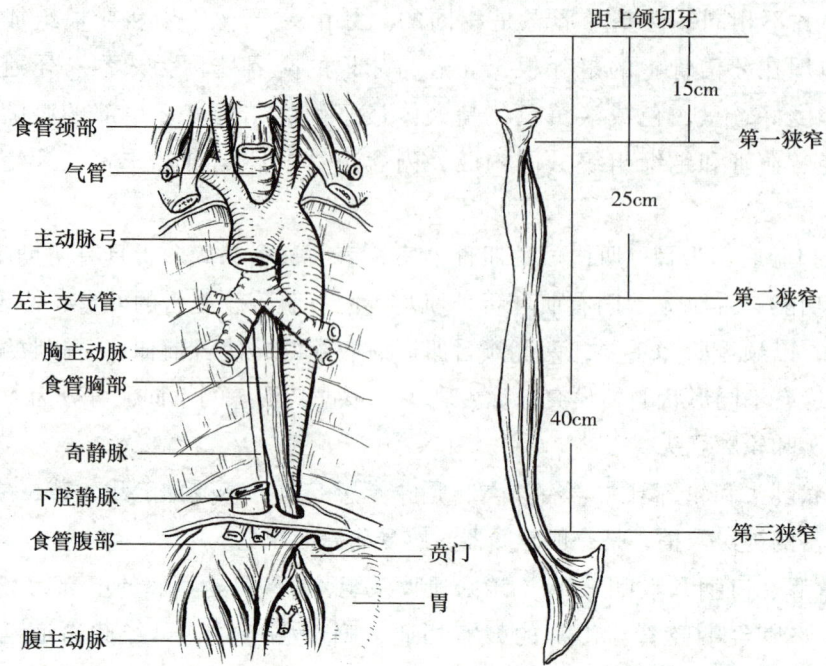

图 8 - 6　食管及其三个狭窄图

4. 胃　是消化管最膨大的部分（图 8 - 7），上连食道，下通十二指肠。成人胃的容量约为 1500ml。胃的形态、位置、大小不仅因人而异，而且随体位和胃的充盈程度而变化。卧位时较高，站立时较低；在胃过度充盈时，可达脐平面以下。

（1）胃的形态和分部　胃分为前、后两壁，上、下两缘，出、入两口。上缘为凹缘，较短，朝右上方，称胃小弯；下缘为凸缘，较长，朝左下方，称胃大弯。胃与食管连接处的入口，称贲门，胃的下端与十二指肠连接处的出口，称幽门。幽门处的环形肌特别发达，形成幽门括约肌，有延缓胃内容物排空和防止肠内容物逆流的作用。胃可分为四部：近贲门的部分称为贲门部；自贲门向左上方突出的部分称为胃底；胃体下界至幽门的部分称为幽门部，幽门部的大弯侧有一不明显的浅沟称中间沟，将幽门部分为右侧的幽门管和左侧的幽门窦；胃底和幽门部之间的部分为胃体。胃中等充盈时，大部分位于左季肋区，小部分位于腹上区。

胃区
黏膜层
黏膜下层
肌层
浆膜下层
胃小凹
淋巴滤泡
血管
固有膜　胃腺
黏膜层
幽门
幽门管　幽门窦
中间沟

贲门切迹
贲门
胃底
黏膜皱襞
胃小弯
胃大弯
胃管
角切迹
贲门
胃底
胃体
幽门管
幽门窦　}幽门部

图 8 - 7　胃的形态、分部及黏膜

（2）**胃壁的结构特点** 胃黏膜的上皮为单层柱状上皮，能分泌黏液，保护胃黏膜。胃黏膜的固有层有许多胃腺，主要有贲门腺、幽门腺、胃底腺。贲门腺和幽门腺能分泌黏液和溶菌酶；胃底腺是分泌胃液的主要腺体，主要由颈黏液细胞（分泌黏液）、主细胞（分泌胃蛋白酶原）、壁细胞（分泌胃酸和内因子）三种细胞组成。胃酸有杀菌作用，还能激活胃蛋白酶原成胃蛋白酶，以初步分解蛋白质。内因子能促进回肠对维生素 B_{12} 的吸收。

肌层分为内斜、中环、外纵三层平滑肌。环形肌在幽门处增厚形成幽门括约肌，它能调节胃内容物进入小肠的速度，也可以防止小肠内容物逆流至胃。

5. 小肠 是消化管最长的一段，上端起自胃的幽门，下端与盲肠相连，是消化食物和吸收营养物质的主要器官。

（1）**小肠的分部及形态结构特点** 成人的小肠全长 5 ～ 7m，分为十二指肠（图 8 - 8）、空肠和回肠三部分。

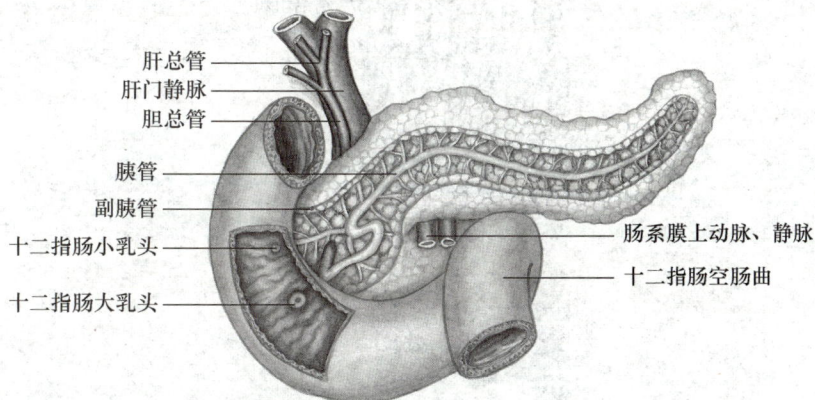

肝总管
肝门静脉
胆总管
胰管
副胰管
十二指肠小乳头
十二指肠大乳头
肠系膜上动脉、静脉
十二指肠空肠曲

图 8 - 8 胆道、十二指肠和胰

十二指肠位于上腹部，紧贴腹后壁，长约 25cm 左右，呈 "C" 形，从右侧包绕胰头，可分为上部、降部、水平部和升部。上部近幽门处的一段肠管，壁薄内面光滑，环状襞少，为十二指肠球，是十二指肠溃疡及穿孔的好发部位。降部的后内侧壁上有一纵行皱襞，其下方的突起称十二指肠大乳头，是胆总管和胰管的共同开口处。十二指肠与空肠转折处，形成的弯曲称十二指肠空肠曲，借十二指肠悬韧带悬挂于腹后壁。

空肠上端起自十二指肠，移行为回肠，续于盲肠，迂曲盘旋于腹腔中下部，借肠系膜固定于腹后壁，二者间无明显界限。通常将近侧 2/5 称空肠，远侧 3/5 称回肠。空肠比回肠的管径大，管壁较厚，黏膜环状皱襞和绒毛结构较多。

> ▶▶ **实例分析 8 - 1**
>
> **案例** 十二指肠溃疡、胃酸分泌高的胃溃疡患者，在经内科治疗效果不好及多次溃疡复发的患者，改为外科治疗时行 "胃次全切除术"。
>
> **问题** 为何要将胃与空肠起始处缝合，而不直接与十二指肠起始处缝合？
>
> 答案解析

（2）**小肠壁的微细结构特点** 小肠黏膜和黏膜下层共同向肠腔突出形成环形皱襞，黏膜表面可见许多细小的突起，称肠绒毛，由上皮和固有层共同向肠腔突出形成（图 8 - 9）。绒毛表面覆盖单层柱状上皮，包括吸收细胞和杯状细胞，少量的杯状细胞散在于吸收细胞之间，分泌黏液，对黏膜有保护和润滑作用。固有层含有较多的淋巴细胞、浆细胞等细胞，并有丰富的毛细血管，利于氨基酸和葡萄糖的吸收。绒毛中央有中央乳糜管，可收集和运送上皮细胞吸收进来的脂肪微粒。

绒毛根部的上皮向固有层内凹陷形成肠腺，肠腺直接开口于肠腔。

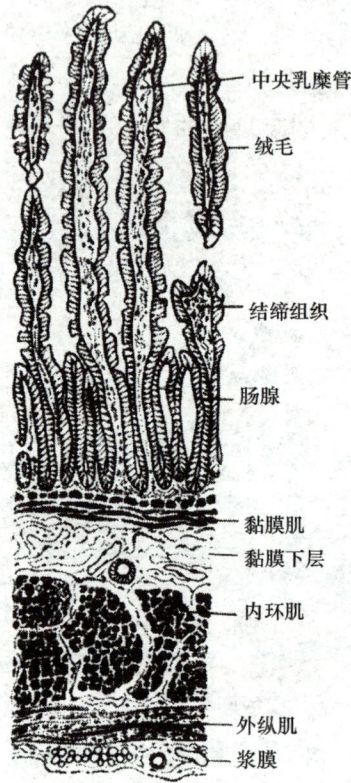

图 8 - 9　小肠组织结构

6. 大肠　为消化管的末段，长约 1.5m，起自右髂窝，止于肛门，包括盲肠、阑尾、升结肠、横结肠、降结肠、乙状结肠、直肠和肛管。大肠的主要功能是吸收水分、维生素和无机盐，使食物残渣形成粪便，排出体外。

（1）盲肠　是大肠的起始部，位于右髂窝内，呈囊袋状，长 6～8cm。上通升结肠，左接回肠，回肠末端突入盲肠处环形肌增厚，并覆有黏膜，一般形成上下两个半月形皱襞，叫回盲瓣（图 8 - 10）。回盲瓣具有括约肌的作用，既可控制回肠内容物进入盲肠的速度，又可防止盲肠内容物的反流，其下方约 2cm 处，有阑尾腔的开口。阑尾为位于右髂窝内的蚓蚓状突起，长 6～8cm，阑尾根部是三条结肠带汇集点，远端游离并闭锁，位置因人而异。阑尾根部的体表投影点通常在脐与右髂前上棘连线的中、外 1/3 交点处，称为麦氏点（McBurney 点），阑尾发炎时此处有压痛。

（2）结肠　起于盲肠，续于直肠，呈"M"形围绕空肠和回肠，分为升结肠、横结肠、降结肠和乙状结肠 4 部分。结肠和盲肠表面有沿肠纵轴排列的三条彼此平行的结肠带。结肠带之间肠壁形成的囊状突起，称为结肠袋，在结肠带附近，形成许多大小不一、形状不同的突起，叫肠脂垂。结肠带、结肠袋、肠脂垂是辨别大肠和小肠的重要标志。

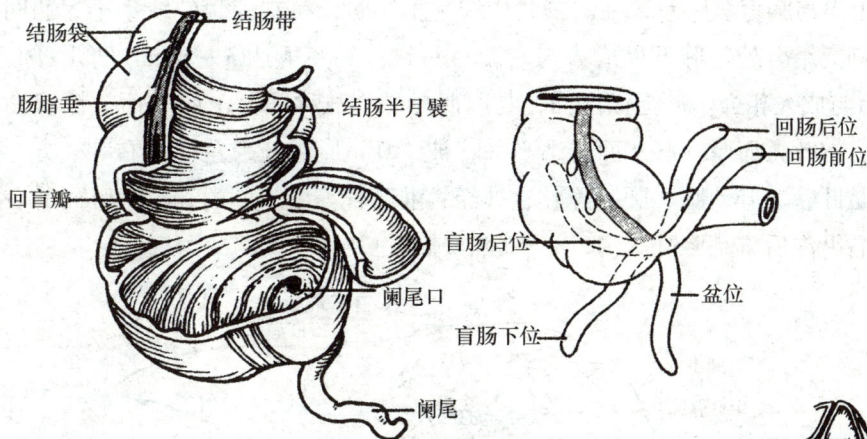

图 8 - 10 盲肠和阑尾

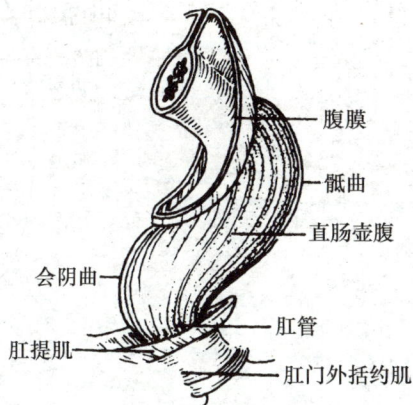

图 8 - 11 直肠与肛管

（3）直肠 位于盆腔内，长 10 ~ 14cm，起自第 3 骶椎前方的结肠，向下于盆膈终于肛管（图 8 - 11）。直肠有骶曲和会阴曲两个弯曲，骶曲凸向后，会阴曲凸向前。直肠下部肠腔膨大，称为直肠壶腹。

（4）肛管 上接直肠，向下终于肛门，长 4 ~ 5cm。肛管壁环形平滑肌增厚形成肛门内括约肌，有协助排便的作用；肛管周围骨骼肌，围绕肛门内括约肌外面形成肛门外括约肌，有控制排便的作用。

即学即练 8 -1

下列有关胃酸说法不正确的是（　）。
A. 属于胃底腺分泌物　　B. 有杀菌作用　　C. 激活胃蛋白酶原
D. 由主细胞分泌　　E. 由壁细胞分泌

答案解析

二、消化腺

消化腺包括大消化腺和小消化腺。大消化腺包括大唾液腺、肝和胰。小消化腺是指分布于消化道壁内的消化腺，包括胃腺和肠腺等。

（一）唾液腺

唾液腺有三对，分别为腮腺、下颌下腺、舌下腺。腮腺是最大的唾液腺，为不规则三角形，分浅、深两部，位于耳郭前下方，其导管开口于平对上颌第二磨牙的颊黏膜处。下颌下腺呈卵圆形，位于颌骨体的内面，其腺管开口于舌下阜，导管经口腔底黏膜深面前行，开口于舌下阜。舌下腺位于口腔底舌下襞深面，有大、小两种腺管，大管与下颌下腺管共同开口于舌下阜，小管开口于舌下襞。

（二）肝

肝是人体最大的腺体，成人的肝重量约为 1500g。肝的血液供应非常丰富，呈红褐色，肝的功能复杂，是新陈代谢最活跃的器官。

1. 肝的位置和形态 肝大部分位于右季肋区和腹上部，小部分位于左季肋区，大部为肋弓所覆蔽

（图 8 - 12）。肝上界与膈穹窿一致，在右锁骨中线平第 5 肋，在左锁骨中线平第 5 肋间隙，在前正中线上位于胸骨体与剑突结合处。肝下界成人与右肋弓一致，剑突下达 3 ~ 5cm。幼儿可低于肋弓，但不超出 2cm，7 岁以后与成人相当。肝上面隆凸，与膈肌毗邻，故称膈面。肝上面被镰状韧带分为左、右两叶。左叶小而薄，右叶大而厚。肝下面凹凸不平，被"H"形沟分为左叶、右叶、方叶、尾状叶。中间的横沟称肝门，是肝管、肝动脉、肝门静脉、神经、淋巴管等出入肝的部位。脏面的右纵沟前方是胆囊窝，容纳胆囊，右纵沟后方是腔静脉沟，有下腔静脉通过。

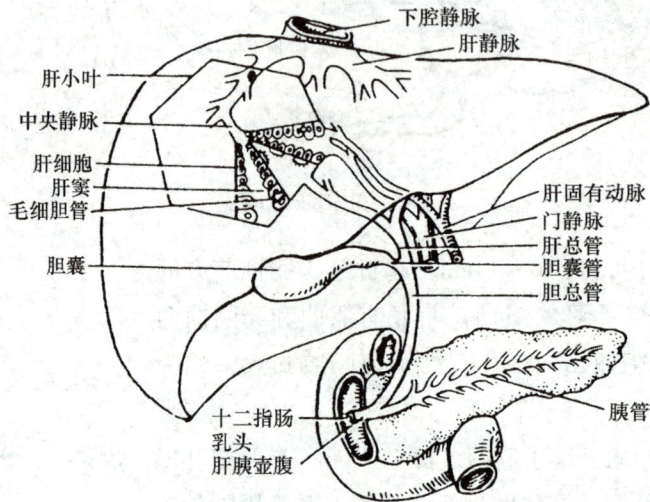

图 8 - 12　肝、胆囊、胰、十二指肠的解剖关系

2. 肝的微细结构　肝表面包被的薄层浆膜，称为肝的被膜。被膜下的致密结缔组织深入肝实质，将整个肝分隔成几十万个结构基本相同的肝小叶（图 8 - 13）。肝小叶是肝的基本结构和功能单位，主要是由肝细胞构成，肝细胞具有分泌胆汁、代谢激素和解毒等多种功能。

肝小叶为不规则棱柱体。在光镜下肝细胞胞体较大，呈多面体，核大而圆，一般为一个，也可见双核，细胞核染色浅；肝细胞胞质丰富，多呈嗜酸性，胞质内有较多糖原颗粒和少量脂滴。在肝小叶中央为中央静脉，肝细胞以中央静脉为中心，向四周呈放射状排列成肝索（又称为肝板），肝索之间的间隙是肝血窦，即扩大的毛细血管，窦壁有肝巨噬细胞，能吞噬异物。肝血窦互相吻合，并与中央静脉相通。

肝细胞表面与肝血窦内皮细胞之间的狭窄间隙被称为窦周隙。其中充满从血窦来的血浆成分，肝细胞的微绒毛可以与血浆进行广泛的接触。窦周隙在肝小叶内的相互连通，成为肝细胞与血液之间进行物质交换的场所。

由相邻的肝细胞局部细胞膜凹陷形成的小管道称胆小管，腔内有肝细胞突出的微绒毛。胆小管在肝板内连成网格状，向肝小叶周围放射状分布。胆小管周围的相邻肝细胞膜形成紧密连接，封闭胆小管，防止胆汁外溢。几个肝小叶相邻的区域，内含少量结缔组织，内有小叶间静脉、小叶间动脉、小叶间胆管通过，该区域称门管区。通过肝动脉流入肝脏的动脉血（富含氧气）以及肝门静脉流入肝脏的静脉血（富含营养物质），分别经小叶间动脉和小叶间静脉流入肝血窦，这两种血液在此与肝细胞进行物质交换，然后汇入中央静脉，最后汇集成肝静脉，注入腔静脉沟内的下腔静脉，肝的血液流向可归纳如下：

肝固有动脉 ⟶ 小叶间动脉 ⟶肝血窦 ⟶ 中央静脉 ⟶ 小叶下静脉 ⟶ 肝静脉
肝门静脉 ⟶ 小叶间静脉

下腔静脉

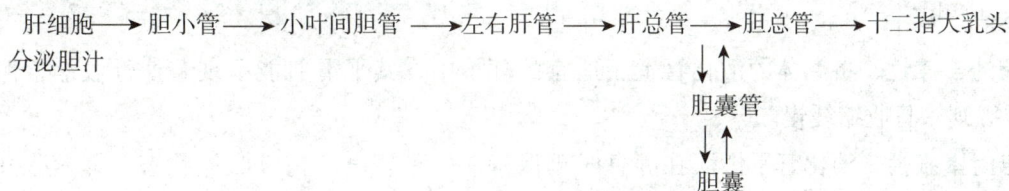

图 8 - 13 肝小叶立体模式图

3. 胆囊及肝外胆道 肝外胆管系统是指肝门以外的胆道系统，包括胆囊和肝外胆道。胆囊位于肝右叶下面胆囊窝内，分为胆囊底、胆囊体、胆囊颈和胆囊管。肝外胆道包括肝左、右管，肝总管、胆总管。肝细胞分泌的胆汁进入胆小管后，经小叶间胆管流到左右肝管，出肝后的左右肝管合成一条肝总管，肝总管与胆囊管合成胆总管，胆总管沿肝十二指肠韧带下行，斜穿十二指肠降部后内侧壁与胰管汇合，形成略膨大的肝胰壶腹，开口于十二指肠大乳头，在肝胰壶腹周围有肝胰壶腹括约肌包绕。胆汁最后经十二指肠大乳头流入十二指肠；或由肝总管转经胆囊管入胆囊贮存。胆囊可吸收水分使胆汁浓缩。进食后，胆囊收缩，肝胰壶腹括约肌舒张，贮存于胆囊的浓缩胆汁就通过十二指肠大乳头被排入十二指肠，以助食物的消化和吸收。胆汁的流向可归纳如下：

肝细胞 ⟶ 胆小管 ⟶ 小叶间胆管 ⟶ 左右肝管 ⟶ 肝总管 ⟶ 胆总管 ⟶ 十二指大乳头
分泌胆汁　　　　　　　　　　　　　　　　　　　　　　　↓↑
　　　　　　　　　　　　　　　　　　　　　　　　　　胆囊管
　　　　　　　　　　　　　　　　　　　　　　　　　　↓↑
　　　　　　　　　　　　　　　　　　　　　　　　　　胆囊

（三）胰

胰是人体的第二大消化腺，全长 14～20cm，呈狭长的三棱形，位于腹上部腹膜的后方，横跨在第1、2腰椎的前方，分头、体、尾三部分。胰外被以结缔组织被膜，结缔组织伸入腺体内，将实质分隔为许多小叶。腺实质包括外分泌部和内分泌部。外分泌部由胰泡和胰管组成，胰泡由许多分泌胰液的腺泡组成，腺泡的导管汇入一条横贯全腺体的胰管，胰管贯穿胰全长经胰头穿出，在十二指肠降部壁内与胆总管汇合共同开口于十二指肠大乳头。副胰管位于胰管上方，开口于十二指肠小乳头。分泌的胰液由十二指肠大、小乳头流入肠腔内（图 8 - 12）。胰的内分泌部（胰岛）由散在分布于胰泡之间大小不一的内分泌细胞团块组成，能分泌胰岛素与胰高血糖素等激素。这些激素直接进入血液和淋巴，主要参与糖代谢的调节。

第二节 消化与吸收

PPT

消化系统的基本功能是消化从外界摄取的食物和吸收食物中各种营养物质，供机体新陈代谢所需的物质和能量，并将未被消化和吸收的食物残渣经肛门排出体外。食物在消化管内被分解成结构简单、可被吸收的小分子物质的过程，称为消化。这种小分子物质透过消化管黏膜上皮细胞进入血液和淋巴液的过程，称为吸收。消化和吸收是两个紧密联系的过程。食物中的营养物质包括蛋白质、脂肪、糖类、维生素、水和无机盐。除维生素、水和无机盐可以被直接吸收利用外，蛋白质、脂肪和糖类等物质均属分子结构复杂的有机物，不能被机体直接吸收利用，需在消化管内被分解为结构简单的小分子物质，才能被吸收利用。

食物在消化管内被消化的方式有两种：一是通过消化管肌肉的运动来完成的机械性消化，其作用是磨碎食物，使食物与消化液充分混合，以及推送食物到消化管的远端；二是通过消化腺细胞分泌的消化液完成的化学性消化，消化液中最重要的成分是各种消化酶，它们能分别将蛋白质、脂肪和糖类等物质分解为小分子物质。这两种消化方式是同时进行，互相配合。

消化系统除具有消化和吸收功能外，还有内分泌功能和免疫功能。

一、消化

（一）消化管平滑肌的一般生理特性

1. 较低的兴奋性 消化管平滑肌的兴奋性较骨骼肌为低，完成一次收缩和舒张的时间比骨骼肌长得多，且变异较大。

2. 舒缩的自律性 将离体的消化管置于适宜的环境中，其平滑肌能呈现节律性收缩，但其节律不如心肌那样规则，且收缩缓慢。

3. 静息时紧张性 消化管平滑肌在静息时仍保持在一种轻度的持续收缩状态，即紧张性。这种紧张性使消化管腔内经常保持着一定的基础压力，并使消化管各部分保持一定的形状和位置。消化管平滑肌的各种收缩都是在紧张性的基础上发生的。

4. 富有伸展性 在外力作用下，消化管平滑肌能做较大的伸展，以适应实际的需要。

5. 对刺激的选择性 消化管平滑肌对一些生物活性物质、化学、温度和牵张等刺激具有较高的敏感性，对电刺激不敏感。

📱 **知识链接** --

胃肠平滑肌的电生理

消化道平滑肌除了一般的生理特性外，还具备共同的电生理特性，即消化道平滑肌存在的静息电位、慢波电位、动作电位。

胃肠平滑肌细胞的静息电位在 $-50 \sim -60mV$ 之间，主要是 K^+ 外流形成，其次有 $Na^+ - K^+$ 泵的生电作用。许多胃肠平滑肌的静息电位不稳定，可在静息电位的基础上产生自发性和周期性的电位波动，其频率较慢，故称为慢波电位或慢波，又称为基本电节律。胃为 3 次/分钟，十二指肠为 12 次/分钟，波幅为 $10 \sim 15mV$，时程为几秒至几十秒。基本电节律可以扩布且与 Na^+ 有关。当慢波去极化达到阈电位水平时，即可爆发动作电位。动作电位产生在慢波电位基础上，一个至数个，时程较长，持续 $10 \sim 20$ 毫秒，但幅值较低。去极相由慢钙通道介导的内向离子流形成（主要是 Ca^{2+}，也有 Na^+）。对于基本电节律与动作电位来说，慢波使平滑肌细胞的膜电位接近阈电位，为动作电位的产生创造了条件。慢波决定着胃肠运动的频率、扩布的方向和速度；动作电位决定着平滑肌收缩的力量和持续的时间。

（二）消化管内机械性消化

1. 咀嚼和吞咽 食物在口腔内的机械性消化通过咀嚼完成。咀嚼是咀嚼肌群依次收缩所组成的复杂的反射性活动，再加上舌的搅拌，食物与唾液充分混合，形成食团，便于吞咽，且有利于化学性消化的进行。

咀嚼肌是骨骼肌，咀嚼的强度和时间可由意志控制。在正常情况下，咀嚼运动不仅能反射性地完成口腔内食物的机械性和化学性加工过程，还能反射性地引起消化管下段的运动和消化腺的分泌，为食物的进一步消化准备有利条件。

吞咽也是一种复杂的反射动作，它使食团从口腔经咽入食管。食团由口腔送入咽的过程是受大脑皮层控制的随意运动，但进入咽后，整个吞咽动作就成为自动过程。食团进入食管后引起食管蠕动。蠕动是食管肌肉的顺序舒张和收缩形成的一种向前推进的波形运动。在食团的上端为一收缩波，下端为一舒张波，舒张波和收缩波不断向下移动，食团也逐渐被推送入胃。蠕动是整个消化管平滑肌共有的运动形式。

在食管和胃之间存在一个高压区，宽 $1 \sim 2cm$，起到了类似生理性括约肌的作用，可阻止胃内容物逆流入食管，被称为食管下括约肌。食管下括约肌的张力受到神经和体液调节。

2. 胃的运动

（1）**胃的运动形式** 胃的运动形式包括紧张性收缩、容受性舒张和蠕动三种。其作用为：①贮存食物；②使食物和胃液充分混合变成半流体的食糜；③将食糜分批排入十二指肠。

胃壁平滑肌经常保持着一定程度的收缩状态，称紧张性收缩，其意义在于维持胃内一定的压力和胃的形状、位置。当胃内充满食物时，紧张性收缩加强，所产生的压力有助于胃液渗入食物和促进食糜向十二指肠移行。

当咀嚼和吞咽食物时，食物刺激咽、食管等处感受器，反射性地引起胃底和胃体部肌肉舒张，这种舒张使胃能够适应大量食物的涌入，而胃内压上升不多，以完成贮存食物的功能，故称容受性舒张。

食物进入胃后约 5 分钟，胃即开始蠕动，蠕动波从胃体中部开始，逐渐推向幽门。胃反复蠕动可使胃液与食物充分混合，并推送胃内容物分批通过幽门入十二指肠。

（2）**胃的排空** 指胃的内容物被排放到十二指肠的过程。一般在食物入胃后 5 分钟就开始有部分排入十二指肠。胃对不同食物的排空速度与食物的物理状态和化学组成有关。流体食物比固体食物排空快，颗粒小的食物比颗粒大的食物排空快；在三种主要食物成分中，糖类较蛋白质的排空快，蛋白质又比脂肪类排空快。人们日常的食物都是混合性的，一次用餐的食物由胃完全排空一般需 4 ~ 6 小时。胃排空受来自胃和十二指肠两方面因素控制。

（3）呕吐　呕吐是指胃和肠内容物经口腔被强力驱出体外的反射性动作。呕吐动作是复杂的反射活动。机械的和化学的刺激作用于舌根、咽、胃、大小肠、胆总管等处的感受器可引起呕吐。胃肠道以外的器官，如泌尿生殖器官、视觉、味觉、嗅觉和内耳前庭位置觉等感受器受到异常刺激时也可引起呕吐。

呕吐可将胃内有害的物质排出，是一种具有保护意义的防御反射，临床上常用催吐的方法抢救药物或食物中毒的患者。但呕吐对人体也有不利的一面，若长期剧烈的呕吐，不仅影响正常进食和消化活动，而且使大量消化液丢失，造成体内水、电解质和酸碱平衡的紊乱。

3. 小肠的运动

（1）紧张性收缩　是小肠其他运动形式的基础，可使小肠内保持一定的基础压力，以维持小肠保持一定的形态和位置。在进餐后显著增高，可使食糜与消化液混合充分，加快食糜的推进速度。

（2）分节运动　分节运动是一种以环行肌为主的节律性收缩和舒张的运动，主要发生在食糜所在的一段肠管上。进食后，有食糜的肠管上若干处的环行肌同时收缩，将肠管内的食糜分割成若干节段。随后，原来收缩处舒张，原来舒张处收缩，使原来每个节段的食糜分为两半，相邻的两半又各自合拢来形成若干新的节段，如此反复进行（图 8 - 14）。分节运动的意义在于使食糜与消化液充分混合，并增加食糜与肠壁的接触，为消化和吸收创造有利条件。此外，分节运动还能挤压肠壁，有助于血液和淋巴的回流。

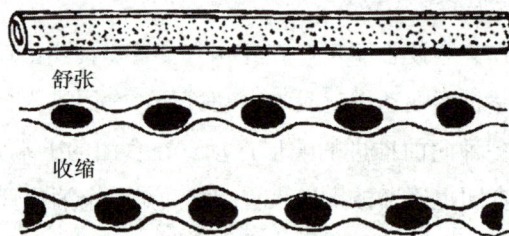

图 8 - 14　小肠的分节运动

（3）蠕动　小肠的蠕动通常重叠在节律性分节运动之上，两者经常并存。小肠蠕动的速度很慢，为 1 ~ 2cm/s，每个蠕动波只把食糜推进一段短距离（约数厘米）后即消失。蠕动的意义在于使分节运动作用后的食糜向前推进，到达一个新肠段，再开始分节运动。在小肠还常见到一种行进速度很快、传播较远的蠕动称为蠕动冲，它将食糜从小肠开始端一直推送到末端，有时还可以推送到大肠。

4. 大肠的运动和排便
大肠的运动形式类似小肠的分节运动和蠕动，但频率较慢，与大肠主要是吸收水分和暂时贮存粪便的功能相适应。大肠具有的特殊的分节运动称为袋状往返运动，可以使结肠袋内容物向两个方向做短距离往返位移，但并不向前推进。集团运动是大肠具有的特殊的蠕动，其推进速度快、行进距离远、力量强大，多发生在起床后、进餐（早餐）后，开始于横结肠，可直达直肠甚至肛门，引起便意。

排便是一种反射活动。粪便入直肠时，刺激直肠壁内的感受器，冲动沿盆神经和腹下神经传至脊髓腰骶部的初级排便中枢，同时传入冲动还上传至大脑皮质，引起便意。如条件许可，大脑皮质发出冲动，通过盆神经的传出纤维（副交感纤维），引起降结肠、乙状结肠和直肠收缩，肛门内括约肌舒张，与此同时，阴部神经的传出冲动减少，肛门外括约肌舒张，粪便则排出体外。

如果排便反射经常被抑制，就逐渐使直肠对粪便的压力刺激失去正常的敏感性，粪便在大肠中停留过久，会因过多的水分被吸收而变得干硬，结果不易排出，这是产生习惯性便秘的常见原因之一。当直肠黏膜由于炎症而敏感性增高时，肠内只有少量粪便、黏液就可以引起便意和排便反射，在排便后总有未尽的感觉，临床上称这种现象为"里急后重"，常见于痢疾或肠炎时。

📖 知识链接

便秘的成因

便秘多见于老年人，可分结肠便秘和直肠便秘。老年人的牙齿多不健全，喜吃低渣精细饮食，因而缺少纤维素对肠壁的刺激，使结肠运化粪便的时间延长；加之老年人运动少，肠肌收缩力普遍下降，均易促成结肠便秘。老年人提肛肌和肛门括约肌松弛无力，造成粪便嵌塞在直肠窝内而成直肠便秘。便秘也可由肛周疾病如痔、瘘、结肠癌、直疝等引起。某些铁、铝、钙制剂也可引起便秘。由于习惯性便秘，患者往往长期服用泻剂，这可导致肠功能紊乱。

（三）化学消化 – 消化液的作用

每天由各种消化腺分泌的消化液总量达 6～8L，主要由消化酶、电解质和水组成。消化液的主要功能是：①改变消化腔内的 pH，适应消化酶活性的需要；②分解复杂的食物成分为结构简单、可被吸收的小分子物质；③稀释食物，使之与血浆渗透压相等，有利于吸收；④通过分泌黏液、抗体和大量液体，保护消化道黏膜，防止物理性和化学性的损伤。

1. 唾液 唾液是由大、小唾液腺分泌的混合液体，无色无味近于中性（pH 6.6～7.1），正常成人每日分泌量为 1.0～1.5L，其中水分约占 99%，其余成分主要是黏蛋白、唾液淀粉酶、溶菌酶、尿素、尿酸等有机物和少量无机盐。

唾液主要作用：①湿润和溶解食物，以引起味觉，并使食物易于被吞咽；②清洁和保护口腔，唾液可清除口腔中的残余食物，冲淡、中和进入口腔的有害物质，唾液中的溶菌酶还有杀菌作用；③唾液淀粉酶可使淀粉分解为麦芽糖，唾液淀粉酶发挥作用的最适 pH 是在中性范围内，食物进入胃后，唾液淀粉酶还可继续作用直到胃内容物的 pH 变为 4.5 而使其失去活性；④唾液还具有排泄功能，体内一些物质，如碘化钾、铅和汞等都可随唾液排出。

2. 胃液 胃液是胃腺及胃黏膜上皮细胞分泌的混合物。纯净的胃液是一种无色透明的酸性液体，pH 为 0.9～1.5。正常成人每日胃液分泌量为 1.5～2.5L。胃液所含的重要成分有盐酸、胃蛋白酶原、黏液和内因子。

（1）盐酸 由胃腺壁细胞分泌的盐酸又称胃酸。胃酸存在着两种形式：一种为游离酸；另一种为结合酸，即与蛋白质结合的盐酸蛋白质。二者的浓度合称为总酸度，其中游离酸占绝大部分。正常人的盐酸最大排出量可达 20～25mmol/h，男性略高于女性，50 岁以后分泌量下降。

盐酸的主要作用是：①能激活胃蛋白酶原，并提供胃蛋白酶发挥作用所需的酸性环境；②可抑制和杀死随食物进入胃内的细菌；③盐酸进入小肠后能促进胰液、胆汁和小肠液的分泌；④盐酸所造成的酸性环境，有助于小肠对铁和钙的吸收；⑤盐酸可使食物中的蛋白质变性，易于消化。若盐酸分泌过少，会引起消化不良。若分泌过多，对胃和十二指肠黏膜有损害，这可能是引起溃疡的原因之一。

（2）胃蛋白酶　胃腺主细胞分泌入胃腔的胃蛋白酶原是无活性的，在胃酸作用下，转变为具有活性的胃蛋白酶。已激活的胃蛋白酶对胃蛋白酶原也有激活作用。胃蛋白酶能水解蛋白质，主要产物是胨和胨、少量多肽和氨基酸。但胃蛋白酶必须在酸性较强的环境中才有作用，其最适 pH 为 2.0，随着 pH 的增高，其活性降低，当 pH 大于 5 的时候，胃蛋白酶失去活性。

（3）黏液和碳酸氢盐　胃内的黏液是由黏膜表面的上皮细胞、胃底泌酸腺的黏液细胞以及贲门腺和幽门腺分泌的，其主要成分为糖蛋白。黏液覆盖于胃黏膜的表面，具有润滑作用，可减少粗糙的食物对胃黏膜的机械损伤。胃黏膜表面黏液细胞之间的紧密连接和黏液可保护胃黏膜不被胃液内高浓度盐酸和胃蛋白酶损害。其中，胃上皮表面覆盖的黏液层，由不溶性的黏液凝胶构成，内含有大量 HCO_3^-。凝胶层将上皮与胃蛋白酶相隔离，并延缓 H^+ 向黏膜弥散；HCO_3^- 可中和 H^+，构成保护胃的黏液 – 碳酸氢根屏障。如果饮酒过多或服用阿司匹林一类药物过多，可能破坏这种保护因素。

（4）内因子　内因子是由壁细胞分泌的一种糖蛋白。内因子与食入的维生素 B_{12} 结合，不仅可保护维生素 B_{12} 不被小肠内水解酶破坏，还可以促进回肠上皮吸收维生素 B_{12}。若机体缺乏内因子，维生素 B_{12} 吸收不良，影响红细胞的生成，造成巨幼细胞贫血。

食物是引起胃液分泌的生理性刺激物，一般按感受食物刺激的部位，将胃液分泌分为三个时期：头期、胃期和肠期。各期的胃液分泌在质和量上有一些差异。但在时间上各期分泌是重叠的，在调节机制上，都包括神经和体液两方面的因素。精神紧张、情绪抑郁以及其他与进食有关的恶劣刺激，都可通过中枢神经系统反射性减少胃酸的分泌。盐酸、脂肪和高渗溶液则是胃肠道内抑制胃液分泌的三个重要因素。

▶▶ 实例分析 8-2

实例　根据世界卫生组织统计，胃病在人群中发病率高达 80%，中国肠胃病患者超 1 亿，其中，慢性胃炎发病率占 30%。

问题　1. 慢性胃炎的症状主要有哪些，哪些人群容易患慢性胃炎？

2. 作为一名医务工作者，在进行慢性胃炎健康宣讲时应该注意什么？

答案解析

3. 胰液　胰液由胰腺的腺泡细胞及小导管管壁细胞分泌，无色无臭，pH 为 7.8 ~ 8.4。成人每日分泌 1 ~ 2L。

胰液由无机物和有机物组成。无机成分中最重要的是胰腺小导管的上皮细胞分泌的碳酸氢盐，其浓度随胰液分泌率增加而增加。碳酸氢盐的主要作用是中和进入十二指肠的胃酸，使肠黏膜免受胃酸的侵蚀，并为小肠内多种消化酶的活动提供最适宜的 pH 环境（pH 7 ~ 8）。此外，胰液中还有 Cl^-、Na^+、K^+、少量的 Ca^{2+} 和微量的 Mg^{2+}、Zn^{2+} 等。

胰液中的有机物主要是消化三种营养物质的消化酶，由腺泡细胞分泌，主要有胰淀粉酶、胰脂肪酶、胰蛋白酶原和糜蛋白酶原。前两种酶具有活性，胰淀粉酶可将淀粉水解为麦芽糖及葡萄糖，胰脂肪酶可分解三酰甘油为脂肪酸、甘油一酯和甘油。后两种酶原均不具活性，当胰液进入十二指肠后，胰蛋白酶原被肠液中的肠致活酶激活成为具有活性的胰蛋白酶。此外，酸和胰蛋白酶自身也能使胰蛋白酶原活化。糜蛋白酶原由胰蛋白酶激活为糜蛋白酶。胰蛋白酶和糜蛋白酶都能分解蛋白质为胨和胨，二者共同作用时，可使蛋白质分解为小分子的多肽和氨基酸。糜蛋白酶还有较强的凝乳作用。

胰液含有的消化酶的种类最多，是消化能力最强的消化液，是消化脂肪和蛋白质的主力。当胰液分泌障碍时，即使其他消化液分泌正常，食物中的脂肪和蛋白质仍不能完全消化，从而影响它们的吸收，但糖的消化和吸收一般不受影响。

4. 胆汁 胆汁是由肝细胞不断生成的具有苦味的有色液汁，成人每日分泌量为800～1000ml。胆汁的颜色由所含胆色素的种类和浓度决定，由肝脏直接分泌的肝胆汁呈金黄色或橘棕色，而在胆囊贮存过的胆囊胆汁则因浓缩使颜色变深。肝胆汁呈弱碱性（pH 7.4），胆囊胆汁因碳酸氢盐被吸收而呈弱酸性（pH 6.8）。

胆汁成分除水外，还有胆色素、胆盐、胆固醇、卵磷脂、脂肪酸、无机盐等成分。胆汁中没有消化酶，但胆汁对脂肪的消化和吸收具有重要作用。胆汁中的胆色素是血红蛋白的分解产物，主要为胆红素，其氧化物为胆绿素。胆汁中的胆盐为肝脏所分泌的胆汁酸与甘氨酸或牛磺酸结合的钠盐或钾盐。

胆汁的作用主要是胆盐的作用。胆盐、胆固醇和卵磷脂等均可降低脂肪的表面张力，使脂肪乳化成许多微滴，从而增加胰脂肪酶的作用面积，有利于脂肪的消化；胆盐可与脂肪酸、甘油一酯等结合，形成水溶性复合物，促进脂肪消化产物的吸收，同时能促进脂溶性维生素（维生素A、D、E、K）的吸收。

胆汁排入小肠后，到达回肠末端时，90%的胆汁被重新吸收入血，通过肝门静脉重新运送回到肝脏，促进胆汁分泌，这个过程称为胆盐的肠肝循环。

肝细胞不断分泌胆汁，但在非消化期间，肝细胞所分泌的胆汁贮存于胆囊中。在消化期间，胆汁则直接由肝脏以及由胆囊大量排至十二指肠内，尤以食物进入小肠后的作用最明显。

📖 知识链接

胆结石的形成

胆石症即胆道内胆汁的某些成分（胆色素、胆固醇、黏液物质及钙等）在各种因素的作用下，析出、凝集而形成石头导致的疾病。结石可以发生在胆道的任何部位。胆石症的发生与饮食、感染、胆汁停滞等因素有关。在日常生活中有些因素可能促进胆石症的发生：①长期食入高糖、高脂膳食者，可造成胆汁中三种脂类（胆固醇、卵磷脂、胆汁酸）比例失调，胆固醇过饱和而引起胆固醇结石。②与胆固醇结石相反，惯用低蛋白、粗碳水化合物饮食者容易发生胆色素结石。在农村、沿海卫生条件相对较差的地区，胆红素结石的发病率高。胆汁培养带有大肠埃希菌生长，大肠埃希菌在繁衍过程中产生酶，超过胆汁中存在的葡萄糖二酸－1、4－内酯对其的抑制作用；使结合胆红素水解，而形成胆红素结石。

5. 小肠液 小肠液由小肠黏膜中的小肠腺分泌，呈弱碱性，pH约为7.6。成人每日分泌量为1～3L。小肠液边分泌边吸收，这种液体的交流为小肠内营养物质的吸收提供了媒介。小肠液中除水和电解质外，还含有黏液、免疫蛋白以及肠激酶。小肠液的作用主要有：肠激酶可激活胰蛋白酶原为胰蛋白酶；弱碱性的黏液能保护肠黏膜免受机械性损伤和胃酸的侵蚀，以及免疫蛋白能抵抗进入肠腔的有害抗原。

6. 大肠液 大肠液由大肠黏膜表面的上皮细胞及杯状细胞分泌，富含黏液及碳酸氢盐，呈碱性（pH 8.3～8.4），没有重要的消化功能。

大肠内有许多细菌，细菌中含有能分解食物残渣的酶。大肠内细菌对食物残渣中的糖类和脂肪的分解称发酵作用，其分解产物有单糖、醋酸、乳酸、二氧化碳、沼气、氢气等。大肠内细菌对蛋白质的分解称为腐败作用，其分解产物除肽、氨基酸、氨等外，还有多种具有毒性的物质，如吲哚、酚等，这类物质产生后，一部分被吸收入血到肝脏解毒，另一部分则随粪便排出。大肠细菌能利用大肠的内容物合成人体必需的某些维生素，如硫胺素、核黄素及叶酸等 B 族维生素和维生素 K。经细菌分解作用后的食物残渣及其分解产物、肠黏膜的分泌物、脱落的肠上皮细胞和大量的细菌一起组成粪便。

二、吸收

（一）吸收的部位

消化管不同部位的吸收能力有很大差异，这主要与消化管各部位的组织结构、食物在该部位停留时间的长短和食物被分解的程度等因素有关。在正常情况下，口腔和食管基本上没有吸收功能，胃内仅仅能吸收少量的水和酒精。小肠是吸收的主要部位，大部分营养成分在小肠内已吸收完毕，小肠内容物进入大肠时已经不含有多少可被吸收的物质了。大肠主要吸收水分和盐类。

小肠为三大营养物质吸收的主要部位，因为它具备了许多有利条件：①食物在小肠内已被分解成可被吸收的小分子物质，利于吸收；②食物在小肠内停留的时间较长，一般是 3~8 小时，这提供了充分吸收时间；③小肠的吸收面积大，小肠是消化管中最长的部分，人的小肠长 6~7m，小肠黏膜形成许多环形皱褶和大量绒毛突入肠腔，每条绒毛的表面是一层柱状上皮细胞，柱状上皮细胞顶端的细胞膜又形成许多细小的微绒毛，使小肠黏膜的表面积达到 $200m^2$ 左右；④小肠绒毛内部有毛细血管、毛细淋巴管、平滑肌纤维和神经，平滑肌纤维的舒张和收缩可使绒毛做伸缩运动和摆动，绒毛的运动可加速血液和淋巴的流动，有助于吸收。

（二）小肠对三种营养物质和水分的吸收

小肠内的营养物质和水通过肠黏膜上皮细胞，最后进入血液和淋巴。物质吸收的方式包括单纯扩散、易化扩散、主动转运、入胞和出胞等。

1. 糖的吸收 糖以单糖的形式被小肠主动吸收，其中半乳糖和葡萄糖的吸收快，果糖的吸收慢。

葡萄糖（或半乳糖）吸收的动力来自钠泵的活动，属继发性主动转运。肠腔中的葡萄糖借助小肠上皮微绒毛细胞膜上的 Na^+ – 葡萄糖同向转运体，将钠和葡萄糖同时转运至细胞内。当 Na^+ 和葡萄糖进入细胞后，就与转运体脱离，Na^+ 可借细胞侧膜上的钠泵主动转运至细胞外，葡萄糖分子以扩散方式通过侧膜和底膜最终入血。肠腔中的果糖可能通过易化扩散转运入小肠上皮细胞内。

2. 蛋白质的吸收 食物中的蛋白质经消化分解后，几乎全部被小肠吸收。氨基酸以及各种氨基酸组成的二肽和三肽的吸收与单糖相似，属于继发性主动转运。当肽进入肠黏膜上皮细胞后，立即被细胞内的肽酶水解为氨基酸。因此，吸收入肝门静脉血中的几乎全部是氨基酸。某些情况下，小量的完整蛋白质也可以通过小肠上皮细胞进入血液，它们完全没有营养学意义，相反可作为抗原引起过敏反应，从而对人体不利。

3. 脂肪的吸收 脂类的水解产物包括脂肪酸、甘油一酯和胆固醇等，它们都不溶解于水。但它们与胆盐形成水溶性微胶粒后，就可以通过小肠黏膜表面的静水层而到达微绒毛上。在这里，脂肪酸、甘油一酯等从微胶粒中释出，通过微绒毛的细胞膜进入肠上皮细胞内，胆盐则回到肠腔。

进入上皮细胞内的长链脂肪酸和甘油一酯，大部分重新合成甘油三酯，并与细胞中的载脂蛋白合成乳糜微粒，若干乳糜微粒包裹在一个囊泡内。当囊泡移行到细胞侧膜时，便以出胞作用的方式离开上皮细胞，进入淋巴循环，汇入血液。中、短链甘油三酯水解产生的脂肪酸和甘油一酯属水溶性，直接进入肝门静脉而不入淋巴（图 8-15）。由于膳食中的动、植物油中含 15 个以上碳原子的长链脂肪酸居多，故脂肪的吸收以淋巴为主。

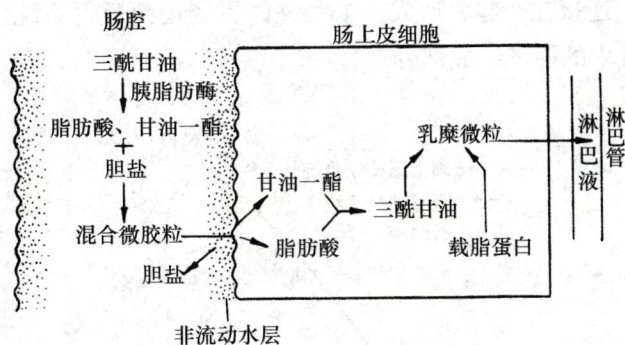

图 8 – 15 脂肪吸收示意图

4. 水的吸收 成人每日摄取水分约 1.5L，分泌各种消化液约 6.5L，即每日经过消化道的液体总量有 8L 之多。其中绝大部分在小肠内吸收，仅余下 0.5 ~ 1.0L 进入结肠，最后随粪便排出的约 150ml。

肠道内的水分都是被动吸收的。各种溶质，尤其是 NaCl 的主动吸收所产生的渗透压梯度是水吸收的主要动力。由于渗透压的作用，水通过上皮细胞和细胞间紧密连接进入细胞间隙，使间隙内静水压增高，然后进入毛细血管。如果发生频繁的呕吐、腹泻，造成大量水分的丢失，会引起严重的脱水甚至虚脱，危及生命，需要依靠输液补充体液。

第三节 消化器官活动的调节

消化系统活动水平的改变主要是在神经和体液的共同调节下和互相配合完成的。消化器官活动的调节使得消化系统成为一个完整的统一体，适应人体的不同需要。

一、神经调节

（一）消化道的神经支配及其作用

消化道除口腔、咽、食管上段及肛门外括约肌受躯体神经支配外，其余均受交感神经和副交感神经的双重支配。另外，食管中段至结肠的绝大部分管壁内，还有壁内神经丛分布。通常称交感神经和副交感神经为外来神经，消化管壁的壁内神经丛为内在神经。

1. 交感神经 支配胃肠道的交感神经节前纤维从胸腰段脊髓侧角发出，经过交感神经节更换神经元，节后纤维分布到胃肠壁内神经丛、平滑肌、血管和外分泌细胞。节后纤维末梢释放去甲肾上腺素，属肾上腺素能纤维。

2. 副交感神经 支配胃肠道的副交感神经，主要来自脑干发出的迷走神经，支配远端结肠的副交感神经则来自脊髓骶部发出的盆神经。它们的节前纤维进入胃肠壁后，在壁内神经丛更换神经元，换元后的节后纤维分布到胃肠壁平滑肌和腺细胞。在节后纤维中，多数是兴奋性胆碱能纤维，释放的乙酰胆碱对效应器官起兴奋作用。在支配胃肠道的交感和副交感神经内还有许多内脏传入神经，它们参与消化的反射活动。

3. 壁内神经丛 壁内神经丛分布于胃肠壁内，包括两组神经丛：①位于纵行肌和环行肌之间的肌间神经丛；②位于环行肌与黏膜层之间的黏膜下神经丛。

175

这些神经丛含有运动神经元（支配平滑肌）、感觉神经元（感受消化道内的机械、化学和温度等刺激）以及中间神经元，它们连接在一起，形成一个完整的胃肠局部反射系统（图 8 – 16）。有人把壁内神经丛看作是自主神经系统中的第三组成部分。

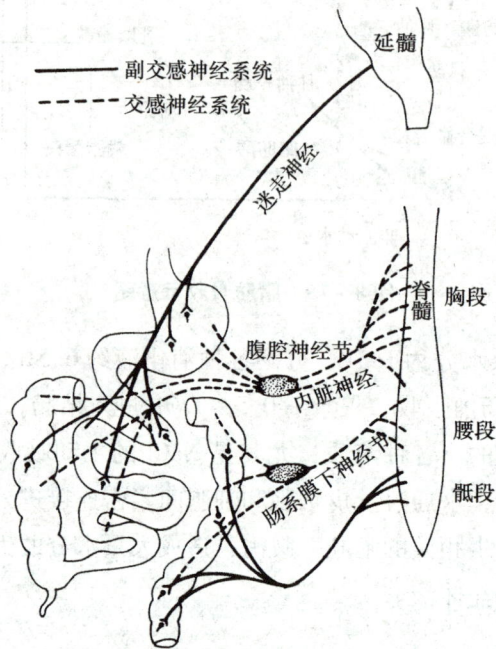

图 8 – 16 消化器官的神经支配

4. 胃肠道神经对胃肠活动的作用 通常情况下，各级神经中枢通过支配胃肠道的交感神经和副交感神经，对壁内神经丛的活动进行调节。一般说来，副交感神经兴奋时，可引起胃肠运动加强，腺细胞分泌增加。交感神经兴奋时，则上述活动抑制。在特殊情况下，如肠肌的紧张性高，则无论交感神经或副交感神经兴奋，均抑制肠运动；反之，如肠肌紧张性低，则两种神经兴奋时均可以增强肠运动。当切断外来神经后，节细胞间仍有功能上的联系，内在神经可以单独起作用，完成局部反射。例如，通过肌间神经丛的局部反射而产生的胃肠蠕动，在切断胃肠道外来的迷走神经和交感神经后，蠕动仍然可以产生，若局部神经丛被麻痹后，蠕动则完全消失。

（二）消化器官活动的反射性调节

消化器官的调节中枢位于延髓、下丘脑、大脑皮层等处。消化活动的反射性调节包括非条件反射和条件反射。

1. 非条件反射 食物在口腔内被咀嚼和吞咽时，刺激口腔和咽部等处的感受器，反射性地引起唾液分泌、胃肠道运动增强和各种消化液分泌，为食物进一步消化做好准备。食物入胃后，刺激胃内的机械和化学感受器，使胃肠运动增强、胆汁排放、各种消化液分泌增多。食物入肠后刺激小肠壁内的感受器，通过迷走神经的传入和传出纤维引起小肠运动的增强，促进胰液、小肠液和胆汁的分泌。

2. 条件反射 属于高级中枢对消化器官活动调节的方式。食物的形状、颜色、气味以及有关食物的语言、文字等均可成为条件刺激，反射地引起胃肠运动增强和消化液的分泌，为食物的消化做好充分准备。但食物质量低劣或情绪抑郁则可引起食欲减退、消化管运动减弱和消化腺分泌减少，进而影响消化和吸收。

二、体液调节

消化器官的体液调节主要是指胃肠道激素的作用。从胃至结肠的黏膜层中含有多种内分泌细胞，它们散在分布于胃肠道黏膜上皮细胞之间。由于胃肠道黏膜的面积特别大，胃肠内分泌细胞的总数超过所有其他内分泌腺的细胞总和。因此，消化管也是身体内最大、最复杂的内分泌器官。胃肠内分泌细胞分泌的激素，统称为胃肠激素，它们的化学结构属于肽类。调节消化活动的几种主要胃肠激素的分泌细胞、产生部位及主要生理作用见表8-1。

表8-1 几种胃肠激素的产生部位及主要生理作用

激素名称	分泌细胞	产生部位	主要生理作用
胃泌素	G细胞	胃窦和十二指肠	促进胃液、胰液、胆汁分泌；促进胃运动；刺激消化管黏膜的生长
胆囊收缩素	I细胞	十二指肠、空肠	引起胆囊收缩、肝胰壶腹括约肌舒张；促进胰酶分泌；促进胰腺外分泌组织生长
促胰液素	S细胞	十二指肠、空肠	促进胰液和胆汁的分泌；加强胆囊收缩素；促进胰酶分泌；抑制胃酸分泌和胃运动
抑胃肽	K细胞	胃、十二指肠、胰	抑制胃液分泌；抑制胃运动；促进胰岛素释放

胃肠激素由内分泌细胞释放后，有些通过血液循环到达靶细胞，有些通过细胞间液弥散至邻近的靶细胞，还有一些可能沿着细胞间隙弥散入胃肠腔内起作用。此外，有些胃肠激素作为支配胃肠的肽能神经元的递质而发挥作用。胃肠激素的生理作用主要有以下三方面。

1. 调节消化腺的分泌和消化管的运动 例如胃泌素促进胃液分泌和胃运动，抑胃肽抑制胃液分泌和胃运动；胆囊收缩素引起胆囊收缩、增加胰酶的分泌等。

2. 调节其他激素的释放 例如从小肠释放的抑胃肽不仅可以抑制胃液分泌和胃运动，而且还有很强的刺激胰岛素分泌的作用。又如，生长抑素、血管活性肠肽等，对胃泌素的释放起抑制作用。

3. 营养作用 一些胃肠激素具有刺激消化道组织的代谢和促进生长的作用。例如，胃泌素能促进胃和十二指肠黏膜的蛋白质合成，从而促进其生长；胆囊收缩素能促进胰腺外分泌组织的生长等。有些胃肠激素，除了存在于胃肠道外，还存在于脑组织内，而原来认为只存在于脑内的肽，也在胃肠、胰等消化器官中发现，这种双重分布的肽类物质被称为脑-肠肽。胃泌素、胆囊收缩素、P物质、生长抑素、神经降压素等均属脑-肠肽。这种双重分布的生理意义正在被广泛而深入地研究。

第四节 腹 膜

PPT

腹膜为覆盖在腹、盆壁内面和腹、盆腔脏器表面的薄层浆膜。衬覆于腹壁、盆壁内面的腹膜，叫壁腹膜；覆盖在脏器表面的腹膜，叫脏腹膜。壁层和脏层互相延续移行，形成一个潜在的腔隙，称为腹膜腔。男性腹膜腔为一个封闭的腔隙，女性腹膜腔则通过输卵管腹腔口经输卵管、子宫、阴道与外界相通（图8-17）。

在正常情况下，腹膜分泌少量浆液，可润湿脏器表面，保护脏器和减少脏器之间的摩擦。此外，腹膜还有吸收功能、防御功能、修复再生能力，所形成的韧带、系膜等结构对脏器还有支持固定的作用。

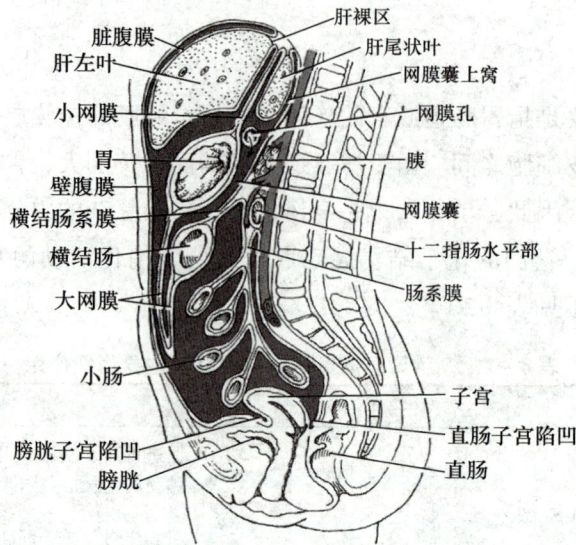

图 8 – 17 女性腹盆腔正中矢状切面示意图

一、腹膜与内脏器官的关系

根据腹、盆腔器官被腹膜覆盖范围的多少，可将腹、盆腔内的器官分为 3 类：腹膜内位器官、腹膜间位器官和腹膜外位器官。

1. 腹膜内位器官 表面均被腹膜覆盖的器官。此类器官几乎全部包被腹膜，活动度较大。主要的器官有：胃、十二指肠上部、空肠、回肠、阑尾、横结肠、乙状结肠、脾、卵巢、输卵管等。

2. 腹膜间位器官 表面大部分被腹膜覆盖的器官，此类器官三面包被腹膜，活动度较小。主要的器官有：升结肠、降结肠、肝、膀胱、子宫等。

3. 腹膜外位器官 仅有一面被腹膜覆盖的器官。此类器官只有一面包被腹膜，几乎不能活动。主要的器官有：胰、肾、输尿管、肾上腺等。

二、腹膜形成的结构

（一）网膜

网膜包括小网膜和大网膜。

1. 小网膜 是连结于肝门与胃小弯、十二指肠上部之间的双层腹膜。由左侧的肝胃韧带和右侧的肝十二指肠韧带两部分构成。肝十二指肠韧带位于肝门与十二指肠上部之间，内有胆总管、肝固有动脉、肝门静脉等结构通过。肝胃韧带位于肝门与胃小弯之间。

2. 大网膜 是连于胃大弯和横结肠之间的四层腹膜。呈"围裙"状悬挂于横结肠和小肠之前。大网膜内含脂肪、血管、淋巴管等，活动度大，有限制炎症蔓延的作用。

（二）韧带

韧带是连于腹壁与脏器、脏器与脏器之间的腹膜结构，对器官起固定作用。主要的韧带有镰状韧带、冠状韧带、胃脾韧带、脾肾韧带、膈脾韧带等。

（三）系膜

系膜是肠管连于腹后壁的双层腹膜结构。其中肠系膜是将空、回肠固定于腹后壁的双层腹膜结构；横结肠系膜是将横结肠固定于腹后壁的横位腹膜结构；乙状结肠系膜是将乙状结肠固定于盆壁的腹膜结构；阑尾系膜是将阑尾连于肠系膜下端的双层腹膜结构。

（四）腹膜陷凹

腹膜陷凹是腹膜在盆腔器官之间形成的凹陷。在男性主要有直肠膀胱陷凹，在女性主要有膀胱子宫陷凹和直肠子宫陷凹。人处于立位和坐位时，这些陷凹的位置较低，腹膜内有积液时首先聚集于这些陷凹处。

✍ 实践实训

实训一 消化管、消化腺的观察

【实训目的】

在标本或模型上辨别消化系统的组成；能够辨识消化系统重要器官：（食管、胃、十二指肠、盲肠、阑尾、肝、胰、胆囊）的位置、形态、分部及其毗邻关系。

【实训要求】

能够在标本或模型上正确指出消化系统的组成和位置，能够在标本或模型上辨明重要消化器官（食管、胃、十二指肠、盲肠、阑尾、肝、胰、胆囊）的位置、形态、分部及其毗邻关系。熟悉贲门、幽门、十二指肠球部、肝门、胆管等重要结构的形态特点。

【实训内容】

（一）原理

消化管标本和模型的观察。

（二）用品

消化系统各器官标本和模型。

（三）对象

学习本课程的学生。

（四）方法与步骤

1. 在口腔解剖标本和模型上观察口腔的四壁的结构、内部器官牙齿、舌、腭扁桃体的形态结构、数量；在头颈部正中矢状切面标本观察咽的形态位置，与鼻腔、口腔和喉的毗邻关系。注意区分鼻咽、口咽和喉咽。观察鼻咽的咽鼓管咽口，在模型上观察咽鼓管，熟悉其与中耳之间的解剖关系。学生互相观察活体口腔内牙齿、舌的形态及其位置。

2. 在食管解剖标本和模型上观察食管的形态、结构，以及与主动脉和其他器官之间的毗邻关系；观察食管的三处生理性狭窄。了解生理性狭窄与口腔之间的距离。

3. 在胃解剖标本和模型上观察胃的形态、结构和分部；观察胃的前、后壁，大、小弯，出、入口。

观察贲门、幽门的位置，胃的体表投影，胃壁结构。

4. 在十二指肠解剖标本和模型上观察十二指肠的"C"形形态、结构和分部，观察上部近侧与幽门相连的十二指肠球（十二指肠溃疡好发部位）；观察十二指肠大乳头，了解十二指肠大乳头与胆总管和胰管的毗邻关系。

5. 在盲肠和结肠的解剖标本和模型上观察盲肠和结肠的形态（结肠袋、结肠带、肠脂垂）、回盲瓣、阑尾形态、位置及阑尾腔开口、在人活体上定位麦氏点（在脐与右髂前上棘连线的中、外 1/3 交点处）。

6. 在人活体上定位肝脏的位置；在肝脏解剖标本和模型上观察肝脏形态、位置和与胃、横结肠等器官的毗邻关系；观察肝门结构及其组成、肝外胆管系统走向、胆囊形态和结构。

7. 在胰解剖标本和模型上观察其形态、位置及其与胃、十二指肠的毗邻关系，观察胰头、胰体、胰尾三部分，观察胰管走向及其开口。

【实训评价】

1. 学生能够在标本上辨识消化系统结构、重要解剖标识和重要器官，可根据学生观察到的结构名称数量和准确性做出评价。

2. 学生能在消化系统模型上组装消化系统概观的模型为准，以学生组装准确度和时间做出实训评价。

实训二　胃腺、小肠壁、肝小叶组织结构的观察

【实训目的】

通过观察胃腺、小肠壁、肝小叶的 HE 染色切片结构，在光镜下能够识别胃腺、小肠壁、肝小叶的微细结构，特别是肝小叶的微细结构，从而理解肝脏的生理功能。

【实训要求】

在实验教辅人员的指导下，观察胃腺、小肠壁、肝小叶组织 HE 染色切片。要求具备掌握在光镜下辨认消化系统重要器官微细结构的能力。

【实训内容】

（一）原理

胃腺组织结构的观察，小肠腺组织的观察，肝小叶组织结构的观察

（二）用品

显微镜、胃腺、小肠壁、肝小叶组织 HE 染色切片

（三）对象

学习本课程的学生。

（四）方法与步骤

1. 胃腺组织结构的观察　组成腺体的细胞主要有壁细胞、主细胞、颈黏液细胞、内分泌细胞等。重点观察前三种细胞。壁细胞主要分布于胃底腺的颈部和体部，光镜下，胞体较大，多呈圆锥形，胞质嗜酸性，核圆居中。主细胞数量最多，主要分布在胃底腺的体部和底部，光镜下，细胞呈柱状，核圆形，位于基底部，顶部胞质在 HE 染色标本上呈泡沫状。颈黏液细胞较少，位于胃底腺的颈部，常夹于

壁细胞间，核扁圆，位于细胞基部，核上方有较多黏原颗粒，染色浅淡。分泌稀薄的可溶性酸性黏液。

2. 小肠腺组织结构的观察 小肠壁由黏膜、黏膜下层、肌层、外膜构成。HE 染色切片由管壁的管腔面向外依次是黏膜层、黏膜下层、肌层和外膜。可观察小肠壁的黏膜（由上皮、固有层和黏膜肌层组成）和黏膜下层向肠腔突出，形成的许多环行皱襞；黏膜上皮和固有层结缔组织向肠腔内突出形成的肠绒毛；黏膜上皮从绒毛根部下陷到固有层形成管状的小肠腺，由薄层内环行和外纵行平滑肌组成的黏膜肌层及外膜。

3. 肝小叶组织结构的观察 肉眼观察一个肝小叶大约有小米粒大，HE 染色切片观察为不规则的多面棱柱体，由中央静脉、肝板、肝血窦与胆小管组成。中央静脉在小叶中央纵向行走；肝板、肝血窦以中央静脉为中心，向四周呈放射状排列，并相互吻合成网状；胆小管夹在肝板内，肝小叶间结缔组织很少，小叶分界不明显。

【实训评价】

以学生能够辨识消化系统的胃腺、小肠壁、肝小叶 HE 染色的切片为合格。

目标检测

答案解析

一、名词解释

1. 消化　2. 吸收　3. 麦氏点　4. 腹膜腔　5. 胆盐的肠肝循环

二、单项选择

1. 人体最重要的消化液是（ ）。

　A. 唾液　　　　　　B. 胃液　　　　　C. 胰液

　D. 小肠液　　　　　E. 胆汁

2. 胃排空最慢的食物是（ ）。

　A. 糖　　　　　　　B. 脂肪　　　　　C. 蛋白质

　D. 水　　　　　　　E. 混合食物

3. 小肠是吸收的主要部位，原因是（ ）。

　A. 吸收面积大　　　　　　　　B. 食糜停留的时间长

　C. 小肠长度最长　　　　　　　D. 食物经胃和小肠消化，已适合于吸收

　E. 以上都是

4. 关于唾液的生理作用，下列哪项叙述是错误的（ ）。

　A. 湿润、溶解食物　　　　　　B. 便于吞咽，并引起味觉

　C. 清除口腔中的残余食物　　　D. 可使食物中的蛋白质初步分解

　E. 有杀菌作用

5. 与蛋白质消化密切相关的消化液有（ ）。

　A. 唾液，胃液　　　　B. 唾液，小肠液　　　C. 胆汁，胰液

　D. 胃液，胰液　　　　E. 胆汁，胃液

三、简答题

1. 简述胰液的主要成分和作用。

2. 为什么胃液不会消化其自身？

3. 为什么说小肠是消化和吸收的重要部位？

书网融合……

知识回顾   微课   习题

（张春强）

第九章　泌尿系统 微课

学习引导

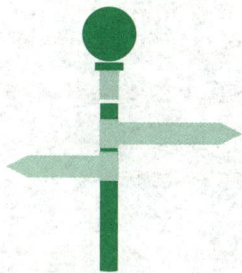

排尿是人体最基本的生理活动之一，正常人体每天向体外排出约 1.5L 的尿液，受某些生理和病理因素的影响，尿量会发生改变，尿液的颜色也会因其溶质的不同而不同。那么尿液是如何生成和排出的呢？为什么有时候尿量会增加，有时候会减少呢？尿量的多少受哪些因素影响？尿液中除了水还有什么物质呢？

本章主要介绍泌尿系统的组成和结构，尿液的生成和排出过程，尿液的浓缩和稀释，尿液生成的调节因素等问题，为后续专业课奠定基础。

学习目标

1. **掌握**　泌尿系统的组成；肾的形态、位置、大体结构和组织结构；输尿管的狭窄；膀胱三角；尿的生成过程及其影响因素；尿的理化性质。

2. **熟悉**　肾的被膜；输尿管的行程分部；膀胱的位置、形态；尿生成过程的调节；排尿反射。

3. **了解**　肾的血管；尿道的位置、形态；尿的浓缩和稀释。

第一节　泌尿系统的组成与结构

PPT

泌尿系统由肾脏、输尿管、膀胱和尿道组成。肾脏生成尿液，输尿管输送尿液到膀胱，膀胱储存尿液，尿液经尿道排出体外（图 9-1）。泌尿系统的主要功能是通过尿液的形式将机体新陈代谢产生的废物（如尿素、尿酸、NH_3 等）、进入机体过剩的物质和异物以及多余的水排出体外，维持机体内环境的相对稳定。

一、肾脏

肾脏是机体主要的排泄器官。排泄是指机体将代谢终产物、进入机体的异物以及过剩的物质排出体外的过程。机体的排泄主要通过泌尿系统、呼吸系统、皮肤和消化系统完成，其主要排泄物见表 9-1。这些排泄途径中，肾脏排出的代谢终产物种类最多、数量最大，因此是机体最重要的排泄器官。通过肾脏的排泄作用，调节机体的水盐代谢、酸碱平衡、动脉血压等，从而维持机体内环境的相对平衡。

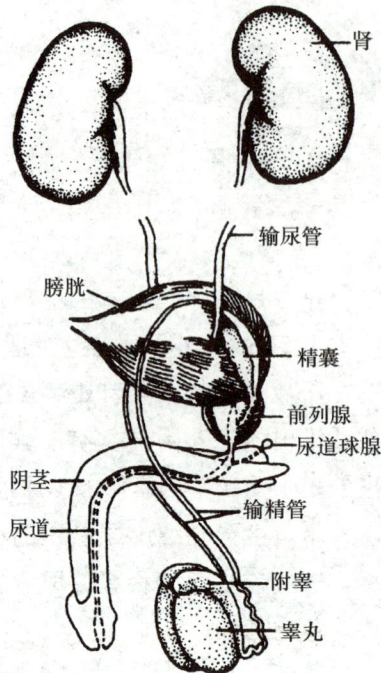

图 9-1　男性泌尿生殖系统概观

肾脏也是一个内分泌器官，可合成和释放肾素来参与动脉血压的调节；也可合成和释放促红细胞生成素调节骨髓红细胞的生成；还可生成激肽和前列腺素，参与调节全身或局部血管的活动；生成 1,25-二羟维生素 D_3 调节钙的吸收和血钙水平。

表 9-1　机体的排泄途径和主要排泄物

排泄途径	排泄物质
肾脏	水、无机盐、尿素、尿酸、肌酐、药物、色素等
呼吸道	CO_2、水、挥发性物质等
皮肤	水、无机盐、少量尿素等
消化道	无机盐、胆色素、毒素、铅、汞等

📱 **知识链接** ··

中医学的肾

我国的中医理论历史悠久，博大精深，对肾脏的研究和论述比现代医学解剖之肾更为广泛。中医认为肾主藏精、主水、主纳气、主生殖，主骨生髓，开窍于耳及二阴，其华在发。肾脏由于藏有先天之精，为脏腑阴阳之本，也是人体生长、发育、生殖之源，为生命活动之根本，故中医相对于脾胃为"后天之本"而称肾为"先天之本"。肾中藏有元阴元阳，元阴属水，元阳属火，故肾又称为"水火之脏"。

（一）肾脏的形态

肾脏为实质性器官，位于腹后壁，左、右各一。肾脏表面光滑，柔软，呈红褐色，形似蚕豆，分为前、后两面，上、下两端，内、外侧两缘。肾脏前面隆凸，后面较平，外侧缘隆凸，内侧缘中部凹陷，此为肾脏的血管、神经、淋巴管和肾盂出入的门户，称肾门。出入肾门的结构被结缔组织包裹成束，称肾蒂。肾门伸入肾实质形成的腔隙，称为肾窦，容纳肾血管、肾小盏、肾大盏、肾盂及脂肪等结构。

（二）肾脏的位置

肾脏位于脊柱两侧，紧贴腹后壁上部。左肾位置较高，居于第 11 胸椎体下缘和第 2 腰椎体下缘之间，右肾居于第 12 胸椎体上缘和第 3 腰椎体上缘之间。第 12 肋斜过左肾后面的中部和右肾后面的上部（图 9-2）。肾门约在第 1 腰椎椎体平面，平对第 9 肋软骨，距离后正中线约 5cm。在腰背部，肾门的体表投影位于竖脊肌外侧缘与第 12 肋的夹角处，称肾区，肾病患者叩击或触压此处会引起疼痛。

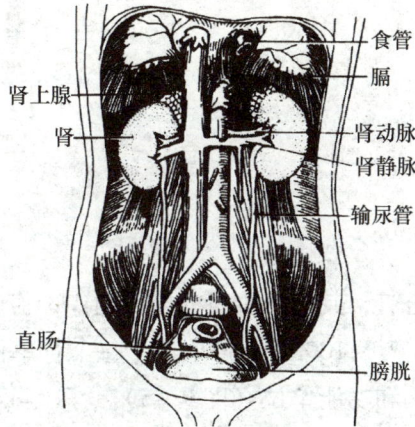

食管
膈
肾上腺
肾
肾动脉
肾静脉
输尿管
直肠
膀胱

图 9-2　肾脏和输尿管

（三）肾脏的被膜

肾表面由内向外有三层被膜包裹，依次为纤维囊、脂肪囊和肾筋膜（图 9-3）。

1. 纤维囊　包裹于肾实质表面的坚韧而致密的薄层结缔组织膜，由致密结缔组织和弹性纤维构成。

2. 脂肪囊　又称肾床，位于纤维囊外周，紧密包裹肾脏的脂肪层，并通过肾门与肾窦内的脂肪组织相延续，对肾脏有保护作用。

3. 肾筋膜　位于脂肪囊外面的致密结缔组织膜，分前、后两层，包被肾和肾上腺的周围，对肾脏起固定作用。

（四）肾脏的大体结构

在肾的冠状切面上，肾实质可分为表层的肾皮质和深层的肾髓质。肾皮质厚度为 1~1.5cm，富含血管，新鲜标本呈红褐色，由肾小体和肾小管组成。肾髓质位于肾皮质的深部，约占肾实质厚度的2/3，色淡红，可见 15~20 个呈圆锥形的肾锥体。肾锥体的底朝皮质、尖端钝圆，伸向肾窦，内有许多颜色较深呈放射状的条纹，称髓放线。2~3 个肾锥体尖端合并成肾乳头，突入肾小盏，肾乳头顶端有许多小孔称为乳头孔，尿液经乳头孔流入肾小盏内。肾皮质伸入肾锥体之间的部分称为肾柱（图 9-4）。

在肾窦内，有 7~8 个呈漏斗状的肾小盏，其边缘包绕肾乳头，承接排出的尿液。相邻 2~3 个肾小盏汇合成 1 个肾大盏，再由 2~3 个肾大盏汇合形成 1 个肾盂。肾盂前后扁平，呈漏斗状，出肾门后逐渐变细移行为输尿管。

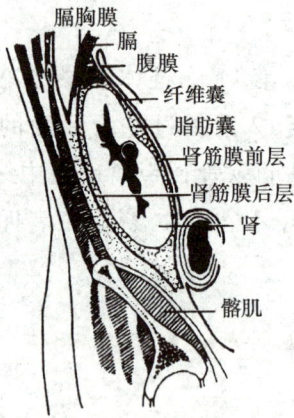

图 9 - 3　肾脏的被膜

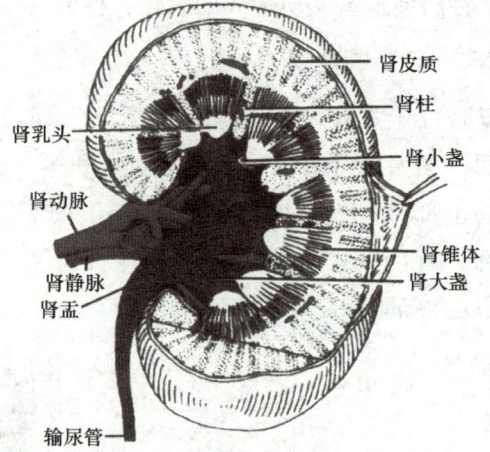

图 9 - 4　肾脏的剖面结构

（五）肾脏的组织结构

肾实质中有大量的肾单位和集合管，其间有少量的结缔组织、血管、淋巴管和神经等构成肾间质。

1. 肾单位　人体每个肾含有 80 万 ~ 100 万个肾单位，每个肾单位由一个肾小体和与之相连的肾小管组成，肾单位是尿生成的基本结构和功能单位（图 9 - 5）。

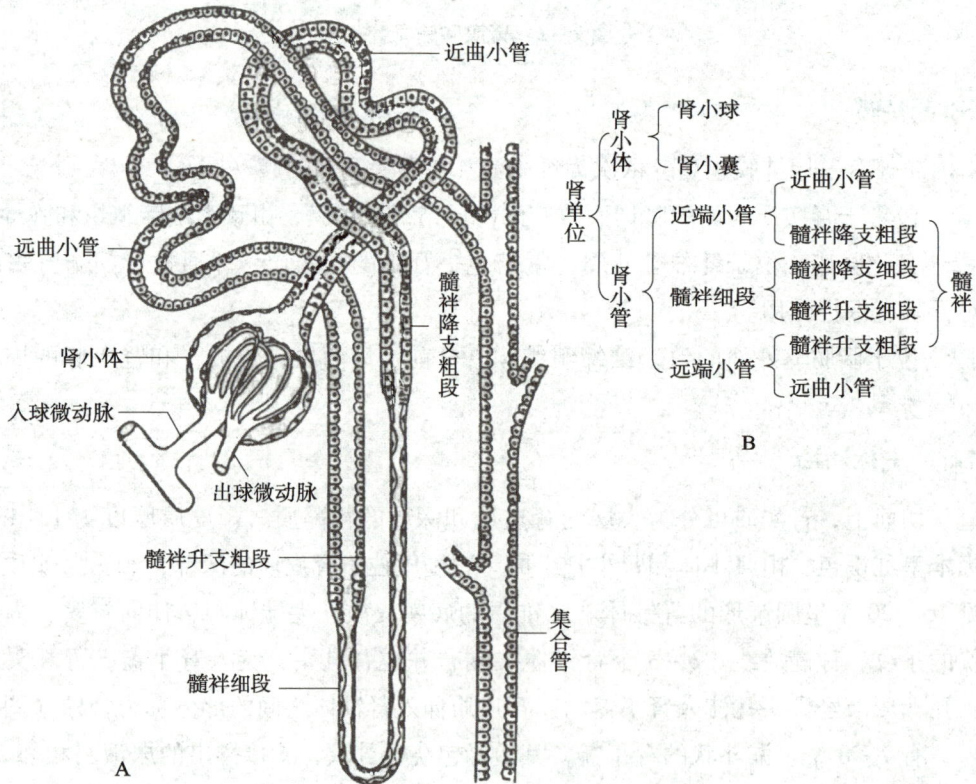

图 9 - 5　肾单位结构和组成示意图

A. 肾单位结构；B. 肾单位组成

（1）肾小体 由肾小球和肾小囊组成，主要位于肾皮质内（图9-6）。肾小球是位于入球小动脉与出球小动脉之间的一团盘曲成球状的毛细血管簇。入球小动脉的管径比出球小动脉粗，故肾小球内毛细血管的血压较高，有利于血管中血浆的快速滤出。在电镜下，毛细血管壁由一层内皮细胞及其外面的基膜构成，内皮细胞上有许多直径70～90nm的小孔，称为窗孔，内皮细胞表面有带负电荷的糖蛋白。

肾小囊包裹在肾小球表面，为肾小管起始端膨大凹陷形成的杯状双层囊。外层为壁层，由单层扁平上皮细胞组成，与近曲小管壁相延续，内层为脏层，紧贴肾小球表面，该层细胞有许多伪足样突起，被称为足细胞，两层之间的腔隙为肾小囊腔，与近曲小管腔相延续。

滤过膜是指肾小球毛细血管与肾小囊之间的结构，包括内层的毛细血管内皮细胞，中层的毛细血管基膜，外层的足细胞。肾小球毛细血管内的血浆通过滤过膜进入肾小囊，滤过膜孔的大小和所带电荷决定了滤过膜的通透性。

根据肾小体在肾皮质中的位置不同，将肾单位分成皮质肾单位和近髓肾单位。皮质肾单位的肾小体位于皮质外2/3，约占肾单位总数的85%～90%，主要在滤过过程中起作用。近髓肾单位的肾小体分布于肾皮质靠近髓质的位置，占肾单位总数的10%～15%，对尿液有浓缩、稀释作用（图9-7）。

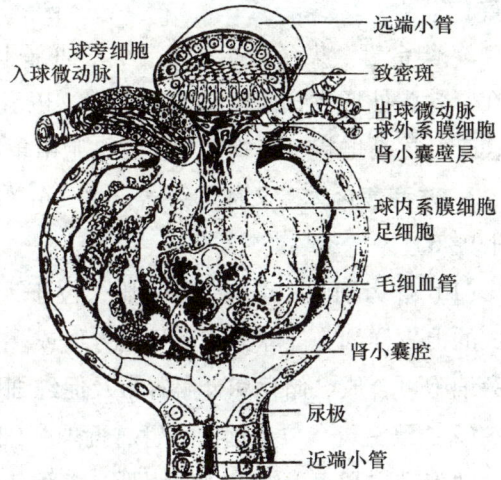

图9-6 肾小球、肾小囊、球旁器示意图

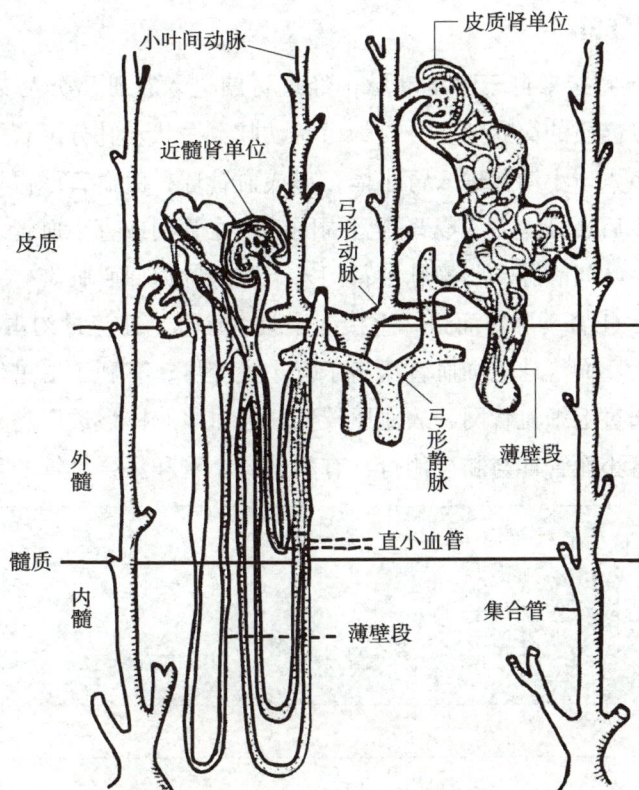

图9-7 皮质肾单位与近髓肾单位结构示意图

（2）肾小管 起于肾小囊腔，终于集合管。肾小管按其部位和形态，依次可分为近端小管、髓袢细段和远端小管三部分（图9-5）。①近端小管是肾小管中最粗、最长的一段，起始部高度屈曲，称为近曲小管，然后下行至髓质，走行较直，管径较粗，称为髓袢降支粗段。②髓袢细段是肾小管中最细的一段，在髓质内呈"U"形转折，连于髓袢降支粗段和髓袢升支粗段之间，三者共同构成髓袢。③远端小管是连于髓袢细段和集合管之间的部分，包括髓袢升支粗段和远曲小管两部分，远曲小管末端连接集合管。

2. 集合管 集合管连于远端小管曲部末端，自肾皮质行向肾髓质，并陆续与其他集合管汇合，最后在肾乳头处形成管径较粗的乳头管，以乳头孔开口于肾小盏。集合管下行时沿途不断有远曲小管汇入，管径逐渐增粗，其管壁的上皮细胞由单层立方上皮渐移行为单层柱状上皮。

3. 球旁复合体 又称球旁器，主要分布于皮质肾单位，由球旁细胞、致密斑和球外系膜细胞组成（图9-6）。

（1）**球旁细胞** 也称颗粒细胞，位于入球小动脉进入肾小体处，由管壁中的平滑肌细胞特殊分化而成的上皮样细胞。球旁细胞呈立方形或多边形，细胞核呈圆形，细胞质呈弱嗜碱性，内含分泌颗粒，球旁细胞可合成、储存和分泌肾素及促红细胞生成素。

（2）**致密斑** 位于远曲小管靠近球旁细胞处，为远曲小管的上皮细胞增高变窄而形成的椭圆形结构，细胞排列紧密，细胞核椭圆形，多位于细胞的顶部。致密斑具有感受小管液中NaCl的含量变化，进而调节球旁细胞肾素的分泌，从而调节尿量。

（3）**球外系膜细胞** 位于入球小动脉、出球小动脉和致密斑之间的一群细胞，具有吞噬和收缩功能，也有观点认为其有信息传递作用。

（六）肾脏的血管和血液循环特点

1. 肾脏的血管 肾动脉直接来自于腹主动脉，经过肾门进入肾脏后分为数支叶间动脉，叶间动脉在肾柱内上行到肾皮质和肾髓质的交界处，分支为弓状动脉，弓状动脉分出若干小叶间动脉，行向肾皮质，小叶间动脉再分出许多入球小动脉进入肾小体，形成血管球，由血管球再汇合成出球小动脉出肾小体，出球小动脉离开肾小体后又分支，形成肾小管周围毛细血管网或直小血管，然后汇合成小静脉，流经小叶间静脉、弓状静脉、叶间静脉，肾静脉出肾门入下腔静脉返回心脏。

2. 肾血液的循环特点 ①肾动脉短而粗，直接起于腹主动脉，血流量约占心输出量的1/4；②入球小动脉管径比出球小动脉大，血管球毛细血管压高于肾小囊腔压，有利于滤过生成原尿；③肾小管周围毛细血管网是血流第二次通过毛细血管网，故血压较低，但血浆胶体渗透压高，有利于肾小管上皮细胞的重吸收作用；④髓质内直小血管袢与髓袢伴行，有利于肾小管和集合小管的重吸收和尿液的浓缩。

即学即练9-1

肾实质的结构不包括（　　）。

A. 肾锥体　　　B. 肾乳头　　　C. 肾小盏　　　D. 肾乳头孔　　　E. 肾柱

答案解析

📱 **知识链接**

肾的发育异常

在肾的发育过程中，经常会出现畸形或数量或位置的异常。诸如：①马蹄肾，两侧肾的下端互相连接呈马蹄铁形，出现率为1%~3%；②多囊肾，胚胎时肾小管和集合管不交通，致使肾小管分泌物排出困难，引起肾小管膨大成囊状；③双肾盂及双输尿管，由输尿管芽重复分支形成；④单肾，一侧发育不全或缺如，国人以右侧为多；⑤低位肾，多因胚胎期肾上升受影响所致，一侧者多见。

二、输尿管、膀胱及尿道

（一）输尿管

输尿管为一对位于腹膜外位的肌性管道，上起自肾盂末端，向下终于膀胱，长 20 ~ 30cm，管径 0.5 ~ 1cm，最细处 0.2 ~ 0.3cm，其行程可分为三部分：①输尿管腹部，起自肾盂下端，沿腰大肌前面下行至小骨盆入口处，越过髂血管进入盆腔；②输尿管盆部，此段先沿盆腔侧壁行向后下，再向前内侧达膀胱底；③输尿管壁内部，为输尿管斜行穿经膀胱壁的部分，长约 1.5cm，以输尿管口开口于膀胱底的内面（图 9 - 1）。

输尿管全程有三处生理性狭窄：①上狭窄位于肾盂与输尿管移行处；②中狭窄位于小骨盆入口、跨越髂血管处；③下狭窄位于输尿管壁内部。输尿管狭窄是尿路结石易嵌顿的部位。

（二）膀胱

膀胱是贮存尿液的囊状肌性器官，具有较大的伸缩性，成人膀胱容积为 350 ~ 500ml，最大可达 800ml。

1. 膀胱的形态　成人膀胱在空虚时呈三棱锥体形，分膀胱尖、膀胱体、膀胱底和膀胱颈四部（图 9 - 8）。膀胱尖朝向前上方；膀胱底朝向后下方，呈三角形；膀胱底与膀胱尖之间，即膀胱体；膀胱的最下部为膀胱颈。

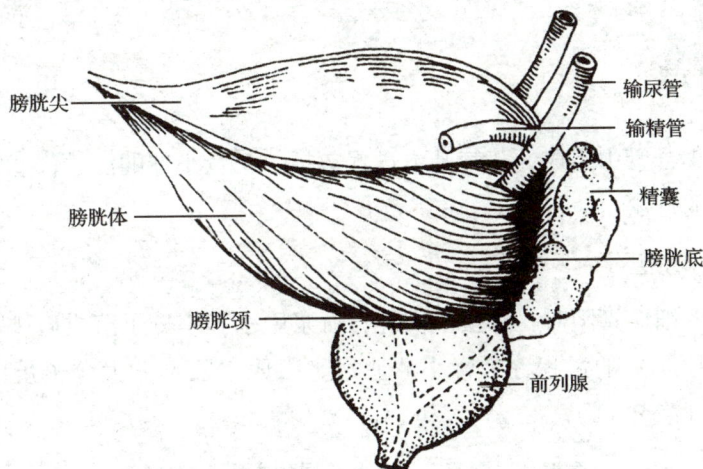

图 9 - 8　膀胱侧面观

2. 膀胱的位置　空虚的成人膀胱位于盆腔内，前方为耻骨联合，后方在男性为精囊、输精管壶腹和直肠，在女性为子宫和阴道；膀胱颈的下方，男性为前列腺，女性为尿生殖膈（图 9 - 9）。

膀胱充盈时，膀胱尖高出耻骨联合以上，腹前壁折向膀胱上方的腹膜也随之上移，此时可在耻骨联合的上方行膀胱穿刺术或膀胱手术，不会损伤腹膜和污染腹膜腔。

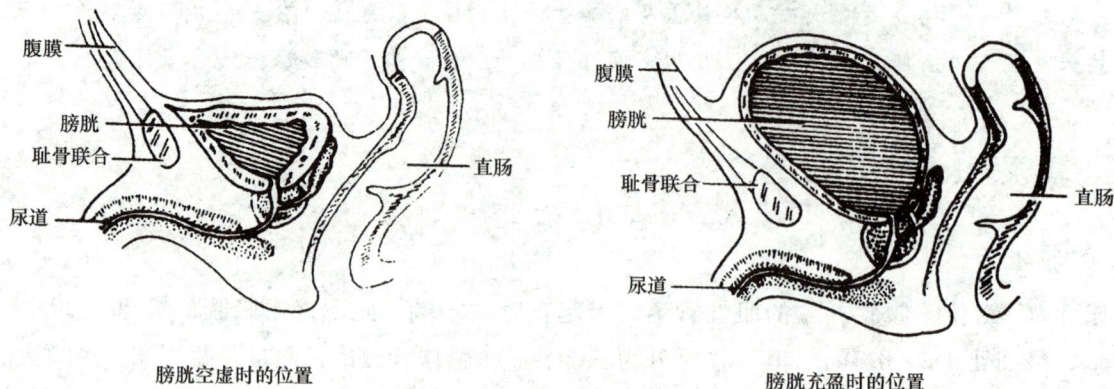

膀胱空虚时的位置 膀胱充盈时的位置

图 9 - 9 男性膀胱的位置

3. 膀胱的内面结构 膀胱空虚时，内面的黏膜由于肌层的收缩形成许多皱襞，充盈时皱襞消失。而在膀胱底内面，左、右输尿管口和尿道内口之间的三角形区域，黏膜与肌层紧密连接，无论膀胱扩张或收缩，始终平滑无皱襞，称为膀胱三角，是膀胱肿瘤、结核和炎症的好发部位。

（三）尿道

尿道是尿液从膀胱排出体外的管道。男性尿道见男性生殖系统。

女性尿道长 3 ~ 5cm，直径约 0.6cm，始于尿道内口，走行向前下方，穿尿生殖膈，开口于阴道前庭的尿道外口。和男性尿道相比，女性尿道具有宽、短、直的特点，易患尿路逆行性感染。

第二节 尿的生成

PPT

一、尿的生成过程

尿液是在肾单位和集合管中生成的，其基本过程包括：①肾小球的滤过；②肾小管和集合管的重吸收；③肾小管和集合管的分泌。

（一）肾小球的滤过功能

当血液流经肾小球毛细血管网时，除蛋白质外，血浆中水和小分子溶质通过肾小球滤过膜进入肾小囊的囊腔形成超滤液（原尿）的过程称为肾小球滤过。原尿中除不含大分子蛋白质外，其余的成分及浓度都与血浆基本相同（表 9 - 2）。

表 9 - 2 血浆、原尿和终尿的主要成分比较

成分	血浆（g/L）	原尿（g/L）	终尿（g/L）
水	900	980	960
蛋白质	80	微量	0
葡萄糖	1	1	0
Na^+	3.3	3.3	3.5
K^+	0.2	0.2	1.5
Cl^-	3.7	3.7	6.0
CO_3^{2-}	1.5	1.5	0.7

续表

成分	血浆（g/L）	原尿（g/L）	终尿（g/L）
尿素	0.3	0.3	20.0
尿酸	0.02	0.02	0.5
肌酐	0.01	0.01	1.5
氨	0.001	0.001	0.4

1. 滤过膜及其通透性 滤过膜是肾小球滤过的结构基础，具备通透性，即物质通过的难易程度，通透性由其机械屏障和电荷屏障的情况决定。肾小球毛细血管内皮细胞、基膜和肾小囊脏层上皮细胞这三层由内向外的结构构成了滤过膜的机械屏障。内层的内皮细胞窗孔可阻止血细胞通过，但不能阻止血浆蛋白的滤过；中间层由水合凝胶形成的微纤维网结构的基膜，可允许水和部分溶质通过，这是屏障作用的主要结构；外层膜上的裂隙孔，可限制大分子蛋白质通过。

在滤过膜的三层结构中，都覆盖有一薄层带负电荷的物质（主要为糖蛋白），能排斥带有负电荷的血浆蛋白，限制它们的滤过。这就形成了肾小球滤过的电荷屏障，限制带负电荷物质滤过。两种屏障以机械屏障更为重要。

📖 知识链接

蛋白尿的形成

一些肾脏的疾病（如急、慢性肾小球肾炎、肾病综合征）累及滤过膜，导致滤过膜机械屏障和（或）电荷屏障受损，滤过膜上带负电荷的糖蛋白减少或消失，肾小球滤过膜对血浆蛋白（以白蛋白为主）的通透性增加，导致肾小球滤过液中蛋白的含量增加，如果超过近曲小管重吸收能力，便可出现蛋白尿。

2. 有效滤过压 有效滤过压（effective filtration pressure，EFP）是肾小球毛细血管上任何一点的滤过动力，可用促进超滤的动力与对抗超滤的阻力之间的差值来表示（图9-10）。肾小球毛细血管血压是促使血浆滤出的动力；血浆胶体渗透压和肾小囊内压是阻止血浆滤出的阻力。其计算公式如下：

有效滤过压 = 肾小球毛细血管血压 - （血浆胶体渗透压 + 肾小囊内压）

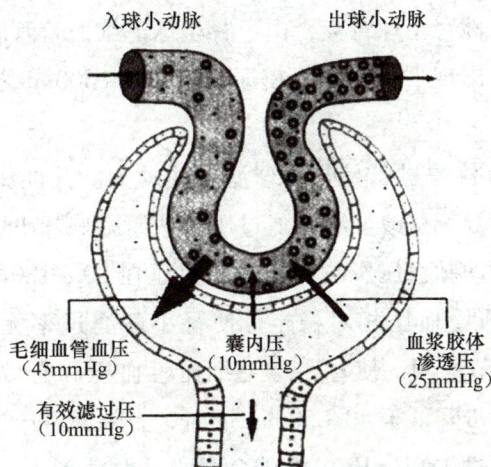

图9-10 肾小球有效滤过压示意图

实验结果显示，肾小球毛细血管并不是全段均有滤过作用的，从肾小球毛细血管入球端到出球端的有效滤过压是一个递减的过程。在入球端，有效滤过压为 10mmHg，所以有滤过作用，随着超滤液的生成，有效滤过压逐渐下降，当下降到零时，达到滤过平衡，此时无滤液生成。

3. 肾小球滤过功能评价 肾小球滤过率和滤过分数是衡量肾小球滤过功能的重要指标。

（1）肾小球滤过率 单位时间内（每分钟）由两肾所生成的超滤液量称为肾小球滤过率（glomerular filtration rate，GFR）。据测定，GFR 与体表面积成正比，一个体表面积约为 $1.73m^2$ 的正常成人个体，其肾小球滤过率约为 125ml/min。按此值计算，每天由两肾所滤过的血浆总量约为 180L。一般可用菊粉清除率来代表肾小球滤过率。

知识链接

为何用菊粉清除率来代表肾小球滤过率

菊粉是一种对人体无毒、体内不能生成又不被破坏的物质，可经肾小球完全滤过，但不能被肾小管和集合管重吸收，全部由尿排出。因此，菊粉清除率即为肾小球滤过率。若静脉滴注菊粉并使之在血浆中的浓度维持在 1mg/100ml 恒定水平，然后分别测得尿量为 1ml/min，尿中菊粉浓度为 125mg/100ml，则菊粉的血浆清除率为：$125mg/100ml \times 1ml/min \div 1mg/100ml = 125ml/min$。

（2）滤过分数 每分钟流经两肾的血浆总量称为肾血浆流量（renal plasma flow，RPF）。肾小球滤过率与肾血浆流量的比值称为滤过分数（filtration fraction，FF）。正常情况下，RPF 约为 660ml/min。FF 为 $125/660 \times 100\% = 19\%$，表明流经肾的血浆约有 1/5 由肾小球滤过到肾小囊中形成超滤液。

4. 影响肾小球滤过的因素 肾小球滤过率的大小主要取决于肾小球滤过膜的面积和通透性、有效滤过压的大小及肾血浆流量。

（1）肾小球滤过膜的改变 滤过膜的改变主要包括其通透性或面积的改变。

滤过膜通透性主要影响滤液的成分。正常情况下，肾小球滤过膜的通透性比较稳定，但在某些病理情况下，肾小球滤过膜上带负电荷的糖蛋白减少，使原来难以滤过和不能滤过的血细胞与蛋白质可通过滤过膜而进入肾小囊，出现血尿和蛋白尿。

滤过膜的面积主要影响尿量。正常成人两侧肾小球滤过膜的总面积约为 $1.5m^2$ 以上，生理状态下变化不明显。当某些疾病时，如急性肾小球肾炎，由于肾小球毛细血管管腔变窄或完全阻塞，有效滤过面积减少，使肾小球滤过率降低，出现少尿（每昼夜尿量在 100～500ml 之间）甚至无尿（每昼夜尿量不到 100ml）。

（2）有效滤过压的改变 有效滤过压是肾小球滤过的动力。凡能影响肾小球毛细血管血压、血浆胶体渗透压和肾小囊内压的因素，都可改变有效滤过压，从而影响肾小球滤过率。

肾小球毛细血管血压受全身动脉血压影响。当动脉血压在 80～180mmHg 之间变动时，肾血管可通过自身调节，维持肾小球毛细血管血压相对稳定，使肾小球滤过率无明显改变。当动脉血压降低到 80mmHg 以下时，超出肾自身调节范围，使肾小球毛细血管血压和有效滤过压降低，肾小球滤过率减少，出现少尿；当动脉血压进一步降低至 40～50mmHg 时，有效滤过压进一步降低，肾小球滤过率将降为零，出现无尿。当动脉血压超过 180mmHg，由于全身小动脉痉挛，导致肾血浆流量急剧减少，肾小球滤过分数严重降低，尿量不但不增多，反而出现少尿或无尿现象。

血浆胶体渗透压生理状态下变化不大。在静脉输入大量生理盐水或病理情况下肝、肾功能受损时，血浆蛋白被稀释或导致低蛋白血症，降低了血浆胶体渗透压，可使有效滤过压和滤过率增高，使尿量增多。

肾小囊内压正常情况下比较稳定。当肾盂或输尿管结石、肿瘤、某些药物结晶或前列腺肥大时，引起尿路梗阻，使肾小囊内压增高，有效滤过压降低，肾小球滤过率下降，尿量减少。

（3）肾血浆流量　正常情况下，肾血浆流量可保持相对稳定。当剧烈运动、大失血、休克、严重缺氧时，交感神经兴奋性增强，使肾血管收缩，肾血浆流量减少，肾小球毛细血管血压降低而使肾小球滤过率减少，尿量将减少。

（二）肾小管和集合管的重吸收功能

正常成人每昼夜生成的超滤液（原尿）约180L，而最终排出的尿液量仅有 1.5L 左右。原尿在通过肾小管和集合管过程中，约99%的水被重吸收，其他溶质也被选择性重吸收，有些物质还被肾小管上皮细胞分泌入小管液。

超滤液流入肾小管后，称为小管液。重吸收是指肾小管和集合管上皮细胞将小管液中的水分和某些溶质重新转运回血液的过程。肾小管各段和集合管的重吸收各有特点，其中选择性重吸收是其最主要的特点（表9-3）。近端小管尤其是近曲小管重吸收的物质种类最多，数量最大，是重吸收的最主要部位。

表9-3　肾小管各段和集合管的重吸收

肾小管各段和集合管	水的重吸收（%）	重吸收的主要物质
近端小管	65~70	全部：葡萄糖、氨基酸、维生素、蛋白质
		大部：Na^+、K^+、PF_3^{2+}、Cl^-、HCO_3^-
		部分：尿素、尿酸、硫酸盐、磷酸盐
髓袢	15	Na^+、Cl^-
远曲小管	10	Na^+、Cl^-、HCO_3^-
集合管	10~20	Na^+、Cl^-、尿素

肾小管各段和集合管对各种物质的重吸收能力是有一定限度的，如果原尿中某些物质超过肾小管和集合管对该物质重吸收的限度时，该物质将在终尿中出现，如葡萄糖。

1. 重吸收的机制　肾小管和集合管的重吸收可分为主动转运和被动转运两种。主动转运是指肾小管上皮细胞逆浓度梯度或电位梯度（电-化学梯度），将小管液中的溶质转运到组织液、血液的过程，例如葡萄糖、氨基酸、Na^+、K^+ 等物质主要是主动重吸收。被动转运是指小管液中的溶质顺电化学梯度通过肾小管上皮细胞的过程，多以被动扩散、渗透的方式被重吸收，例如水、尿素等是被动重吸收。

2. 几种主要物质的重吸收（图9-11）

（1）Na^+ 的重吸收　Na^+ 是细胞外液中主要的正离子。肾小管对 Na^+ 的重吸收量直接影响某些负离子如 Cl^-、HCO_3^- 等物质的重吸收，并对维持细胞外液及其渗透压具有十分重要的意义。

肾小管液中99%以上的 Na^+ 被肾小管和集合管主动重吸收，仅有不到1%的 Na^+ 从尿中排出。肾小管各段对 Na^+ 的重吸收率不同，其中近端小管重吸收约占滤过量的65%，髓袢可重吸收约20%，约12%在远曲小管和集合管重吸收。远曲小管和集合管对 Na^+ 的主动重吸收还与 H^+ 和 K^+ 的分泌相伴随，称之为 Na^+-H^+ 交换和 Na^+-K^+ 交换，以维持细胞内外的电解质平衡。

（2）Cl^- 的重吸收　滤液中约99%的 Cl^- 被重吸收，Cl^- 的重吸收在肾小管各段和集合管大部分是随着 Na^+ 的重吸收而被动重吸收的，只有在髓袢升支粗段是主动重吸收。Na^+ 在钠泵的作用下进入组织液中，Cl⁻则进入组织液，同时 K^+ 顺浓度梯度经管腔膜返回小管液。

（3）HCO_3^- 的重吸收　80%～85%的 HCO_3^- 是在近端小管被重吸收的。在小管液内 HCO_3^- 与 H^+ 结合生成 H_2CO_3，H_2CO_3 进一步分解成 CO_2 和 H_2O，CO_2 很容易透过管腔膜扩散进入上皮细胞内，并在细胞内碳酸酐酶的催化下与 H_2O 结合生成 H_2CO_3，进而再解离为 H^+ 和 HCO_3^-。H^+ 被分泌到小管液中并将 Na^+ 交换回细胞内，而 HCO_3^- 与 Na^+ 一起转运进入组织液。因此，肾小管重吸收 HCO_3^- 是以 CO_2 的形式进行的，而不是直接重吸收 HCO_3^-。如果滤过的 HCO_3^- 量大于 H^+ 的分泌量，多余的 HCO_3^- 则因不易透过细胞膜而随尿排出体外，所以 HCO_3^- 的重吸收对维持体内酸碱平衡具有重要意义。

（4）K^+ 的重吸收　肾小管液中94%左右的 K^+ 被重吸收。近端小管是 K^+ 重吸收的主要部位，属于主动重吸收。终尿中排出的 K^+ 则几乎都是由远曲小管和集合管分泌的。

（5）水的重吸收　原尿中99%的水被重吸收，水重吸收的动力是溶质吸收后形成的渗透压差。水在各段小管中重吸收的比例不同，重吸收的多少取决于各段小管上皮细胞对水的通透性以及机体内的水平衡状态。

近端小管管壁对水的通透性很高，是远曲小管的 4～5 倍，此段水的重吸收量总是占肾小球滤过率的65%～70%，属于不可调节性重吸收，这种近端小管重吸收率和肾小球滤过率之间始终保持着一定比例的现象，称为球－管平衡。球－管平衡对机体水分变化和尿量多少影响不大，对维持细胞外液总量和渗透压相对稳定具有一定的作用。

在髓袢降支细段，水的重吸收占15%。髓袢升支对水无通透性。

远曲小管和集合管对水的重吸收量约占14%，虽比近端小管少，管壁对水的通透性又较低，但此段水的重吸收量变化较大，其主要受抗利尿激素的调节。故远曲小管和集合管对水的重吸收属于可调节性重吸收，在调节机体水平衡和无机盐代谢中具有重要意义。

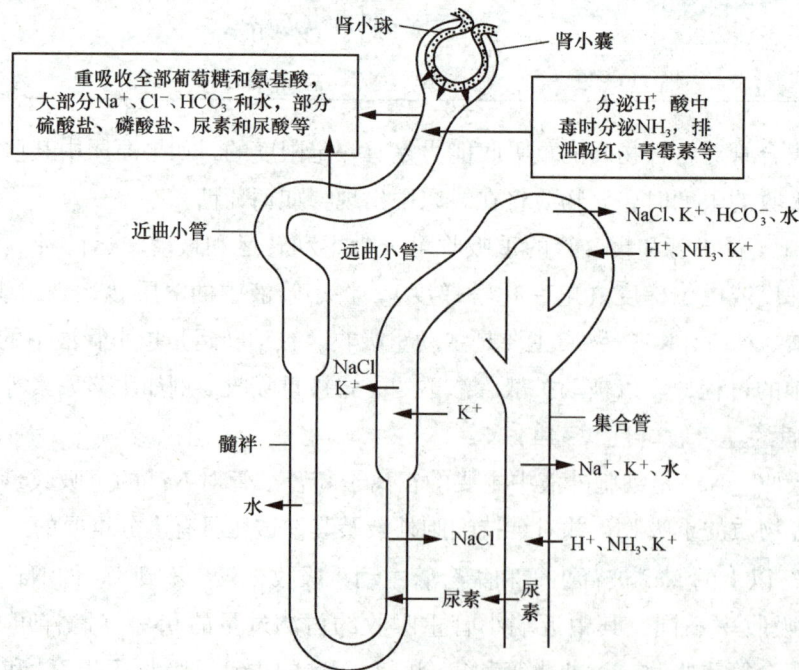

图 9－11　肾小管和集合管物质重吸收概况

（6）葡萄糖的重吸收　小管液中的葡萄糖全部在近端小管（主要在近曲小管）被重吸收，它是逆浓度梯度进行的，属于继发性主动转运。近端小管对葡萄糖的重吸收是有一定限度的，一般当血糖浓度超过 180mg/100ml 时，有一部分肾小管对葡萄糖重吸收能力已达到极限，此时终尿中即可出现葡萄糖，称为糖尿。尿中刚开始出现葡萄糖时的最低血糖浓度，称为肾糖阈。当血糖浓度再继续升高，尿中葡萄糖含量也随之增加。正常两肾对葡萄糖的重吸收极限量，男性为 375mg/min，女性为 300mg/min。

（7）其他物质的重吸收 肾小管液中的氨基酸几乎全部在近端小管被重吸收，重吸收的机制与葡萄糖基本相同。小管液中少量蛋白质则通过近端小管上皮细胞饮作用而被重吸收。

3. 影响肾小管和集合管重吸收的因素 肾小管小管液中溶质的颗粒数目决定着其渗透压，渗透压是对抗肾小管和集合管重吸收水分从而使尿量增多的力量。当小管液中某种或某些溶质数目增大时，渗透压就会升高，对抗肾小管对水的重吸收力量增大，使重吸收的水分减少，尿量增多。这种通过增加小管液溶质颗粒数，提高对抗肾小管重吸收水分的力量而使尿量增多的现象，称为渗透性利尿。

（三）肾小管和集合管的分泌和排泄功能

肾小管和集合管上皮细胞将一些物质排到小管液中的过程，称为分泌。分泌的主要物质有 H^+、NH_3、K^+（图 9-12）。

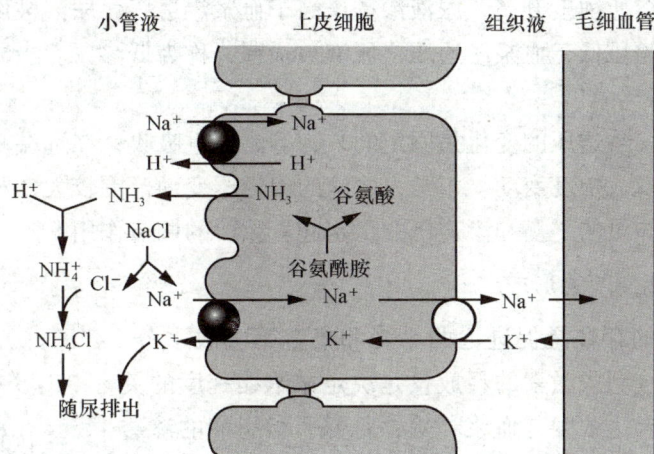

图 9-12 肾小管上皮细胞分泌 NH_3、H^+、K^+ 示意图

1. H^+ 的分泌 近端小管、远端小管和集合管的上皮细胞都能分泌 H^+，但主要是由近端小管上皮细胞分泌。在小管上皮细胞内有碳酸酐酶，进入细胞的 CO_2 在碳酸酐酶的催化下，与 H_2O 结合生成 H_2CO_3，H_2CO_3 可迅速解离为 H^+ 和 HCO_3^-。H^+ 被小管上皮细胞主动分泌到管腔，而 HCO_3^- 则留在细胞内。H^+ 的分泌造成了小管内外电荷的不平衡，因而在分泌 H^+ 的同时，小管液中的 Na^+ 则扩散进入细胞内，再借助 Na^+ 泵主动转运至组织液而入血液。与此同时，细胞内的 HCO_3^- 也顺电化学梯度随 Na^+ 一起进入血液，形成 $NaHCO_3$。由此可见，每分泌一个 H^+ 进入小管液中，就可从小管液中重吸收一个 HCO_3^- 和 Na^+ 进入血液，这种由于 H^+ 的分泌和 Na^+ 的重吸收相伴随进行的过程，称为 Na^+-H^+ 交换。

H^+ 的分泌有重要意义：①排酸保碱，肾小管每分泌 1 个 H^+，可重吸收 1 个 Na^+ 和 1 个 HCO_3^- 入血，维持了内环境的酸碱度；②酸化尿液，在远端小管处，分泌 H^+ 主要与 HPO_3^{2-} 结合，生成 $H_2PO_4^-$（酸性），增加尿液中可滴定酸的浓度；③促进氨的排出。

2. NH_3 的分泌 NH_3 是由远曲小管和集合管上皮细胞内谷氨酰胺脱氨而成的，是脂溶性物质，可以自由透过细胞膜扩散入管腔。NH_3 的分泌决定于小管液的酸碱度，具有向 pH 低的一侧扩散的特性。小

管液中的 NH_3 与 H^+ 结合成 NH_4^+。NH_4^+ 为水溶性物质，不易透过细胞膜，它与小管液中 Cl^- 结合成 NH_4Cl 随尿排出。

NH_3 的分泌可促进 H^+ 的分泌，具有排酸保碱、维持体内酸碱平衡的作用。

3. K^+ 的分泌　原尿中的 K^+ 绝大部分在近端小管已被重吸收，终尿中的 K^+ 主要是由远端小管和集合管所分泌。K^+ 的摄入量与排出量是保持平衡的。K^+ 的分泌与 Na^+ 的重吸收有密切关系。Na^+ 被主动重吸收后，使肾小管内外电荷分布不平衡，促使 K^+ 从组织间隙向管腔内扩散，这一现象称为 $Na^+ - K^+$ 交换。由于远端小管和集合管分泌 H^+ 和 K^+，都可与 Na^+ 进行交换，因此，$Na^+ - H^+$ 交换与 $Na^+ - K^+$ 交换之间存在着竞争抑制现象。

当机体酸中毒时，肾小管上皮细胞内碳酸酐酶活性增强，H^+ 生成量增加，使 $Na^+ - H^+$ 交换增多，$Na^+ - K^+$ 交换减少，导致血 K^+ 浓度升高，出现高血钾症；碱中毒时可导致低血钾症。

二、尿的浓缩与稀释

尿的浓缩与稀释是以终尿的渗透压与血浆渗透压相比而言的。原尿的渗透压与血浆渗透压基本上相同。当体内缺水时，尿中溶质浓度升高，尿液渗透压高于血浆渗透压，尿液被浓缩，称为高渗尿。当体内液体量过多时，尿液渗透压低于血浆渗透压，尿液被稀释，称为低渗尿。当尿液的渗透压等于血浆渗透压时，称为等渗尿。

在近端小管和髓袢中，渗透压的变化是固定的，为等渗性重吸收；在远端小管和集合管中，渗透压可随体内水分的多少而出现大幅度变动。正常人尿液的渗透压变动范围较大，肾脏对尿液的浓缩与稀释能力较强，对维持体内液体量的平衡和渗透压的稳定起着重要的调节作用。

（一）肾髓质渗透浓度梯度的形成

肾髓质渗透浓度梯度的存在是促进远曲小管和集合管吸收水分，使尿液得以浓缩的基础。抗利尿激素的释放量是决定尿浓缩程度的关键因素。肾皮质组织液的渗透浓度与血浆相等，肾髓质组织液的渗透浓度高于血浆，且从外髓部到内髓部，其渗透浓度逐渐升高，在乳头部可高达血浆渗透浓度的 3~4 倍（图 9-13）。

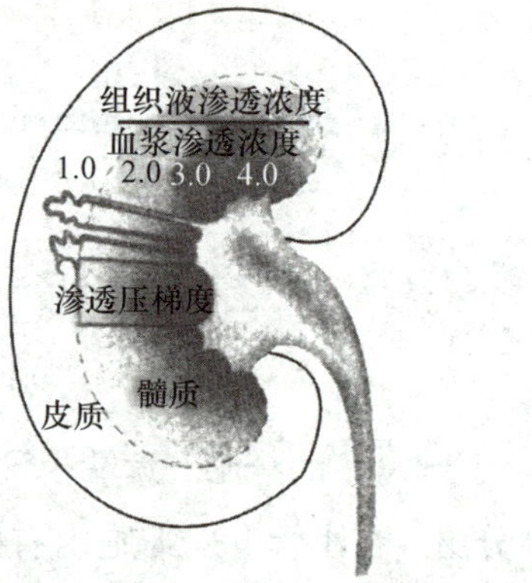

1. 外髓部渗透浓度梯度的形成　在外髓部，由于髓袢升支粗段对 Na^+ 和 Cl^- 主动重吸收，对水却不通透，小管液流经该段时，渗透浓度逐渐降低，而升支粗段周围组织液中的渗透浓度则升高，形成外髓部渗透浓度梯度（图 9-14）。

图 9-13　肾髓质渗透压梯度示意图

2. 内髓部渗透浓度梯度的形成　在内髓部，渗透浓度梯度主要由尿素的再循环和 NaCl 的重吸收两个方面的因素共同形成。髓袢升支粗段、远曲小管、皮质和外髓部的集合管对尿素不易通透，而集合管壁对水易通透。由于水被重吸收，致使小管液中的尿素浓度逐渐升高。集合管内髓部对尿素的通透性良好，当小管液流经内髓部时，尿素顺浓度梯度扩散进入内髓部组织液，使内髓部渗透浓度升高。由于髓袢升支细段对尿素也有中等程度的通透性，所以内髓部组织液中的尿素可顺浓度梯度扩散进入升支细段，再流经髓袢升支粗段、远曲小管、皮质部和外髓部的集合管，到达内髓部集合管时扩散到内髓部组织液，这就形成了尿素再循环。尿素再循环有助于内髓部高渗透浓度梯度的形成和加强。此外，小管液由髓袢转折处流入髓袢升支细段时，此段对水不易通透，对 NaCl 具有较强的通透性，因而 NaCl 顺浓度梯度扩散入内髓部组织液，增加了内髓部组织液的渗透浓度。因此，肾内髓部渗透浓度梯度主要是由尿素和 NaCl 共同形成的。

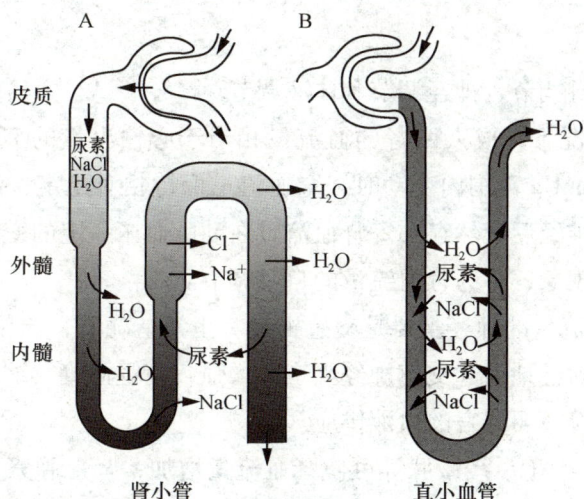

图 9 – 14　尿浓缩机制示意图

（二）肾髓质渗透浓度梯度的保持

肾髓质渗透浓度梯度的保持主要有赖于直小血管的逆流交换作用。当血液流经直小血管降支时，因为周围是高渗透浓度的组织液，所以水进入了肾髓质，尿素和 NaCl 进入血管。到达直小血管降支顶点转折处时，血中的尿素和 NaCl 的浓度达到最高值。当血液由直小血管升支向皮质方向流动时，由于直小血管升支内渗透浓度高于同一水平的组织液，故组织液中水进入直小血管升支，同时，直小血管升支中的 NaCl 和尿素则扩散到组织液，并由组织液再进入直小血管降支，形成 NaCl 和尿素在直小血管升支和降支间的循环，通过这一循环，将髓质间液中多余的溶质和水带回循环血液，有利于保持肾髓质的高渗透压梯度。

（三）尿液浓缩与稀释过程

来自近端小管的高渗小管液流经髓袢时，其渗透压的变化与髓质组织液渗透压基本保持一致。髓袢升支粗段对 NaCl 的主动重吸收和对水的不易通透性，使小管液中 NaCl 浓度低于血浆渗透浓度，使尿液稀释，这是尿液稀释的关键。当低渗小管液流经远曲小管和集合管时，由于管外组织液为高渗溶液，小管液中的水被重吸收入血，但其对水吸收量的多少取决于远曲小管和集合管管壁对水的通透性。管壁的通透性受抗利尿激素（ADH）的调节。当机体脱水时，ADH 释放增多，远曲小管和集合管管壁的通透性增大，小管液中的水重吸收多，尿量减少，尿液浓缩。反之，尿液增多，尿液稀释。

> **即学即练 9 – 2**
>
> 尿生成的过程包括（　　）。
>
> A. 肾小球的滤过作用　　　　　B. 肾小管和集合管的重吸收作用
>
> C. ADH 和醛固酮的作用　　　　D. 肾小管和集合管的分泌和排泄作用
>
> E. 集合管的浓缩和稀释作用
>
> 答案解析

三、尿生成过程的调节

机体内环境稳态的实现，在很大程度上取决于肾对尿生成过程的调节。机体对尿生成过程的调节是通过影响尿生成的三个基本过程，即肾小球的滤过，肾小管、集合管的重吸收和分泌来实现的。

（一）肾血流量的调节

肾血流量的调节包括自身调节、神经调节和体液调节。

1. 自身调节 在正常情况下，成人两肾的血流量相当于心输出量的 20% ~ 25%。离体实验发现，当肾动脉灌注压在 80 ~ 180mmHg 范围内变动时，肾血流量保持相对稳定，进而维持肾小球滤过率的恒定，此现象在切断支配肾的神经后依然存在。肾血流量在动脉血压一定的变动范围内不依赖神经和体液因素的作用，仍保持稳定的现象，称为肾血流量的自身调节。

2. 神经调节 调节肾血流量的神经主要是交感神经。正常情况下，体位改变、剧烈活动、大出血、休克、严重缺氧等，都可反射性地引起交感神经兴奋性增强，使肾血管收缩，肾血流量减少，肾小球滤过率减少，从而保证心、脑等重要器官的血液供应。

3. 体液调节 前列腺素、NO、缓激肽等可使肾血流量增加，肾上腺素、去甲肾上腺素、血管紧张素和血管升压素等可使肾血流量减少。

通常情况下，肾血流量主要靠肾自身调节来维持相对稳定，但在一些生理因素如剧烈活动等和病理因素如大失血等，则通过交感神经及肾上腺素等神经、体液调节，使全身血液重新分配，使肾血流量减少，滤过率降低，尿量减少。

（二）抗利尿激素

抗利尿激素（antidiuretic hormone，ADH）是由下丘脑视上核和室旁核神经内分泌细胞合成，经下丘脑－垂体束运送到神经垂体贮存、释放。ADH 的主要生理作用是增强远曲小管和集合管上皮细胞对水的通透性，增加水的重吸收，使尿量减少（图 9 - 15）。ADH 还有使血压回升的作用，又名血管升压素（VP）。ADH 释放量的多少，主要取决于血浆晶体渗透压和循环血量的变化。

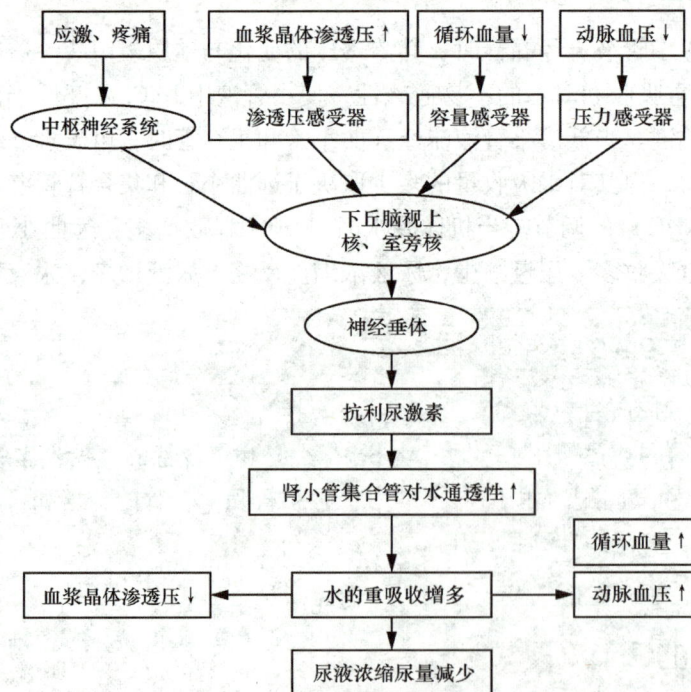

图 9 - 15　抗利尿激素分泌及其作用示意图

1. 血浆晶体渗透压 血浆晶体渗透压的改变是影响 ADH 合成和释放的最主要因素。下丘脑视上核及其附近存在着渗透压感受器，对血浆晶体渗透压尤其是对 NaCl 的渗透压变化非常敏感。当机体缺水如大量出汗、严重呕吐、大面积烧伤、腹泻等，或当 NaCl 物质摄入过多时，血浆晶体渗透压升高，对渗透压感受器刺激加强，ADH 合成、释放量增加，使远曲小管和集合管对水的重吸收增多，尿量减少。反之，大量饮水后，血浆晶体渗透压降低，对渗透压感受器刺激减弱，ADH 合成、释放量减少，远曲小管和集合管对水的重吸收减少，尿量增多。大量饮清水后而引起尿量增多的现象，称为水利尿。

2. 循环血量 左心房和胸腔大静脉处存在着容量感受器，能感受牵张刺激，监测回心血量。当循环血量增多时，容量感受器受牵拉刺激而兴奋，经迷走神经传入中枢，反射性抑制 ADH 的合成与释放，使水的重吸收减少，尿量增多。反之，当严重失血而造成循环血量减少时，对容量感受器的刺激减弱，传入冲动减少，ADH 释放量增加，使水的重吸收增多，尿量减少。

血浆晶体渗透压和循环血量对 ADH 的调节是相互关联的，如机体缺水时不但使血浆晶体渗透压升高，同时也会使循环血容量减少，在二者共同作用下使 ADH 释放增多，尿量减少。若下丘脑、下丘脑 – 垂体束或神经垂体发生病变时，ADH 合成与释放量减少，尿量可明显增多，每日排尿量多达 10L 以上，临床上称为尿崩症。

(三) 醛固酮

醛固酮是肾上腺皮质球状带细胞合成和分泌的一种类固醇激素，其作用是促进远曲小管和集合管对 Na^+ 的主动重吸收，同时也增加对 Cl^- 的重吸收以及促进 K^+ 和 H^+ 的分泌。因此醛固酮具有保钠排钾及维持渗透压相对稳定的作用。醛固酮的分泌主要受肾素 – 血管紧张素 – 醛固酮系统、血中 K^+、Na^+ 浓度及心房钠尿肽的影响（图 9 – 16）。

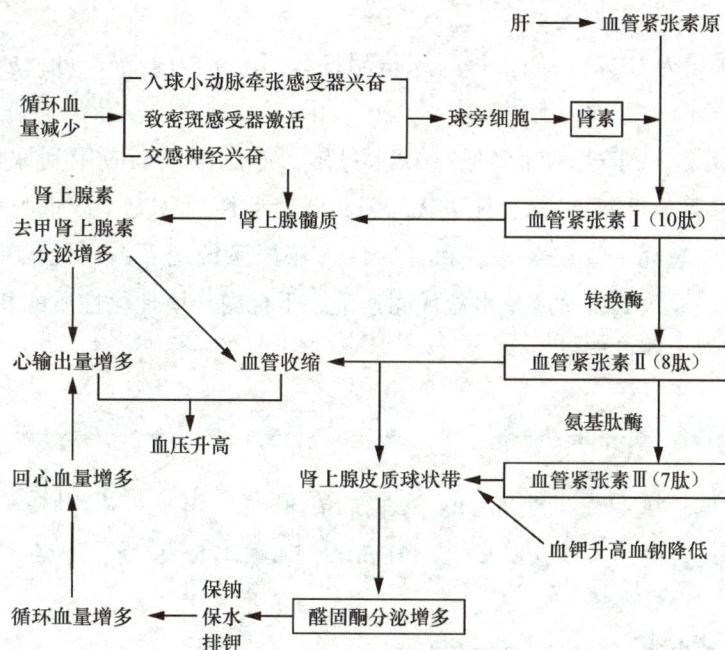

图 9 – 16 肾素 – 血管紧张素 – 醛固酮系统

1. 肾素 – 血管紧张素 – 醛固酮系统 肾素是由肾脏的球旁细胞合成、储存和分泌的一种蛋白水解酶。当循环血量减少，肾血流量减少，对入球小动脉壁上的牵张感受器刺激减弱，激活了牵张感受器，使肾素分泌增加。此外由于肾血流量的减少，肾小球滤过率下降，滤过的 Na^+ 量减少，激活了致密斑感受器，也使肾素分泌增加。另外，交感神经兴奋时，也能使肾素分泌增加。

肾素进入血液后，使血浆中的血管紧张素原转变成血管紧张素 I（十肽），血管紧张素 I 经血管紧张素转换酶作用生成血管紧张素Ⅱ（八肽），血管紧张素Ⅱ有很强的收缩血管的作用。血管紧张素Ⅱ可进一步水解为血管紧张素Ⅲ，血管紧张素Ⅱ和Ⅲ均可刺激肾上腺皮质球状带细胞合成和分泌醛固酮。

2. 血 K^+ 和血 Na^+ 的浓度 血 K^+ 升高或血 Na^+ 降低时，都能刺激肾上腺皮质球状带分泌醛固酮，促进肾小管、集合管的保 Na^+ 排 K^+ 作用；相反，当血 K^+ 降低或血 Na^+ 升高时，醛固酮分泌则减少，保 Na^+ 和排 K^+ 作用减弱。由此可见，血 Na^+ 和血 K^+ 浓度与醛固酮分泌的关系十分密切，醛固酮具有保持血中 K^+、Na^+ 正常水平的作用。实验表明，血 K^+ 浓度改变对醛固酮分泌的调节更为灵敏。

3. 心房钠尿肽 心房钠尿肽（atrial natriuretic peptide，ANP）是由心房肌细胞合成和释放的一种多肽类激素，又称心房肽或心钠素，其主要作用是使血管平滑肌舒张和促进肾脏排钠、排水。ANP可通过抑制球旁细胞分泌肾素，而使得醛固酮的分泌减少。

第三节 尿液及其排放

PPT

一、尿液

血浆是内环境的重要组成部分，尿液来源于血浆，测定尿量和尿液的理化性质，可在一定程度上反映内环境的基本情况，是发现机体病变的途径之一。

（一）尿量

正常成人24小时尿量为1~2L。如果每天尿量超过2.5L，称为多尿，每天尿量少于400ml称为少尿；每天尿量少于100ml时，则称为无尿。

多尿可导致机体脱水，见于暂时性多尿（饮水过多、静脉输液、应用利尿剂等）和病理性多尿（糖尿病、尿崩症、慢性肾炎早期等）；少尿、无尿常见于肾前性（休克、严重脱水、心力衰竭等）、肾中性（急性肾炎、肾小管坏死、肾衰竭等）和肾后性（泌尿系统结石、良性前列腺肥大症等）原因，可使代谢产物积聚体内，导致氮质血症及水盐代谢紊乱，干扰内环境理化性质的相对稳定，严重影响机体的正常生命活动，可产生严重后果。

> **实例分析 9-1**
>
> **案例** 患者，男性，35岁，体重约90kg，身高约185cm。因锐器伤导致大量出血，被紧急送入医院。入院时神志淡漠，血压75/45mmHg，心率125次/分，呼吸25次/分。急性病容，面色苍白、四肢湿冷。
>
> 答案解析
>
> **问题** 该患者尿量会有何变化？为什么？

（二）尿的理化性质

尿的主要成分是水，占95%~97%，其余为溶解于水中的物质，主要是电解质和非蛋白含氮化合物。

正常新鲜尿液多呈淡黄色，其颜色受尿色素、尿胆素、尿胆原及尿量等影响。正常尿液久置后，由于尿胆原被氧化为尿胆素和磷酸盐且发生沉淀，颜色变深且浑浊。正常尿液比重在1.015~1.025之间，呈弱酸性，pH 约 6.5，尿液的酸碱度变化主要受食物的影响。正常新鲜尿液无味，有时呈挥发酸性，若尿液长时间放置后，可出现氨臭味。

二、尿的排放

（一）尿的输送与贮存

尿液是连续不断生成的，经由集合管、肾盏、肾盂、输尿管进入膀胱。当膀胱内尿量储存到一定程度，膀胱内压升高时，即可引起排尿反射，将尿液经尿道排出体外。

（二）尿的排放

1. 膀胱和尿道的神经支配 膀胱逼尿肌和尿道内括约肌都受交感神经与副交感神经的双重支配。副交感神经来自盆神经，节后纤维分布到逼尿肌和尿道内括约肌，当其兴奋时，可使膀胱逼尿肌收缩，尿道内括约肌松弛，引起排尿。交感神经来自腹下神经，当其兴奋时，则使膀胱逼尿肌松弛，尿道内括约肌收缩，阻止排尿。

尿道外括约肌是骨骼肌，受阴部神经支配，受大脑的随意支配，兴奋时使尿道外括约肌收缩，阻止排尿。

支配膀胱和尿道的神经也含有传入纤维。膀胱充盈感觉的传入纤维在盆神经中，传导膀胱痛觉的传入纤维在腹下神经中，传导尿道感觉的传入纤维在阴部神经中（图 9 - 17）。

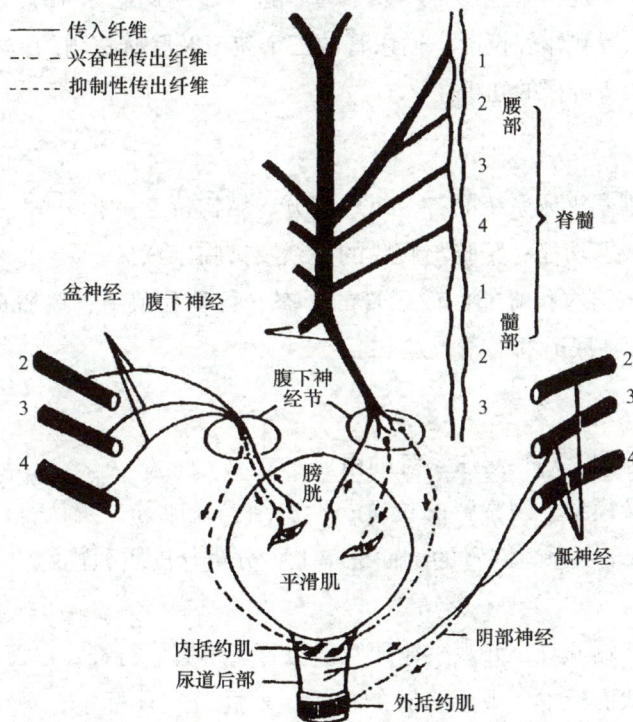

图 9 - 17 膀胱和尿道的神经支配

2. 排尿反射 排尿反射是一种脊髓反射，在脊髓内就可以完成，但在正常情况下，排尿反射受大脑皮层高级中枢控制，可被主观抑制或加强。

成人膀胱内尿量在 400ml 以下时，膀胱内压很低，对牵张感受器刺激很弱，达不到有效刺激，不会使感受器兴奋。当膀胱内储存尿量增加到 400～500ml 时，膀胱内压升高，刺激膀胱壁上的牵张感受器产生兴奋，冲动沿盆神经传到脊髓骶段排尿反射初级中枢，同时，兴奋冲动也上传至大脑皮层的高级排尿中枢，引起尿意。若情况允许，大脑皮层向下发出冲动至骶髓，兴奋沿盆神经传出，引起膀胱逼尿肌收缩，尿道内括约肌松弛，尿液进入后尿道。尿液刺激后尿道壁上感受器，冲动沿传入神经传至脊髓骶段的排尿中枢，加强排尿活动，并反射性地抑制阴部神经的活动，使尿道外括约肌松弛，于是尿液被排出体外。若情况不允许，中枢可发出冲动经腹下神经至膀胱，使逼尿肌舒张，内括约肌收缩，同时经阴部神经使尿道外括约肌收缩，抑制排尿活动。

小儿因其大脑皮层发育尚不完善，对排尿反射初级中枢控制能力较弱，故排尿次数多，且易发生夜间遗尿现象。若脊髓发生横断，排尿反射初级中枢与大脑皮层联系中断，排尿反射失去意识控制，排尿表现为简单的不随意反射，称为尿失禁。脊髓骶段的初级排尿反射中枢或排尿反射的反射弧任何环节受损伤，膀胱内充满尿液而不能排出，称为尿潴留。

实践实训

实训　泌尿系统形态结构的观察

【实训目的】

通过观察肾、输尿管、膀胱和尿道的标本及模型，进一步明确泌尿系统位置、形态、毗邻、结构、行程，进一步掌握肾门的位置和体表投影、输尿管的三个狭窄及膀胱三角的位置和意义，对泌尿系统有一个感性认识，验证理论课所讲授的知识。

【实训要求】

1. 在教师的指导下，观察泌尿系统的各个组成部分、结构特点。

2. 熟悉泌尿系统的组成及功能；膀胱与腹膜的关系及其临床意义。

3. 掌握肾的位置、形态结构和毗邻；输尿管的形态、行程和狭窄；膀胱的位置、形态以及膀胱三角的位置和其临床意义；女性尿道的形态特点。

【实训内容】

1. 在泌尿系统标本和挂图上观察泌尿系统的组成。

2. 在肾的大体标本以及模型上观察肾的位置、形态结构及毗邻；辨认肾门的位置及出入肾门的结构，同时注意肾盂与输尿管的关系。在肾的剖面标本上，分辨肾皮质和肾髓质，注意肾盂与肾小盏和肾大盏的连属关系。

3. 在腹后壁标本上指认输尿管，并观察输尿管的位置、形态、行程，注意辨认三个狭窄的部位。

4. 取骨盆盆腔正中矢状面标本，观察膀胱的位置。取膀胱离体标本，观察膀胱的大体形态和膀胱三角的结构特点，指认输尿管的开口和尿道内口。

5. 取女性骨盆盆腔正中矢状面切面标本，观察女性尿道的形态特点、毗邻和尿道外口的位置。

【实训评价】

1. 泌尿系统模型观察的评价　教师取肾、膀胱模型，要求学生在标本上辨认出入肾门的结构名称和膀胱的形态，可根据学生辨认的准确性做出评价。

2. 泌尿系统标本观察的评价　在标本上指认输尿管，并观察输尿管的位置、形态、行程；注意辨认三个狭窄的部位，根据学生辨认的准确性做出评价。

  3. 活体上辨认 要求学生在活体上指出肾的位置、肾区的位置，根据学生指认的准确性做出评价。

目标检测

答案解析

一、名称解释

1. 肾门 2. 膀胱三角 3. 肾小球滤过率 4. 肾糖阈 5. 渗透性利尿

二、单项选择

1. 成人肾门约平对（ ）。

  A. 第 1 腰椎水平   B. 第 2 腰椎水平   C. 第 3 腰椎水平

  D. 第 4 腰椎水平   E. 第 5 腰椎水平

2. 肾小管重吸收能力最强的部位是（ ）。

  A. 近端小管   B. 远端小管   C. 髓袢升支

  D. 髓袢降支   E. 远曲小管和集合管

3. 排尿反射的基本中枢位于（ ）。

  A. 大脑皮层   B. 下丘脑   C. 中脑

  D. 延髓   E. 脊髓骶段

4. 脊髓腰骶段或盆神经损害可引起（ ）。

  A. 多尿   B. 少尿   C. 尿失禁

  D. 尿潴留   E. 尿急、尿频

5. 正常人每昼夜排出的尿量在（ ）。

  A. 500～1000ml   B. 1000～2000ml   C. 2000～25000ml

  D. 2500ml 以上   E. 不多于 1000ml

三、简答题

1. 输尿管有几处生理性狭窄？各位于何处？

2. 简述肾单位的组成。

3. 原尿是如何形成的？其影响因素有哪些？试举例说明。

书网融合……

知识回顾   微课   习题

（刘永林）

第十章 生殖系统 e 微课

PPT

学习引导

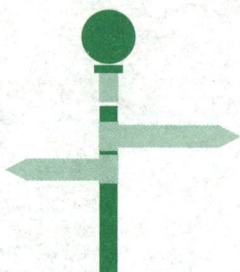

男性进入青春期后为什么会出现骨骼粗壮、肌肉发达有力、长出胡须和阴毛、喉结突出、声音变粗钝等变化？女性进入青春期后为什么出现乳腺发育、乳房增大、体态丰满、骨盆宽大、声音细润等女性特有的体貌特征？

本章主要介绍男、女生殖系统结构，男性生殖器官所分泌的雄激素的作用，女性生殖器官所分泌的雌激素、孕激素作用，女性月经周期变化及子宫内膜变化。

学习目标

1. **掌握** 睾丸及卵巢的内分泌功能、月经周期的激素调节。
2. **熟悉** 妊娠的过程。
3. **了解** 男、女生殖系统的解剖结构。

生殖系统包括男性生殖系统和女性生殖系统，二者均由内生殖器和外生殖器两部分构成。内生殖器由生殖腺、生殖管道和附属腺组成，外生殖器以两性交接的器官为主。

第一节 男性生殖系统

一、男性内生殖器

男性内生殖器包括睾丸（生殖腺）、附睾、输精管、射精管、男性尿道（生殖管道）、精囊、前列腺和尿道球腺（附属腺）（图 10 -1）。

（一）睾丸

1. 形态位置 睾丸位于阴囊内，左、右各一，呈微扁的椭圆形，表面光滑，外侧面较隆凸，内侧面平坦；前缘游离，后缘有附睾和输精管起始部附着；上端被附睾头遮盖，下端游离。

2. 结构 睾丸表面有一层坚厚的纤维膜，称白膜，

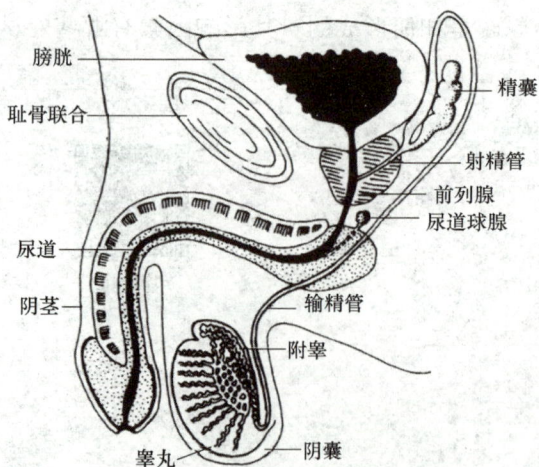

图 10 -1 男性生殖系统模式图

白膜从睾丸后缘突入睾丸内形成睾丸纵隔。从睾丸纵隔发出许多睾丸小隔，呈扇形深入睾丸实质并与白膜相连，将睾丸实质分成 100～200 个锥形的睾丸小叶。每个睾丸小叶内含有 2～4 条盘曲的精曲小管，其上皮细胞能产生精子。精曲小管之间有间质细胞，能分泌男性激素。精曲小管向睾丸纵隔方向集中，汇合成精直小管进入睾丸纵隔，交织成睾丸网。从睾丸网发出 12～15 条睾丸输出小管，出睾丸后缘上部进入附睾。

（二）附睾

附睾呈新月形，紧贴睾丸的上端和后缘，上端膨大的部分为附睾头，中部为附睾体、下端狭细的部分为附睾尾。睾丸输出小管进入附睾后，弯曲盘绕形成膨大的附睾头，末端汇合成一条附睾管，附睾管迂曲盘回成附睾体和附睾尾。附睾为暂时贮存精子的器官，分泌的附睾液提供给精子营养，促进精子进一步成熟。

（三）输精管和射精管

输精管为肌性管道，长约 50cm，外径约 3mm，管壁较厚，管腔较小。输精管是附睾管的直接延续，先沿睾丸后缘上行，经睾丸上端与腹股沟管内口之间的皮下进入腹股沟管，再经过腹股沟管进入盆腔，行至在膀胱底的后面膨大为输精管的壶腹。输精管的末端变细，与精囊的排泄管汇合成射精管。射精管长约 2cm，向前下斜穿前列腺实质，开口于尿道的前列腺部。

（四）精囊腺

精囊腺为长椭圆形的囊状器官，表面凹凸不平，位于膀胱底的后方，其排泄管与输精管的壶腹末端汇合成射精管。精囊的分泌物参与组成精液。

（五）前列腺

前列腺为不成对的实质性器官，呈前后稍扁的栗子形。上端宽大，邻接膀胱底；下端尖细，位于尿生殖膈上。前列腺一般分为 5 叶：前叶、中叶、后叶和两侧叶。尿道从中叶、前叶和两侧叶之间穿过。老年男性因激素平衡失调，结缔组织增生而引起前列腺肥大（通常发生在中叶和侧叶），从而压迫尿道，造成排尿困难。

（六）尿道球腺

尿道球腺为一对豌豆大小的球形腺体，位于会阴深横肌内，其排泄管细长，开口于尿道球部。尿道球腺的分泌物亦参与精液的组成。

精液由输精管道及附属腺的分泌物组成，内含精子。精液呈乳白色，弱碱性，正常成年男性一次射精为 2～5ml，含精子 3 亿～5 亿个。

二、男性外生殖器

男性外生殖器包括阴囊和阴茎。

（一）阴囊

阴囊是位于阴茎后下方的囊袋状结构。阴囊皮肤薄而柔软，色素沉着明显。阴囊壁中的肉膜含有平滑肌，可随外界温度的变化而舒缩，以调节阴囊内的温度，有利于精子的发育与生存。

（二）阴茎

阴茎分为头、体和根三部分（图 10－2）。阴茎前端膨大，称阴茎头，头的尖端有矢状位的尿道外口，头后缩细的部分为阴茎颈；中部为圆柱形的阴茎体，后端为阴茎根，固定于耻骨下支和坐骨支。阴茎主要由两条阴茎海绵体和一条尿道海绵体组成，外包筋膜和皮肤。阴茎的皮肤薄而柔软，富有伸展性，在阴茎颈前方形成双层游离的环形皱襞，包绕阴茎头，称为阴茎包皮，包皮前端围成包皮口。阴茎包皮与阴茎头腹侧中线处连有一皮肤皱襞，称包皮系带。

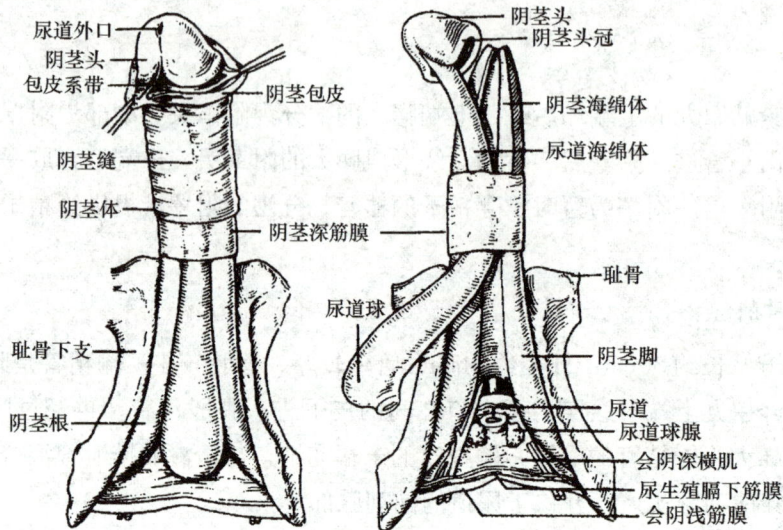

图 10 - 2　阴茎的外形与结构

知识链接

包茎

幼儿的包皮较长，包裹整个阴茎头，随着年龄的增长，包皮逐渐向后退缩，包皮口逐渐扩大，至成年时阴茎头显露于外。若成年后阴茎头仍被包皮包裹，或包皮口过小，包皮不能退缩暴露阴茎头则称为包皮过长或者包茎。包皮过长或者包茎患者，包皮腔内易存留污物而导致炎症，也可能成为阴茎癌的诱发因素。因此要尽早行包皮环切术。手术时需注意勿伤及包皮系带，以免影响阴茎正常的勃起。

（三）男性尿道

男性尿道兼有排尿和排精的功能，起自膀胱的尿道内口，止于阴茎头的尿道外口，成人尿道长 16～22cm，管径平均 5～7cm。男性尿道可分为前列腺部、膜部和海绵体部三部分。

1. 前列腺部　为尿道穿过前列腺的部分，长约 3cm，是尿道中最宽和最易扩张的部分，此部有射精管的开口。

2. 膜部　为尿道穿过尿生殖膈的部分，长约 1.5cm，是三部中最短的部分，其周围有尿道括约肌环绕，有控制排尿的作用，又称尿道外括约肌。

3. 海绵体部　为尿道穿过尿道海绵体的部分，是尿道最长的一段，长为 12～17cm，临床上称为前尿道。

男性尿道粗细不一，有三个狭窄和两个弯曲。三个狭窄分别位于尿道内口、尿道膜部和尿道外口，以外口最窄。尿道结石常易嵌顿在这些狭窄部位。两个弯曲是凸向下后方的耻骨下弯和凸向上前方的耻骨前弯，耻骨下弯恒定，位于耻骨联合下方 2cm 处；耻骨前弯位于耻骨联合前下方，阴茎根与阴茎体之间，阴茎勃起或将阴茎向上提起时，此弯曲即可变直而消失。

三、睾丸的生理功能及其调节

（一）睾丸的生精作用

精曲小管是生成精子的部位，精曲小管上皮由生精细胞和支持细胞构成。原始的生精细胞为精原细胞，精原细胞发育成外形成熟的精子的过程，简称为生精。睾丸生精从青春期开始，包括以下三个阶段。

1. 精原细胞有丝分裂　青春期开始的时候，精曲小管内的精原细胞首先进行有丝分裂，一个细胞分裂成两个子细胞，一个作为干细胞贮存并继续保持增殖活性，另一个可进行多次有丝分裂，产生多个精原细胞并开始减数分裂。

2. 精母细胞减数分裂　精原细胞进行第一次减数分裂成为初级精母细胞，初级精母细胞完成第一次减数分裂成为两个次级精母细胞，次级精母细胞随即进行第二次减数分裂，染色体数目减半成为单倍体的精子细胞。

3. 精子细胞形态变化　精子细胞经过一系列形态变化成为外形成熟的精子。精子形如蝌蚪，分为头部和尾部。

从精原细胞发育成精子约需 64 天，一个精原细胞经过有丝分裂和减数分裂最终可以形成 64 个精子，睾丸精曲小管上皮中每天约有 200 万个精原细胞进入生精过程，每天产生的精子可以达 1 亿多个。

睾丸产生精子需要较低的温度环境，一般阴囊内温度较腹腔内温度低 2℃ 左右，如阴囊内温度长期过高将造成精子生成障碍，造成不孕。

睾丸生成的精子功能尚未成熟，只有被输送至附睾，在其中停留 18 ~ 24 小时后才能获得运动和受精能力。射精时，贮存在附睾的精子连同附睾、精囊、前列腺和尿道球腺的分泌物一起混合成精液排出。

（二）睾丸的内分泌功能

睾丸的间质细胞分泌雄激素，主要是睾酮。成年男性睾丸每天分泌睾酮 4 ~ 9mg，50 岁后随年龄的增大逐渐减少。睾酮的主要生理作用如下。

1. 对生精过程的影响　睾酮可直接与雄激素受体结合，促进精子的生成。

2. 促进男性第二性征发育　男性青春期后随着睾酮的分泌，阴茎、阴囊长大，其他附属器官也开始发育。男性特有的体征出现，如长阴毛和胡须，喉结突出，声音低沉，骨骼、肌肉发达等。

3. 对代谢的影响　促进蛋白质合成并抑制其分解，不仅可促进附属性器官组织的发育，还能促进肌肉、骨骼、肾脏和其他组织的蛋白质合成，特别是肌肉蛋白质合成增加，因而能加速机体生长。

4. 其他作用　睾酮促进肾脏合成促红细胞生成素，促进红细胞生成；促进骨骼生长和骨骺的闭合。

即学即练 10 - 1

答案解析

关于睾酮的生理作用，以下叙述不正确的是（　　）。

A. 刺激男性第二性征的出现　　　B. 刺激生殖器官的生长发育

C. 促进脂肪的合成　　　　　　　D. 促进肌肉和骨骼生长

E. 维持正常性欲

第二节　女性生殖系统

一、女性内生殖器

女性内生殖器包括卵巢（生殖腺）、输卵管、子宫、阴道（输送管道）和前庭大腺（附属腺）（图10 - 3）。

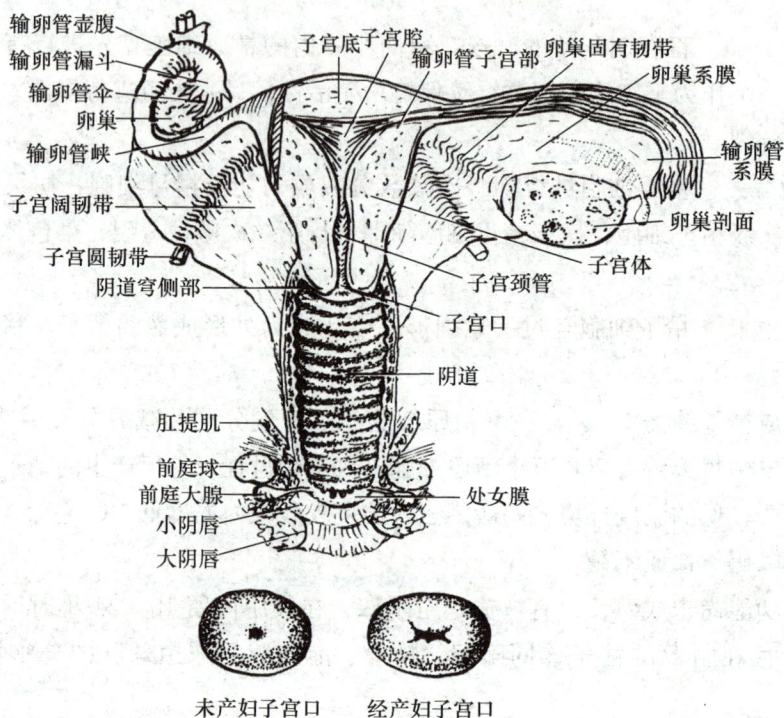

图10 - 3　女性内生殖器（前面观）

（一）卵巢

卵巢是女性生殖腺，左右各一，呈扁卵圆形，位于卵巢窝内。卵巢的大小和形状随着年龄增长呈现差异。卵巢分为外周的皮质和中央的髓质，皮质含有不同发育阶段的卵泡以及黄体和闭锁卵泡等结构；髓质为富含血管、淋巴管和神经的疏松结缔组织（图10 - 4）。

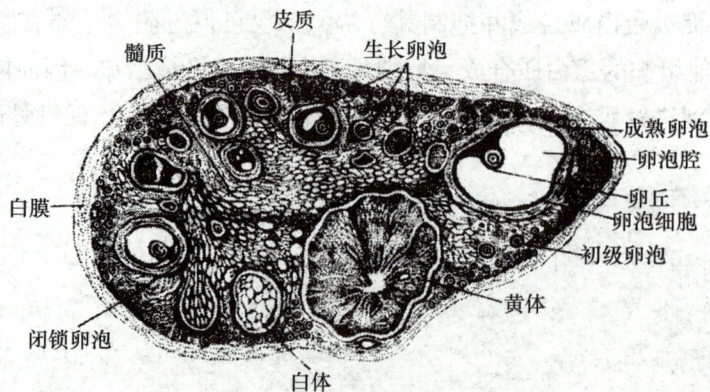

图10 - 4　卵巢结构示意图

（二）输卵管

输卵管是一对输送卵子的肌性管道，长 10~14cm，内侧端以输卵管子宫口与子宫腔相通，外侧端以输卵管腹腔口开口于腹膜腔。输卵管由内向外分为 4 部：输卵管子宫部，短而狭窄；输卵管峡，短而直，为输卵管结扎术的常选部位；输卵管壶腹，约占输卵管全长的 2\3，管腔粗而弯曲，卵子通常在此部与精子结合成受精卵；输卵管漏斗，为输卵管外侧端膨大部分，呈漏斗状，其边缘游离形成许多细长的指状突起，称输卵管伞。

卵巢和输卵管在临床上合称为子宫附件。

（三）子宫

子宫为壁厚腔小的肌性器官，胎儿在此发育生长。

1. 子宫的形态　成人未孕子宫呈前后略扁、倒置的梨形，分为 3 部：输卵管子宫口以上部分为子宫底；下端较窄呈圆柱形的部分为子宫颈；两者之间的部分为子宫体。子宫体与子宫颈之间狭细的长约 1cm 的部分称子宫峡，非妊娠时，子宫峡不明显；妊娠期间，子宫峡伸展变长，形成"子宫下段"，妊娠末期可在此处行剖宫产，避免进入腹膜腔，减少感染机会。

2. 子宫壁的结构　子宫壁由外向内分为 3 层，即浆膜层，肌层，子宫内膜。子宫内膜可分为功能层、基底层两层。功能层较厚，自青春期起，在卵巢激素的作用下此层每月发生一次周期性剥脱和出血，称为月经。基底层较薄，紧靠肌层，经期不脱落。

3. 子宫的位置　子宫位于小骨盆腔的中央，膀胱与直肠之间，呈轻度的前倾前屈位。

4. 子宫的固定装置　子宫借韧带、阴道、尿生殖膈和盆底肌等维持其正常位置及姿势。子宫的韧带有：子宫阔韧带、子宫圆韧带、子宫主韧带和子宫骶韧带。

（四）阴道

阴道为连接子宫和外生殖器的肌性管道，是女性的交接器官，也是排出月经、娩出胎儿的通道。

二、女性外生殖器

女性外生殖器即女阴，包括阴阜、大阴唇、小阴唇、阴道前庭、阴蒂和前庭球（图 10-5）。

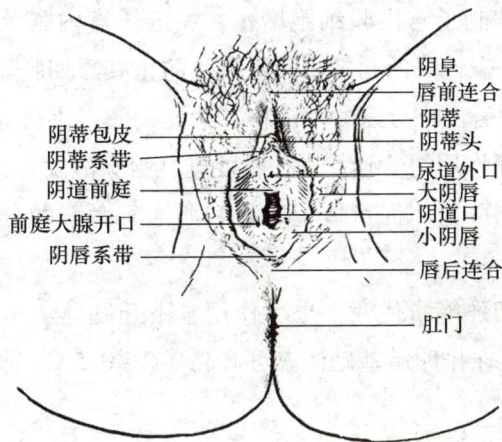

图 10-5　女性外生殖器（前面观）

三、卵巢的生理功能及其调节

(一)卵巢的生卵作用

女性青春期两侧的卵巢中有 30 万 ~ 40 万个原始卵泡,自青春期起,一般每月有 15 ~ 20 个卵泡发育,但通常只有一个发育成熟,其余的卵泡退化为闭锁卵泡。成熟的卵泡壁发生破裂,卵细胞、透明带和放射冠随同卵泡液冲出卵泡,称为排卵。排卵后,卵泡内的剩余细胞转变为黄体细胞,形成黄体。如卵子未受精,黄体维持两周及退缩,称为月经黄体;如卵子受精,黄体发育成妊娠黄体。

(二)卵巢的内分泌作用

卵巢分泌的激素主要是雌激素和孕激素,其中雌激素包括雌二醇、雌酮和雌三醇,三者中以雌二醇活性最强。孕激素包括孕酮、20α – 羟孕酮和 17α – 羟孕酮,其中以孕酮的生物活性为最强。卵巢也分泌少量雄激素。

1. 雌激素的主要生理作用

(1)对生殖器官的作用 促进子宫发育,子宫内膜增生,使内膜对胚胎具有接受性;排卵期使宫颈口松弛,分泌大量清亮、稀薄的黏液,有利于精子穿过;促进子宫平滑肌增生,收缩力增强,对缩宫素敏感性增加;促进输卵管收缩和纤毛的摆动,有利于精子在其中的运动;促进阴道上皮增生和角化,使阴道分泌物呈酸性,增强对感染的抵抗力;促进外生殖器的发育。

(2)对乳腺和副性征的作用 促进乳腺导管和结缔组织增生,促进脂肪组织在乳腺的聚集;促进女性其他第二性征的形成,如全身脂肪和毛发的分布,音调变宽、骨盆宽大,臀部肥厚等。

(3)对骨骼生长发育的影响 刺激成骨细胞的活动,加速骨的生长,因此进入青春期后,女性身体增长速度加快,但同时促进长骨骨骺的愈合而导致女性较男性更早停止身高的增长。

(4)其他作用 提高血中高密度脂蛋白含量,降低低密度脂蛋白含量,防止动脉粥样硬化;促进神经细胞的生长、分化,突触的形成以及调节部分神经肽和递质的合成、释放等;高浓度的雌激素可使体液向组织间隙转移,导致水、钠潴留。

2. 孕激素的作用 孕激素通常要在雌激素作用的基础上发挥作用,主要作用于子宫内膜和子宫肌,适应孕卵着床和维持妊娠。

(1)对生殖器官的作用 抑制子宫内膜细胞增殖,促进子宫内膜上皮的分泌功能,发生分泌期的变化,有利于着床;使子宫肌兴奋性降低,抑制其收缩,防止妊娠期胚胎排出;使宫颈黏液分泌减少且变稠,阻止精子通过;促进输卵管上皮分泌黏性液体,为受精卵提供营养。

(2)对乳腺作用 在雌激素作用的基础上进一步促进乳腺腺泡发育,为妊娠后泌乳做好准备。

(3)抑制排卵 负反馈抑制腺垂体促黄体生成素和卵泡刺激素的分泌,使卵泡的发育和排卵都受到抑制,不会发生二次受孕。

(4)产热作用 孕激素可增强能量代谢,也可作用于下丘脑体温调节中枢,使体温调定点水平提高,引起基础体温上升,故女性在排卵后基础体温可升高 $0.2 \sim 0.5\,℃$,临床上将其作为判定排卵的标志之一。

四、月经周期

女性自青春期开始，伴随卵巢的卵泡生长、排卵和黄体形成，导致雌、孕激素的分泌具有明显的周期性，由此引起子宫内膜出现周期性的剥脱和出血的现象称为月经。月经有明显的周期性，称为月经周期，一般指两次月经第一天之间的时间。女性的第一次月经称为初潮，多出现在 12 ～ 15 岁，与遗传、环境、营养等因素有关。月经一般一个月出现一次，月经周期的长短因人而异，一般为 21 ～ 35 天，平均 28 天。一般情况下，女性 40 ～ 50 岁月经停止，称为绝经期。

（一）月经周期的分期

根据月经周期中卵巢及子宫的形态和功能变化，将月经周期分为以下几个时期。

1. 卵泡期　卵泡期又称增生期，一般为月经周期第 1 天到第 14 天。由于该期卵泡快速生长及分泌的雌激素逐渐增加，月经期损伤的子宫内膜开始修复，逐渐生长增厚，由最初的 0.5mm 增加至 8 ～ 10mm；子宫腺体增多，但无分泌功能，间质中螺旋动脉变长、扩大、弯曲。此期末，卵细胞发育成熟并排卵。

2. 黄体期　黄体期又称分泌期，一般为月经周期的第 15 天到第 28 天。排卵后形成的黄体分泌大量的孕激素和雌激素，子宫内膜进一步增厚，同时分泌功能增加，腺体开始分泌黏液，为受精卵植入和发育准备好条件。月经周期的第 20 天到第 23 天为着床窗口期，这时的内膜对囊胚具备接受性。因此，实施体外受精 - 胚胎移植必须在这段时间实施。

3. 月经期　月经期是月经周期开始的几天，与增生期的早期有所重叠。如果排卵后没有发生受精、着床，则黄体萎缩退化，导致血中孕激素、雌激素水平突然降低，螺旋小动脉痉挛性收缩，子宫内膜靠内面 2/3 的功能层出现缺血、变性、坏死，随后脱落，血管破裂，出血。从子宫内膜开始剥脱出血到结束，正常情况下一般维持 3 ～ 5 天。出血量因人而异，平均约 50ml。月经血颜色暗红，因其中还有内膜组织释放的纤溶酶，所以不凝固，如出血量过多，纤溶酶不能使所有纤维蛋白溶解，则月经血中可出现血凝块。

月经时子宫肌层收缩有助于月经血从子宫腔排除，可引起腹部稍有不适。如果经血排出不畅，引发较明显的腹痛，即为痛经。

月经周期中，除子宫内膜发生上述变化外，阴道黏膜、乳房等受雌激素、孕激素的影响亦会发生周期性变化。

（二）月经周期产生的原理

月经周期中子宫内膜的变化是受卵巢激素控制的，而卵巢激素的分泌又受下丘脑 - 腺垂体控制，血液中卵巢激素的水平又可反馈影响下丘脑 - 腺垂体的分泌（图 10 - 6）。

卵泡期早期，由于前次月经周期的黄体退化，孕激素及雌激素的分泌量下降，血液中雌激素的水平较低，反馈促进下丘脑分泌促性腺激素释放激素（GnRH），促进腺垂体产生促卵泡激素（FSH）和黄体生成素（LH），此时以 FSH 增加为主，子宫内膜出现增生性改变。当雌激素增加到一定程度（约在月经周期第 6 天），则分别对下丘脑及腺垂体进行负反馈调节，使血液中 FSH 量有所减少，多数卵泡得不到足够的 FSH 的支持而半途退化闭锁，只有一个优势卵泡得以继续发育。

月经周期的中期，随着卵泡发育成熟，体内雌激素水平进一步增加，此时血液中高浓度的雌激素对下丘脑和腺垂体都产生正反馈调节，导致下丘脑 GnRH 大量释放，刺激腺垂体大量分泌 FSH 和 LH，此时尤以 LH 更为明显。一般在 LH 峰出现后 16～24 小时排卵。

排卵后黄体期，雌激素水平先有一过性下降，随着 LH 作用下黄体发育，分泌雌、孕激素水平增加，以孕激素增加更为明显。一般在排卵后 7～8 天形成雌激素的第二个高峰及孕激素分泌峰。大量孕激素使子宫内膜发生分泌期改变，同时高水平的孕、雌激素对下丘脑和腺垂体的负反馈调节，腺垂体的 LH 和 FSH 的分泌处于较低水平。如未受孕，排卵后第 9～10 天黄体开始退化，雌、孕激素水平分泌量减少，子宫内膜开始剥脱，进入月经期，随后对腺垂体的负反馈作用减弱，FSH 和 LH 分泌又开始增加，进入下一个月经周期。如果受孕，在胚泡分泌的绒毛膜促性腺激素作用下，黄体继续发育，并分泌雌激素和孕激素维持妊娠，出现停经。

>> **实例分析**

实例 女性怀孕后临床症状包括早孕反应、停经、尿频等。已婚育龄妇女，平时月经周期规律，一旦月经过期 10 日以上，应疑为妊娠。若停经已达 8 周，妊娠的可能性更大。

答案解析

问题 1. 为什么女性平时月经周期规律，在怀孕后会出现停经现象？

2. 女性在早期妊娠为什么会出现尿频现象？在妊娠 12 周以后症状会消失？

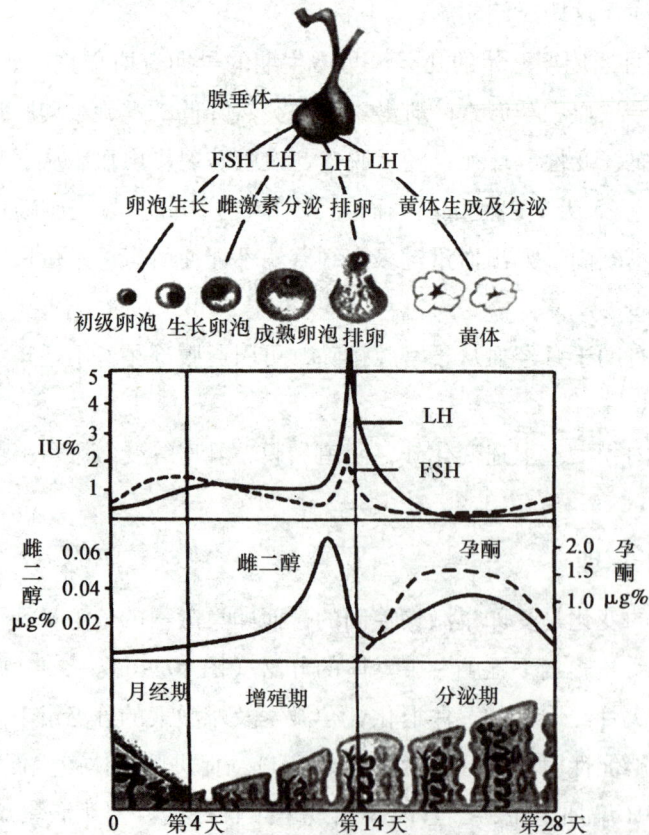

图 10-6　月经周期形成

第三节　妊娠和分娩

一、妊娠

妊娠是新个体的产生过程，包括受精与着床、妊娠的维持、胎儿的生长。临床上，妊娠时间一般以最后一次月经的第一天开始算起，人类的妊娠时间为 280 天，俗称"十月怀胎"。

（一）受精

受精是指精细胞、卵细胞识别，精细胞穿入卵细胞及两者融合的过程，一般在排卵后数小时在输卵管的壶腹部完成，最长不超过 24 小时。

（二）着床

着床是指胚泡通过与子宫内膜相互作用，侵入子宫内膜的过程。一般认为着床开始于受精后的第 6 天到第 7 天，至第 11 天到第 12 天完成。受精卵在输卵管的蠕动和纤毛运动的作用下，逐渐向宫腔运行，在运行的途中进行细胞分裂，发育成胚泡。胚泡运行到宫腔以后，植入到子宫内膜的过程，称为着床。

（三）妊娠的维持

胚泡着床后，自蜕膜中获取大量的营养物质而迅速生长，在妊娠 10 周以内由妊娠黄体分泌的孕激素和雌激素维持妊娠，直至胎盘形成，胎盘形成后，妊娠黄体则逐渐退化。胎盘是妊娠期重要的内分泌器官，它分泌大量的人绒毛膜促性腺激素，人绒毛膜生长素等蛋白质激素、肽类激素，同时还分泌大量的孕激素（孕酮）和雌激素（雌三醇），用以维持妊娠。因此妊娠的维持有赖于垂体、卵巢和胎盘分泌的各种激素的相互配合。

知识链接

避孕

避孕是应用科学手段使妇女暂时不受孕，主要控制生殖过程中的三个环节：①抑制精子与卵子产生；②阻止精子与卵子结合；③使子宫环境不利于精子获能、生存，或者不适宜受精卵着床和发育。常见的避孕法有：使用避孕药、避孕套、避孕膜，安全期避孕法，体外排精避孕法，压迫尿道避孕法，手术避孕法等。

二、分娩

成熟的胎儿及其附属物从母体内产出体外的过程称为分娩。分娩是一个正反馈的过程，妊娠末期，子宫颈胶原纤维聚集减少而使其软化且子宫肌出现有节律的阵发性收缩，子宫的阵发性收缩促使子宫颈充分开大，并迫使胎儿挤向子宫颈，对子宫颈的刺激可加剧子宫的阵发性收缩，同时通过脊髓的神经反射引起腹壁肌肉和膈肌收缩，促使胎儿的娩出。阵发性收缩的意义在于保障胎儿的血液供应，不会因子宫肌持续收缩而发生窒息。分娩的动力主要依靠子宫平滑肌节律性的收缩。子宫平滑肌在妊娠不同时期处于不同状态，可分为舒张期（静息期）、分娩前的激活期、分娩时的收缩期和产后的复原期。在激活期子宫平滑肌可以出现弱而不规则的子宫收缩。到了分娩发动时，子宫平滑肌对缩宫素和前列腺素的敏感性进一步加强，从不规则收缩发展为有节律的强烈收缩。

✍ 实践实训

实训　男、女生殖器官的观察

【实训目的】

通过男女生殖系统标本及挂图的观察，掌握男、女生殖器官的大体结构及各部分的位置关系。

【实训要求】

要求学生通过标本和挂图的观察，掌握男、女内、外生殖器的组成，以及各部分解剖位置、各部之间的位置关系。

【实训内容】

（一）男性生殖系统观察

1. 男性内生殖器观察　在男性生殖系统正中矢状切面标本上，观察男性内生殖器中生殖腺（睾丸）、输精管道（附睾、输精管、射精管、男性尿道）和附属腺（精囊、前列腺、尿道球腺）各部的位置。

2. 男性外生殖器观察　在男性生殖系统标本上，观察阴囊、阴茎的位置及结构。

（二）女性生殖系统观察

1. 女性内生殖器观察　取女性生殖系统标本，观察女性内生殖器中生殖腺（卵巢）、输送管道（输卵管、子宫和阴道）以及附属腺（前庭大腺）各部的位置。其中重点观察输卵管的分部、子宫的结构。

2. 女性外生殖器观察　取女性女阴标本，观察女性外生殖器各部组成。

【实训评价】

教师准备男、女生殖系统标本，要求学生讲出男、女生殖系统组成并在标本上逐一辨认，教师根据具体情况进行评价。

目标检测

答案解析

一、名词解释

1. 月经周期　　2. 排卵　　3. 分娩　　4. 妊娠黄体

二、单项选择

1. 卵细胞一般在输卵管的哪个部位受精（　　）。

　　A. 子宫部　　　　　　　B. 峡部　　　　　　　C. 壶腹部

　　D. 漏斗部　　　　　　　E. 以上都不是

2. 卵巢分泌的雌激素主要是

A. 雌二醇　　　　　　　　B. 雌三醇　　　　　　C. 孕酮

D. 雌酮　　　　　　　　　E. 双苯酚

3. 关于雌激素的生理作用，下列哪项是错误的（　　）。

A. 促进阴道上皮增生、角化　　　　　　B. 增强输卵管平滑肌运动

C. 促进子宫内膜增生　　　　　　　　　D. 刺激乳腺导管和结缔组织增生

E. 促进水和钠的体内排泄

4. 下列那一项不是孕激素的生理作用？

A. 大量分泌可抑制卵泡刺激素和黄体生成素释放　　B. 促进子宫内膜腺体分泌

C. 使子宫平滑肌兴奋性降低　　　　　　D. 促进乳腺腺泡的发育

E. 使子宫颈黏液增多、变稀

5. 关于月经周期的叙述，错误的是（　　）。

A. 排卵与血液中黄体生成素突然升高有关

B. 子宫内膜的增殖依赖于雌激素

C. 子宫内膜剥脱是由于雌激素和孕激素水平降低

D. 妊娠期月经周期消失的原因是血中雌激素、孕激素水平很低

E. 切除两侧卵巢后月经周期即消失

三、简答题

1. 简述生殖系统的组成和主要功能。

2. 试述月经周期中卵巢和子宫内膜的变化。

书网融合……

知识回顾　　　　　微课　　　　　习题

（王　慧）

学习引导

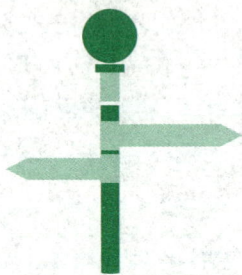

神经系统是人体内调节生命活动的最重要的一个系统。它一方面可以直接或间接地调节体内各器官、组织和细胞的活动，另一方面还可以通过调节和控制内分泌系统，协调控制身体各种功能活动。那么神经系统的结构组成如何？它的主要功能有哪些？又是如何发挥各种调节功能的？

本章将针对以上问题主要介绍神经系统的基本结构、神经系统活动的一般规律、神经系统的感觉功能及神经系统对内脏和躯体活动的调节等。

📖 学习目标

1. **掌握**　突触生理及神经递质与受体；特异性投射系统、非特异性投射系统的特点与功能；神经系统对内脏活动的调节。

2. **熟悉**　脑和脊髓的结构、功能；脑和脊髓的被膜、脑室、脑脊液和脑屏障；感觉传导通路；神经系统对躯体运动的调节。

3. **了解**　脊神经、脑神经的分布概况；条件反射的形成和意义；脑的高级功能、脑电图。

第一节　神经系统的结构

PPT

神经系统按照所在位置的不同，分为中枢神经系统和周围神经系统，前者包括脑和脊髓，后者包括与脑和脊髓相连并分布于全身各部的神经。

神经系统的调节活动非常复杂，但其活动的基本方式是反射。感受器接受体内各种刺激，并把刺激的能量转换为神经冲动，冲动沿传入神经纤维传入神经中枢，神经中枢将传入冲动所携带的信息分析整合后，发出相应指令，又以神经冲动的形式沿传出神经传至效应器，以调节各器官的活动。

一、中枢神经系统

（一）脊髓

脊髓是脑与脊髓低级中枢和周围神经联系的通道。人体的躯干和四肢各部感受的信息，经脊髓向上传导至脑，脑对躯干和四肢活动的控制和调节也都要经下行传导束下达到脊髓。脊髓中的灰质是反射活动的低级中枢，可完成一些简单的反射。

1. 脊髓的位置和外形　脊髓位于椎管内，上端在枕骨大孔处与延髓相接，下端平对第 1 腰椎体下缘（新生儿平对第 3 腰椎体下缘）。

成人脊髓长 42~45cm，呈前后略扁的圆柱状。脊髓全长有两处膨大，位于上部的称颈膨大（支配上肢神经），位于下部的称腰骶膨大（支配下肢神经）。脊髓末端变细，称脊髓圆锥，其下端延续为细长的无神经组织的终丝，向下止于尾骨的背面，终丝周围的数条脊神经根称马尾（图 11 -1）。

脊髓表面有 6 条纵行的沟和裂，在脊髓前面有较深的前正中裂，后面有较浅的后正中沟；前正中裂和后正中沟的两侧，各有一条浅沟，分别称为前外侧沟和后外侧沟，沟中有脊神经的前根和后根附着，前、后根在椎间孔处汇合形成脊神经。脊神经有 31 对。后根与前根汇合前还形成膨大的脊神经节（图 11 -2）。

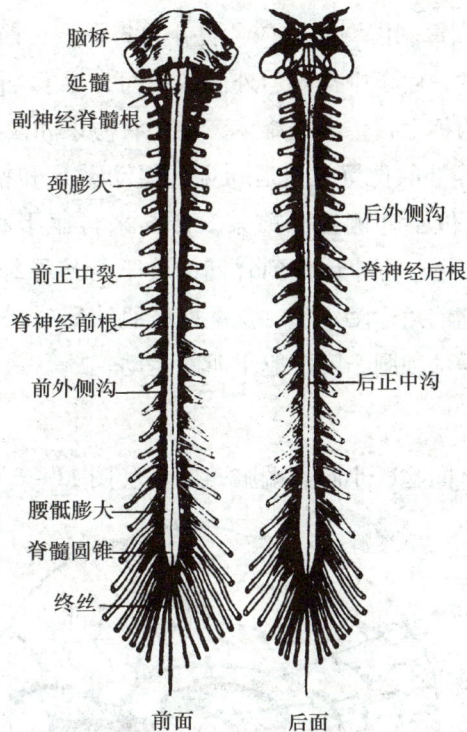

图 11 -1　脊髓的外形

每对脊神经前根、后跟相连的一段脊髓，称为一个脊髓节段。故脊髓有相应的 31 个脊髓节段，包括颈髓 8 节（$C_{1~8}$），胸髓 12 节（$T_{1~12}$），腰髓 5 节（$L_{1~5}$），骶髓 5 节（$S_{1~5}$），尾髓 1 节（C_{01}）。

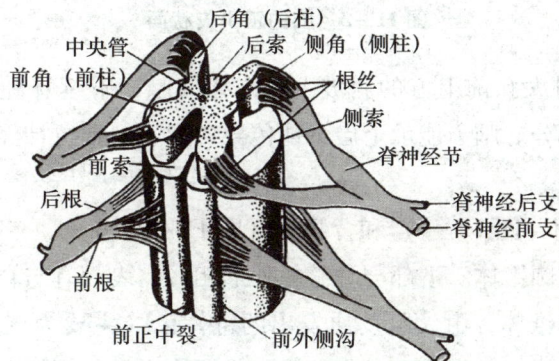

图 11 -2　脊髓结构示意图

2. 脊髓的内部结构 脊髓由灰质和白质两部分组成。在脊髓的横切面上，有一纵贯脊髓全长的小孔，称中央管，分布在其周围的，呈"H"形的为灰质，灰质周围是白质（图 11-2）。

（1）灰质 由大量的神经元胞体及其树突聚集在一起形成。在脊髓横切面上呈"H"形（蝴蝶状），左右对称。按其形态可分为前角、后角、中间带以及侧角。前角是突向腹侧，粗而短的灰质部分，内有躯体运动神经元的胞体，支配躯干和四肢的骨骼肌运动；后角是伸向背侧的细长部分，主要聚集与感觉传导有关的神经元的胞体，它们接受由后根传入的躯体和内脏的感觉冲动；前、后角之间的区域称中间带，内有大量的联络神经元；在前、后角的外侧呈三角形的突出部分即为侧角，内有交感神经元的胞体。骶髓无侧角，在骶髓 2~4 节段相当于侧角的部位，有副交感神经元的胞体，称骶副交感核。交感神经元和副交感神经元的轴突加入前根，支配平滑肌、心肌和腺体的活动。

（2）白质 位于灰质的周围，每侧借脊髓的沟、裂分为 3 个索。前外侧沟与前正中裂之间为前索，后外侧沟与前外侧沟之间为外侧索，后正中沟与后外侧沟之间为后索（图 11-2）。各索由纵行的纤维束组成，其中，将感觉冲动传到脑的称上行传导纤维束，主要有薄束和楔束，位于后索，传导躯干和四肢的本体感觉（来自肌、腱、关节等处的位置觉、运动觉和振动觉）和精细触觉（如辨别两点的距离和物体的纹理粗细等）；脊髓丘脑束位于外侧索和前索，传导来自躯干和四肢的痛（觉）、温（度觉）、（粗）触、压觉到脑。将大脑皮质发出的冲动传到脊髓的称下行传导纤维束，主要有：皮质脊髓侧束，下行于脊髓外侧索后部，止于脊髓前角运动细胞，支配四肢肌的运动；皮质脊髓前束，下行于脊髓前索的前正中裂两侧，止于脊髓前角运动细胞，支配躯干肌的运动。

（二）脑

脑位于颅腔内，可分为脑干、间脑、小脑和端脑四部分（图 11-3）。

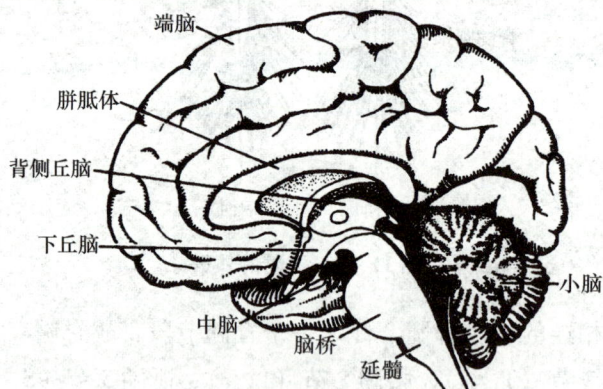

图 11-3 脑的正中矢状面

1. 脑干 位于颅后窝枕骨大孔前上方的斜坡上，上接间脑，下续脊髓，背侧与小脑相邻。自上而下分为中脑、脑桥和延髓三部分。脑干能承上启下地传导各种上、下行神经冲动，也是许多反射活动的中枢，延髓更被称为生命中枢。

（1）脑干的外形分腹侧面（图 11-4）和背侧面（图 11-5）。

延髓的腹侧面形似倒置的圆锥体。下部与脊髓的外形相似，表面有与脊髓续接的沟和裂；上部前正中裂两侧，有一对纵行隆起称锥体，由大脑皮质发出的锥体束（主要为皮质脊髓束）构成。在锥体的下端，皮质脊髓束的大部分纤维越过中线左右交叉，形成锥体交叉。锥体两侧的卵圆形隆起称橄榄，在橄榄与锥体之间的纵行沟内有舌下神经根丝穿出。在橄榄的背外侧，自上而下依次有舌咽神经、迷走神经和副神经的根丝穿出。

延髓背侧面下部后正中沟的两侧，各有两个纵行隆起，内侧的称薄束结节，外侧的称楔束结节，深面分别有薄束核和楔束核；上部与脑桥背侧共同形成菱形窝，菱形窝底与小脑围成第四脑室。

脑桥的腹侧面宽阔膨隆，称脑桥基底部，向两侧逐渐缩细，并与背侧的小脑相连。其正中有一纵行浅沟，称基底沟。基底部向两侧逐渐缩细的部分称小脑中脚，连于后方的小脑。基底部与小脑中脚的交界处有粗大的三叉神经根。脑桥腹侧下缘与延髓之间为深且明显的延髓脑桥沟，沟内自中线向外有展神经、面神经和前庭蜗神经根依次穿出。

脑桥背侧面中部为菱形窝的上半部（见菱形窝），两侧为与小脑连接的小脑上脚和小脑中脚。

中脑的腹侧面为一对柱状结构，称大脑脚，两脚之间的凹陷称脚间窝。

中脑背侧面有两对圆形隆起，上方的一对为上丘，与视觉反射有关；下方一对为下丘，与听觉反射有关，下丘下方有滑车神经根穿出。中央管在中脑内的一段称中脑水管。

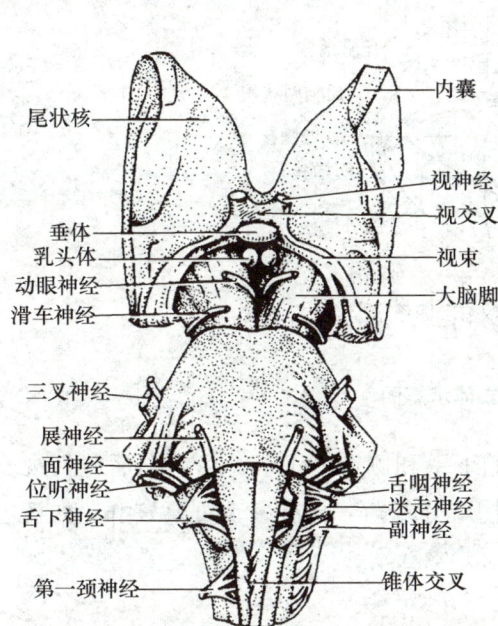

图 11 - 4　脑干的腹侧面

图 11 - 5　脑干的背侧面

（2）脑干的内部结构　脑干由灰质、白质和网状结构组成。

脑干中的灰质与脊髓不同，不形成连续的灰质柱，而是分散成彼此相互独立的团块，称神经核，包括脑神经核和非脑神经核。其中直接与脑神经联系的称脑神经核，多位于中脑水管和第四脑室底的腹侧，按其功能大致分为躯体运动核、躯体感觉核、内脏运动核及内脏感觉核。脑干的灰质除了脑神经核以外，还有很多与上、下行的传导束相关联的神经核，称为非脑神经核，如延髓中的薄束核、楔束核、中脑中的红核、黑质等。

脑干的白质主要由上、下行纤维束和出入小脑的纤维束组成，是大脑、小脑和脊髓相互联系的重要通路，多位于脑干腹侧与外侧。上行纤维束主要有：内侧丘系（传递对侧躯干、四肢的本体感觉和精细触觉）、脊髓丘脑束（传递对侧躯干、四肢的痛温觉和粗略触压觉）、三叉丘系（主要传导对侧头面部皮肤、牙及口、鼻腔黏膜的痛温觉和触压觉）、外侧丘系（主要传导双侧耳的听觉冲动）。下行纤维束主要有锥体束等。锥体束主要由大脑皮质中央前回及中央旁小叶前部的巨型锥体细胞发出的轴突构成，包括皮质核束和皮质脊髓束两部分。在脑干内除了上述脑神经核、中继核和传导束外，还存在着很多纵横交错成网状的神经纤维，其间散在分布着大小不等的神经细胞团块，此为脑干的网状结构。

2. 间脑 间脑位于中脑与端脑之间，大部分被大脑半球所覆盖，其内的窄腔称第三脑室。间脑主要分为背侧丘脑、后丘脑、上丘脑、下丘脑和底丘脑。

（1）背侧丘脑 又称丘脑，为一对卵圆形的灰质团块，内部被由白质纤维构成的呈"Y"形的内髓板分隔为前核群、内侧核群和外侧核群三部分。前核群与调节内脏活动有关；内侧核群对维持大脑皮质兴奋状态有重要作用；外侧核群是皮质下的感觉中枢，是感觉传导的中继站。全身躯体浅、深感觉的纤维在上行传导过程中，均在此更换神经元后到达大脑皮质相应感觉区。

（2）后丘脑 位于背侧丘脑的后下方，包括内侧膝状体和外侧膝状体，属特异性中继核。内侧膝状体接受听觉传导通路的纤维，发出纤维投射到大脑皮质的听觉中枢；外侧膝状体接受视束的传入纤维，发出纤维投射到大脑皮质视觉中枢（图 11 - 6）。

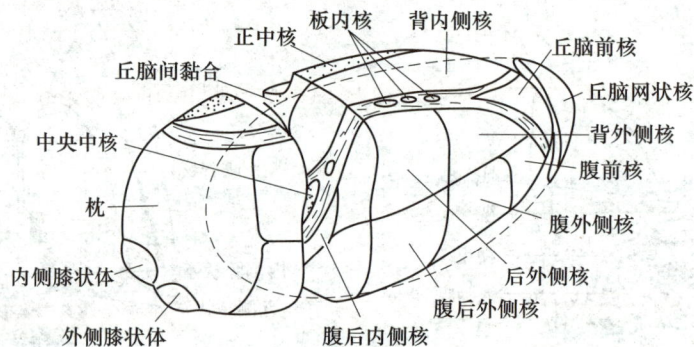

图 11 - 6　背侧丘脑核团的立体示意图

（3）下丘脑 位于背侧丘脑的前下方，构成第三脑室的下壁和侧壁的下部，由前向后包括视交叉、灰结节、乳头体、漏斗及垂体（图 11 - 7）。下丘脑内部结构十分复杂，含有多个重要核群，如视上核、室旁核等。

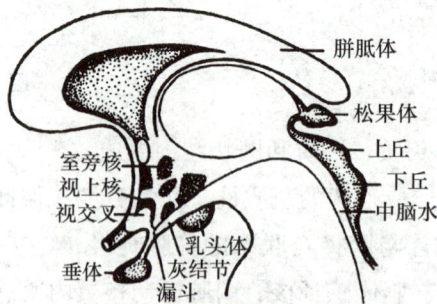

图 11 - 7　下丘脑主要核团示意图

3. 小脑 位于颅后窝，脑干的背侧，大脑枕叶的下方。小脑与脑干之间的腔隙为第四脑室。

（1）小脑的外形 小脑两侧部膨大，称小脑半球；中间部较窄，称小脑蚓；上面平坦，下面较膨隆，在小脑半球下面的前内侧，各有一突出部，称小脑扁桃体（图 11 - 8）。根据小脑的发生、功能和纤维联系，可将小脑分成三叶：绒球小结叶（古小脑）、前叶（旧小脑）和后叶（新小脑）。

（2）小脑的内部结构 小脑的表层为灰质，称小脑皮质；皮质深部为白质，称小脑髓质；在髓质内埋藏有 4 对灰质团块，总称小脑核。

小脑扁桃体下疝畸形

小脑扁桃体下疝畸形是比较常见的颅底畸形，也称 Chiari 畸形，其出现的主要原因为先天发育不良使后颅窝容积狭小，导致小脑不能完全容纳在颅腔内，对生命中枢延髓和上颈段脊髓造成挤压，对其周围的颅神经、颈神经造成牵拉。

4. 端脑 是脑的最高级部位，由左、右大脑半球构成，遮盖着间脑、中脑和小脑。两侧大脑半球借胼胝体连接，其间的裂隙称为大脑纵裂。大脑半球后部与小脑之间的横行裂隙称为横裂。半球内的腔隙借室间孔与第三脑室相通。

（1）大脑半球的外形 大脑半球的表面凹凸不平，满布深浅不同的大脑沟。沟之间的隆起称大脑回。每侧大脑半球都可分为上外侧面、内侧面和底面。每侧半球借三条沟分为五叶。

三条沟为：①外侧沟，起于大脑半球下面，至大脑半球上外侧面，自前下向后上斜行；②中央沟，在半球的上外侧面，起于半球上缘中点的稍后方，斜向前下方；③顶枕沟，位于半球内侧面后部，自胼胝体后端的稍后方，由前下向后上，并略转至半球后外侧面。

五叶为：①额叶，外侧沟上方、中央沟前方的部分；②顶叶，外侧沟上方、中央沟和顶枕沟之间的部分；③枕叶，顶枕沟以后的部分；④颞叶，外侧沟下方的部分；⑤岛叶，在外侧沟底的深处（图11-9、图11-10）。

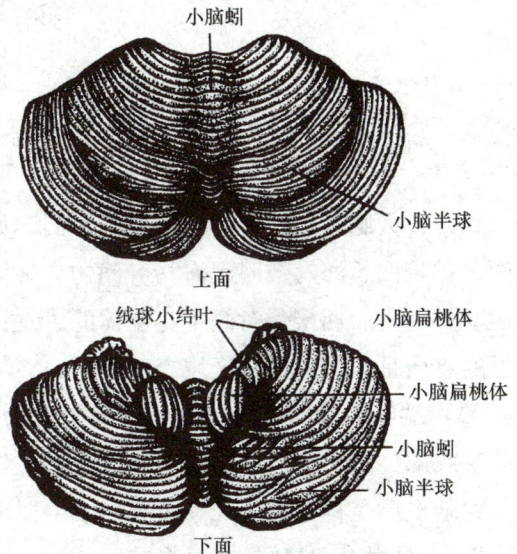

图 11-8 小脑外形

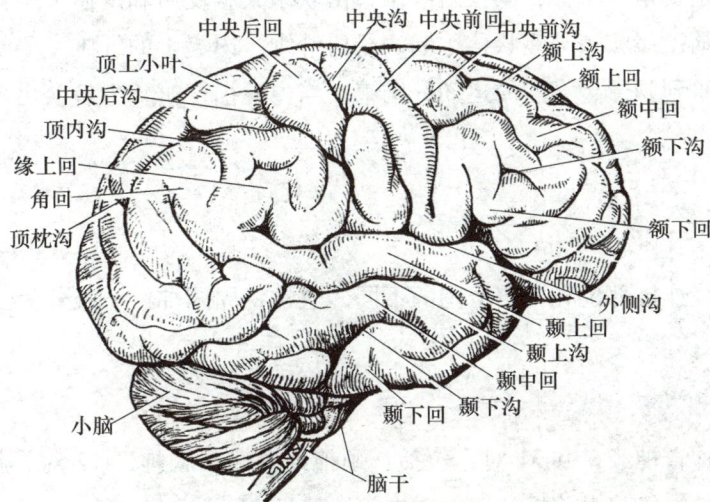

图 11-9 大脑半球上外侧面

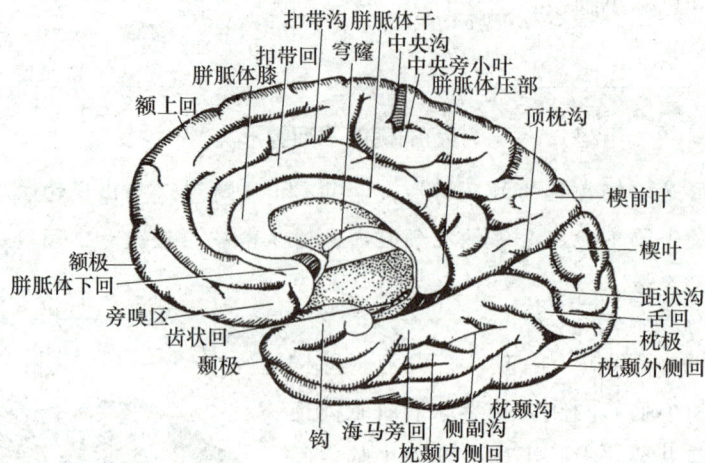

图 11 – 10　大脑半球内侧面

此外，大脑半球还有许多重要的沟回，如中央前回、中央前沟、中央后回、中央后沟、颞横回、距状沟、扣带回、海马旁回、海马旁回钩、脑回等，行使着不同的功能。如中央前回支配对侧半身躯体随意运动；中央后回接受对侧半身躯体的感觉；颞横回，为听觉中枢；距状沟，为视觉中枢；海马旁回钩附近的皮质是嗅觉的主要区域。

（2）端脑的内部结构　大脑半球表面为灰质，称大脑皮质；深部为白质，称大脑髓质。在大脑半球的基底部，髓质内埋有灰质团块，称基底核。大脑半球内的腔隙，称侧脑室。

大脑皮质是神经系统的高级中枢，主要由大量的神经元及神经胶质细胞所构成。大脑半球各部皮质厚薄不一，内侧面皮质较薄只有三层结构；外侧面的皮质较厚，共有六层结构。

基底核在大脑半球白质中，含有尾状核、豆状核和杏仁核等灰质核团。豆状核和尾状核合称为纹状体，其中苍白球由大量神经纤维所构成，称为旧纹状体，尾状核和壳合称为新纹状体。纹状体的主要功能是调节肌的张力和协调肌的运动。

大脑髓质的纤维可分为三种：①联络纤维，联系同侧大脑半球各部分皮质；②连合纤维，连接左右大脑半球皮质的纤维，主要是胼胝体；③投射纤维，由联系大脑皮质和皮质下结构的上下行纤维构成。

内囊是位于背侧丘脑、尾状核与豆状核之间的投射纤维。内囊中的纤维主要是背侧丘脑到大脑皮质的感觉纤维束和大脑皮质到脑干、脊髓的运动纤维束。当内囊损伤时，患者会出现偏身感觉丧失、偏瘫和偏盲的"三偏"症状。

二、周围神经系统

按照与中枢神经系统连接部位和分布范围的不同，通常将周围神经系统分为三部分：脊神经、脑神经和内脏神经。

（一）脊神经

与脊髓相连的神经称脊神经，共31对，包括：颈神经8对、胸神经12对、腰神经5对、骶神经5对、尾神经1对。每对脊神经都由前根和后根在椎间孔处汇合而成一条脊神经干，出椎间孔后就分为细小的后支和较粗大的前支。后支分布于躯体背侧的皮肤和肌，除胸神经前支在胸、腹部保持明显的节段性分布外，其余脊神经前支均先相互交织形成神经丛，再由神经丛发出分支分布到头、颈、上肢和下肢。脊神经丛有颈丛、臂丛、腰丛和骶丛（图11-11）。

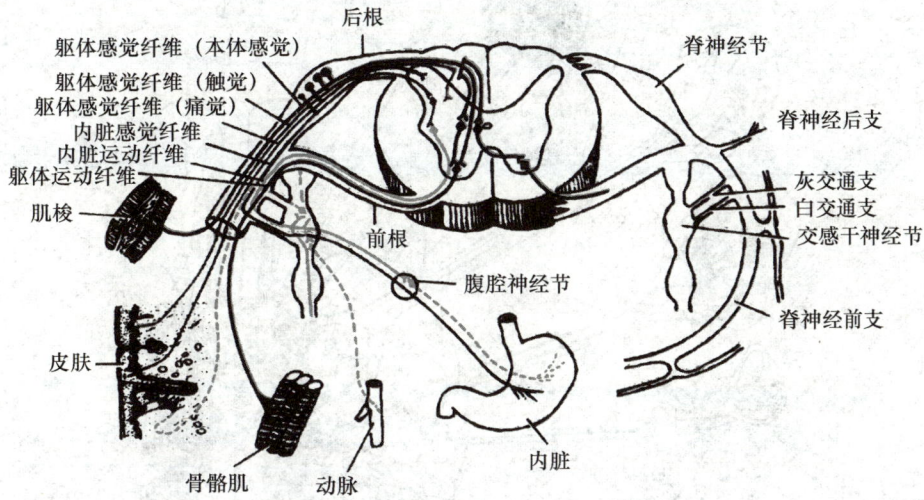

图11-11 脊神经的纤维成分及分布模式图

1. 颈丛 由第1～4颈神经的前支组成，位于胸锁乳突肌的深面。主要分支有皮支、肌支和膈神经。膈神经的运动纤维支配膈肌，感觉纤维分布于胸膜、心包和膈下面中央部的腹膜。其他分支分布于枕部、耳郭、颈前部及肩部的皮肤和部分颈肌。

2. 臂丛 由第5～8颈神经的前支和第1胸神经前支的大部分纤维组成。经锁骨后方进入腋窝。主要分支有肌皮神经、正中神经、尺神经、桡神经、腋神经等。分布于上肢的皮肤、肌及部分胸、背的浅肌群。

3. 胸神经前支 胸神经前支共12对，不形成丛。第1～11对胸神经的前支走行于相应的肋间隙内，称肋间神经；第12对行于第12肋下方，称肋下神经。胸神经前支分布于胸、腹壁的肌及皮肤，其中皮支的分布具有明显的节段性。

4. 腰丛 由第12胸神经前支一部分、第1～3腰神经前支和第4腰神经前支的一部分共同组成，位于腰大肌的深面，分支主要分布到腹壁下部、大腿前内侧的肌和皮肤。其主要分支有髂腹下神经、髂腹股沟神经及股神经。

5. 骶丛 由第4～5腰神经的前支、全部骶神经和尾神经前支组成。位于盆腔侧壁，分支分布于盆壁、会阴、臀部、股后部、小腿及足的肌和皮肤。其主要分支有坐骨神经、臀上神经及臀下神经等。

（二）脑神经

脑神经与脑相连，共12对，它们的顺序名称是：Ⅰ嗅神经、Ⅱ视神经、Ⅲ动眼神经、Ⅳ滑车神经、Ⅴ三叉神经、Ⅵ展神经、Ⅶ面神经、Ⅷ前庭蜗神经、Ⅸ舌咽神经、Ⅹ迷走神经、Ⅺ副神经、Ⅻ舌下神经（图11-12）。

脑神经是混合性神经，含有躯体感觉、内脏感觉、躯体运动和内脏运动四种纤维成分：第Ⅰ、Ⅱ、Ⅷ对为感觉性神经；第Ⅲ、Ⅳ、Ⅵ、Ⅺ、Ⅻ对为运动性神经；第Ⅴ、Ⅶ、Ⅸ、Ⅹ对为混合性神经。脑神经主要分布于头面部，其中第Ⅹ对还分布到胸腹腔脏器。12对脑神经的分布及主要功能见表11-1。

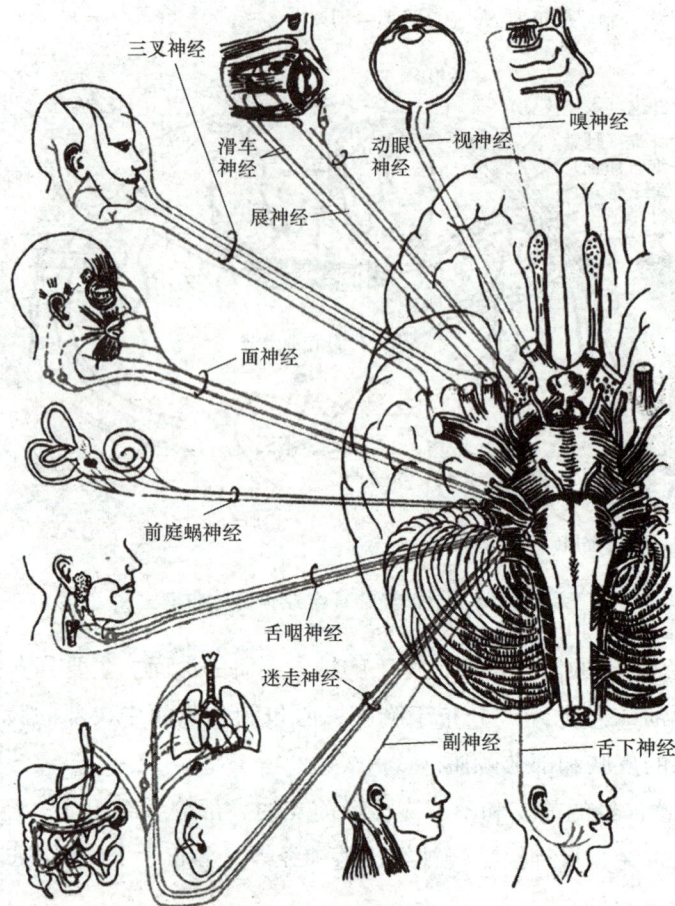

图 11-12 脑神经示意图

表 11-1 脑神经一览表

名称	性质	连脑部位	分布及功能	损伤后症状
嗅神经（Ⅰ）	感觉性	端脑	鼻腔上部黏膜，嗅觉	嗅觉障碍
视神经（Ⅱ）	感觉性	间脑	视网膜，视觉	视觉障碍
动眼神经（Ⅲ）	运动性	中脑	眼的提上睑肌，上、下、内直肌和下斜肌。使眼睑和眼球运动；瞳孔括约肌使瞳孔缩小；睫状肌调节晶状体凸度	眼外斜视，上睑下垂，瞳孔开大，对光反射消失
滑车神经（Ⅳ）	运动性	中脑	眼上斜肌使眼球转向下外方	眼不能向外下方斜视
三叉神经（Ⅴ）	混合性	脑桥	咀嚼肌运动；面部皮肤、上颌黏膜、牙龈、角膜等的浅感觉；舌前2/3一般感觉	咀嚼肌瘫痪，分布区感觉障碍
展神经（Ⅵ）	运动性	脑桥	眼外直肌，使眼球外转	眼内斜视
面神经（Ⅶ）	混合性	脑桥	面部表情肌运动；舌前2/3黏膜的味觉；泪腺、下颌下腺、舌下腺的分泌	面肌瘫痪，表现为额纹消失、不能闭目、鼻唇沟变浅、口角偏向健侧
前庭蜗神经（Ⅷ）	感觉性	延髓、脑桥	内耳蜗管螺旋器，听觉；椭圆囊斑、球囊斑及三个壶腹嵴，位置觉	眩晕、眼球震颤，耳聋
舌咽神经（Ⅸ）	混合性	延髓	咽肌运动；咽部、舌后1/3味觉和一般感觉、颈动脉窦的压力感受器和颈动脉体的化学感受器的感觉	咽反射消失，舌后1/3味觉消失，吞咽困难
迷走神经（Ⅹ）	混合性	延髓	咽喉肌运动和咽喉部感觉；心脏活动；支气管平滑肌；横结肠以上消化道平滑肌的运动和消化腺的分泌	吞咽困难，发音困难、声音嘶哑，心动过速
副神经（Ⅺ）	运动性	延髓	胸锁乳突肌、斜方肌	一侧损伤，头向健侧转动无力，患肩下垂，耸肩无力
舌下神经（Ⅻ）	运动性	延髓	舌肌的运动	舌肌瘫痪、萎缩，伸舌时舌尖偏向患侧

（三）内脏神经

内脏神经是神经系统的组成部分，主要分布于内脏、心血管和腺体，可分为内脏运动神经和内脏感觉神经。

1. 内脏运动神经 内脏运动神经根据其形态、生理功能和药理特点，分为交感神经和副交感神经。

（1）交感神经 交感神经的低级中枢部位于脊髓胸1至腰3节段的灰质侧角内，周围部包括交感神经节、交感神经节前和节后纤维。

交感神经节因位置不同，分为椎旁节和椎前节。椎旁节位于脊柱两侧，借节间支连成左右交感干。椎前节位于脊柱前方，有腹腔神经节、主动脉肾神经节、肠系膜上神经节及肠系膜下神经节，分别位于同名动脉根部附近（图11-13）。

脊髓侧角内的神经元即节前神经元，发出的轴突为交感神经节前纤维。节前纤维进入相应的交感干后，终止于椎旁节或椎前节。交感神经节内的神经元即节后神经元，发出的轴突为交感神经节后纤维，分布于所支配的器官或头颈部、躯干和四肢的血管、汗腺和立毛肌。

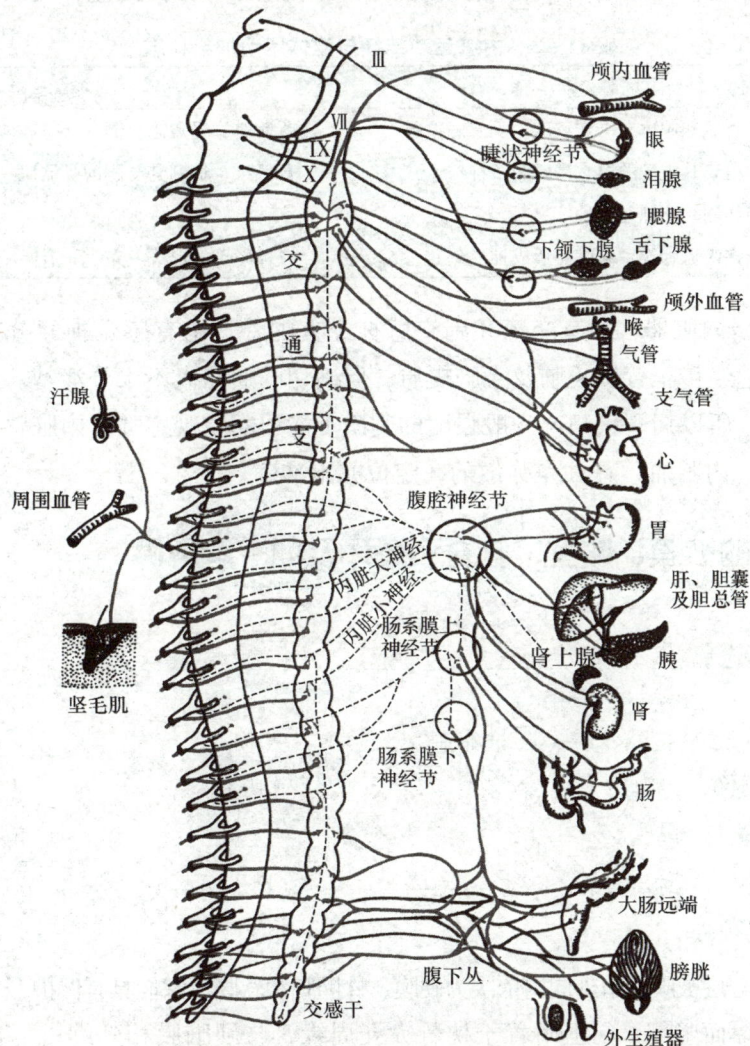

图 11-13 内脏运动神经概况

（2）副交感神经 副交感神经的低级中枢位于脑干的内脏运动核和骶髓第2～4节的骶部副交感核（相当于脊髓灰质侧角部位），周围部包括副交感神经节、副交感神经节前和节后纤维。

副交感神经节位于器官的附近或器官内，也称为器官旁节和器官内节。副交感神经中枢内的神经元即节前神经元，发出的轴突为副交感神经节前纤维。副交感神经节内的神经元即节后神经元，发出的轴突为副交感神经节后纤维。从脑干或骶髓发出的节前纤维行走至器官附近或器官壁内的副交感神经节，在节内更换神经元后，节后纤维分布于所支配的器官。

内脏运动神经的功能在于调节内脏活动，这些内脏一般都接受交感神经和副交感神经的双重支配，二者在结构特征上的差别见表11-2。

表11-2　内脏运动神经的结构特征

	交感神经	副交感神经
低级中枢部位	T_1~L_3灰质侧角	脑干神经核、骶髓2~4节副交感核
周围神经节	远离效应器，节前纤维短，节后纤维长，效应弥散	靠近效应器，节前纤维长，节后纤维短，效应局限
分布范围	广泛，几乎所有脏器	有些脏器无

与躯体运动神经相比，内脏运动神经在形态结构、分布范围等方面的差异见表11-3。

表11-3　内脏运动神经与躯体运动神经比较

	内脏运动神经	躯体运动神经
支配器官	平滑肌、心肌和腺体，一定程度不受意志控制	骨骼肌，受意志控制
神经元数目	自低级中枢到其支配的器官需要两个神经元	自低级中枢到其支配的骨骼肌只有一个神经元
纤维成分	交感神经和副交感神经两种	一种
分布形式	节后纤维多沿血管或攀附脏器形成神经丛	以神经干的形式发布

2. 内脏感觉神经　内脏器官除有交感和副交感神经支配外，也有感觉神经分布。内脏感觉冲动进入中枢后，经过一定途经传至背侧丘脑及大脑皮质，但确切的通路尚不十分清楚。内脏感觉纤维的数目较少，且多为细纤维，所以痛阈较高，一般强度的刺激不能引起主观感觉；内脏感觉的传入途径比较分散，因此内脏的感觉（内脏痛）往往是弥散的，定位亦不准确。

三、脑和脊髓的被膜、脑室、脑脊液循环及血-脑屏障

实例分析 11-1

实例　临床上常施硬膜外麻醉、腰椎穿刺。
问题　1. 进针部位在哪里？
　　　　2. 原因是什么？

答案解析

（一）脑和脊髓的被膜

脑和脊髓的表面有三层被膜，由外向内依次为硬膜、蛛网膜和软膜。它们具有保护、支持脑和脊髓的作用。

1. 硬膜　硬脊膜厚而坚韧，向上附着于枕骨大孔周缘，与硬脑膜相延续；下端包裹终丝附于尾骨背面。硬脊膜与椎管内面的骨膜之间的狭窄腔隙为硬膜外隙，此间隙不与颅腔相通，有脊神经根经过。临床上所施硬膜外麻醉，就是将麻醉剂注入该间隙，以阻滞脊神经根的神经传导。

硬脑膜坚韧、有光泽，由两层合成，两层之间有丰富的血管和神经。硬脑膜与颅盖骨连接疏松，易于分离，当颅盖骨损伤出血时，可在硬脑膜与颅骨之间形成硬膜外血肿；硬脑膜与颅底骨结合紧密，当

颅底骨折时，易将硬脑膜与蛛网膜同时撕裂，导致脑脊液外漏。

硬脑膜不仅包被在脑的表面，而且其内层在某些部位向内折叠形成不同形态的板状结构，主要有伸入大脑纵裂形似镰刀的大脑镰和伸入大脑横裂形似幕帐的小脑幕。

硬脑膜在某些部位两层分开，内面衬以内皮细胞，构成特殊的颅内静脉管道，称硬脑膜窦。主要的硬脑膜窦有：上矢状窦、下矢状窦、直窦、横窦、乙状窦等。

2. 蛛网膜 为无血管和神经的透明薄膜。蛛网膜与软膜之间有宽阔的蛛网膜下隙，其内充满脑脊液。脊髓蛛网膜下隙在脊髓末端与第 2 骶椎之间扩大，称终池，内有马尾，临床上常在此部行腰椎穿刺，抽取脑脊液检查或注入药物。脑蛛网膜还形成颗粒状小突起突入上矢状窦内，称蛛网膜粒。脑脊液经这些颗粒渗入硬脑膜窦内，回流入静脉。

3. 软膜 为紧贴脑和脊髓表面并且伸入其沟裂中的富含血管的薄层结缔组织膜。在脑室，软脑膜还参与构成脉络丛。脉络丛是产生脑脊液的主要结构。

（二）脑室

脑室为脑内的腔隙，包括：位于左、右大脑半球内的侧脑室；位于两侧间脑之间的第三脑室；位于延髓、脑桥背面和小脑之间的第四脑室。

（三）脑脊液及其循环

1. 脑脊液 为无色透明的液体，由各脑室内的脉络丛产生，充满于脑室及蛛网膜下隙，对脑和脊髓起缓冲、保护、运输代谢产物和调节颅内压等作用。脑脊液总量在成人平均约150ml，处于不断产生、循环和回流的平衡状态中。

2. 脑脊液的循环途径 由侧脑室脉络丛产生的脑脊液，经室间孔流入第三脑室，与第三脑室脉络丛产生的脑脊液汇合，经过中脑水管流入第四脑室，再汇合第四脑室脉络丛产生的脑脊液，经第四脑室正中孔和外侧孔流入蛛网膜下隙，最后通过蛛网膜颗粒渗入硬脑膜窦，回流入静脉中（图 11 -14）。

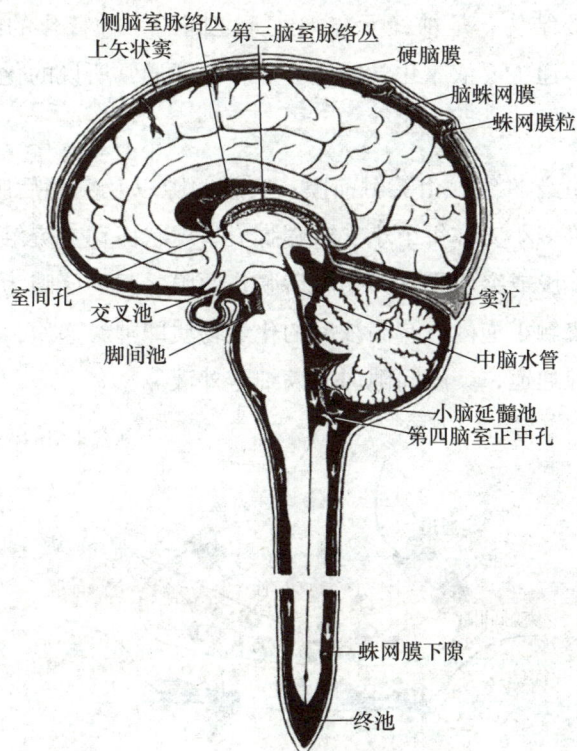

图 11 -14 脑脊液循环模式图

（四）血－脑屏障

在中枢神经系统内，毛细血管内的血液与脑组织之间具有一层有选择性通透作用的结构，称为血－脑屏障。血－脑屏障的结构基础是脑和脊髓的毛细血管内皮、毛细血管的基膜及神经胶质细胞突起形成的胶质膜等。有阻止有害物质进入脑组织，维持脑细胞内环境的相对稳定等作用。

第二节　神经系统活动的一般规律

PPT

> **实例分析 11－2**
>
> **实例**　日常生活中，我们的手被针刺后会缩回。
>
> **问题**　1. 这个过程是如何完成的？
>
> 　　　　2. 其体内生理过程又是怎样进行的？
>
> 答案解析

神经系统是人体内起主导作用的调节系统。在神经系统主导的调节活动中，中枢神经系统的功能主要是处理信息，周围神经系统的功能是传递信息。

一、神经元间的信息传递

神经系统完成任何一种复杂而又精细的调节功能，都是通过众多的神经元进行密切而又广泛的信息联系，共同协调来完成的。一个神经元与另一个神经元相互接触并能传递信息的部位称为突触，它是实现神经元之间信息传递的重要结构，是神经元与神经元之间的一种特化的细胞连接。在人体神经系统内，实现神经元之间的信息传递主要依靠化学物质为媒介，即通常所说的化学性突触。

（一）突触的结构与类型

1. 突触的结构　经典的化学性突触由突触前膜、突触间隙以及突触后膜三部分组成（图 11－15）。一个神经元的轴突末梢分出许多小支，每个小支末端膨大呈球状而称为突触小体，突触小体末梢的膜称为突触前膜，与之相对的胞体膜或突起膜称为突触后膜，两膜之间的缝隙为突触间隙。突触小体内含有大量的线粒体和突触小泡，突触小泡内含有高浓度的化学物质即神经递质，突触后膜上含有与突触小泡内递质相应的受体或化学门控通道，突触间隙内充满细胞外液。

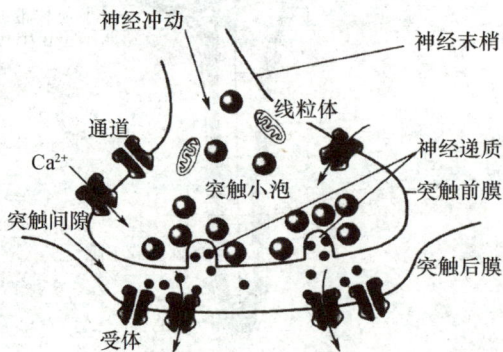

图 11－15　突触结构模式图

第十一章 神经系统

2. 突触的类型 按神经元与神经元之间接触部位的不同，可将突触分为轴突 – 胞体式突触、轴突 – 树突式突触、轴突 – 轴突式突触等（图 11 – 16）。按突触传递产生的效应不同，可将突触分为兴奋性突触和抑制性突触。

（二）突触传递

突触传递是指突触前神经元的信息抵达突触后神经元，引起突触后神经元活动的过程。神经冲动即动作电位到达轴突末梢时，引起突触前膜去极化，使突触前膜对 Ca^{2+} 通透性增加，细胞外的 Ca^{2+} 进入突触小体；Ca^{2+} 的进入促使一定数量的突触小泡向前膜靠近，通过出胞作用，小泡内所含的化学递质释放到突触间隙中；递质经突触间隙扩散到突触后膜，与其上的特异性受体结合，引起受体蛋白质分子内部发生变构，突触后膜上某些离子通道开放，某些离子得以跨突触后膜转移，突触后膜发生电位变化，信息即

图 11 – 16 突触类型示意图

从突触前神经元传递到突触后神经元，引起突触后神经元的活动改变。突触小泡释放递质的量与进入神经末梢的 Ca^{2+} 量呈正相关，细胞外的 Ca^{2+} 浓度增高递质释放将增多，反之将受到抑制。

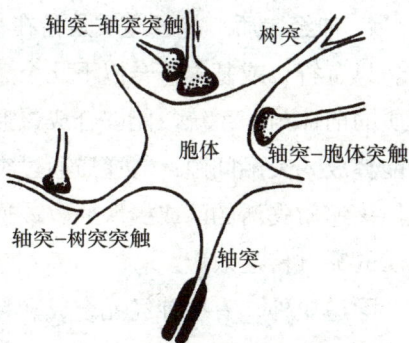

即学即练 11 – 1

何为突触？突触的结构与类型如何？

答案解析

---

1. 兴奋性突触后电位 突触前神经元的兴奋传到其轴突末梢后，突触小体释放兴奋性递质，递质与受体的结合引起突触后膜对 Na^+、K^+、Cl^-，特别是 Na^+ 的通透性增加。Na^+ 从细胞外通过突触后膜扩散到细胞内的量大于 K^+ 外流的量，引起突触后膜发生去极化的电位变化，这种电位变化称为兴奋性突触后电位（Excitatory postsynaptic potentials，EPSP）。

2. 抑制性突触后电位 突触前神经元的兴奋传到轴突末梢后，突触小体释放抑制性递质，递质与受体结合主要引起突触后膜对 Cl^- 的通透性增加。Cl^- 从细胞外通过突触后膜扩散到细胞内，使突触后膜产生超极化的电位变化，这种电位变化称为抑制性突触后电位（Inhibitory postsynapticpotential，IP-SP）。它使得突触后神经元兴奋性降低，即对突触后神经元产生抑制作用。

一个突触后神经元常与多个突触前神经末梢构成突触，产生的突触后电位既有 EPSP，也有 IPSP，因此突触后膜上电位改变的总趋势取决于同时产生的 EPSP 和 IPSP 的代数和。当总趋势为超级化时，突触后神经元表现为抑制，当总趋势为去极化时，则突触后神经元的兴奋性增高，当去极化达到阈电位水平时，便可在突触后神经元诱发动作电位，引起突触后神经元发放神经冲动。

知识链接

化学性突触与电突触

化学性突触：依靠突触前神经元末梢释放特殊化学物质作为传递信息的媒介来影响突触后神经元。电突触：是与化学性突触相对应的另一类突触。主要依靠突触前神经末梢的生物电和离子交换直接传递信息，不需要神经递质来介导，结构类似间隙连接，突触间隙较窄，其间电阻较低，离子易通过，冲动传播较快。

（三）神经递质与受体

突触传递是通过神经递质作用于相应的受体实现的，因此神经递质和受体是化学性突触传递最重要的物质基础。

1. 神经递质　神经递质是指在神经系统内传递神经元信息或把神经元信息传递至效应器的化学物质。只有符合或基本符合以下几个条件的化学物质才能确认为神经递质：①突触前神经元内含有合成该递质的前体与酶系统，能够合成该递质；②递质储存于突触小泡内，当兴奋冲动抵达末梢时，小泡内递质能释放入突触间隙；③递质通过突触间隙扩散，作用于突触后膜受体而发挥其生理作用；④突触部位有使该递质失活的酶或摄取回收该递质的环节；⑤有特异的受体激动剂和拮抗剂，能分别模拟或阻断该递质的突触传递效应。

除递质外，有些神经元合成和释放的化学物质只能增强或削弱递质信息传递效应，并不在神经元之间直接起信息传递作用，这类对递质信息传递起调节作用的物质称为神经调质。因递质和调质在有些情况下可以互相转变，因此两者之间并无明显的界线。

（1）外周神经递质　外周神经递质包括内脏运动神经和躯体运动神经末梢所释放的递质，主要有乙酰胆碱（ACh）、去甲肾上腺素（NE或NA）和肽类三类。

凡是以ACh作为递质的神经纤维皆称为胆碱能纤维，包括所有内脏运动神经的节前纤维、绝大部分副交感神经节后纤维以及交感神经的小部分节后纤维（如支配汗腺、胰腺的交感节后纤维和支配骨骼肌和腹腔内脏的交感舒血管纤维），还有躯体运动神经纤维。

凡是以NE作为递质的神经纤维皆称为肾上腺素能纤维，它包括绝大部分交感神经节后纤维。

近年来还发现，除上述两种神经纤维外，还有第三种纤维，其末梢释放的递质为肽类化合物。例如，一部分支配消化管的迷走神经纤维就被认为是肽能神经纤维。

（2）中枢神经递质　在中枢神经系统内参与突触传递的化学递质，称为中枢神经递质。中枢神经递质和调质比较复杂，已达100多种，大致可归纳为胆碱类、胺类、氨基酸类、肽类和嘌呤类，此外近年来还发现，气体分子一氧化氮（NO）和一氧化碳（CO）、属于脂类的神经类固醇及花生四烯酸和其衍生物，也具有某些神经递质的特征。中枢内主要神经递质的分布及其功能特点见表11-4。

表11-4　中枢主要递质的分布和功能特点

分类	名称	主要分布区域	功能特点
胆碱类	乙酰胆碱	脊髓、脑干网状结构、丘脑、纹状体边缘系统等	与感觉、运动、学习和记忆、觉醒与睡眠以及情绪等活动有关
胺类	多巴胺	黑质-纹状体中脑边缘系统、结节-漏斗	参与躯体运动、情绪、垂体内分泌等调节
	去甲肾上腺素	低位脑干的网状结构内	与心血管活动、体温、摄食、觉醒、睡眠、情绪活动有关
	肾上腺素	延髓	参与心血管活动的调节
	5-羟色胺	低位脑干的中缝核	与镇痛、睡眠、自主神经功能有关
	组胺	下丘脑的结节乳头核内	觉醒、性行为、腺垂体分泌有关
氨基酸类	γ-氨基丁酸	大脑、小脑皮质、纹状体-黑质	抑制性神经递质
	甘氨酸	脊髓（闰绍细胞）、脑干	抑制性神经递质
	谷氨酸	广泛，尤其在大脑皮质和感觉传入纤维	兴奋性神经递质

续表

分类	名称	主要分布区域	功能特点
肽类	下丘脑调节肽	下丘脑	调节腺垂体功能
	阿片肽	广泛	痛觉传入的调制有关
	脑－肠肽	胃肠和脑内	与摄食活动调节有关
嘌呤类	腺苷		抑制性递质

即学即练 11－2

1. 何为外周神经递质和中枢神经递质?

2. 以下属于中枢神经递质的有（ ）。

答案解析　　A. 胆碱类　B. 胺类　C. 氨基酸类　D. 肽类　E. 嘌呤类

2. 受体　能与某些化学物质（如递质、调质、激素）发生特异性结合，并诱发生物效应的特殊生物分子，称为受体。

体内的受体很多，如可以与多巴胺结合的多巴胺受体，可以与 5－羟色胺结合的 5－羟色胺受体，可以与组胺结合的组胺受体，以兴奋效应为主的谷氨酸受体和门冬氨酸受体，以抑制效应为主的 γ－氨基丁酸受体和甘氨酸受体等，它们都可以与特定的递质结合产生特定的生理效应。本章仅介绍两种在体内分布最为广泛的受体。

（1）胆碱能受体　指存在于突触后膜或效应器细胞膜上，能与 ACh 结合而发挥生理效应的受体。根据药理特性，胆碱能受体分为毒蕈碱型受体（Muscarinic receptor，M 型受体）和烟碱型受体（Nicotinic receptor，N 型受体）两种类型，它们因分别能与天然植物中的毒蕈碱和烟碱这两种生物碱结合产生两类不同生物效应而得名。

在外周，M 受体分布于大多数副交感神经节后纤维（除少数释放肽类或嘌呤类递质的纤维外）所支配的效应器细胞、交感节后纤维所支配的汗腺，以及骨骼肌血管的平滑肌细胞膜上。ACh 与 M 受体结合后，产生的效应称为毒蕈碱样作用（M 样作用），包括心脏活动抑制，支气管平滑肌、胃肠道平滑肌、膀胱逼尿肌、虹膜环行肌收缩，汗腺、消化腺分泌增加和骨骼肌血管舒张等。阿托品是 M 受体阻断剂，可阻断 ACh 的 M 样作用。

外周的 N 受体存在于自主神经节的突触后膜和神经－骨骼肌接头的终板膜上。ACh 与 N 受体结合产生的效应称为烟碱样作用（N 样作用）。小剂量 ACh 能兴奋自主神经节后神经元，也能引起骨骼肌收缩，大剂量 ACh 则可阻断自主神经节的突触传递。筒箭毒能阻断 N 样作用。N 受体可再分为 N_1 和 N_2 受体两种亚型。N_1 受体分布于中枢神经系统和周围神经系统的自主神经节突触后膜上，六烃季铵可阻断其功能；N_2 受体位于神经－骨骼肌接头的终板膜上，十烃季铵可阻断其功能。

（2）肾上腺素能受体　指能与儿茶酚胺类物质结合的受体。肾上腺素（Adrenaline，A 或 E）和去甲肾上腺素（NE）都属于儿茶酚胺。肾上腺素能受体可分为 α 型和 β 型两种。α 受体又可分为 α_1 和 α_2 受体两个亚型，β 受体则能分为 β_1、β_2 和 β_3 受体 3 个亚型。肾上腺素能受体广泛分布于中枢和周围神经系统。

在外周，多数交感神经节后纤维末梢支配的效应器细胞膜上都有肾上腺素能受体，在一个效应器官上，有的仅有 α 受体，有的仅有 β 受体，也有的两种都有。如，心脏主要存在 β 受体；在血管平滑肌

上有 α 和 β 两种受体，但在皮肤、肾、胃肠的血管平滑肌上以 α 受体为主，骨骼肌和肝脏的血管平滑肌上则以 β 受体为主。NE 对 α 受体的作用较强，对 β 受体的作用较弱；E 对 α 和 β 受体的作用都很强；异丙肾上腺素主要对 β 受体有强烈作用。NE 与 α 受体（主要是 α_1 受体）结合后产生的平滑肌效应多为兴奋性的，包括血管、子宫、虹膜辐射状肌的收缩，但与小肠平滑肌上的 α_2 受体结合却表现为抑制性的舒张；NE 与 β 受体（主要是 β_2 受体）结合后产生的平滑肌效应是抑制性的，包括血管、子宫、小肠、支气管等的舒张，但与心肌 β_1 受体结合产生的效应却是兴奋性的。β_3 受体主要分布在脂肪组织，与脂肪分解有关。

酚妥拉明能阻断 α_1 和 α_2 受体，但主要是 α_1 受体，哌唑嗪可选择性阻断 α_1 受体，育亨宾可选择性阻断 α_2 受体。普萘洛尔（心得安）能阻断 β 受体，对 β_1 和 β_2 受体无选择性，阿替洛尔和美托洛尔可选择性阻断 β_1 受体，丁氧胺（心得乐）主要阻断 β_2 受体。

二、反射中枢活动的一般规律

反射中枢即反射弧的中枢部分，是中枢神经系统内调节某一特定生理功能的神经元群。反射中枢在完成反射的过程中通过对传入信息的整合，表现为中枢的兴奋或抑制过程，经传出神经引起效应器的活动或使其活动减弱甚至消失。

（一）中枢神经元的联系方式

在中枢神经系统中，神经元的数目众多，联系方式复杂多样，主要有三种（图 11 – 17）。

辐散式联系以传入通路上多见，可使一个神经元的兴奋或抑制引起许多神经元同时兴奋或抑制，形成兴奋或抑制的扩散。聚合式联系在传出通路上多见，可以使来自许多不同神经元的兴奋和抑制作用在同一神经元上，以利于反射活动的协调进行。链锁式联系可以在空间上扩大兴奋作用范围。环式联系可使兴奋通过环路中中间神经元的性质不同而产生不同的效应，若环路内各神经元的生理效应一致，则兴奋通过环路的传递将得到加强和延续，产生正反馈效应，若环路内存在抑制性中间神经元，则兴奋通过环式联系将使原来的神经元的活动减弱或及时终止，即产生负反馈效应。

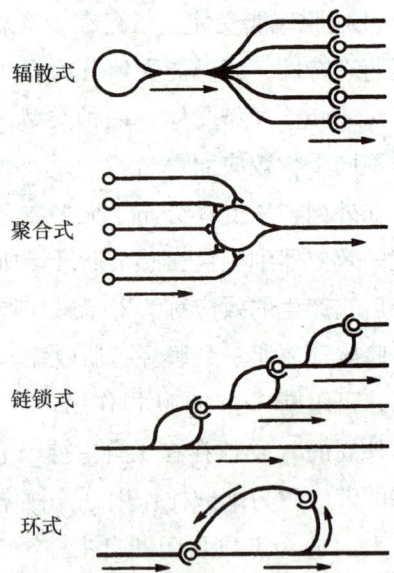

图 11 – 17　中枢神经元的联系方式模式图

（二）中枢兴奋传播的特征

兴奋在反射弧中枢部分传播时，往往需要通过一次以上的突触接替。当兴奋通过化学性突触传递时，主要表现为以下几方面的特征。

1. 单向传递　在反射活动中，兴奋通过化学性突触传递，只能向一个方向传播，即从突触前神经元末梢传向突触后神经元。这是因为神经递质通常由突触前膜释放作用于突触后膜。

2. 中枢延搁　兴奋通过化学性突触传递时需经历前膜释放递质、递质在间隙内扩散并作用于突触后膜受体、突触后膜离子通道开放等多个环节，因而，兴奋通过反射中枢时往往较慢，这一现象称为中枢延搁。

3. 总和　在反射活动中，单根神经纤维的传入冲动引起的 EPSP 是局部电位，一般不能使中枢发出传出效应，而若干神经纤维引起的多个 EPSP 可发生总和，如果去极化总和达到阈电位，即可爆发动作电位。

4. 后发放　在反射活动中，当对传入神经的刺激停止后，传出神经仍继续发放冲动，使反射活动可继续一段时间，这种现象称为后发放。神经元之间的环式联系及中间神经元的作用是产生后发放的主要原因之一。

5. 兴奋节律的改变　由于突触后神经元往往同时接受多个突触前神经元的信号传递，加之突触后神经元自身的功能状态会发生改变，且反射中枢常经过多个中间神经元接替。因此，传出神经最后传出的节律不仅仅取决于传入神经，还取决于各种因素的综合影响。

6. 易疲劳性、易受内环境变化和某些药物影响　因突触间隙与细胞外液相通，因此内环境理化因素的变化，如缺氧、CO_2 过多、麻醉剂以及某些药物等均可影响突触传递。用高频电脉冲连续刺激突触前神经元，突触后神经元的放电频率会逐渐降低，说明突触传递相对容易疲劳，其原因可能是递质的耗竭。

（三）中枢抑制

在任何反射活动中，中枢内既有兴奋活动，又有抑制活动。中枢抑制可分为突触后抑制与突触前抑制两类。

1. 突触后抑制　在反射活动中，一个兴奋性神经元兴奋时，使一个抑制性中间神经元兴奋并释放抑制性递质，导致另一个突触后神经元产生 IPSP 而受到抑制。突触后抑制可分为以下两类。

（1）传入侧支性抑制　传入神经纤维兴奋一个中枢神经元的同时，其侧支与抑制性中间神经元发生联系，兴奋该抑制性中间神经元转而抑制另一神经元，这类抑制即称为传入侧支性抑制（图11-18a）。其生理意义在于使不同中枢（尤其是功能上相拮抗的中枢）的活动相互配合，使反射活动更为协调。例如，屈肌反射的完成是通过伸肌舒张配合屈肌收缩完成的。

（2）回返性抑制　某一中枢的神经元兴奋时，其传出冲动沿轴突外传的同时，还经其轴突的侧支兴奋抑制性中间神经元，该抑制性中间神经元通过其轴突返回抑制原先发动兴奋的神经元（图11-18b）。这是一种负反馈控制形式，它的意义在于防止神经元过度和过久的兴奋，促使同一中枢内许多神经元之间相互制约和协调一致。脊髓前角运动神经元的轴突支配骨骼肌并发动运动，同时其轴突发出侧支与闰绍细胞构成突触联系，闰绍细胞兴奋时释放甘氨酸，反过来抑制原先发生兴奋的运动神经元和同类的其他运动神经元的活动。

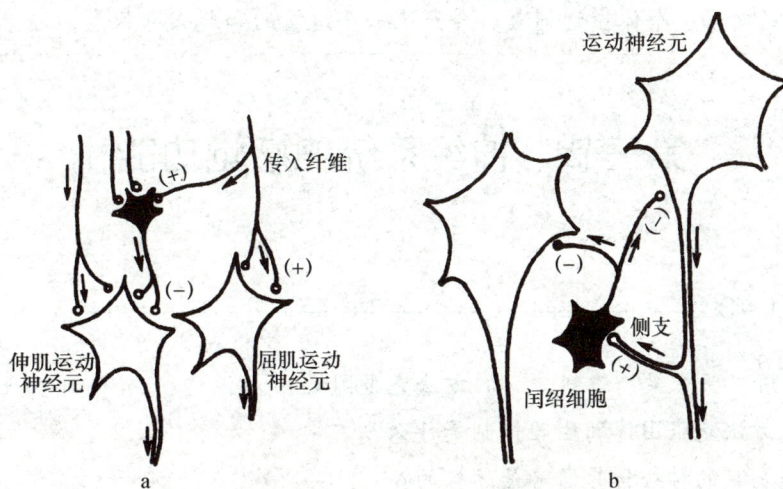

图 11-18　突触后抑制示意图

a：传入侧支性抑制；b：回返性抑制

黑色星形细胞为抑制性中间神经元　（＋）兴奋　（－）抑制

2. 突触前抑制　通过减少突触前神经元末梢兴奋性递质的释放，从而使突触后神经元兴奋活动减弱，这种抑制称为突触前抑制。如图 11－19，轴突 1 与运动神经元 3 构成轴突－胞体式突触，为兴奋性突触；轴突 2 与轴突 1 构成轴突－轴突式突触，亦为兴奋性突触，轴突 2 与运动神经元 3 不发生直接联系。单独刺激轴突 2 时，可引起轴突 1 产生兴奋性突触后电位，而对神经元 3 无影响；单独刺激轴突 1 时，可在神经元 3 记录到一个幅度约 10mV 的兴奋性突触后电位。如果先刺激轴突 2 引起轴突 1 末梢去极化，然后刺激轴突 1 使之兴奋，结果在神经元 3 记录到的兴奋性突触后电位幅度明显变小，只有 5mV 左右，即导致神经元 3 不易兴奋，呈现了抑制效应。其机制为：轴突 2 兴奋时，其末梢释放的递质是 γ－氨基丁酸，通过与轴突 1 末梢膜上的 γ－氨基丁酸受体结合，阻滞轴突 1 末梢膜上的 Ca^{2+} 通道，减少了轴突 1 末梢的 Ca^{2+} 内流，从而减少其兴奋性递质的释放，产生抑制效应。突触前抑制广泛存在于中枢神经系统内，尤其多见于感觉传入途径中，对调节感觉传入活动具有重要意义。

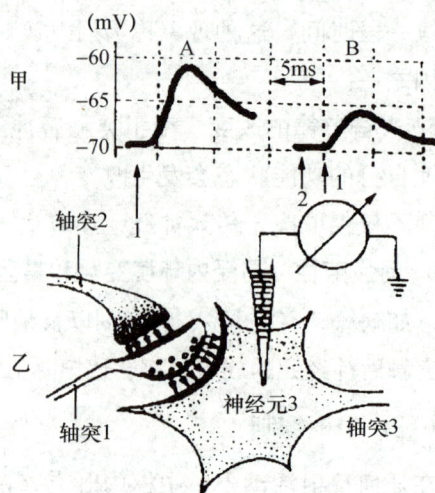

图 11－19　突触前抑制产生机制示意图
图甲神经元 3 的突触电位变化
A. 只刺激轴突 1；B. 先刺激轴突 2 后立即刺激轴突 1
图乙产生突触前抑制的结构

知识链接

受惊反应突变体

受惊反应突变体是一种遗传疾病，其表现为：正常的轻微的刺激，比如握手或摸鼻子，都有可能诱发身体产生不可控制的僵硬、不自觉地大叫、手和脚的收缩及跌倒在地，当刺激重复时，这些过度的反应并不产生适应。

这种疾病的分子基础是甘氨酸受体的缺乏。由于甘氨酸受体的缺乏，导致甘氨酸递质在脊髓和脑干不能有效抑制神经元的活动，个体受到刺激时会产生一个过量的和超兴奋状态，即产生过度的受惊。

第三节　神经系统的感觉功能

实例分析 11－3

实例　古人曾用"头悬梁，锥刺骨"的方法克服困倦。
问题：1. 该方法克服困倦的生理机制是什么？
　　　　2. 该刺激的神经传导通路是怎样的？

感觉是客观事物在人脑中的主观反映。感觉的形成，首先要通过各种感受器接受内、外环境的刺激并转化为神经冲动，冲动经特定的传入途经传至特定的中枢后加以分析而成。因此，各种感觉都是由感受器、特定的传入神经及相应中枢的共同活动完成的。

一、感受器及其生理特性

(一) 感受器的概念与分类

1. 概念 生物体内能感受内、外环境变化并产生神经冲动的结构或装置称为感受器。感受器的结构基础为感觉神经末梢或高度分化的感受细胞。

2. 分类 感受器种类很多，根据所感受刺激的性质可分为机械感受器、化学感受器、光感受器和温度感受器等。根据感受器所存在的部位和接受刺激的来源，可分为外感受器、内感受器和本体感受器三类。

外感受器分布于皮肤与黏膜内，主要接受来自体外环境的痛、温、触（粗）和压觉的刺激。内感受器分布在身体内部的器官和组织中，接受来自内环境的压力、温度、渗透压、离子及化合物浓度变化的刺激。本体感受器分布于肌、肌腱、骨膜和关节等处，接受躯体运动、肌张力等刺激。

(二) 感受器的一般生理特性

1. 适宜刺激 一种感受器通常只对一种刺激最敏感，这种刺激就是该感受器的适宜刺激，如视网膜感光细胞的适宜刺激是一定波长的光波，耳蜗毛细胞的适宜刺激是一定频率的声波。而适宜的刺激必须具有一定的强度才能引起感觉，引起某种感觉的最低刺激强度称为感觉阈值。

2. 换能作用 感受器能将感受到的各种刺激（如光、声、压力、化学等）的能量转化为动作电位，称为换能作用。

3. 编码功能 感受器在把外界刺激转化为动作电位时，不仅发生了能量形式的转换，同时也把刺激所包含的各种信息编排成神经冲动的不同序列，称为编码功能。

4. 适应现象 当某一恒定强度的刺激持续作用于感受器时，其传入神经上的动作电位频率已开始逐渐下降，这种现象称为适应现象。适应是绝大多数感受器的一个功能特点。

二、感觉传导通路

感受器感受刺激后所产生的神经冲动传导到大脑皮质的通路，称感觉（上行）传导通路，主要包括浅感觉和深感觉两条传导通路。传导通路一般由两个以上神经元组成，传导特定的神经冲动，且在传入过程中左右交叉到对侧，经间脑的背侧丘脑和内囊，最后投射到大脑皮质相应区域。

(一) 浅感觉传导通路

皮肤与黏膜的痛、温、触（粗）、压等感觉，由于它们的感受器位置较浅，其上行感觉传导系统称为浅感觉传导系统。一般由三级神经元组成。

1. 躯干、四肢的浅感觉传导通路 第一级神经元为位于脊神经节内的假单级神经元，其周围突随脊神经分布至皮肤内相应的感受器，中枢突经脊神经后根入脊髓，上升 1~2 脊髓节段后进入脊髓灰质后角更换神经元。第二级神经元位于脊髓灰质后角，它发出的纤维交叉到对侧，在脊髓白质内上行到背侧丘脑，这段纤维束称为脊髓丘脑束。第三级神经元的胞体在背侧丘脑，其发出的纤维经内囊投射到大脑皮质中央后回的上 2/3 部及中央旁小叶后部（图 11-20）。

2. 头面部的浅感觉传导通路 分布到头面部的感觉性神经主要是三叉神经，也是由三级神经元组成。第一级神经元为位于三叉神经节内的假单级神经元，其周围突随三叉神经分支分布至头面部相应的感受器，中枢突组成三叉神经感觉根入脑干；第二级神经元是脑干内三叉神经感觉核，其发出的纤维交叉到对侧，组成三叉丘系上升到背侧丘脑；第三级神经元胞体在背侧丘脑，其发出的纤维经内囊投射到大脑皮质中央后回的下 1/3 部。

（二）深感觉（本体感觉）传导通路

深感觉传导通路传导来自肌、腱、关节的位置觉、运动觉、振动觉和精细触觉。精细触觉是指能辨别物体形状和性质，以及两点之间距离的感觉等。躯干、四肢的深感觉（本体感觉）传导通路也是由三级神经元所组成。第一级神经元的胞体位于脊神经节内，其周围突随脊神经分布于躯干和四肢的肌、腱、关节等处的相应感受器，中枢突进入脊髓后索，来自第 5 胸髓节段以下形成薄束，来自第 4 胸髓节段形成楔束上升至延髓。第二级神经元胞体位于延髓的薄束核和楔束核，发出的纤维左右交叉到对侧，上行到背侧丘脑。第三级神经元胞体位于背侧丘脑，发出纤维经内囊到大脑皮质中央后回的中、上部及中央旁小叶后部（图 11-21）。

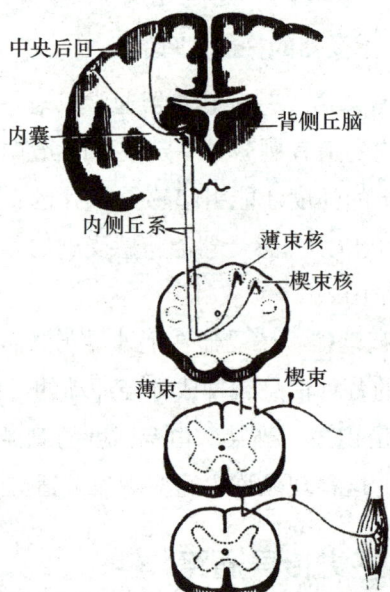

图 11-20　躯干、四肢浅感觉传导通路

图 11-21　本体感觉和精细触觉传导通路

三、丘脑与感觉投射系统

丘脑是感觉传导的接替站，除嗅觉外，各种感觉的传导通路均在丘脑内更换神经元，然后投射到大脑皮质。丘脑向大脑皮质的投射分为两大系统（图 11-22）。

（一）特异性投射系统

丘脑特异感觉接替核（包括腹后核、外侧膝状体、内侧膝状体等）及其投射至大脑皮质特定感觉区的神经通路称为特异投射系统。经典感觉传导通路的传导束和神经元序列是固定的，它们经脊髓或脑干上传到丘脑特异感觉接替核换元，再发出纤维投射到大脑皮质的特定感觉区，引起特定的感觉，并激发大脑皮质发出神经冲动。每一种感觉的传导途径都是专一的，具有点对点的关系，投射纤维终止于皮层的第 4 层。丘脑的联络核也与大脑皮质有特定投射关系，所以也属于特异投射系统，但它不引起特定的感觉，主要参与感觉功能的联系与协调。

（二）非特异性投射系统

由丘脑的髓板内核群发出并弥散地投射到大脑皮质广泛区域的神经通路称为非特异投射系统。经典感觉传导通路的第二级神经元的轴突上行通过脑干时，发出侧支与脑干网状结构的神经元发生突触联系，在脑干网状结构内反复换元后，上行抵达丘脑中线的髓板内核群，最后弥散地投射到大脑皮质广泛区域，维持和改变大脑皮质的兴奋状态。这一投射系统与大脑皮质之间不具有点对点的关系，上行纤维进入皮质后分布于各层内，没有专一的感觉传导功能，不能引起特定的感觉，又称为脑干网状结构上行激动系统。

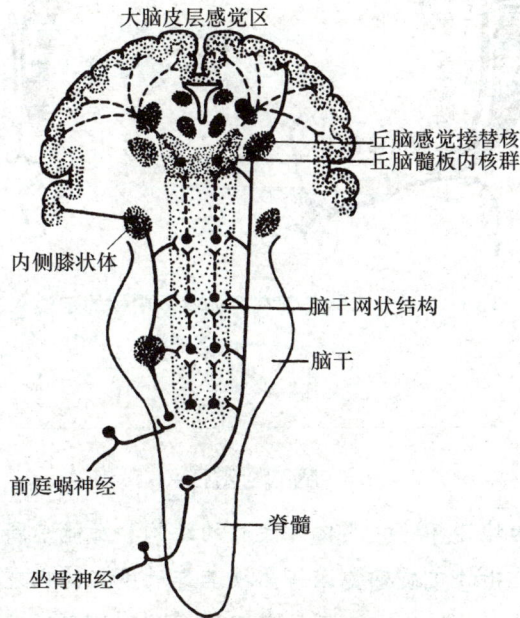

图 11 - 22　感觉投射系统示意图
实线代表特异投射系统　　虚线代表非特异投射系统

四、大脑皮质的感觉分析功能

躯体感觉信息经特异性投射系统投射到大脑皮质的躯体感觉代表区，通过大脑皮质的精细分析与综合，产生特定的感觉。躯体感觉代表区主要有体表感觉区、本体感觉区和内脏感觉区（图 11 - 23）。

（一）体表感觉区

全身体表感觉在大脑皮质的投射区主要位于中央后回，又称第一体表感觉区。其投射规律有：①交叉投射，即一侧体表的感觉传入，投射到对侧大脑皮质中央后回的相应区域，但头面部感觉的投射是双侧性的；②躯体各部位感觉投射区域的空间分布呈倒立，即下肢的感觉区在顶部，上肢感觉区在中间，头面部感觉区在底部，但头面部感觉区的内部分布仍是正立的；③投射区的大小与不同体表部位的感觉灵敏程度有关，感觉灵敏度高的拇指、食指和唇的感觉皮质代表区大，感觉迟钝的背部的皮质代表区小。

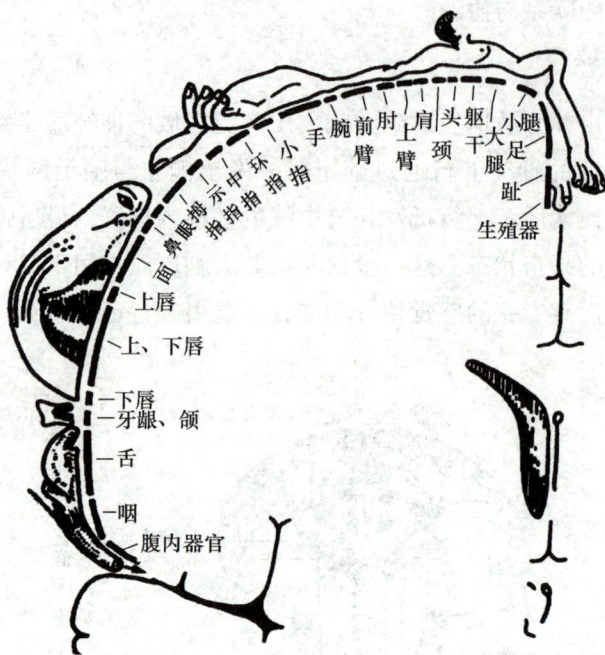

图 11-23　人体各部在躯体感觉中枢的定位

📱 **知识链接** --

大脑的可塑性

　　大脑可塑性是指随着内部和外部环境的变化，大脑的结构和功能不断被修改和重组的能力。实验表明，截去猴的一个手指，被截手指的皮质感觉区将会被其邻近手指的代表区占据；而切除皮质上某手指的代表区，则该手指的感觉会移向被切除代表区的周围皮质；训练猴的手指，使之具有良好的辨别振动的感觉，则该手指的皮质代表区将扩大。人类的感觉皮质也有类似的可塑性改变。

　　人脑在中央前回与岛叶之间还有第二体表感觉区。全身体表感觉在此区的投射是正立的，而且投射具有双侧性。此区仅能对感觉信息作比较粗糙的分析。

（二）本体感觉区

　　本体感觉来自肌、肌腱、骨膜和关节等组织结构，主要是对身体的空间位置、姿势、运动状态和运动方向的感觉。目前认为中央前回是运动区也是本体感觉区。

（三）内脏感觉区

　　内脏感觉来自内脏感受器的传入冲动，其适宜刺激是体内的自然刺激，如肺的扩大与缩小、血压的升降等。内脏中有痛觉感受器，无本体感受器，温度觉和触-压觉感受器很少，因此内脏感觉主要是痛觉。内脏感觉的投射区混杂于体表第一、第二感觉区、运动辅助区和边缘系统等皮质部位。

五、痛觉

　　痛觉是指机体某处受到伤害性刺激时产生的一种不愉快的感觉，常伴有情绪变化、自主神经反应和防御性反应，是机体受伤害时的一种报警信号，具有保护性意义。长期剧烈的疼痛，伴发不愉快的情绪反应，并影响食欲与睡眠，必须及时使之缓解。

痛觉感受器广泛地分布于皮肤、肌肉、关节和内脏等处。当各种刺激达到一定强度造成组织伤害时，局部组织即释放出某些致痛物质，如 K^+、H^+、组织胺、5 - 羟色胺、缓激肽、前列腺素等，这些致痛物质再作用于痛觉感受器，引起痛觉传入冲动。临床上可根据需要采用普鲁卡因等局部麻醉药封闭神经来阻断痛觉冲动的传入，也可采用吗啡等镇痛药作用于中枢内镇痛系统以达到镇痛的效果。

（一）皮肤痛觉

当伤害性刺激作用于皮肤时，可先后出现快痛与慢痛两种性质的痛觉。快痛是一种定位清楚而尖锐的刺痛，在刺激时很快发生，撤除刺激后又很快消失。慢痛是一种定位不明确的烧灼痛，于刺激作用 $0.5 \sim 1.0$ 秒后产生，持续时间较长，并伴有心率加快、血压升高以及呼吸和情绪等方面的变化。

（二）内脏痛与牵涉痛

1. 内脏痛　伤害性刺激作用于内脏器官引起的疼痛称为内脏痛，是临床上常见的症状。因为痛觉感受器在内脏的分布比在躯体要稀疏很多，故内脏痛的定位不准确。内脏痛觉与皮肤痛觉比较，有以下特点：①定位不准确、定性不清楚，这是内脏痛最主要的特点；②缓慢、持续，即主要表现为慢痛，常呈渐进性增强；③对机械牵拉、痉挛、缺血、炎症等刺激敏感，而对切割、烧灼等通常易引起皮肤痛的刺激不敏感；④特别能引起不愉快的情绪活动，并伴有恶心、呕吐和心血管及呼吸活动改变；⑤可伴有牵扯痛。

2. 牵涉痛　某些内脏疾病常引起一定的体表部位发生疼痛或痛觉过敏，此种现象称为牵涉痛。例如，心绞痛患者常感到心前区、左肩和左上臂内侧区疼痛；胆囊炎、胆石症发作时可感觉右肩区疼痛；阑尾炎早期发生腹上区或脐区痛；患胃溃疡或胰腺炎时，会出现左上腹和肩胛间疼痛；肾结石时则可引起腹股沟区疼痛。了解牵涉痛的规律有助于临床诊断。

第四节　神经系统对躯体运动的调节

PPT

躯体运动是以骨骼肌的收缩和舒张活动为基础的生命活动，是人类生活和从事劳动的重要手段。躯体的各种运动往往由多个肌群相互协调和配合完成，而这种协调与配合则是在神经系统调节下进行的，从脊髓至大脑皮质的各级中枢神经系统都发挥着重要作用。

一、脊髓对躯体运动的调节

躯体运动最基本的反射中枢在脊髓。在脊髓灰质前角中存在着大量的运动神经元，其末梢释放的递质都是 ACh。脊髓对躯体运动的调节主要有屈肌反射和牵张反射。

（一）屈肌反射和对侧伸肌反射

当皮肤受到伤害性刺激时，受刺激一侧肢体关节的屈肌收缩而伸肌舒张，称为屈肌反射。屈肌反射的生理学基础是传入侧支性抑制，具有保护性意义，其反射强度与刺激强度有关。

当刺激强度加大到一定值时，则在同侧肢体发生屈肌反射的基础上出现对侧肢体伸肌反射。对侧伸肌反射是一种姿势反射，当一侧肢体屈曲造成身体失衡时，对侧肢体伸直以支持体重，在发生屈肌反射时对于维持躯体姿势平衡具有重要的生理意义。

（二）牵张反射

骨骼肌受到外力牵拉而伸长时，受牵拉的同一肌肉会产生反射性收缩，此种反射称为牵张反射。牵张反射可分为肌紧张和腱反射两种类型

1. 肌紧张 缓慢而持续牵拉肌腱所引起的牵张反射称为肌紧张。肌紧张表现为骨骼肌轻度而持续地收缩。人体的肌紧张主要表现在伸肌，其生理意义在于维持一定的躯体姿势，尤其是维持站立姿势。肌紧张只是抵抗肌肉被牵拉，其收缩力量较小，不表现为明显的动作，但能持久进行不易疲劳。

2. 腱反射 快速牵拉肌腱时引起的牵张反射称为腱反射，它表现为被牵拉肌肉迅速而明显地缩短。临床上常通过检查腱反射来了解神经系统的功能状况。如果腱反射减弱或消失，常提示反射弧的传入、传出通道或者脊髓反射中枢受损；而腱反射亢进，则说明控制脊髓的高级中枢作用减弱。

（三）脊休克

脊髓可以完成很多反射，但因其经常处在高位中枢的控制下，其本身的功能往往不易表现出来。然而，当人和动物的脊髓与高级中枢离断后，反射活动的能力会暂时丧失而进入无反应状态，该现象称为脊休克。脊髓与高位中枢离断的动物称为脊髓动物，简称脊动物。

脊休克的主要表现为：横断面以下脊髓所支配的躯体反射和内脏反射活动均减弱甚至消失，如骨骼肌的紧张性减弱甚至消失，外周血管扩张，发汗反射不能进行，粪、尿潴留等。

脊休克是暂时的现象，经过一段时间，以脊髓为基本中枢的反射活动可以逐渐恢复。反射恢复的速度与不同动物脊髓反射对高位中枢的依赖程度有关。蛙在脊髓离断后数分钟即可恢复，犬要数天，人类一般需数周至数月。

知识链接

脊休克的恢复

脊休克恢复过程中，较简单和原始的反射如屈肌反射和腱反射等先恢复，较复杂的反射如对侧伸肌反射等恢复较迟，血压可恢复到一定水平，排便、排尿反射也有一定程度的恢复。但恢复的反射功能不完善，且不能很好地适应生理功能的需要，如基本的排尿反射可以进行，但不受意识控制，而且排不干净；伸肌反射往往减弱而屈肌反射往往增强。离断水平以下的知觉和随意运动能力将永久丧失。

二、脑干对躯体运动的调节

脑内具有加强肌紧张和肌运动作用的部位称为易化区，具有抑制肌紧张及肌运动作用的部位称为抑制区。脑干对肌紧张的调节作用，主要通过网状结构易化区和抑制区的活动而实现。

（一）脑干网状结构易化区

脑干网状结构易化区分布较广，包括延髓、脑桥、中脑等处的一些区域。其主要作用是加强伸肌的肌紧张和肌运动。前庭核、小脑前叶等部位也通过脑干网状结构易化区参与易化肌紧张的作用（图11-24）。

（二）脑干网状结构抑制区

脑干网状结构抑制区较小，位于延髓网状结构腹内侧部分（图11-24）。大脑皮质运动区、纹状

体、小脑前叶蚓部等部位通过脑干网状结构抑制区来实现其抑制作用，而脑干网状结构抑制区的正常活动也依赖于这些部位传来的冲动。

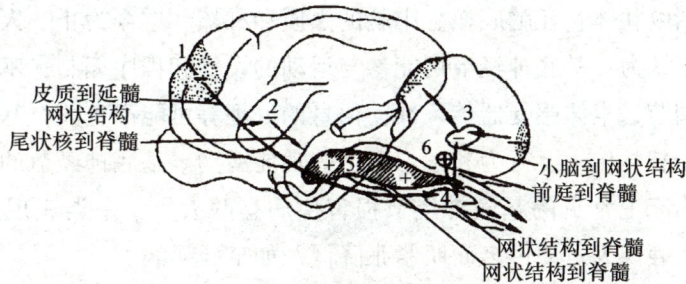

图 11 –24　猫脑干网状结构下行抑制和易化系统示意图

+表示易化区；–表示抑制区

1. 大脑皮层；2. 尾状核；3. 小脑

4. 为网状结构抑制区；5. 网状结构易化区；6. 延髓前庭核

（三）去大脑僵直

正常情况下，肌紧张易化区的活动较强，抑制区的活动较弱，两者在一定水平上保持相对平衡，以维持正常的肌紧张。动物实验中，在动物的中脑上、下丘之间横断脑干，动物将立即出现四肢伸直、头尾昂起、脊柱挺硬的角弓反张状态，这种现象称为去大脑僵直。

去大脑僵直是由于脑干网状结构抑制区失去了与大脑皮质、纹状体等部位的联系后，活动明显减弱，使易化区的活动占有较大的优势，而表现出伸肌紧张性亢进的现象。人类在中脑发生损伤、缺血或炎症等疾病时，也可出现去大脑僵直现象，表现为头后仰，上下肢均僵硬伸直，上臂内旋，手指屈曲，提示病变已严重侵犯脑干。

三、小脑对躯体运动的调节

小脑不仅与大脑皮质形成回路，还与脑干和脊髓有大量纤维联系。因此，小脑除参与运动的设计和程序编制外，还参与运动的协调、肌紧张的调节及本体感受器传入信息的处理等。目前认为，小脑在维持身体平衡、调节肌紧张和协调随意运动中起重要作用。

1. 维持身体平衡　主要是前庭小脑的功能。前庭小脑主要由绒球小结叶构成，切除绒球小结叶的时候，或第四脑室附近患肿瘤而压迫绒球小结叶的患者，都有步基宽、站立不稳、步态蹒跚和容易跌倒等症状，但在躯体得到支持物扶持时，其随意运动仍然能协调进行。

2. 调节肌紧张　主要是脊髓小脑的功能。脊髓小脑包括小脑前叶及后叶的中间带部分。它对肌紧张的调节包括易化和抑制双重作用，这些作用都是通过脑干网状结构的易化区和抑制区实现的，人类小脑损伤后主要表现出肌紧张降低、肌无力等症状。

3. 协调随意运动　主要是皮质小脑的功能。小脑后叶受损伤时，患者在随意运动的力量、速度、方向以及稳定性等方面产生缺陷，出现指物不准、动作摇摆不定、动作不是过度就是不及、不能做迅速的交替运动等，这种随意运动的失调称为共济失调，还可出现做动作时抖动不已，即发生震颤，静止时震颤消失，此称为意向性震颤。

四、基底神经节对躯体运动的调节

基底神经节主要包括纹状体、丘脑底核、中脑的黑质和红核。迄今为止，人们对基底神经节功能的认识不十分清楚，目前多认为：基底神经节可能参与运动的设计和程序编制；基底神经节对随意运动的产生和稳定、肌紧张的调节、本体感受器传入冲动信息的处理等可能都有关；基底神经节中某些核团参与自主神经活动的调节、感觉传入、行为和学习记忆等功能活动。基底神经节的损害主要表现为肌紧张异常和动作过分增减。临床上常见的基底神经节损害疾病有两大类：一类表现为运动过少而肌紧张增强，如帕金森病；另一类表现为运动过多而肌紧张降低，如亨廷顿病。

📖 知识链接

帕金森病和亨廷顿病

帕金森病又称震颤麻痹，主要发生在 60 岁以后的老人，可能是由于神经元长期接触环境中一种缓慢发挥作用的有毒物质引起的，主要症状是全身肌紧张增高、肌肉强直、随意运动减少、动作缓慢、面部表情呆板，常伴有静止性震颤（多见于手部）等。其病因可能主要是双侧黑质病变，多巴胺能神经元变性，多巴胺递质合成受损。临床上用多巴胺的前体左旋多巴或 M 受体拮抗剂如东莨菪碱或安坦来缓解症状。

亨廷顿病又称舞蹈病，是一种由显性基因的突变而导致的疾病，这种基因编码的脑蛋白触发了神经元的死亡，主要症状是不自主的上肢和头部的舞蹈样动作，伴肌张力降低等症状。其病因是双侧新纹状体病变，其中的胆碱能神经元和 γ-氨基丁酸能神经元变性，而黑质多巴胺能神经元功能相对亢进。临床上用利血平来缓解症状。

五、大脑皮质对躯体运动的调节

大脑皮质是调节躯体运动的最高级中枢。其对躯体运动的调节作用，是通过锥体系和锥体外系的下传冲动完成的。

（一）大脑皮质的主要运动区

人类大脑皮质运动区主要位于中央前回。此外，还有辅助运动区和第二运动区，前者位于大脑皮质内侧面，后者与第二体表感觉区重叠。大脑皮质运动区（中央前回）调节躯体运动具有下列功能特征。

1. 交叉支配 指一侧皮质运动区控制对侧躯体骨骼肌的运动。但头面部肌的运动除外，如咀嚼、喉及脸上部的运动则受双侧皮质运动区控制。

2. 具有精细的功能定位 其定位安排大体上呈倒立的人体投影分布，即下肢代表区在中央前回顶部（膝关节以下代表区在皮质的内侧面），上肢代表区在中间部，头面部代表区在底部，但头面部内部的排列仍为正立位。

3. 各运动代表区的大小与运动的精细程度有关，运动越精细的代表区越大。例如，手部运动代表区与整个下肢运动代表区的大小几乎相等（图 11-25）。

图 11 –25　人体各部在躯体运动中枢的定位

（二）运动传导通路

运动传导通路是从大脑皮质发出神经冲动到达骨骼肌的通路，分锥体系和锥体外系。

1. 锥体系　是管理骨骼肌随意运动的传导通路，是大脑皮质下行控制躯体运动的最直接通路，由上、下两级神经元组成。包括皮质核束和皮质脊髓束，合称锥体束（图 11 –26、图 11 –27）。

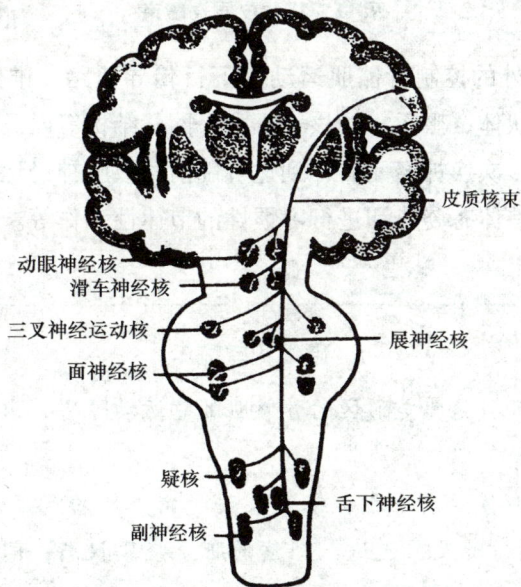

图 11 –26　皮质核束

（1）皮质核（脑干）束　在大脑皮质中央前回下 1/3 的神经元（上运动神经元）发出的纤维经内囊下降到脑干，部分纤维陆续交叉到对侧，小部分不交叉仍在同侧下行，分别终止于双侧的脑神经躯体运动核，但面神经核的下部（支配睑裂以下面肌）和舌下神经核只接受对侧皮质核（脑干）束的纤维。

脑神经运动核的神经元（下运动神经元）发出的躯体运动纤维随脑神经到达并支配头面部的肌肉。

（2）皮质脊髓束 在大脑皮质中央前回上 2/3 部和中央旁小叶前部的神经元（上运动神经元）发出的纤维经内囊、脑干下降到脊髓前角，经延髓时大部分纤维在锥体交叉处交叉到对侧，小部分仍在同侧下行，在脊髓内陆续交叉到对侧，终止于脊髓前角运动神经元。前角运动神经元（下运动神经元）发出的纤维，随脊神经到达躯干或四肢的骨骼肌，支配躯干和四肢的随意运动。

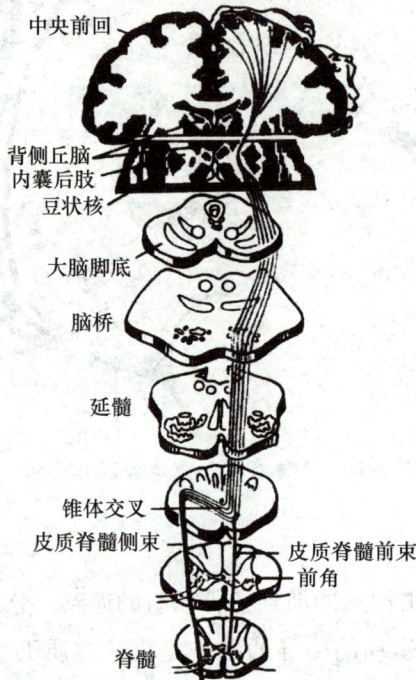

图 11－27 皮质脊髓束

2. 锥体外系 是锥体系以外的控制骨骼肌运动的下行传导通路。锥体外系并不是一个简单独立的结构系统，包括大脑皮质、纹状体、黑质、红核、小脑、网状结构等以及它们的联络纤维，这些结构共同组成复杂的多级神经元。经多次换神经元后，到达脊髓前角或脑神经运动核，其主要功能是调节肌张力、协调肌群活动、维持和调整体态姿势和进行习惯性的节律性动作等。

知识链接

硬瘫和软瘫

锥体系的任何部位损伤都可引起其支配区的骨骼肌随意运动障碍，出现瘫痪。上、下运动神经元受损时，瘫痪所表现的体征不同。

上运动神经元（大脑皮质躯体运动中枢、锥体束）受损出现的瘫痪，称为中枢性瘫痪（痉挛性瘫痪或硬瘫），表现为肌张力增高，腱反射亢进，瘫痪的肌呈痉挛状态，同时出现病理反射（如 Babinski 征），肌肉不萎缩。

下运动神经元（脊髓前角运动神经元、脑干的脑神经躯体运动核、脊神经、脑神经）受损出现的瘫痪，称为周围性瘫痪（弛缓性瘫痪或软瘫），表现为肌张力降低，腱反射减弱或消失，瘫痪的肌松弛变软，不出现病理反射，肌肉萎缩。

第五节 神经系统对内脏活动的调节

PPT

机体通过内脏神经调节内脏的活动。内脏神经包括运动（传出）神经和感觉（传入）神经。内脏运动神经主要分布于平滑肌、心肌和腺体。主要参与调节机体的生长、发育、繁殖、代谢等动植物所共有的"植物性功能"，在很大程度上不受意志控制，不具有随意性，因而又被称为自主神经。

一、自主神经系统的功能

自主神经系统根据其结构和功能上的特点分为交感神经和副交感神经两部分。

（一）自主神经系统的功能

自主神经系统对内脏器官的作用是通过神经末梢释放神经递质与相应的受体结合而实现的，其释放的递质和结合的受体主要是 ACh 和 NE 及其相应的受体。自主神经系统胆碱能和肾上腺素能受体的分布及生理功能见表 11-5。

表 11-5　自主神经系统胆碱能和肾上腺素能受体的分布及其生理功能

效应器		胆碱能系统		肾上腺素能系统	
		受体	效应	受体	效应
内脏神经节		N_1	节前-节后兴奋传递		
眼	虹膜环行肌	M	收缩（缩瞳）		
	虹膜辐射状肌			α_1	收缩（扩瞳）
	睫状体肌	M	收缩（视近物）	β_2	舒张（视远物）
心	窦房结	M	心率减慢	β_1	心率加快
	房室传导系统	M	传导减慢	β_1	传导加快
	心肌	M	收缩力减弱	β_1	收缩力加强
血管	冠状血管	M	舒张	α_1	收缩
				β_2	舒张（为主）
	皮肤黏膜血管	M	舒张	α_1	收缩
	骨骼肌血管	M	舒张	α_1	收缩
				β_2	舒张（为主）
	脑血管	M	舒张	α_1	收缩
	腹腔内脏血管			α_1	收缩（为主）
				β_2	舒张
	唾液腺血管	M	舒张	α_1	收缩
支气管	平滑肌	M	收缩	β_2	舒张
	腺体	M	促进分泌	α_1	抑制分泌
				β_2	促进分泌
胃肠	胃平滑肌	M	收缩	β_2	舒张
	小肠平滑肌	M	收缩	α_2	舒张
				β_2	舒张
	括约肌	M	舒张	α_1	收缩

续表

效应器		胆碱能系统		肾上腺素能系统	
		受体	效应	受体	效应
腺体		M	促进分泌	α_2	抑制分泌
胆囊和胆道		M	收缩	β_2	舒张
膀胱	逼尿肌	M	收缩	β_2	舒张
	三角区和括约肌	M	舒张	α_1	收缩
输尿管平滑肌		M	收缩	α_1	收缩
子宫平滑肌		M	可变	α_1	收缩（有孕）
				β_2	舒张（无孕）
皮肤	汗腺	M	促进温热性发汗	α_1	促进精神性发汗
	竖毛肌			α_1	收缩
唾液腺		M	分泌大量稀薄唾液	α_1	分泌少量粘稠唾液
代谢	糖酵解			β_2	加强
	脂肪分解			β_2	加强

（二）自主神经系统的功能特征

1. 双重支配　人体多数器官都接受交感和副交感神经的双重支配。但交感神经几乎支配全身所有内脏器官，而副交感神经则分布较局限。一般认为大部分血管、汗腺和竖毛肌、肾上腺髓质等无副交感神经分布，其余器官都接受双重神经（即交感神经和副交感神经）的支配。

2. 拮抗作用　交感和副交感神经对同一器官的作用往往相反。例如，交感神经兴奋可引起心跳加强加快，而副交感神经兴奋时，则引起心跳变慢减弱。但某些器官有例外，如唾液腺，这两类神经对它的作用却具有协同性。

3. 紧张性作用　交感和副交感神经持续地发放低频神经冲动，使其支配的效应器官经常维持一定程度的活动状态，这种作用即称为紧张性作用。在动物实验中，切断心迷走神经，心率即明显加快；切断心交感神经，心率则减慢。

4. 对整体生理功能的调节　交感神经系统的活动比较广泛，常以整个系统来参加反应。当机体遇到各种紧急情况如剧烈运动、窒息、冷冻、失血、紧张、恐惧和寒冷时，交感神经系统的活动明显增加，肾上腺髓质激素分泌量剧增，这一反应系统称为交感 – 肾上腺髓质系统，常表现为心跳加快、皮肤与腹腔内脏血管收缩、贮备血量动用、红细胞计数增加、支气管扩张、肝糖原分解加速而血糖浓度上升等。交感神经系统的这种动员机体许多器官的潜在力量，促使机体迅速适应内外环境剧烈变化的反应称为应急反应。

副交感神经系统的活动相对比较局限，机体安静时活动增强，常伴有胰岛素分泌的增多，故这一反应系统常称为迷走 – 胰岛素系统。整个副交感神经系统活动的生理意义在于保护机体，促进机体的调整恢复、促进消化、积蓄能量以及加强排泄和生殖功能等。此外，交感神经与副交感神经的作用与其所支配效应器的功能状态有关。例如，刺激交感神经可抑制未孕子宫的运动，而对有孕子宫的运动却有加强作用；又例如，胃幽门处于收缩状态时，刺激迷走神经可使胃幽门舒张；而处于舒张状态时刺激迷走神经反而使胃幽门收缩。

二、内脏活动的中枢调节

（一）脊髓对内脏活动的调节

脊髓是某些内脏反射活动的初级中枢，如以脊髓为初级中枢参与调节的血管张力反射（维持血管紧张性以保持一定的外周阻力）、排便反射、排尿反射、发汗反射和阴茎勃起反射等。平时这些反射活动受高位中枢的控制，当仅依靠脊髓本身的反射活动（如脊休克）时，则不能很好适应正常的生理功能。

（二）脑干对内脏活动的调节

脑干中存在着许多调节内脏活动的重要中枢，如心血管运动、呼吸运动、胃肠运动、消化腺分泌等的基本反射中枢都位于延髓。延髓由于受压、穿刺等因素受到损伤时，可迅速造成死亡，以致长期以来延髓就被认为是生命的基本中枢。此外，中脑是瞳孔对光反射中枢的所在部位。

（三）下丘脑对内脏活动的调节

下丘脑是大脑皮质下调节内脏活动的高级中枢，它把内脏活动与人体的其他生理过程联系起来，使内脏活动与其他生理过程得以协调。下丘脑的主要功能有以下几个方面。

1. 调节体温　下丘脑存在着调节体温的基本中枢。下丘脑前部存在大量对温度变化敏感的神经元，是下丘脑的温度感受装置；下丘脑后部则是将机体各处温度感受装置的传入信息进行综合处理，从而调节机体的产热与散热过程，使体温得以维持相对稳定的整合部位。在哺乳动物，若于间脑以上水平切除大脑皮质，动物体温基本能保持相对稳定，而在下丘脑以下部分横断脑干，动物则不能维持其体温。

2. 调节摄食行为　实验表明，下丘脑外侧区存在摄食中枢，而腹内侧核存在饱中枢。摄食中枢与饱中枢可以相互制约，动物饥饿时前者的放电频率较高而后者的放电频率较低，静脉注入葡萄糖后，前者放电频率减少而后者放电频率增多。

3. 调节水平衡　水平衡包括水的摄入与排出两个方面，损毁下丘脑可导致动物烦渴和多尿。下丘脑内控制水的区域与摄食中枢靠近，破坏摄食中枢动物除拒食外，饮水也明显减少；刺激下丘脑外侧区某些部位，可引起饮水增多。下丘脑的视上核和室旁核还存在一些可影响尿量的神经元。

4. 调节情绪变化和行为　下丘脑与情绪反应密切相关，其活动在正常情况下受大脑皮质的抑制而不易表现。切除大脑皮质仅保留有下丘脑以下结构的动物，给予轻微刺激即表现为甩尾、竖毛、扩瞳、张牙舞爪、呼吸加快和血压升高等"假怒"现象。下丘脑近中线两旁的腹内侧区存在所谓防御反应区，电刺激清醒动物的该区可引起防御性反应，慢性刺激该区可引起血压持续升高，有人认为该区的持续兴奋与原发性高血压的发生有关。电刺激下丘脑外侧区也可引致动物出现攻击行为，电刺激下丘脑背侧区则出现逃避行为。

5. 控制生物节律　人体的各种生命活动常按一定时间顺序发生变化，这种变化的节律称为生物节律。生物节律可分为日周期、月周期、年周期节律等，其中日周期是最重要的生物节律，如血细胞数、体温、促肾上腺皮质激素分泌等人体的许多生理功能都有日周期的变动。下丘脑视交叉上核是体内日周期节律活动的控制中心，能通过视网膜–视交叉上核束来感受外界环境光暗信号的变化，使机体的昼夜节律与外界环境同步。破坏视交叉上核原有的一些日周期节律性活动即丧失。人为改变每日的光照和黑暗时间，可使一些机体功能的日周期位相发生移位。

6. 对腺垂体和神经垂体激素分泌的调节　下丘脑内的神经分泌细胞，能合成多种调节腺垂体激素分泌的肽类物质（下丘脑调节肽），对人体的内分泌功能起重要的调节作用。下丘脑视上核和室旁核的神经内分泌细胞能合成血管升压素和催产素，经下丘脑－垂体束运抵神经垂体储存，由下丘脑控制其分泌。

（四）大脑皮质对内脏活动的调节

大脑皮质对内脏活动的调节，目前了解不多。与内脏活动关系密切的皮质结构是新皮质和边缘系统。

新皮质主要指进化程度较新、分化程度最高的大脑半球外侧面结构，是内脏神经功能的高级中枢和高级整合部位。如果切除动物新皮质除有感觉运动丧失外，很多内脏神经功能如血压、排尿、体温等调节均发生异常。

大脑皮质的边缘系统包括边缘叶及与其密切相关的皮质和皮质下结构。边缘叶是指大脑半球内侧面的新皮质下面，呈环形包绕在脑干顶端周围的结构，边缘叶在结构和功能上与大脑皮质的岛叶、颞极、眶回等，以及皮质下的杏仁核、隔核、下丘脑、丘脑前核群以及中脑被盖内侧区等都有着密切的关系，因而有人将边缘叶连同这些结构统称为边缘系统。边缘系统的功能较为复杂，除嗅觉功能外，主要参与摄食行为、性行为、情绪活动、学习记忆及内脏活动等调节。边缘系统通过调节许多初级中枢的活动，来调节内脏的功能活动，是调节内脏活动的高级中枢。

📱 知识链接

额叶切除术

20 世纪 30 年代之前，人们已经认识到，边缘系统控制情绪，改变此系统对具情绪问题的人有所帮助。一些科学家认为脑损伤能改变情绪行为，额叶切除术对精神变态、抑郁症和各种神经症有益。于是，成千上万的人采用这项技术进行了切除手术，人们称之为"凿冰精神手术"。手术中，只需将手术刀从眼眶上部很薄的骨中插入，然后将刀柄内外转动，损毁细胞和相互之间的联系通路，造成额叶损伤，非常简单，甚至在门诊室就可进行。1949 年还将诺贝尔医学奖授予了率先实施手术的人，以表彰其对额叶切除术的发展。

但是，不久就发现了该手术的副作用。额叶切除导致 IQ 和记忆轻度下降的同时还引起了其他明显的副作用，如情绪反应迟钝和思维的情绪成分消失。另外，很多人发现，额叶切除患者发展了"不受欢迎的行为"或礼貌标准明显降低，患者很难有计划朝一个目标工作，且不能集中精神。

随着我们对情绪和其他脑功能相关神经环路的最新了解，人们逐渐认识到切除一大块脑区的好坏很难判断，额叶切除术迅速被叫停，现在已用药物来实施对严重情绪疾病的治疗。

第六节　脑的高级功能

PPT

脑的高级功能包括学习、记忆、判断、语言和其他心理活动功能，一般将这些依赖于大脑皮质存在的高级整合功能称为脑的高级功能。它们与条件反射有着密切的联系。

一、条件反射

神经系统的调节功能是通过各种形式的反射来完成的。由种族遗传因素决定的，先天具有的反射称为非条件反射。在非条件反射的基础上，经过后天学习和训练后建立起来的反射称为条件反射。条件反射大大增强了机体活动的预见性、灵活性和精确性，使机体对环境具有更加广阔和完善的适应能力。

在关于条件反射形成的经典实验中，给狗食物可引起唾液分泌，这种反射为非条件反射，食物刺激为非条件刺激。给狗听铃声，则不会引起唾液分泌，这时铃声可称为无关刺激。但是，如果每次给食物之前先响铃，再给狗喂食，多次重复后，单独响铃也可引起狗的唾液分泌，这样建立的条件反射称为经典条件反射。此时，铃声不再是唾液分泌的无关刺激，而是进食的信号，即变成了条件刺激。条件反射形成的基本条件，是无关刺激与非条件刺激在时间上的结合，这个结合过程称为强化。

经典条件反射建立后，若反复应用条件刺激（铃声）而不给予非条件刺激（食物）的强化，这种条件反射就会逐渐减弱，直至最后完全消失，这种现象称为条件反射的消退。

在人类，可以由具体的信号如声、光、嗅、味、触等感觉作为条件刺激，建立条件反射；也可由抽象的词语代替具体的信号，形成条件反射。巴甫洛夫把现实具体的信号称为第一信号，而把相应的词语称为第二信号；并将人类大脑皮质对第一信号发生反应的功能系统称为第一信号系统，而对第二信号起反应的大脑皮质功能系统称为第二信号系统。人和动物都有第一信号系统，但第二信号系统却是人类所特有的。

二、脑的高级功能

（一）大脑皮质语言中枢的分区

人类大脑皮质一定区域受损后可引起具有不同特点的语言功能障碍（图 11 - 28）。①运动性失语症，中央前回底部前方受损，患者不会讲话，但能看懂文字，也能听懂别人的讲话，该现象首先由布罗卡发现，中央前回底部又称为布罗卡区；②失写症，额中回后部接近中央前回手指代表区部位受损，患者能听懂别人的讲话和看懂文字，会说话，手的功能也正常，但失去书写能力；③感觉性失语症，颞上回后部受损，患者能讲话、书写、看懂文字，也能听见别人的发音，但听不懂别人讲话的内容和含义；④失读症，角回受损，患者视觉正常，但不懂文字含义。

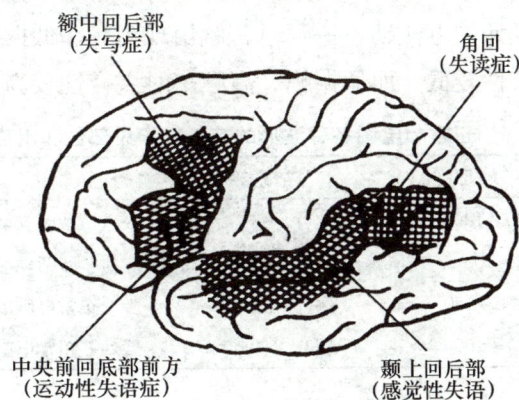

图 11 - 28　大脑皮质语言功能区域示意图

（二）大脑皮质语言功能的一侧优势

人类两侧大脑半球的功能是不对等的。在主要使用右手的成年人中，语言活动功能主要由左侧大脑皮质管理。左侧皮质在语言活动功能上占优势，称为优势半球。一侧优势与遗传和后天的生活实践有关，人类的左侧优势自 10~12 岁逐步建立，成年后左侧半球受损，就很难在右侧皮质再建立语言中枢。

右侧半球在对空间的辨认、深度知觉、触-压觉认识、图像视觉认识、音乐欣赏分辨等方面占优势。

三、大脑皮质的电活动

大脑皮质的电活动有两种形式，一种是在无明显刺激情况下，大脑皮质能经常自发地产生节律性的电位变化，这种电位变化称为自发脑电活动。另一种是感觉传入系统或脑的某一部位受刺激时，在皮质某一局限区域引起的电位变化，这种电位变化称为皮质诱发电位。在头皮表面记录到的自发脑电活动称为脑电图（EEG）（图 11-29）。打开颅骨后直接从皮质表面记录到的电位变化，称为皮质电图（ECoG）。

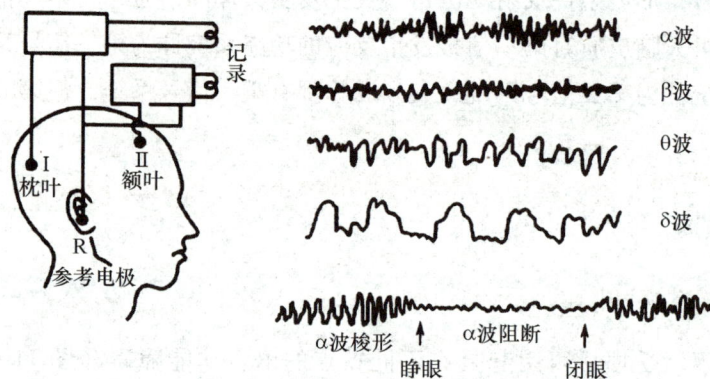

图 11-29 脑电图记录方法与正常脑电图波形

Ⅰ、Ⅱ. 引导电极放置位置（分别为枕叶和额叶）；

R. 无关电极放置位置（耳郭）

根据自发脑电活动的频率，可将脑电波分为 α、β、θ 和 δ 波形（表 11-6）。一般情况下，脑电波随大脑皮质不同的生理情况发生变化。当许多皮质神经元的电活动趋于一致时，就出现低频率高振幅的波形，称为同步化；当皮质神经元的电活动不一致时，就出现高频率低振幅的波形，称为去同步化。一般认为，高振幅、低频率时兴奋性较低，而低振幅、高频率时兴奋性较高。

表 11-6 正常脑电图各种波形的特征、常见部位和出现条件

脑电波	频率（Hz）	幅度（μV）	常见部位	出现条件
α	8~13	20~100	枕叶	成人清醒、安静、闭目时
β	14~30	5~20	额叶、顶叶	皮质紧张活动时（如睁眼、兴奋、集中思考）
θ	4~7	100~150	颞叶、顶叶	少儿正常电脑或成人困倦时
δ	0.5~3	20~200	颞叶、枕叶	婴幼儿正常电脑或成人熟睡时

四、觉醒与睡眠

觉醒与睡眠是一种昼夜节律性生理活动，交替进行。觉醒时，机体能迅速适应环境变化，从事各种体力和脑力劳动，脑电波一般呈去同步化快波。睡眠时，机体的意识暂时丧失，失去对环境的精确适应能力，脑电波一般呈同步化和去同步化两个时相。睡眠对促进精力和体力的恢复有

重要作用，睡眠障碍时，常导致中枢神经系统特别是大脑皮质的失常，引起工作能力和记忆力的下降甚至产生幻觉。成人每天一般需要 7~9 小时睡眠，老年人需要 5~7 小时，儿童需要 10~12 小时，新生儿需要 18~20 小时。

（一）觉醒

觉醒状态有脑电觉醒状态和行为觉醒状态两种。脑电觉醒状态指脑电波呈同步化快波的状态，而行为上不一定呈觉醒状态。行为觉醒状态指动物出现觉醒时的各种行为表现。

一般认为，脑干网状结构上行激动系统对觉醒状态的维持起重要作用，其递质为 ACh。新的研究表面，黑质的多巴胺递质系统可能参与行为觉醒状态的维持，蓝斑上部的 NE 递质系统可能参与脑电觉醒状态的维持。

（二）睡眠

睡眠可分为慢波睡眠（正相睡眠或非快眼动睡眠）和快波睡眠（异相睡眠或快眼动睡眠）。

慢波睡眠期间，人体的听、视、嗅、触等功能减退，骨骼肌反射活动减弱，心率、血压、代谢率、体温、呼吸、尿量、唾液分泌都减少，胃液分泌增多，发汗功能增强，生长激素分泌增多。慢波睡眠有利于促进生长和体力恢复。

异相睡眠期间，人体的各种感觉功能进一步减退，骨骼肌反射活动进一步降低，肌肉更加松弛。异相睡眠还会出现阵发性的部分肢体抽动、心率加快、呼吸快而不规则，特别是出现眼球快速运动。异相睡眠与幼儿神经系统的成熟有密切关系，有利于建立新的突触联系，促进学习记忆和精力恢复。做梦是异相睡眠的特征之一。

在整个睡眠过程中两个时相互相交替。成人进入睡眠后，首先是漫波睡眠，持续 80~120 分钟后转入异相睡眠，维持 20~30 分钟后，又转入慢波睡眠，整个睡眠过程中一般交替 4~5 次。一般睡眠后期，异相睡眠时间较长。两种睡眠时相可直接转为觉醒状态，但在觉醒状态下，一般只能进入慢波睡眠。

✎ 实践实训

实训一　中枢神经系统的观察

【实训目的】

通过观察脑和脊髓标本，进一步明确中枢神经系统的形态和结构，对脑和脊髓有一个感性认识，验证理论课所讲授的理论知识并对脑和脊髓的形态结构加深印象。

【实训要求】

在教师的指导下，观察中枢神经系统组成的形态、结构和位置，并且亲手触摸标本并在标本上指认出主要的结构。

【实训内容】

（一）脊髓标本观察

1. 在切除椎管后壁的脊髓标本上，观察脊髓的位置，脊髓节段与椎管的对应关系。

2. 在离体脊髓标本上，观察脊髓的外形和脊神经前、后根的附着部位。

3. 在脊髓切片上，用放大镜观察脊髓表面的 6 条纵沟和中央管的位置，灰质和白质的配布及分部。

4. 在脊髓横切面模型上，观察薄束、楔束、脊髓丘脑束、皮质脊髓前束和皮质脊髓束的位置。

（二）脑标本观察

1. 在整脑标本上和脑正中矢状面标本上，观察脑的分部以及脑干、小脑、间脑和端脑的位置。

2. 在脑干和间脑标本上，观察脑干的组成（延髓、脑桥和中脑）、外形，第 3～12 对脑神经的连脑部位。

3. 在电动透明脑干模型上，观察脑干内脑神经核的配布、性质，识别动眼神经副核、三叉神经运动核、三叉神经感觉核群、面神经核、舌下神经核以及红核和黑质的位置。

4. 在离体小脑标本上和小脑水平面标本上，观察小脑的外形、分部和内部结构。

5. 在脑正中矢状面标本上，观察第四脑室的位置、形态和连通关系。

6. 在脑干和间脑标本上以及脑正中矢状面标本上，观察间脑的位置和分部；第三脑室的位置和连通关系；背侧丘脑的位置和外形，内、外侧膝状体的位置；下丘脑的组成和位置。

7. 在整脑标本上，观察端脑的外形。

8. 在脑正中矢状面标本上，观察大脑半球的外形、分叶、各面主要的大脑沟和大脑回以及嗅球和嗅束的位置。

9. 在端脑水平面（经纹状体和内囊）标本上以及基底核和脑室模型上，由浅入深观察大脑皮质的厚度，大脑髓质的三类纤维（注意识别内囊的位置和形态），基底核（尾状、豆状核、杏仁体）的形态和位置以及侧脑室的位置和连通关系。

10. 在切除椎管后壁的脊髓标本上和包有被膜的离体脊髓标本上，观察硬脊膜的形态和硬膜外隙的位置，脊髓蛛网膜的形态，蛛网膜下隙及终池的位置以及软脊膜的形态。

11. 在头部正中矢状面标本上和硬脑膜标本上，观察硬脑膜与颅盖、颅底的连结情况，上矢状窦、横窦、乙状窦和海绵窦的位置，蛛网膜的位置以及脉络丛的位置。

12. 在包有蛛网膜的整脑标本上，观察脑蛛网膜的形态，蛛网膜下隙及小脑延髓池的位置。

【实训评价】

1. 中枢神经系统模型观察的评价 教师取脊髓、脑模型，要求学生在标本上辨认出脊髓和脑的形态，可根据学生辨认的准确性做出评价。

2. 中枢神经系统标本观察的评价 在标本上识别脊髓、脑各部分，并观察各部分的位置、形态、行程，根据学生辨认的准确性做出评价。

实训二　周围神经系统的观察

【实训目的】

通过观察周围神经系统以及脑和脊髓传导通路的标本及模型，进一步明确周围神经系统的形态和结构以及脑和脊髓的传导通路，对周围神经系统以及脑和脊髓的传导通路有一个感性认识，验证理论课所讲授的理论知识并加深印象。

【实训要求】

在教师的指导下，观察周围神经系统组成的形态、结构和位置以及脑和脊髓的传导通路，并且亲手触摸标本、操作模型，并在标本和模型上指认出主要的结构。

【实训内容】

（一）周围神经系统标本观察

1. 在脊神经标本上，观察脊神经的数目，前支和后支的分布概况。

2. 在头颈部和上肢的血管神经标本上，观察颈丛浅支的行程和分布，颈丛的位置以及膈神经的起始段。

3. 在迷走神经和膈神经标本上，观察膈神经的行程和分布。

4. 在头部和上肢的血管神经标本上，观察臂丛的位置、组成。

5. 在胸神经前支标本上，观察肋间神经和肋下神经的行程和分布。

6. 在躯干后壁的血管神经标本上，观察腰丛、骶丛的位置和组成。

7. 在腹壁下部和下肢的血管神经标本上，观察髂腹下神经、髂腹股沟神经、股神经和闭孔神经、臀上神经、臀下神经、阴部神经、坐骨神经以及胫神经和腓总神经（腓浅神经和腓深神经）的行程和分布。

8. 在去脑的颅底标本上，从前向后观察 12 对脑神经出（入）颅腔的部位及行程。

9. 在躯干后壁的血管神经标本上，观察交感干的位置、组成（交感干神经节、节间支和交通支）、腹腔神经节、主动脉肾神经节、肠系膜上神经节和肠系膜下神经节的位置。

10. 在内脏大、小神经的标本上，观察内脏大神经和内脏小神经节的组成。

（二）脑和脊髓传导通路模型观察

1. 分别在本体感觉及精细触觉传导通路模型，痛觉、温度觉和粗略触觉传导通路模型以及视觉传导通路模型上，观察上述各传导通路的组成，各级神经元胞体所在的位置，纤维交叉部位以及投射到大脑皮质的部位。

2. 在锥体系模型上，观察皮质核束上、下运动神经元的所在位置；注意面神经核下部和舌下神经核只接受对侧皮质核束纤维。

3. 观察锥体束（皮质脊髓束）上运动神经元的所在部位；纤维交叉部位以及下运动神经元的所在位置。

4. 在锥体外系模型上，观察锥体外系的概况。

【实训评价】

1. 周围神经、脑和脊髓传导通路模型观察的评价 教师取周围神经系统、脑和脊髓传导通路模型，要求学生在标本上辨认出周围神经系统、脑和脊髓传导通路的形态，可根据学生辨认的准确性做出评价。

2. 周围神经、脑和脊髓传导通路标本观察的评价 在标本上寻认周围神经系统、脑和脊髓传导通路，并观察周围神经系统、脑和脊髓传导通路相关部位的位置、形态、行程，根据学生辨认的准确性做出评价。

目标检测

答案解析

一、名词解释

1. 血–脑屏障　2. 突触　3. 神经递质　4. 受体　5. 锥体外系　6. 突触前抑制　7. 脊休克

8. 牵张反射　9. 牵涉痛　10. 去大脑僵直

二、单项选择题

1. 人体内最重要的调节系统是（　　）。

   A. 内分泌系统　　　　　　B. 神经系统　　　　　　C. 免疫系统

   D. 循环系统　　　　　　　E. 生殖系统

2. 在脊髓横切面上呈 H 形，左右对称的结构是（　　）。

   A. 灰质　　　　　　　　　B. 髓质　　　　　　　　C. 神经核

   D. 神经节　　　　　　　　E. 网状结构

3. 脊髓节段（　　）。

   A. 共 31 节　　　　　　　B. 颈髓 7 节　　　　　　C. 腰髓 6 节

   D. 骶髓 4 节　　　　　　　E. 以上都不对

4. 将大脑半球分为五叶的沟是（　　）。

   A. 中央沟、外侧沟和距状沟　　　　　　B. 中央沟、外侧沟和顶枕沟

   C. 中央沟、外侧沟和海马沟　　　　　　D. 中央沟、顶枕沟和中央后沟

   E. 中央前沟、中央沟和中央后沟

5. 组成脑干的结构包括（　　）。

   A. 丘脑、中脑、和脑桥　　B. 间脑、中脑和脑桥

   C. 间脑、中脑和延髓　　　D. 中脑、脑桥和延髓

   E. 丘脑、脑桥和延髓

6. 特异性投射系统的主要功能是（　　）。

   A. 引起特定感觉并激发大脑皮层发出神经冲动

   B. 维持和改变大脑皮层的兴奋状态

   C. 协调肌紧张

   D. 调节内脏功能

   E. 维持醒觉

7. 躯体感觉的皮层代表区主要位于（　　）。

   A. 中央前回　　　　　　　B. 中央后回　　　　　　C. 岛叶皮层

   D. 颞叶皮层　　　　　　　E. 边缘系统皮层

8. 脊髓突然横断后，断面以下的脊髓所支配的骨骼肌紧张性（　　）。

   A. 暂时性增强　　　　　　B. 永久性增强　　　　　C. 暂时性减弱甚至消失

   D. 永久性消失　　　　　　E. 不变

9. M 型胆碱受体的阻断剂是（　　）。

A. 阿托品   B. 箭毒   C. 酚妥拉明

D. 普萘洛尔   E. 毒蕈碱

10. 交感和副交感神经节前纤维释放的递质是（ ）。

 A. 乙酰胆碱   B. 去甲肾上腺素

 C. 多巴胺   D. 去甲肾上腺素或乙酰胆碱

 E. 5 - 羟色胺

11. 神经节调节的基本方式是（ ）。

 A. 反应   B. 递质   C. 激素

 D. 反射   E. 适应

12. 神经元之间接触并传递信息的部位称（ ）。

 A. 闰盘   B. 突触   C. 紧密连接

 D. 缝隙连接   E. 神经节

13. 在动物中脑上、下丘之间切断脑干，将出现（ ）。

 A. 脊髓休克   B. 去大脑僵直   C. 肢体麻痹

 D. 腱反射加强   E. 动作不精确

14. 基本生命中枢位于（ ）。

 A. 大脑   B. 脊髓   C. 中脑

 D. 延髓   E. 丘脑

15. 动作电位到达突触前膜引起递质释放，与下列哪项有关（ ）。

 A. Na^+ 外流   B. K^+ 外流   C. Na^+ 内流

 D. K^+ 内流   E. Ca^{2+} 内流

三、简答题

1. 简述神经系统的主要组成。

2. 简述脑脊液的产生与排出途径。

3. 简述突触的基本结构与类型。

4. 什么是特异性和非特异性投射系统？它们在结构与功能上各有何特点？

5. 什么是自主神经系统？自主神经系统的功能特征有哪些？

书网融合……

知识回顾   微课   习题

（邢 军）

第十二章

内分泌系统 📱微课

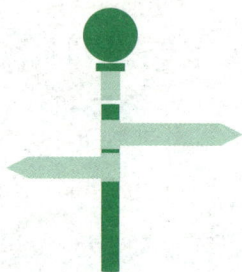

什么是内分泌？内分泌系统是怎么组成的？激素又是什么？激素如何分类？激素如何发挥作用？内分泌系统分泌的激素如何调节？

本章主要介绍内分泌系统的组成，各器官主要的解剖结构与生理功能，激素的概念与作用特征，下丘脑和垂体的结构和功能联系，了解激素过多或不足导致疾病的机制，为后续专业课的学习奠定基础。

📖 学习目标

1. **掌握** 激素作用的一般特征；生长激素、甲状腺激素、糖皮质激素、胰岛素的生理功能；肾上腺皮质的组织结构；垂体和肾上腺皮质分泌活动的调节。

2. **熟悉** 内分泌系统的组成；促激素的生理作用及分泌调节；甲状旁腺激素、糖皮质激素、胰岛素分泌的调节。

3. **了解** 下丘脑与垂体的联系；胰高血糖素、甲状旁腺素、降钙素的主要生理作用。

▶▶ 实例分析 12

实例 魏先生，男，38岁，现就职于某一线城市大型互联网企业。工作压力大，经常加班熬夜，近期出现不适就诊，主要表现为：失眠、浑身乏力、饮食量增加、心慌、容易激动、怕热、出汗、两眼疼痛酸胀等。

问题 1. 你认为导致魏先生的不适症状主要与人体哪个系统有关？

2. 请分析导致魏先生产生上述不适的原因是什么？

答案解析

第一节 概 述

PPT

一、内分泌系统的组成

内分泌系统由内分泌腺和散在于某些器官、组织中的内分泌细胞组成。内分泌是相对于外分泌而言，是指内分泌腺或内分泌细胞的分泌物不经导管排出而直接进入血液或组织液而发挥作用的一种分泌形式。内分泌系统是人体重要的信息传递系统。在神经和体液调节过程中，内分泌系统与神经系统紧密联系，相互配合，共同调节机体的各种功能活动，维持内环境的稳态，发挥了重要的调节作用，使机体更好地适应内、外环境的变化。

人体的内分泌腺主要有垂体、甲状腺、甲状旁腺、肾上腺、胰岛、性腺、松果体和胸腺等；内分泌细胞散在于组织器官中，如存在于消化道黏膜、下丘脑、心、肺、肾、脑、皮肤、胎盘等；在中枢神经系统内，特别是下丘脑存在兼有内分泌功能的神经细胞，称神经内分泌细胞（图12 - 1）。

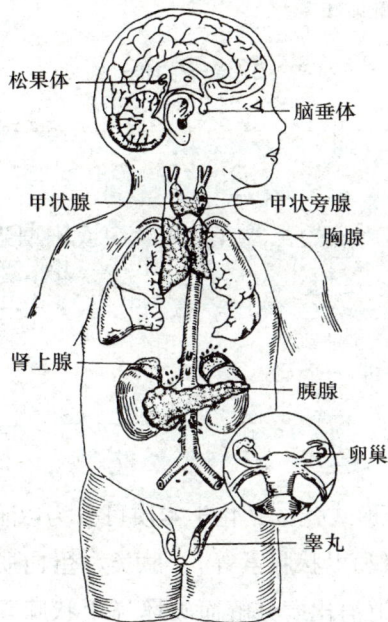

图12 - 1　人体内分泌腺概况

📖 **知识链接**

1902 年，英国生理学家 Starling 和 Bayliss 发现盐酸刺激去神经小肠时可以引起胰液分泌。用神经反射无法解释这一现象。接着 Starling 从盐酸浸泡过的小肠黏膜中提取了一种化学物质，定名为促胰液素（secretin）。他们开创性的工作表明机体内除了神经调节外，还存在另一种化学信息的调节方式。1905 年 Starling 将这类化学物质命名为激素。

由内分泌腺或散在的内分泌细胞所分泌的高效能的生物活性物质称为激素。激素被分泌后经血液或组织液运输到相应的器官、组织或细胞发挥作用。接受激素信息的器官、组织或细胞则分别称为该激素的靶器官、靶组织或靶细胞。激素传送到靶细胞一般有以下四种方式（图12 - 2）：①远距分泌，激素通过血液循环运送到远距离的靶细胞而发挥调节作用，大多数激素通过这种方式传递信息，如甲状腺激素、生长素等；②旁分泌，某些激素仅通过组织液的扩散而作用于邻近靶细胞；③自分泌，指激素分泌出来后在局部扩散，又返回作用于产生该激素的内分泌细胞自身；④神经分泌，指由具有内分泌功能的神经细胞合成的激素通过轴浆运输到达神经末梢释放，弥散作用于邻近细胞或直接进入血液循环发挥作用。

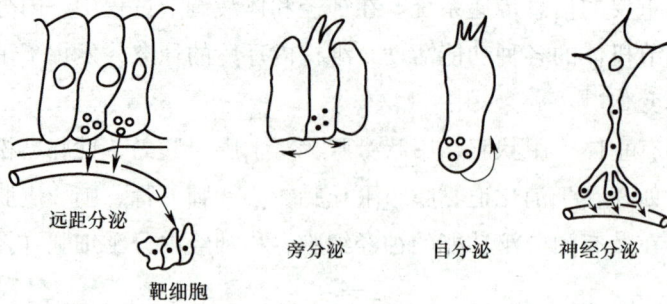

图 12 - 2　激素的传递方式

即学即练 12 - 1

什么是激素？什么是激素的靶器官、靶组织或靶细胞？

答案解析

二、激素的分类与作用机制

（一）激素的分类

激素因其来源复杂，有多种分类形式，按其化学本质可分为以下两大类。①含氮激素，包括氨基酸衍生物（如肾上腺素、去甲肾上腺素和甲状腺素等）、肽类和蛋白质类物质（如下丘脑、腺垂体和胰岛等分泌的激素），这类激素易被胃肠道消化酶分解而破坏（甲状腺素除外），所以临床应用时不宜口服，应予注射；②类固醇激素，包括肾上腺皮质激素、性激素等，这类激素不易被消化酶破坏，可口服应用。

（二）激素作用的一般特征

人体内的激素种类繁多，作用各异，但不同激素在发挥调节作用的过程中，表现出一些共同的特征，称为激素作用的一般特征。

1. 特异作用　激素能选择性地作用于特定器官、组织或细胞的特性，称激素的特异性。各种激素作用的特异性差别较大：如腺垂体分泌的促甲状腺激素只作用于甲状腺；而胰岛素、生长激素、甲状腺激素等的作用范围较广，几乎遍及全身。

2. 信使作用　激素与靶器官或靶细胞上受体特异性结合，调节靶细胞原有的生理、生化过程，使之增强或减弱，将调节信息递送给靶细胞，既不增加新功能，也不提供额外能量，它仅起传递信息的作用，称激素的信使作用。

3. 高效作用　激素在血液中的含量甚微，多为纳摩尔（nmol/L）甚至皮摩尔（pmol/L）水平，但激素与受体结合后，通过引发细胞内信号转导程序，经逐级放大，可形成效能极高的生物放大效应，称激素的高效作用。因此某种激素的分泌稍有不足或过多，便可引起机体代谢或功能异常，临床上分别称为内分泌功能减退或功能亢进。

4. 相互作用　每种激素作用各异，但它们之间却相互联系、相互影响。主要表现如下。

（1）协同作用　是指起同一作用。如生长素、胰高血糖素都可使血糖升高；甲状腺素与生长素都能促进骨骼生长发育。

（2）**拮抗作用** 是指不同激素对某一生理效应发挥相反的作用。如胰岛素能降低血糖，而胰高血糖素能升高血糖。

（3）**允许作用** 是指某种激素对某一生理反应并不直接起作用，但它的存在却为另一种激素发挥效应提供条件。例如，皮质醇本身并不能使血管平滑肌收缩，但有它的存在，去甲肾上腺素更能有效发挥缩血管的作用。

即学即练 12 -2

激素如何分类？激素作用的一般特征有哪些？

答案解析

（三）激素作用的机制

激素化学本质不同，作用机制也不同，目前认为激素的作用机制有两种。

1. 含氮激素作用机制——第二信使学说 主要内容是：①含氮激素分子较大，不能透过细胞膜，通过结合靶细胞膜表面的特异性受体，激活细胞膜上的腺苷酸环化酶。②细胞内的腺苷酸环化酶在 Mg^{2+} 参与下，催化三磷酸腺苷（ATP）生成环磷酸腺苷（cAMP）。③cAMP 通过改变膜的通透性和胞质中某些酶的活性，引起靶细胞内特有的生理效应（图 12 -3）。该机制是建立在"第二信使学说"基础上的，在上述过程中，激素把信息由内分泌腺传至靶细胞，然后由 cAMP 把信息传送到细胞内的有关酶系而引发特定生理效应。因此，把携带调节信息的激素称为"第一信使"，而把 cAMP 等细胞内信号分子称为"第二信使"。除 cAMP 外，第二信使还有环磷酸鸟苷（cGMP）、二酰甘油（DG）和 Ca^{2+} 等。

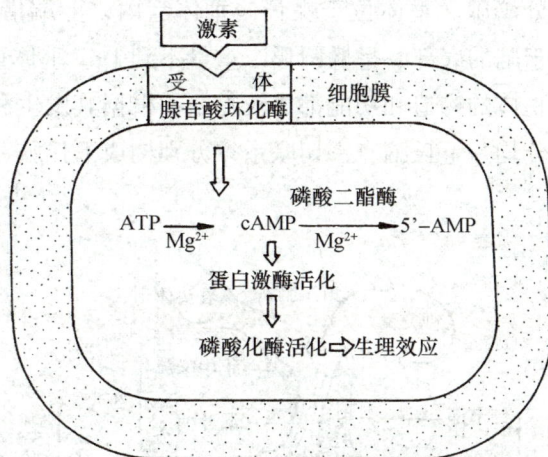

图 12 -3 含氮激素作用机制示意图

2. 类固醇激素作用机制——基因表达学说 主要内容是：①某些分子量小、脂溶性高的激素如类固醇激素能透过细胞膜直接进入细胞内，与胞浆特异性受体结合形成激素 - 胞浆受体复合物。②激素 - 胞浆受体复合物发生构型变化，进入核膜与核内受体结合，形成激素 - 核受体复合物。③激素 - 核受体复合物与染色质的特异位点结合，调控 DNA 的转录和表达，促进或抑制 mRNA 的形成，进而引起相应的生理效应。该机制是建立在"基因表达学说"基础上的，由于类固醇激素是通过影响核内基因而发挥作用，故称为基因表达学说。（图 12 -4）。

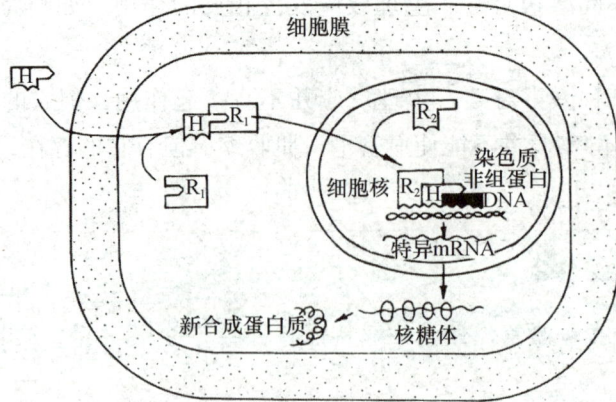

图 12 – 4　类固醇激素作用机制示意图

第二节　下丘脑与垂体

PPT

下丘脑是调节内分泌活动和内脏活动的较高级中枢。下丘脑与垂体在形态和功能上联系非常密切，可将其视为一个功能单位，这个功能单位包括下丘脑 – 腺垂体系统和下丘脑 – 神经垂体系统。

一、垂体的结构

垂体是人体内最重要的内分泌腺。垂体位于蝶骨体垂体窝内，上端借漏斗（垂体柄）与下丘脑相连，前上方与视交叉相邻，悬于脑的底部，呈椭圆形，重量不到1g。垂体重量轻，体积小，但它能分泌多种激素，作用广泛而复杂。垂体的构造和功能都比较复杂，根据其发生和结构上的特点，可分为腺垂体和神经垂体两部分，这两部分均与下丘脑有密切联系，分别构成下丘脑 – 腺垂体系统和下丘脑 – 神经垂体系统。（图 12 – 5）。

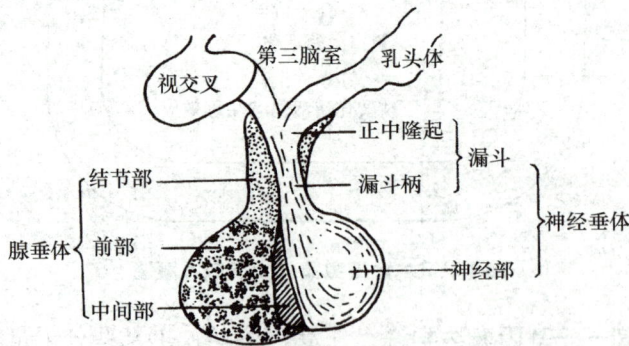

图 12 – 5　垂体结构示意图

腺垂体可分为远侧部、结节部和中间部，主要由腺细胞组成，具有内分泌功能。根据染色不同，腺细胞可分为嗜酸性细胞、嗜碱性细胞和嫌色细胞 3 种。神经垂体可分为神经部和漏斗，由无髓神经纤维和神经胶质细胞构成。神经垂体不能合成激素，只能贮存和释放由下丘脑神经元合成的抗利尿激素和催产素。

二、下丘脑－腺垂体系统

（一）下丘脑调节肽

下丘脑与腺垂体之间，没有直接的神经联系，下丘脑的内侧基底部，存在一个"促垂体区"，促垂体区的神经元能合成分泌至少9种下丘脑调节肽，其中已明确化学结构的有5种称为激素，尚未明确化学结构的有4种暂称为因子（表12－1）。

表12－1　下丘脑调节肽的种类、化学性质及作用

种类	化学性质	主要作用
促黑激素释放因子（MRF）	肽类	促进促黑激素的分泌
促黑激素释放抑制因子（MIF）	肽类	抑制促黑激素的分泌
生长素释放激素（GHRH）	44肽	促进生长素的分泌
生长抑素（GHRIH）	14肽	抑制生长素的分泌
催乳素释放因子（PRF）	肽类	促进催乳素的分泌
催乳素释放抑制因子（PIF）	多巴胺	抑制催乳素的分泌
促甲状腺激素释放激素（TRH）	3肽	促进促甲状腺激素的分泌
促性腺激素释放激素（GnRH）	10肽	促进黄体生成素、促卵泡激素的分泌
促肾上腺皮质激素释放激素（CRH）	41肽	促进促肾上腺皮质激素的分泌

（二）腺垂体激素

下丘脑"促垂体区"分泌的下丘脑调节肽主要经垂体门脉系统抵达腺垂体，调节腺垂体内分泌功能，构成了下丘脑－腺垂体轴。在下丘脑"促垂体区"的调节下，腺垂体合成和分泌的激素有以下7种。

1. 促黑激素　促黑激素（melanophore stimulating hormone，MSH）的靶细胞是黑色素细胞，其主要作用是促进皮肤、毛发和虹膜等处的黑色素细胞合成黑色素，使皮肤、毛发等处的颜色加深。MSH的分泌受下丘脑促黑激素释放因子和促黑激素释放抑制因子的双重调节，促黑激素释放抑制因子的抑制作用占优势。

2. 生长激素　生长激素（growth hormone，GH）主要生理功能是调节物质代谢与生长过程，广泛影响机体各种组织和器官，特别是促进骨骼和肌肉的生长作用最为显著。

（1）对生长发育的影响　生长激素是调节机体生长的关键激素。对骨骼、肌肉及内脏器官的生长发育作用显著。临床上，人在幼年时期如果缺乏生长激素，可出现生长迟缓，身材矮小，但智力正常，称侏儒症；若幼年时期生长激素分泌过多，引起长骨不断生长超过正常，身材过于高大，称为巨人症。成年人若生长激素分泌过多，由于骨骺已闭合，长骨不再生长，但肢端的短骨、颅骨与软组织可异常生长，表现为手足粗大，下颌突出，鼻大唇厚，内脏器官也多增大，称为肢端肥大症。

（2）对代谢的影响　生长激素促进氨基酸进入细胞，促进蛋白质合成，减少其分解；促进脂肪分解，加速脂肪酸氧化供能，使组织脂肪量减少；抑制外周组织对葡萄糖的摄取和利用，减少葡萄糖的消耗，使血糖升高。故生长激素长期分泌过量时，血糖可升高，产生垂体性糖尿。此外，生长激素还参与机体的应激反应，是机体重要的"应激激素"之一。

3. 催乳素　催乳素（prolactin，PRL）是一种蛋白激素，其主要作用是促进乳腺生长发育，引起并

维持分娩后泌乳；可促进排卵、黄体生成并促进分泌孕激素和雌激素。在男性则促进前列腺和精囊的生长，促进睾丸合成睾酮。

4. 促激素　这类激素具有双重功能，可促进相应的靶腺生长发育及分泌，主要包括以下 4 种。

（1）促甲状腺激素（thyroid stimulating hormone，TSH）促进甲状腺腺体增生以及甲状腺激素的合成与释放。

（2）促肾上腺皮质激素（adrenocorticotropic hormone，ACTH）刺激肾上腺皮质的发育与生长，促进肾上腺皮质激素的分泌。

（3）促性腺激素　包括卵泡刺激素（follicle – stimulating hormone，FSH）和黄体生成素（luteinizing hormone，LH）两种。卵泡刺激素在女性可促进女性卵泡发育成熟，使卵泡分泌雌激素；在男性则促进男性睾丸的生精作用，又称精子生成素。黄体生成素在女性可促进卵泡分泌雌激素，促进排卵、黄体的形成和分泌；在男性可刺激睾丸间质细胞分泌雄激素。

这些促激素可特异性作用于各自的靶腺而发挥调节作用，分别与下丘脑及靶腺构成了三个功能轴，即下丘脑 – 腺垂体 – 甲状腺轴、下丘脑 – 腺垂体 – 肾上腺皮质轴、下丘脑 – 腺垂体 – 性腺轴（图 12 – 6）

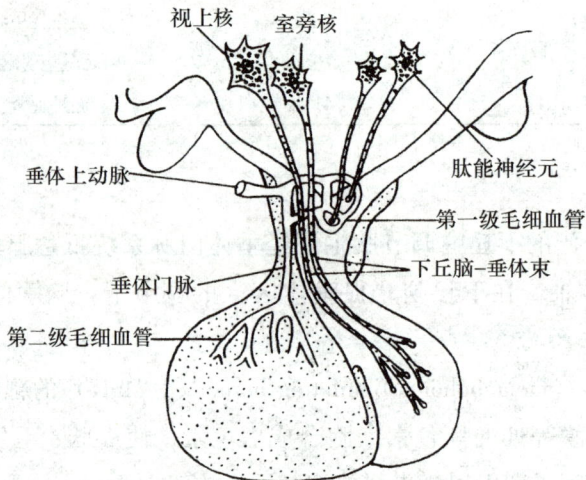

图 12 – 6　下丘脑与垂体的联系

即学即练 12 – 3

腺垂体分泌的激素有哪些？腺垂体分泌的促激素如何发挥作用？

答案解析

三、下丘脑 – 神经垂体系统

下丘脑与神经垂体有着直接的神经联系，神经垂体不含腺细胞，无分泌功能。下丘脑的视上核、室旁核有神经纤维下行到神经垂体，构成下丘脑 – 垂体束。视上核、室旁核合成的血管升压素、催产素通过下丘脑 – 垂体束神经纤维的轴浆运输，到达神经垂体贮存，并在适宜刺激作用下释放。

（一）血管升压素

血管升压素（vasopressin，VP）又称抗利尿激素（antidiuretic hormone，ADH），生理情况下，血浆

中该激素浓度很低，几乎没有升压作用，主要是增加远曲小管和集合管对水的重吸收，具有抗利尿作用。在机体脱水和大失血的情况下，ADH 的释放明显增加，具有强烈的收缩血管作用，使血压升高。

（二）催产素

催产素（oxytocin，OXT）又称缩宫素，主要作用于子宫和乳腺，对妊娠子宫有强烈收缩作用，对非妊娠子宫作用较小。产科常用于引产和治疗产后子宫收缩乏力而引起的出血。催产素能使乳腺腺泡周围的肌上皮细胞收缩，将乳汁挤入乳腺导管，并维持乳腺泌乳。

> **即学即练 12 - 4**
>
> 神经垂体能够分泌激素吗？
>
> 答案解析

第三节　甲状腺

PPT

一、甲状腺的结构

（一）甲状腺的形态位置

甲状腺是人体内最大的内分泌腺，略呈"H"形，由左、右两个侧叶和中间连接的甲状腺峡组成（图 12 - 7）。左、右两叶分别位于喉和气管上部的两侧，内侧面与喉、气管、咽、食管和喉返神经等相邻；甲状腺峡位于第 2 ~ 4 气管软骨环的前面，峡的上缘常有一向上延伸的锥状叶。甲状腺肿大时，压迫喉和气管，导致呼吸困难、吞咽困难等症状。甲状腺借结缔组织附着于甲状软骨和环状软骨，因此可随吞咽上下移动。

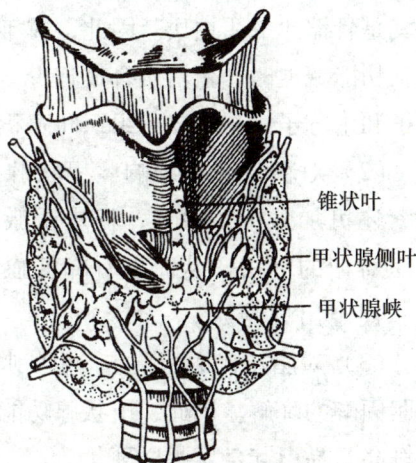

锥状叶

甲状腺侧叶

甲状腺峡

（二）甲状腺的微细结构和功能

甲状腺的实质被结缔组织分成若干大小不等的小叶，每个小叶内有 20 ~ 40 个甲状腺滤泡，还有滤泡旁细胞。滤泡多呈球形、椭圆形或不规则形，大小不等。滤泡壁主要由滤泡上皮细胞构成，上皮细胞能合成和分泌甲状腺激素。滤泡腔内充满透明的胶状物质，是滤泡上皮的分泌物，其主要成分是甲状腺球蛋白。

图 12 - 7　甲状腺正面观

二、甲状腺激素

（一）甲状腺激素的代谢

甲状腺激素是酪氨酸的碘化物，主要有两种形式，即四碘甲腺原氨酸（T_4）和三碘甲腺原氨酸（T_3）。T_4 的含量较 T_3 多，但 T_3 的生物活性却比 T_4 强约 5 倍，是甲状腺激素发挥作用的主要形式。碘和甲状腺球蛋白是合成甲状腺激素的原料。碘主要来自食物，海产品如海带、紫菜等含碘丰富。甲状腺球蛋白由滤泡上皮细胞分泌。

甲状腺激素的合成包括三个基本过程，即滤泡聚碘、碘的活化、酪氨酸的碘化和缩合。甲状腺通过主动转运方式将小肠吸收入血的碘摄入滤泡上皮细胞内，在酶的作用下首先活化形成碘原子。甲状腺球蛋白部分酪氨酸残基上的氢原子被碘原子取代，从而形成一碘酪氨酸残基和二碘酪氨酸残基。若1分子一碘酪氨酸残基和1分子二碘酪氨酸残基耦联，则生成三碘甲腺原氨酸（T_3）；若和2分子二碘酪氨酸残基耦联，则生成四碘甲腺原氨酸（T_4）。

甲状腺激素的合成过程是在甲状腺滤泡上皮细胞过氧化物酶的催化下完成的。硫氧嘧啶和硫脲类药物能够抑制过氧化物酶的活性，从而抑制甲状腺激素的合成，故临床上可用上述药物治疗甲状腺功能亢进。

（二）甲状腺激素的生理作用

甲状腺激素的作用广泛，几乎对全身各组织细胞均有影响，其主要作用是调节新陈代谢和促进生长发育。

1. 对能量代谢的调节　甲状腺激素具有显著的产热效应。增加机体的耗氧量和产热量，使基础代谢率显著增高。临床上甲状腺功能亢进（简称甲亢）的患者因产热量增多而喜凉怕热，易出汗，而甲状腺功能减退的患者则相反，因产热量减少而喜热畏寒，基础代谢率降低。

2. 对物质代谢的调节

（1）对蛋白质代谢的影响　生理剂量的甲状腺激素能促进蛋白质合成，大剂量则促进蛋白质分解，尤其是骨骼肌的蛋白质。因此，成年人甲状腺功能亢进时，骨骼肌中蛋白质分解，而出现消瘦乏力；甲状腺功能减退时，蛋白质合成减少，肌肉萎缩无力，但皮下组织细胞间的黏蛋白增多，可结合大量的正离子和水分子，造成皮下组织间隙积水增多形成黏液性水肿。

（2）对糖代谢的影响　甲状腺激素能促进单糖的吸收和肝糖原的分解，使血糖升高；甲状腺激素还可加强生长激素、糖皮质激素、胰高血糖素等升高血糖的作用；甲状腺激素也能加强外周组织对糖的利用，从而也有降低血糖的作用。由于前者作用较强，故甲状腺功能亢进时，血糖升高，甚至出现糖尿。

（3）对脂肪代谢的影响　甲状腺激素能促进脂肪和胆固醇的合成，但更重要的是促进脂肪的分解和胆固醇的降解。因此，甲状腺功能亢进者，血浆胆固醇含量低于正常，甲状腺功能减退时，血浆胆固醇升高，易引起动脉粥样硬化。

3. 对机体生长发育的调节　甲状腺激素对机体的正常生长发育起着十分重要的作用。它对骨骼和中枢神经系统的生长发育影响很大。婴幼儿时期，机体内甲状腺激素合成和分泌不足，可导致骨骼和神经系统的发育障碍，表现为生长发育迟缓、身材矮小、智力低下，临床上称为呆小症（克汀病）。

4. 其他作用　甲状腺激素能提高神经系统的兴奋性，因此，甲状腺功能亢进（甲亢）患者常有烦躁不安、焦躁易怒、失眠等症状；甲状腺功能减退时，患者常出现记忆力减退、行动迟缓、表情淡漠和嗜睡等症状。甲状腺激素能增强心肌的收缩力，使心率加快，心输出量增加。甲状腺激素能促进食欲，因此，甲亢患者食欲旺盛，常有饥饿感。甲状腺激素对生殖功能也有一定的影响，可维持正常性欲和性腺功能。

（三）甲状腺激素分泌的调节

甲状腺功能主要受下丘脑－腺垂体－甲状腺轴的调节，还存在自身调节、神经与免疫系统的调节。（图12－8）。

1. 下丘脑－腺垂体－甲状腺轴的调节　下丘脑分泌的促甲状腺激素释放激素（TRH）促进腺垂体合成和释放促甲状腺激素（TSH），TSH 刺激甲状腺腺泡增生和甲状腺激素的合成与分泌。而当血中甲状腺激素浓度达到一定水平时，又负反馈抑制 TSH 和 TRH 的分泌，从而维持血液中甲状腺激素的相对稳定。

当水和食物中缺碘或碘的摄入量不足，造成 T_3 和 T_4 合成分泌减少时，对腺垂体的负反馈作用减弱，引起腺垂体 TSH 分泌增多，TSH 刺激甲状腺腺泡增生，导致甲状腺组织的代偿性增生肥大，临床上称为地方性甲状腺肿或单纯性甲状腺肿。

2. 自身调节　在没有神经和体液因素影响的情况下，甲状腺可根据机体碘的供应多少，调整自身摄取利用碘的能力，对甲状腺的合成与释放进行调节，称为甲状腺的自身调节。

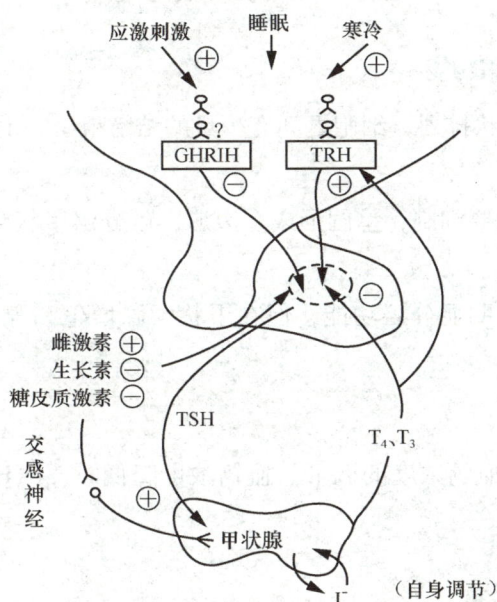

图 12－8　甲状腺激素分泌调节示意图

即学即练 12 – 5

甲状腺激素有哪些生理作用？

答案解析

第四节　甲状旁腺

PPT

一、甲状旁腺的结构

（一）甲状旁腺的形态和位置

成人甲状旁腺是棕黄色的扁椭圆形小体，形状及大小略似黄豆，腺表面包有薄层结缔组织的被膜。甲状旁腺一般有上、下两对，位于甲状腺侧叶的后方，有时也可埋入甲状腺实质内（图 12 – 9）。

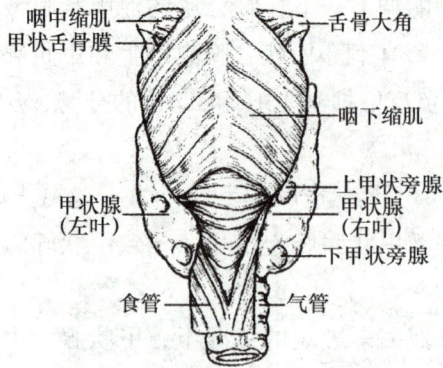

图 12 – 9　甲状旁腺的位置

（二）甲状旁腺的微细结构和功能

甲状旁腺的细胞呈索状或团状排列，细胞之间有少量的结缔组织，毛细血管丰富。甲状旁腺的腺细胞有主细胞和嗜酸性细胞两种。

1. 主细胞　是甲状旁腺的主要细胞，呈圆形或多边形，可分泌甲状旁腺激素（parathyroid hormone，PTH）。

2. 嗜酸性细胞　胞体大，无明显分泌功能，但在甲状旁腺增生和腺瘤中，有时能活跃地进行甲状旁腺素的合成和分泌。

（三）甲状旁腺功能的调节

甲状旁腺激素的分泌主要受血钙浓度的调节。血钙浓度降低时，PTH 分泌增加；血钙浓度升高时，则 PTH 分泌减少。

二、甲状旁腺素与降钙素

（一）甲状旁腺激素

甲状旁腺激素主要作用是调节钙、磷的代谢，使血钙升高，血磷降低。其生理功能如下。

1. 对骨的作用　PTH 直接作用于破骨细胞，促进破骨细胞的活动，加强溶骨过程，动员骨钙入血，使血钙浓度升高。临床上进行甲状腺手术时，若不慎误将甲状旁腺摘除，可引起严重的低血钙，导致手足抽搐等低血钙症状。

2. 对肾的作用　促进肾小管对钙的重吸收，抑制磷的重吸收，使尿钙减少，增加尿磷排出，使血钙升高，血磷降低。此外，PTH 对肾的另一重要作用是激活 1，25 – 羟化酶，使无活性的维生素 D_3 转变为有活性的维生素 D_3，后者可促进小肠上皮细胞对钙的吸收，使血钙升高。

（二）降钙素

降钙素（CT）是甲状腺 C 细胞分泌的激素。其生理功能是降低血钙和血磷，主要靶器官是骨和肾，可抑制破骨细胞的活动，使溶骨过程减弱；同时，能加强成骨过程，增加钙、磷在骨的沉积，故血钙和血磷降低。

CT 分泌主要受血钙浓度的调节。当血钙浓度升高时，CT 分泌增多，反之则分泌减少。

第五节 肾上腺

一、肾上腺的结构

肾上腺位于肾的内上端，包在肾筋膜内，左右各一，是一对灰黄色腺体。右侧肾上腺呈扁平三角形，左侧肾上腺呈半月形。肾上腺实质分为皮质和髓质两部分（图12-10）。二者在形态结构、产生激素的生物效应等方面均不相同，因此实际上是两个独立的内分泌腺。肾上腺皮质是腺垂体的重要靶腺，肾上腺髓质接受交感神经节前神经纤维的直接支配。

（一）肾上腺皮质

肾上腺皮质占肾上腺的80%~90%，根据细胞的形态和排列特点，可将皮质从外向内分为球状带、束状带和网状带。

1. 球状带 位于皮质浅层，细胞较小，细胞呈低柱状或多边形，排列成环状或半环状，其间有血窦和少量结缔组织。球状带细胞分泌以醛固酮为主要成分的盐皮质激素，主要参与体内水盐代谢的调节，促进肾远曲小管和集合管上皮细胞对Na^+重吸收和增加K^+的排出，即保钠排钾。

2. 束状带 位于皮质中层，较厚，细胞呈多边形，体积较大，由皮质向髓质方向呈放射状排列。束状带细胞分泌糖皮质激素，其中主要是皮质醇。

3. 网状带 位于皮质最内层，细胞呈多边形，胞体较小，排列成索状并相互连接成网，网状带主要合成和分泌少量性激素，如脱氢异雄酮和雌二醇，也可分泌少量的糖皮质激素。

（二）肾上腺髓质

肾上腺髓质占肾上腺实质的10%~20%，位于肾上腺的中央部，主要由排列成索状或团状的髓质细胞构成。细胞体积较大，呈多边形或圆形，用铬盐处理时，胞质内呈现黄褐色颗粒，故又称嗜铬细胞，能分泌肾上腺素和去甲肾上腺素。由于肾上腺髓质由交感神经节前纤维支配，交感神经兴奋时，促使肾上腺髓质细胞分泌。因此，将肾上腺髓质视为交感神经节，故合称为交感神经-肾上腺髓质系统。

二、肾上腺皮质激素

关于盐皮质激素的内容见泌尿系统，性激素的内容见生殖系统，在此重点介绍糖皮质激素。

（一）糖皮质激素的生理作用

1. 对物质代谢的影响

（1）蛋白质代谢 糖皮质激素能促进肝外组织，主要是肌肉组织的蛋白质分解；抑制肝外组织对氨基酸的摄取，减少蛋白质的合成。因此，糖皮质激素分泌过多时可引起生长停滞、肌肉消瘦、皮肤变

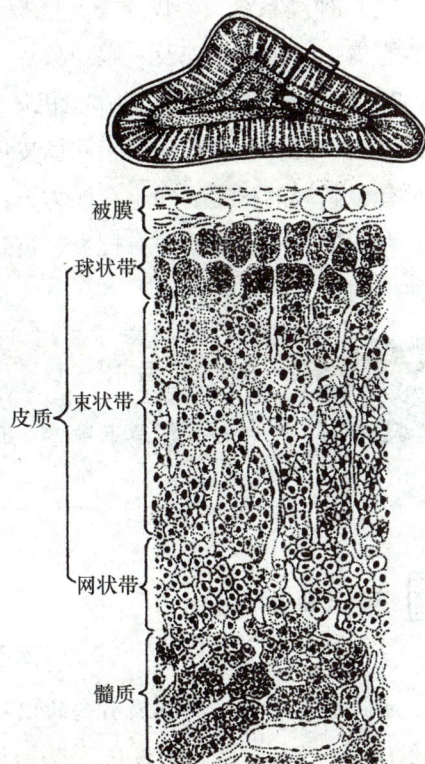

被膜

球状带

束状带

皮质

网状带

髓质

图12-10 肾上腺的结构

薄、骨质疏松、伤口愈合延迟等现象。

（2）糖代谢　糖皮质激素是体内调节糖代谢的重要激素之一，能对抗胰岛素的作用，促进糖异生，增加肝糖原的贮存，减少外周组织对葡萄糖的分解利用，使血糖升高。若糖皮质激素分泌过多，可使血糖升高，甚至引起糖尿；相反，肾上腺皮质功能减退糖皮质激素分泌时，可出现低血糖。

（3）脂肪代谢　糖皮质激素一方面可促进脂肪分解和脂肪酸氧化；另一方面糖皮质激素引起的高血糖可刺激胰岛素分泌增加，增加脂肪沉积。糖皮质激素对身体不同部位的脂肪作用不同，分泌过多时，可造成体内脂肪异常分布，即四肢脂肪分解加强，腹部、面部、肩部、背部脂肪合成增加，出现所谓"向心性肥胖"，表现为面圆（"满月脸"）、背厚（"水牛背"）、四肢消瘦的特殊体态。

（4）水盐代谢　糖皮质激素有一定保钠排钾的作用。可通过增加肾小球滤过率，抑制 ADH 对远曲小管和集合管重吸收的作用，有利于水的排出。因此，肾上腺皮质功能减退患者，常出现排水障碍，发生"水中毒"。

2. 对各组织器官的影响

（1）血细胞　糖皮质激素刺激骨髓造血，增加红细胞、血小板的数量；糖皮质激素能促使附着在血管壁的中性粒细胞进入血液循环、抑制淋巴细胞分裂、增加嗜酸性粒细胞在肺和脾的潴留，故血液中的中性粒细胞增多、淋巴细胞和嗜酸性粒细胞减少。

（2）循环系统　糖皮质激素能增强儿茶酚胺缩血管作用（允许作用），有利于维持血压。

（3）消化系统　糖皮质激素能促进胃酸分泌和胃蛋白酶原的生成，长期大量使用糖皮质激素可诱发和加剧胃溃疡。

（4）神经系统　糖皮质激素能提高中枢神经系统的兴奋性。肾上腺皮质功能亢进患者，常表现思维不能集中、烦躁不安及失眠现象。

3. 在应激反应中的影响　当机体遭受来自内、外环境和社会、心理等因素一定程度的伤害性刺激时，血液中促肾上腺皮质激素和糖皮质激素浓度急剧增加，并产生一系列非特异性全身反应，以增强机体对有害刺激的耐受力和生存能力，这种现象称为应激反应。

大剂量糖皮质激素还有抗炎、抗过敏、抗中毒和抗休克等药理作用，故临床上常用糖皮质激素治疗多种疾病。

即学即练 12 -6

糖皮质激素有哪些生理作用？

答案解析

📖 **知识链接**

库欣综合征（cushing syndrome，CS）

库欣综合征是多种病因引起的以高皮质醇血症为特征的代谢紊乱疾病。于 1912 年由美国神经外科医生 Harvey Cushing 首先报道，也称柯兴综合征。主要表现为向心性肥胖、满月脸、多血质外貌、痤疮、继发性糖尿病、高血压和骨质疏松等临床症状。

（二）糖皮质激素分泌的调节

1. 下丘脑－腺垂体－肾上腺皮质轴的调节 糖皮质激素分泌的调节主要受下丘脑－腺垂体－肾上腺皮质轴调节。下丘脑促垂体区分泌的促肾上腺皮质激素释放激素（CRH），通过垂体门脉系统被运送到腺垂体，促进腺垂体合成和分泌促肾上腺皮质激素（ACTH）。ACTH 作用于肾上腺皮质，促进肾上腺皮质束状带合成和分泌糖皮质激素，并且促进束状带和网状带细胞生长发育。

由于受下丘脑生物钟的控制，CRH 的分泌释放具有昼夜节律，因此 ACTH 和糖皮质激素的分泌也呈现出相应的昼夜节律性。一般早晨 6~8 时分泌量最高，午夜最低。故在应用此类药物时，应注意掌握用药时间，以提高治疗效果。

2. 反馈性调节 血液中糖皮质激素浓度升高时，可反馈性地抑制下丘脑和腺垂体的活动，使 CRH 分泌释放减少，使 ACTH 合成和分泌受到抑制，称为长反馈调节；腺垂体分泌的 ACTH 也可反馈性地抑制下丘脑的活动，称为短反馈调节（图 12-11）。在应激时这种反馈调节被抑制甚至消失，血中 ACTH 和糖皮质激素的浓度升高。

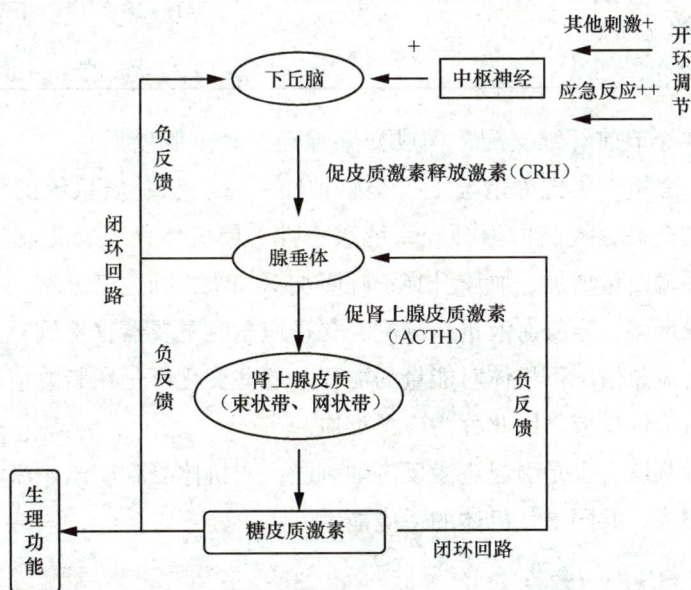

图 12-11 糖皮质激素分泌调节示意图

因此，临床上长期大量使用糖皮质激素的患者，外源性糖皮质激素可通过长反馈抑制 ACTH 的合成与分泌，可引起其肾上腺皮质萎缩，功能减退。若突然停药，将出现肾上腺皮质功能不全的症状。为防止上述情况的发生，停药时逐渐减量，不能骤停，或在治疗过程中间断给予患者补充 ACTH。

正常功能条件下，下丘脑－腺垂体－肾上腺皮质之间协调统一，既能维持血液中糖皮质激素的相对稳定，又能保证机体在应激状态下发生适时、适当的全身性反应。

即学即练 12-7

糖皮质激素分泌如何调节？

答案解析

三、肾上腺髓质激素

（一）肾上腺素和去甲肾上腺素的生理作用

肾上腺髓质分泌的肾上腺素和去甲肾上腺素对机体的组织和器官生理作用广泛，现将其主要作用比较如下（表12-2）。

表12-2　肾上腺素和去甲肾上腺素的主要生理作用

	肾上腺素	去甲肾上腺素
心脏	心率加快，心肌收缩力加强，心输出量增加	离体心率加快，在体心率减慢（降压反射的作用）
血管	皮肤、胃肠、肾、外生殖器等血管收缩；冠状血管、肝脏、骨骼肌血管舒张总外周阻力稍减	全身血管广泛收缩总外周阻力显著增加
血压	升高（因心输出量增加）	显著升高（因外周阻力增加）
支气管平滑肌	舒张	舒张，作用较弱
代谢	促进肝糖原分解，使血糖升高；加速脂肪分解和氧化；增加组织耗氧量和产热量	同肾上腺素，但作用较弱
瞳孔	扩大	扩大（作用弱）

肾上腺髓质受交感神经节前纤维支配，构成交感神经-肾上腺髓质系统。当机体在剧烈运动、失血、缺氧、创伤、寒冷、恐惧、焦虑等情况下，交感神经-肾上腺髓质系统的活动增强，去甲肾上腺素、肾上腺素分泌量急剧升高，提高中枢神经系统兴奋性，使机体处于警觉状态，反应灵敏；心率加快，心肌收缩力加强，心输出量增加，血压升高；呼吸加深加快，肺通气量增大；内脏血管收缩，骨骼肌血管舒张，同时血流量增多，全身血液重新分配，保证应急时重要器官得到充足的血液供应；肝糖原和脂肪分解加强以适应在应急情况下机体对能量的需要。这些变化都是在紧急情况下，通过交感神经-肾上腺髓质系统发生的适应性反应，因此称为应急反应。

引起应急反应的各种刺激，也是引起应激反应的刺激，当机体受到应激刺激时，同时引起应急反应与应激反应，两者相辅相成，共同增强机体的适应能力。

（二）肾上腺髓质激素分泌的调节

1. 交感神经的作用　交感神经兴奋时，肾上腺髓质激素分泌增加。

2. 促肾上腺皮质激素的作用　促肾上腺皮质激素（ACTH）通过糖皮质激素可直接或间接促进肾上腺素和去甲肾上腺素的合成和分泌。

> **即学即练 12-8**
>
> 什么是应急反应？应急反应和应激反应一致吗？
>
> 答案解析

第六节　胰　岛

PPT

胰岛是由不规则的内分泌细胞组成的球形细胞团，散于胰腺腺泡之间。胰岛分为 A 细胞、B 细胞、D 细胞和 PP 细胞等，功能各不同。其中，胰岛 B 细胞数量最多，占胰岛细胞总数的 60%～70%，分泌胰岛素（insulin）；A 细胞约占胰岛细胞总数的 25%，分泌胰高血糖素（glucagon）；D 细胞约占胰岛细胞总数的 10%，分泌生长抑素；PP 细胞数量很少，分泌胰多肽；此外，还有极少量的其他细胞。本节主要介绍胰岛素和胰高血糖素。

一、胰岛素

（一）胰岛素的生理作用

胰岛素一方面调节糖、脂肪、蛋白质的合成与代谢；另一方面调节细胞的生长、繁殖，抑制细胞的凋亡。

1. 调节糖代谢　胰岛素最显著的作用是降低血糖，胰岛素通过促进全身组织（特别是肝、肌肉组织）对葡萄糖的摄取和利用，加速糖原的合成，促使葡萄糖氧化分解及转变为脂肪酸等途径增加血糖的去路；还能抑制肝糖原分解和糖异生以减少血糖的来源，使血糖降低。当胰岛素分泌发生障碍或作用减弱时，糖代谢紊乱，出现血糖升高，严重者导致糖尿病。

2. 调节脂肪代谢　胰岛素能促进脂肪的合成与贮存，抑制脂肪酶对脂肪的动员，降低血中脂肪酸浓度。胰岛素缺乏时，脂肪分解加强，血脂升高，酮体增多，可致酮血症和酸中毒。

3. 调节蛋白质代谢　胰岛素能促进细胞摄取利用氨基酸，促进蛋白质的合成，并抑制蛋白质的分解，对机体的生长发育有促进作用。

> **即学即练 12 - 9**
>
> 胰岛素有哪些生理作用？
>
> 答案解析

📱 知识链接

胰岛素

1921 年，加拿大外科医生佛雷德里克·班廷历经艰辛，终于发现了胰岛素。胰岛素的发现成为医学史上一个伟大的里程碑。1965 年 9 月 17 日，世界上第一个人工合成的蛋白质——牛胰岛素在中国诞生，在国内外引起巨大反响。该成果由当时的中科院生物化学研究所、北京大学、中科院有机化学研究所协作完成。这是世界上第一次人工合成与天然胰岛素分子相同化学结构并具生物活性的蛋白质，开辟了人工合成蛋白质时代，标志着人类在揭示生命本质的征途上实现了里程碑式的飞跃。

（二）胰岛素分泌的调节

1. 血糖浓度　血糖浓度是调节胰岛素分泌的最主要因素。血糖浓度升高时，胰岛素分泌增加，使血糖水平降低；当血糖水平降至正常时，胰岛素分泌也恢复基础水平，从而维持血糖浓度相对稳定。此外，血中氨基酸和脂肪的水平升高，也能刺激胰岛素分泌。

2. 激素作用　胰高血糖素可直接刺激临近的胰岛 B 细胞分泌胰岛素，也可通过升高血糖而间接刺激胰岛素分泌。促胃液素、促胰液素、胆囊收缩素等胃肠激素可促进胰岛素的分泌；甲状腺激素、生长激素、糖皮质激素可通过升高血糖浓度而间接刺激胰岛素分泌；而肾上腺素抑制胰岛素的分泌。

3. 神经调节　胰岛素的分泌受迷走神经和交感神经双重支配。迷走神经兴奋促进胰岛素分泌；交感神经兴奋抑制胰岛素分泌。

⟳ **知识链接** --

糖尿病

　　糖尿病是由于胰岛素分泌缺陷，或胰岛素受体缺乏等原因引起的以高血糖为特征的代谢性疾病。糖尿病时组织细胞的摄取和利用葡萄糖障碍，长期存在的高血糖，导致各种组织，特别是眼、肾、心脏、神经、血管的慢性损害和功能障碍。临床上糖尿病分为胰岛素依赖型（1 型）和非胰岛素依赖型（2 型），我国糖尿病患者以 2 型糖尿病居多。糖尿病治疗的目的在于减轻症状并将长期并发症发生风险降到最低，必须严格控制血糖水平。糖尿病现代治疗的 5 个方面：饮食疗法、运动疗法、药物疗法、血糖监测及糖尿病教育。

二、胰高血糖素

（一）胰高血糖素的生理作用

　　与胰岛素的作用相反，胰高血糖素是体内促进分解代谢和能量动员的激素。胰高血糖素能促进糖异生和肝糖原分解，使血糖明显升高；促进脂肪的分解和脂肪酸的氧化，使血液中酮体增多；还可抑制蛋白质的合成，促进蛋白质的分解。

（二）胰高血糖素分泌的调节

　　血糖水平是调节胰高血糖素分泌的主要因素。血糖浓度降低可促进胰高血糖素的分泌；反之，胰高血糖素的分泌则减少。胰岛素可通过旁分泌直接抑制胰高血糖素的分泌；还可通过降低血糖间接地刺激胰高血糖素分泌。胰高血糖素的分泌还受神经系统的调节。迷走神经兴奋可抑制其分泌，交感神经兴奋促进其分泌。

✎ 实践实训

实训　内分泌器官观察

【实训目的】

　　掌握人体内分泌器官的位置、形态。

【实训要求】

　　在教师的指导下，分组观察各个内分泌器官。

【实训内容】

　　1. 甲状腺观察　在颈部显示甲状腺的标本上，观察甲状腺的位置和形态。注意查看甲状腺峡部是否向上伸出一个锥状叶；峡部与气管软骨的位置关系；两侧叶与喉和气管的位置关系。

　　2. 甲状旁腺观察　在显示甲状旁腺的标本上，观察甲状腺两侧叶的后面，仔细寻找甲状旁腺。注意查看甲状旁腺位置、大小及数量；明确甲状旁腺与甲状腺的关系。

3. 肾上腺观察 在显示肾上腺的标本上,观察肾上腺位置、形态。注意查看左侧、右侧的肾上腺的形态区别;观察它们和肾是否在同一脂肪囊内。

4. 胸腺观察 在打开胸前壁的小儿尸体标本上,观察胸腺的位置、形态。注意查看比较左右两叶是否对称;明确胸腺在青春期以前较发达,青春期后逐渐萎缩、在成人被少量结缔组织取代;胸腺不仅是一个内分泌腺体,而且还是一个淋巴器官。

5. 垂体观察 在神经系统标本上,观察垂体的位置、形态。注意查看垂体与视交叉及漏斗的位置关系。明确垂体是人体最复杂的内分泌腺。

【实训评价】

教师用人体标本或图片展示上述内分泌器官,要求学生说出该内分泌器官名称及位置,并对其准确性做出评价;理解它们之间的关系及各自的功能。

目标检测

答案解析

一、名词解释

1. 激素　2. 允许作用　3. 应激反应　4. 应急反应

二、单项选择

1. 激素的作用是调节机体的 ( )。

　　A. 代谢　　　　　　　　　B. 生长　　　　　　　　　C. 生殖

　　D. 发育　　　　　　　　　E. 以上全是

2. 体内最重要的内分泌腺体是 ( )。

　　A. 胰岛　　　　　　　　　B. 甲状腺　　　　　　　　C. 垂体

　　D. 肾上腺　　　　　　　　E. 性腺

3. 下列哪种激素不是由腺垂体分泌的 ( )。

　　A. 生长素　　　　　　　　B. 促甲状腺激素　　　　　C. 促肾上腺激素

　　D. 黄体生成素　　　　　　E. 催产素

4. 不属于生长素作用的是 ( )。

　　A. 促进蛋白质合成　　　　B. 升高血糖　　　　　　　C. 促进脂肪分解

　　D. 促进软骨生长发育　　　E. 促进脑细胞生长发育

5. 关于糖皮质激素作用的叙述,下列哪一项是错误的 ( )。

　　A. 促进蛋白质分解,抑制其合成　　　　　B. 分泌过多时可引起脂肪向心性分布

　　C. 减弱机体对有害刺激的耐受　　　　　　D. 对儿茶酚胺的正常反应有允许作用

　　E. 有促进糖异生、升高血糖的作用

6. 调节胰岛素分泌的最重要因素是 ( )。

　　A. 血糖水平　　　　　　　B. 血氨基酸水平　　　　　C. 血脂水平

　　D. 血钙水平　　　　　　　E. 血钾水平

三、简答题

1. 试述激素作用的一般特征。

2. 简述下丘脑和垂体之间的结构和功能上的联系。

3. 长期大量使用糖皮质激素的患者为什么不能突然停药？

书网融合……

知识回顾　　　微课　　　习题

（张颖 图）

第十三章　能量代谢和体温 🔲微课

学习引导

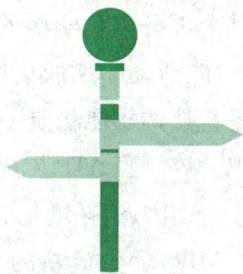

你知道人每天消耗的能量都是从哪里来的吗？你知道男性和女性谁的体温更高吗？你知道为什么感冒初期身体会感觉发冷吗？

本章主要介绍人体能量的来源及去路，人体能量代谢的影响因素及其测量方法，人体的正常体温及其生理性波动，人体体温的调节机制等。

📖 学习目标

1. **掌握**　人体的正常体温及其生理性变动；体温的调节。
2. **熟悉**　机体的产热方式、散热方式；基础代谢、基础代谢率的概念。
3. **了解**　机体能量的来源、去路；影响能量代谢的因素。

第一节　能量代谢

新陈代谢是生命的基本特征之一，包括物质代谢和伴随的能量代谢。物质代谢包括合成代谢和分解代谢。在物质的合成过程中，机体储存能量；在物质的分解过程中，能量被释放出来，供给机体组织利用。机体在物质代谢过程中所伴随的能量的释放、转移、贮存和利用，称为能量代谢。

一、能量的来源和去路

（一）能量的来源

机体一切生命活动所需的能量，主要来源于食物中的糖、脂肪和蛋白质分子机构中蕴藏的化学能。这些营养物质氧化分解时，释放出化学能。然而组织细胞在进行各种功能活动是并不能直接利用这种能量形式，而是由高能化合物腺苷三磷酸（ATP）直接提供。

1. 糖类　糖是人体的主要能源物质，通常情况下机体所需能量的 50% ~ 70% 以上由糖类提供。糖在体内的分解代谢途径可因供养情况的不同而有所不同，在供养充足的情况下，葡萄糖进行有氧氧化，生成 CO_2 和水。1mol 葡萄糖完全氧化可合成 30 ~ 32mol ATP。在缺氧的情况下，葡萄糖进行无氧氧化，生成乳酸，1mol 葡萄糖经无氧氧化只能合成 2mol ATP。通常情况下脑组织主要依赖葡萄糖的有氧氧化供能，当发生低血糖或缺氧时，可引起脑功能活动的障碍，出现头晕等症状，重者可发生抽搐甚至昏迷。

2. 脂肪　脂肪是人体内重要的供能物质，一般情况下机体所消耗的能量有 30% ~ 50% 来自脂肪，同时脂肪又是能源物质贮存的主要形式，体内储存的脂肪量约占体重的 20%。正常体重者在短期饥饿情况下，主要依靠脂肪供能。脂肪氧化时产能较多，同等质量脂肪氧化释放能量约为糖的 2 倍。

3. 蛋白质　蛋白质是人体细胞的重要组成成分，一般不作为供能物质。在某些特殊情况下，如长期不能进食或体内的糖原和脂肪大量消耗时，机体才开始分解蛋白质供能，以维持基本的生理功能。

（二）能量的去路

各种能源物质氧化分解释放的能量，50% 以上转化为热能用于维持体温，其余部分以化学能的形式贮存于 ATP 的高能磷酸键中。组织细胞可直接利用 ATP 提供的能量完成各种功能活动，如肌肉收缩、腺体分泌、物质转运及神经传导等。因此，ATP 既是机体重要的贮能物质，又是直接的供能物质。

除 ATP 外，体内还有其他高能化合物，如磷酸肌酸（creatine phosphate，CP）等。当 ATP 生成过多时，可将其中的一个高能磷酸键转移给肌酸，生成磷酸肌酸，将能量贮存起来。当组织消耗增加，ATP 减少时，磷酸肌酸又将贮存的能量转移给二磷酸腺苷（adenosine diphosphate，ADP），生成新的 ATP。磷酸肌酸不能直接为机体生命活动提供能量，被看作是能量的贮存库。

🔗 知识链接

体质指数、腰围

在临床上常用体质指数和腰围作为判断肥胖的简易诊断标准。体质指数是指体重（kg）除以身高（cm）的平方所得的商，主要反映全身性超重和肥胖。在我国，成人体质指数为 24 可视为超重界限、28 为肥胖界限。腰围主要反映腹部脂肪的分布，成人的腰围男性不宜超过 85cm，女性不宜超过 80cm。

🔗 知识链接

合理膳食、杜绝浪费，保持能量平衡

人体的能量平衡是指摄入的能量与消耗的能量之间的平衡。若摄入食物的能量少于消耗的能量，机体即动用贮存的能量物质，因而出现体重减少，称为能量的负平衡；反之，若摄入的能量多余消耗的能量，多余的能量则转变为脂肪组织等，因而体重增加，称为能量的正平衡。过度消瘦会使机体抵抗能力降低；而过度肥胖则可引起多种疾病，如心血管疾病、高脂血症等。因此，日常生活中，人们应根据自身实际生理情况、活动强度等调整营养摄入，避免暴饮暴食，"饭吃七分饱"，杜绝食物"浪费"，使机体保持在有利于健康的能量代谢水平。

二、影响能量代谢的因素

影响能量代谢的因素是多方面的，主要有肌肉活动、精神活动、食物的特殊动力效应以及环境温度。

（一）肌肉活动

肌肉活动对能量代谢的影响最为显著。机体进行任何轻微的活动都可提高能量代谢率。而且肌肉活动的强度越大，能量代谢率的增长也越大。剧烈运动时其产热量可增加 10 倍~20 倍。

（二）精神活动

精神活动对能量代谢的影响，主要表现在人处于紧张状态，如烦恼、恐惧或情绪激动时，能量代谢可显著提高。其原因是精神紧张引起骨骼肌紧张性增加、交感神经兴奋及甲状腺激素分泌增多，使机体代谢加速。人在平静地思考问题时，无论思维是否活跃，能量代谢受到的影响并不明显。

（三）食物的特殊动力效应

在进食后的一段时间内，机体虽然同样处于安静状态，但所产生的热量却比进食前有所增加。这种现象一般从进食后 1 小时左右开始，延续至 7~8 小时。这种由于进食使机体产生额外热量的现象，称为食物的特殊动力效应。不同食物的特殊动力效应不同。在三种主要营养物质中，蛋白质的特殊动力效应最强，可使产热量增加 30% 左右，糖类或脂肪类可使产热量增加 4%~6%，混合食物可使产热量增加 10% 左右。食物的特殊动力效应的确切机制尚不明确。

（四）环境温度

人体在安静状态下的能量代谢率，以 20~30℃ 的环境中最稳定。实验表明，环境温度过高或过低，能量代谢率都将增加。当环境温度为 30~45℃ 时，人体内的生物化学反应速度加快，呼吸功能、循环功能增强，能量代谢率增强。当环境温度低于 20℃ 时，肌肉紧张度增强甚至引起寒战，能量代谢率增加。环境温度在 10℃ 以下，代谢率增加更为显著。

三、基础代谢与基础代谢率

人体在基础状态下的能量代谢称为基础代谢。所谓基础状态是指人体处于清晨、清醒、静卧、肌肉放松、空腹（禁食 12 小时以上）、室温在 20~25℃、无精神紧张的状态。它排除了肌肉活动、精神活动、食物的特殊动力效应和环境温度等对能量代谢的影响。在这种状态下的能量消耗，主要用于维持心跳、呼吸等最基本的生命活动，能量代谢比较稳定。因此把基础状态下单位时间内的能量代谢称为基础代谢率（basal metabolism rate，BMR）。基础代谢率比一般安静时的代谢率要低些，但并不是机体最低的代谢率。在熟睡时，机体的代谢率更低。

基础代谢率随性别、年龄不同而有生理变动。在其他情况相同时，男子比女子高；儿童比成人高；年龄越大，基础代谢率越低。我国正常人 BMR 水平，男女各年龄组的平均值如表 13-1 所示。

表 13-1　我国正常人的 BMR 平均值（kJ/m^2 · h）

年龄（岁）	11~15	16~17	18~19	20~30	31~40	41~50	51 以上
男性	195.5	193.4	166.2	157.8	158.6	154.0	149.0
女性	172.5	181.7	154.0	146.5	146.9	142.4	138.6

在临床上，评价基础代谢率时一般用实际测得的数值与表 12-1 中的正常平均值进行比较。如果相差在 ±15% 以内属于正常范围。当相差超过 ±20% 可能是病理变化。在各种疾病中，甲状腺功能的改变对基础代谢率的影响最为显著。甲状腺功能亢进的患者基础代谢率可比正常值高 25%~80%，甲状腺功能减退的患者基础代谢率可比正常值低 20%~40%。因此，测定基础代谢率是临床诊断甲状腺疾病的重

要辅助手段。

第二节　体温及其调节

机体具有一定的温度，称为体温。体温分为体表温度和深部温度。体表温度是指皮肤和皮下组织的温度，不稳定，易随环境温度的变化而发生变化。生理学上的体温指机体深部的平均温度，较为恒定。

正常情况下，人体通过体温调节机制对产热和散热过程进行调节，从而使体温保持相对恒定。体温的相对恒定是机体内环境稳态的重要表现，是进行新陈代谢和正常生命活动的重要条件。

一、体温

（一）正常体温

机体深部的温度虽然相对稳定，但由于各器官的代谢水平不同，其温度也略有差异，如肝脏温度最高，直肠温度较低。但由于血液不断循环，使深部各器官的温度趋于一致。因此，可用血液的温度代表机体深部的平均温度。

由于血液的温度不易测量，临床上通常测量直肠、口腔和腋窝的温度来代表体温。直肠温度正常为 36.9 ~ 37.9℃，较接近机体深部的温度，但测量不太方便。口腔温度正常为 36.7 ~ 37.7℃，该测量方法使用方便，临床上较常用，但需注意口腔温度受经口呼吸及进食冷、热食物等因素的影响。腋窝温度正常为 36.0 ~ 37.4℃，测量时应保持腋窝干燥，上臂紧贴胸廓，减少腋窝处温度的散失，同时测量时间不少于 10 分钟。

（二）体温的生理性变动

在生理情况下，体温可随昼夜、年龄、性别、肌肉活动等因素而有所变化。但变化幅度一般不超过 1℃。

1. 昼夜变化　在一昼夜之中，人体体温呈周期性波动。清晨 2 ~ 6 时体温最低，午后 1 ~ 6 时最高。体温的这种昼夜周期性波动称为昼夜节律，是机体的一种内在节律，通常认为与下丘脑的生物钟有关。

2. 年龄　年龄对体温的影响与基础代谢率的变化一致。不同年龄人的基础代谢率不同，体温也不同。一般来说，儿童的体温比成年人高；老年人因基础代谢低，体温也偏低；新生儿尤其是早产儿的体温调节机制发育尚不完善，调节体温的能力差，体温易受环境温度的影响而变动。因此对新生儿和老年人应加强护理。

3. 性别　在相同状态下，男性和女性体温略有差别。成年女性的基础体温平均比男性高 0.3℃ 左右。并且，女性的基础体温随月经周期呈现规律性波动：月经期至排卵之前体温较低，排卵日最低，排卵后体温升高 0.2 ~ 0.5℃，直至下次月经开始（图 13 - 1）。排卵后的体温升高可能与黄体分泌的孕激素的产热效应有关。临床上可根据女性基础体温的变化来判断有无排卵及排卵的日期。

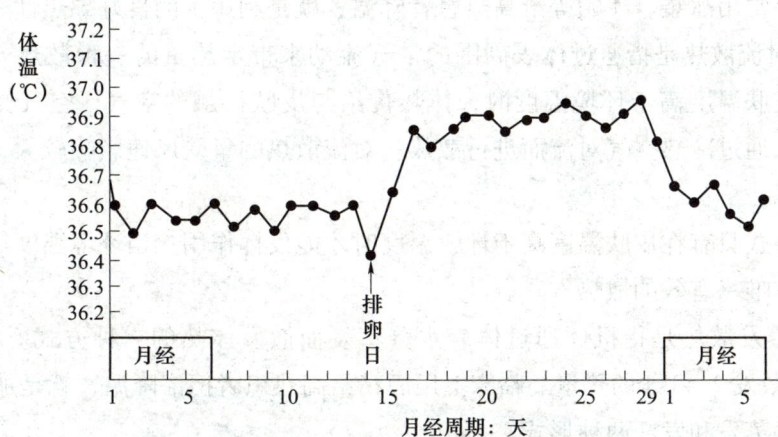

图 13-1 女性月经周期中基础体温的变化

4. 肌肉活动 肌肉活动时，代谢增强，产热量增加，可导致体温升高。肌肉剧烈活动时，体温可上升 1~2℃。因此，临床上测量体温时，应先让患者安静一段时间后再测。测量小儿体温时应防止哭闹。

5. 其他因素 精神紧张、情绪激动、进食、环境温度等因素对体温也有影响。麻醉药物可抑制体温调节中枢，扩张皮肤血管，增加散热，从而导致体温降低。所以，在麻醉时和手术后应加强患者的保暖和护理。

二、机体的产热与散热

人体在代谢过程中不断地产生热量，同时又将热量不断地散发到体外。机体的产热量与散热量必须保持动态平衡，体温才能保持相对稳定。

(一) 产热过程

体内的热量是三大营养物质在各组织器官进行分解代谢产生的。安静状态下，机体的热量主要来自全身各组织器官的基础代谢，其中肝脏的代谢最旺盛，产热量最大。运动或体力劳动时，骨骼肌代谢明显增加，成为主要的产热来源。

机体有多种产热方式，在一般环境温度下，产热形式主要来自基础代谢产热、肌肉活动产热、食物的特殊动力效应产热等，在寒冷环境下则主要依靠战栗产热。

(二) 散热过程

人体的主要散热部位是皮肤，机体 90% 的热量通过皮肤散发到外界。只有一小部分通过呼吸道、尿和粪便等散发。皮肤的散热方式有辐射、传导、对流和蒸发四种。

1. 辐射散热 辐射散热是指机体以热射线形式将体热传给外界较冷物体的一种散热方式。辐射散热的量取决于皮肤与环境间的温度差和机体的有效辐射面积。温度差越大，有效辐射面积越大，辐射散热量就越多。辐射散热是人体处于安静状态且环境温度低于皮肤温度时的主要散热方式，占人体总散热量的 60%。

2. 传导散热 传导散热是指机体的热量直接传给与之接触的较冷物体的一种散热方式。传导散热的量取决于皮肤与接触物体的温度差、接触面积和接触物的导热性能。接触物的导热性能越好，传导散热的量越多。临床上常用冰袋、冰帽等给高热患者降温，就是利用水的良好导热性来加快传导散热。

3. 对流散热　对流散热是指通过体表周围的空气流动来带走热量的一种散热方式，是传导散热的一种特殊形式。当皮肤温度高于环境温度时，体热传给与皮肤接触的空气，空气受热后上升，带走体热，冷空气来补充，通过冷热空气对流而进行散热。对流散热的量受风速影响较大，风速越大，对流散热量也越大。

以上三种散热方式只有在皮肤温度高于环境温度时才能发挥作用。当环境温度等于或高于皮肤温度时，蒸发便成为机体唯一有效的散热方式。

4. 蒸发散热　蒸发散热是指机体通过体表水分蒸发而散发体热的一种方式。在正常体温条件下，蒸发1g水可使机体散发2.43kJ的热量。临床上用酒精给高热患者擦浴降温，就是加强蒸发散热。

蒸发散热有不感蒸发和发汗两种形式。

（1）不感蒸发　不感蒸发是指水分直接从皮肤或黏膜（主要是呼吸道黏膜）渗出，在形成明显水滴之前就被蒸发，是人体不易察觉的一种散热方式。它与汗腺活动无关，也不受生理性体温调节机制的控制，即使环境温度低于皮肤温度也持续进行。人体24小时不感蒸发量约为1000ml。

（2）发汗　发汗是指通过汗腺分泌汗液，在皮肤表面形成明显汗滴后被蒸发的一种散热方式。汗液中99%是水，固体成分不到1%，主要是氯化钠。由于水分的丢失多于盐的丢失，故大量出汗可导致高渗性脱水。

发汗分为两种形式。人体受到温热环境刺激或在剧烈运动体温升高的情况下，反射性引起全身小汗腺分泌汗液的过程称为温热性发汗。其发汗中枢在下丘脑，主要参与体温调节。由精神紧张或情绪激动引起的发汗称为精神性发汗，主要见于掌心、足底和前额等局部汗腺分泌，在体温调节中的作用不大。

📱 知识链接

中暑

当人在高温环境中停留时间过长，发汗速度会因汗腺疲劳而明显减慢。若环境中湿度较高且通风不良，汗液不易被蒸发，体热不易散失，因而易导致体温升高，甚至中暑。中暑常发生在高温和湿度较大的环境，是以体温调节中枢功能障碍，汗腺功能衰竭和水电解质丢失过多为特征的疾病。

三、体温调节

人体的体温调节，包括自主性体温调节和行为性体温调节。自主性体温调节是指当环境温度改变时，通过体温调节中枢对产热和散热过程进行调控，以维持体温相对恒定的生理调节过程，是体温调节的基础。行为性体温调节是指人体通过一定的行为来维持体温相对恒定，是对自主性体温调节的补充。如生火取暖、增减衣着、踏步跺脚、使用空调等均属于行为性体温调节。下面仅介绍自主性体温调节。

（一）温度感受器

对温度敏感的感受器称为温度感受器。根据存在部位不同，分为外周温度感受器和中枢温度感受器。

1. 外周温度感受器　外周温度感受器是分布在皮肤、黏膜和内脏等处的一些游离神经末梢。根据对温度感受的不同，分为冷感受器和热感受器。它们感受局部温度降低或升高的刺激，并将信息传入体温调节中枢。

2. 中枢温度感受器　中枢温度感受器是分布在中枢神经系统内对温度敏感的神经元。其中，对冷刺激敏感的神经元称为冷敏神经元，对热刺激敏感的神经元称为热敏神经元。它们分别感受局部脑组织温度降低或升高的刺激，并将信息传入体温调节中枢。在视前区以下丘脑前部（preoptic anterior hypo-thalamus，PO/AH）热敏神经元数量较多，而在脑干网状结构和下丘脑弓状核冷敏神经元数量较多。

（二）体温调节中枢

在多种恒温动物中进行横断脑干的实验证明，只要保持下丘脑及其以下的神经结构完整，动物就具有维持体温相对恒定的能力。这说明下丘脑是体温调节的基本中枢。下丘脑的 PO/AH 温度敏感神经元除了具有温度感受器的作用外，还具有整合其他部位传入的温度信息的作用。因此，PO/AH 被认为是体温调节中枢整合机构的中心部位。

（三）体温调节机制

关于体温调节机制，目前普遍用调定点学说来解释。该学说认为，体温的调节类似于恒温器的调节，下丘脑的 PO/AH 温度敏感神经元起着调定点的作用。正常情况下，机体的调定点在 $37^{\circ}C$。体温调节中枢就按照这个设定温度进行体温调节。当体温等于正常调定点温度时，机体的产热和散热过程处于平衡状态；当体温超过调定点温度时，通过体温调节中枢使散热活动增强而产热活动减弱，使体温降到调定点水平；当体温低于调定点温度时，机体的产热活动增强而散热活动减弱，使体温升到调定点水平。

▶▶ 实例分析

实例　感冒通常会引起发热，发热过程通常为先感觉身体很冷，随后体温上升，出现发热，吃药后感觉很热，身体出汗。

问题　为什么在感冒前先感觉身体发冷，吃药以后又感觉发热，身体出汗？

答案解析

📝 实践实训

实训　人体体温的测量

【实训目的】

掌握水银体温计的测量技术，观察人体的正常体温及肌肉活动对体温的影响。

【实训要求】

每小组两人，相互测量安静时和运动后的口腔温度和腋窝温度各 1 次，读数后记录。比较同一人、同一部位运动前后体温有何变化。

【实训内容】

（一）原理

体温指机体深部的平均温度。由于机体深部的温度不易测量，临床上通常测量直肠温度、口腔温度和腋窝温度来代表体温。直肠温度较接近机体深部的温度，但测量不方便。常用的方法是测量口腔温度和腋窝温度。肌肉活动时代谢增强，产热量增加，可导致体温升高。

（二）用品

水银体温计（口表）、1%过氧乙酸溶液、75%酒精棉球、纱布。

（三）对象

人。

（四）方法与步骤

1. 熟悉体温计的结构和原理 水银体温计由一根有刻度的真空玻璃毛细管组成，其末端的球部内盛水银。测试时，水银受热膨胀，沿着毛细管上升。其上升高度和受热程度呈正比。在球部和管部连接处，有一狭窄部分，防止上升的水银遇冷下降。体温计的刻度范围为35～42℃，每小格为0.1℃。水银体温计有口表和肛表两种。口表的球部细而长，肛表的球部粗而短。

2. 实验前准备 将清洁盒内的体温计取出，使用前用75%酒精棉球擦拭，并检查水银柱是否甩至35℃以下及体温计是否完好无损。观看体温计时，应持水平位置于眼前，注视有刻度的棱角缘，慢慢转动体温计，即可看清水银柱和刻度。

3. 测量口腔温度 受检者静坐数分钟，检查者将消毒后的体温计斜放于受检者舌下，让其紧闭口唇静坐，勿用牙咬体温计，5分钟后取出体温计，擦净，读数。注意测量口腔温度前，受检者勿喝热水或冷饮，以避免误差。

4. 测量腋窝温度 受检者静坐数分钟，用纱布擦干腋下，将体温计球部置于受检者腋窝深处紧贴皮肤，让其屈臂紧贴胸壁，夹紧体温计，10分钟后取出体温计读数。注意测量时腋窝要干燥，时间要足够。

5. 测量运动后的体温 受检者去室外运动5分钟，回室内立即测量口腔温度和腋窝温度各1次，读数。

6. 体温计的消毒 实验后，将体温计清洗干净，浸泡于1%过氧乙酸溶液中，5分钟后取出。揩干后放入另一盛1%过氧乙酸溶液的容器中浸泡30分钟，然后以冷开水冲洗干净，用消毒纱布擦干，并将水银柱甩至35℃以下，放于清洁盒内备用。

【实训评价】

1. 对学生的实训过程进行评价 教师检查学生的操作过程。检查学生能否正确使用体温计测量口腔温度和腋窝温度，能否正确读数，以及实验后对体温计的消毒是否正确。根据学生操作的准确程度和熟练程度进行评价。

2. 对实训结果进行评价 检查学生测得的体温值与目标值是否一致，进行评价。

目标检测

答案解析

一、名词解释

1. 食物的特殊动力效应　2. 基础代谢　3. 基础代谢率

二、单项选择

1. 对机体能量代谢影响最大的因素是（　　）。

A. 肌肉活动   B. 精神活动   C. 环境温度

D. 食物的特殊动力效应   E. 食物的热价

2. 腋窝温度的正常值为（　　）。

A. 35.0～36.4℃   B. 36.0～37.4℃

C. 36.7～37.7℃   D. 36.9～37.9℃

E. 37.0～38.2℃

3. 关于体温的叙述，正确的是（　　）。

A. 昼夜温度变化大约相差1.5℃左右   B. 儿童体温常低于成年人体温

C. 女子排卵后体温常常下降   D. 麻醉药可使体温上升

E. 清晨2～6时体温最低，午后1～6时体温最高

4. 临床上对高热患者采用冰袋、冰帽降温，其散热方式是（　　）。

A. 辐射散热   B. 传导散热   C. 对流散热

D. 蒸发散热   E. 发汗

5. 控制体温的调定点位于（　　）。

A. 延髓   B. 大脑皮层   C. 下丘脑的 PO/AH

D. 中脑   E. 脊髓

三、简答题

1. 正常体温有哪些生理性波动？

2. 根据散热原理举例说明如何降低高热患者的体温？

书网融合……

知识回顾   微课   习题

（王　慧）

第十四章　感觉器官 🅔微课

学习引导

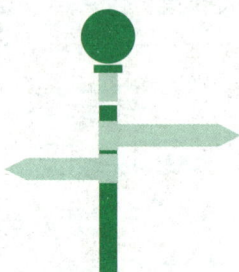

感觉是客观世界在人脑中的主观反映，我们能够看到外界的色彩，听到外界的声音，能感知冷暖，产生痛觉，这些感觉都是由哪些器官产生的？外界的刺激又是如何传到大脑产生相应感觉的呢？

本章主要介绍眼、耳和皮肤的形态结构、眼的视觉功能、耳的生理功能和皮肤的功能。

学习目标

1. **掌握**　眼球壁的构造；房水的产生、循环路径；眼的调节；耳的分部、声波的传导途径；皮肤的组成。

2. **熟悉**　眼球内容物的组成、结构特点；折光系统的组成；鼓室、鼓膜的位置；耳的功能；感受器、感觉器官的概念。

3. **了解**　眼附器的组成、功能；内耳的结构；皮肤的附属结构。

感觉器是机体接受刺激的器官，由感受器及其附属器构成。感受器种类繁多，广泛分布于人体各部，是机体接受各种刺激的结构。一般根据感受器所在的部位和刺激来源的不同，将其分为外感受器、内感受器和本体觉感受器3类，感受器或感觉器官接受各种刺激后，将刺激转化为神经冲动，该冲动经感觉神经传入中枢，最后到达大脑皮质的特定区域，从而产生相应的感觉。

第一节　眼

PPT

实例分析14

实例　张某，男，12岁，学生，自幼体健，视力正常。但读书学习时姿势不端正，在家喜欢玩手机游戏，不注意合理用眼。近几周来突感双眼视力下降，自述课堂上老师板书看不清。遂入院就诊，裸眼视力检测：右眼视力0.7，左眼视力0.9，无散光、斜视。检查眼压正常，眼底正常，双眼周边视野正常。头部X线检查未见异常，诊断为近视。

问题　1. 你是近视眼吗？应如何预防近视？

2. 眼的结构有哪些？眼的屈光系统包括哪些结构？

答案解析

一、眼的形态结构

眼又称视器，由眼球和眼副器共同组成，具有接受光波刺激的功能。

（一）眼球

眼球位于眶内，近似球形，后端借视神经连于间脑。眼球由眼球壁和眼球内容物组成（图 14 – 1）。

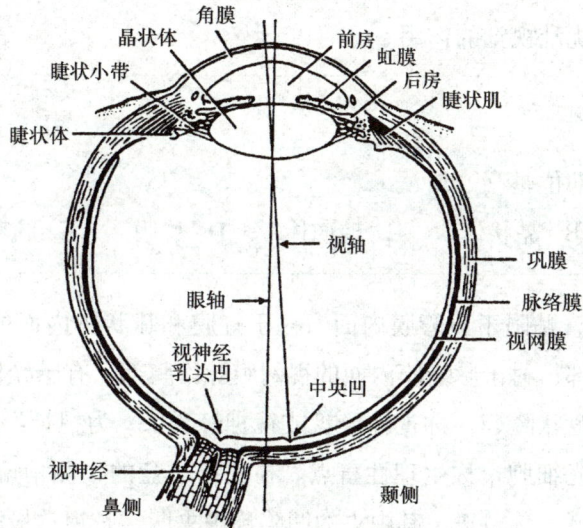

图 14 – 1　眼球的水平切图

1. 眼球壁　眼球壁由外向内依次为纤维膜、血管膜和视网膜三层。

（1）纤维膜　又称外膜，由厚而坚韧的致密结缔组织构成，具有支持眼球、保护眼内容物的作用。可分为角膜和巩膜两部分。

1）角膜　占纤维膜前 1/6，略向前凸，无色透明，具有折光作用，无血管和淋巴管，但有丰富的神经末梢，感觉敏锐。当角膜发生病变时，可影响视觉，疼痛剧烈。

📖 **知识链接**

角膜移植

在我国失明患者中因为角膜病变导致失明的处于第二位，治疗最有效的手段是进行角膜移植，角膜移植是利用异体的正常透明角膜组织，置换浑浊、病变的角膜组织，从而使患眼复明或控制角膜病变的重要复明手术之一，该手术为目前同种器官移植中成功率最高的一种。

2）巩膜　占纤维膜后 5/6，为白色坚韧不透明的膜，在角膜与巩膜交界处的深面有一环形的巩膜静脉窦，是房水循环回流的通路。巩膜后方有视神经穿出。

（2）血管膜　又称中膜，紧贴于外膜的内面，富含血管和色素细胞，由前向后依次为虹膜、睫状体和脉络膜 3 部分。

1）虹膜　位于血管膜的最前部，呈圆盘状的薄膜，中央有一圆孔，称为瞳孔，为光线进入眼球的通道。虹膜内有两种排列方向不同的平滑肌，分别为呈环形排列的瞳孔括约肌和呈放射状排列的瞳孔开大肌，两者收缩时分别使瞳孔缩小和开大，从而调节进入眼球内的光线量。角膜与晶状体间的间隙称眼房，虹膜将其分隔为较大的眼前房和较小的眼后房，两者借瞳孔相互交通。虹膜与角膜间的夹角称虹膜角膜角。不同种族虹膜所呈现出颜色的不同是由于虹膜所含的色素量各异，黄种人多成棕色。

2）睫状体　位于虹膜的后方，是中膜的增厚部分，表面有许多向内突出呈放射状排列的皱襞称睫状突。由睫状突发出睫状小带与晶状体相连。睫状体内的平滑肌称睫状肌。睫状肌受副交感神经支配，收缩时可调节晶状体的曲度。此外，睫状体还可以产生房水。

3）脉络膜　衬于巩膜和视网膜之间，占中膜的后 2/3，其内富含血管和色素细胞，具有营养眼球和吸收眼内分散光线，避免扰乱视觉的作用。

> **即学即练 14 – 1**
>
> 产生房水的部位是（　　）。
> A. 角膜　　　B. 晶状体　　　C. 玻璃体　　　D. 虹膜　　　E. 睫状体
>
> 答案解析

（3）视网膜　又称内膜，贴附于血管膜内面，衬于虹膜和睫状体内面的视网膜虹膜部和睫状体部没有感光作用，称视网膜盲部；衬于脉络膜内面的视网膜脉络膜部，有感光作用，称视网膜视部。在视部的后部鼻侧，有一白色圆盘状隆起，称视神经盘或视神经乳头，为视神经的起始处和视网膜中央动、静脉出入的部位，此处无感光细胞，称生理性盲点。在视神经盘的颞侧稍偏下方约 3.5mm 处，有一由密集视锥细胞构成的黄色区域，称黄斑，其中央的凹陷称中央凹，是视觉最敏锐的部位。上述结构在活体可经眼底镜直接观察到（图 14 – 2）。

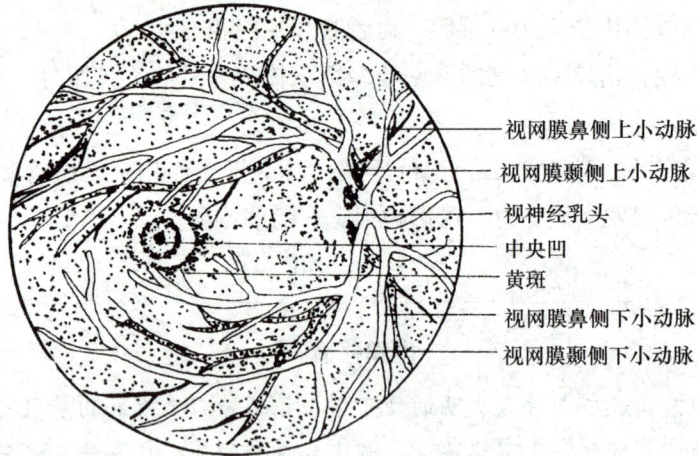

视网膜鼻侧上小动脉
视网膜颞侧上小动脉
视神经乳头
中央凹
黄斑
视网膜鼻侧下小动脉
视网膜颞侧下小动脉

图 14 – 2　右侧眼底

视网膜的组织结构分为内、外两层，外层为色素上皮层，富含黑色素颗粒，能吸收光线，保护视细胞；内层为神经细胞层，两层之间连结疏松，临床上"视网膜剥离症"就是指这两层之间在病理情况下的分离。视网膜神经细胞层主要由 3 层神经细胞组成，外层为视细胞层，有视锥细胞和视杆细胞，视锥细胞主要分布在视网膜中央部，能感受强光和分辨颜色；视杆细胞主要分布于视网膜周边部，只能感受弱光。中间为双极细胞层，将视细胞的神经冲动传导至内层。内层为节细胞层，其轴突向视神经盘处聚集，穿过脉络膜和巩膜后构成视神经（图 14 – 3）。

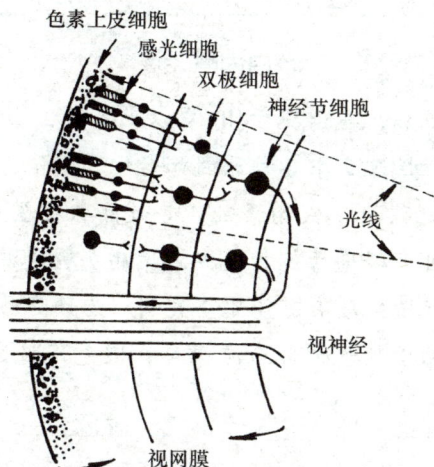

图 14 – 3　视网膜的主要细胞层次及其联系结构

即学即练 14 –2

感受强光和辨色的细胞是（　　　）。

A. 视锥细胞　　　B. 视杆细胞　　　C. 双极细胞　　　D. 节细胞　　　E. 色素上皮细胞

答案解析

2. 眼球内容物　眼球内容物包括房水、晶状体和玻璃体，无色透明，具有折光作用，与角膜合称为"眼的折（屈）光装置"。

（1）房水　为无色透明的液体，充满于眼房内。房水由睫状体产生，先进入眼后房，经过瞳孔进入眼前房，流至虹膜角膜角渗入巩膜静脉窦，最后汇入眼静脉。房水除具有屈光作用外，还具有维持眼内压及营养角膜和晶状体的功能，若其回流障碍，将导致眼内压增高，临床上称为"青光眼"。

📖 **知识链接**

青光眼

青光眼是由于眼压增高而引起的视神经盘凹陷、视野缺损，最终可导致失明的严重眼科疾病，正常人的眼压为 10～21mmHg，超过 24mmHg 为病理现象，眼压增高，持续时间愈久，视功能损害愈严重，若不及时治疗，则患者视野可全部丧失，甚至失明。

（2）晶状体　位于虹膜与玻璃体之间，呈双凸透镜状，前面曲度小、后面曲度大，无色透明、富有弹性，无血管和神经，周缘由睫状小带连于睫状体。晶状体是折光系统的主要装置，曲度可随所视物体的远近不同而改变。视近物时，睫状肌收缩，睫状突向内伸，睫状小带松弛，晶状体借助自身的弹性变凸，屈光能力增强；视远物时，睫状肌舒张，睫状小带紧张，晶状体曲度变小折光力减弱。晶状体若发生浑浊，临床上称"白内障"。

（3）玻璃体　为无色透明的胶状物，填充于晶状体和视网膜之间，具有屈光和支撑视网膜的作用。

知识链接

白内障

白内障是全球致盲性第一位的眼病，多出现于 40 岁以上人群，白内障是指晶状体透明度降低或者颜色改变所致的光学质量下降的退行性改变。各种原因如老化、遗传、局部营养障碍、免疫与代谢异常以及外伤、中毒、辐射等，都能引起晶状体代谢紊乱，导致晶状体蛋白质变性而发生浑浊，引起白内障。白内障患者早期症状不明显，可有轻度的视物模糊，疾病发展到中期以后，患者晶状体浑浊逐渐加重，视物模糊也可进一步加重，随病情发展有可能完全失明。为预防白内障，可以定期做眼部检查，注意用眼卫生，经常做眼保健操，有助于改善眼部血液循环；避免用眼过度，不可长时间使用电子产品，避免强光刺激。

即学即练 14 -3

不属于屈光装置的结构是（　　）。

A. 角膜　　　B. 虹膜　　　C. 房水　　　D. 晶状体　　　E. 玻璃体

答案解析

（二）眼副器

眼副器包括眼睑、结膜、泪器和眼球外肌等，具有保护、支持和运动眼球的作用。

1. 眼睑　俗称"眼皮"，位于眼球的前方，分为上睑和下睑，有保护眼球的作用。上、下睑之间的裂隙称睑裂；睑裂的两侧，上睑和下睑的结合处，分别称为内眦和外眦；眼睑的游离缘称睑缘，有向前生长睫毛，睫毛根部有睫毛腺，此腺排泄不畅时引发睑腺炎。在上、下睑缘靠近内眦处，各有一小孔，为泪点，是上、下泪小管的起始部位。

2. 结膜　为光滑透明、富含血管的薄层黏膜，衬于眼睑内面的称睑结膜；覆盖在眼球前部巩膜表面的称为球结膜，球结膜在近角膜缘处移行为角膜上皮。上、下睑结膜与球结膜在眼球后部相互延续转折处，分别形成结膜上穹和结膜下穹，闭合眼睑时形成一个囊状腔隙，称结膜囊，临床上滴眼药水时即滴入结膜囊内。

3. 泪器　由泪腺和泪道组成。泪腺位于眶上壁前外侧部的泪腺窝内，其分泌的泪液有湿润角膜、清除灰尘和杀灭细菌的作用。泪道由泪点、泪小管、泪囊和鼻泪管组成，泪腺分泌的泪液依次流经上述结构，最后流至鼻腔。

4. 眼外肌　均为骨骼肌，共 7 块，其中 1 块为提上睑的上睑提肌，其余 6 块为运动眼球的 4 块直肌和 2 块斜肌，分别是使眼球转向内上方和内下方的上直肌和下直肌；使眼球转向内侧和外侧的内直肌和外直肌；使眼球转向外下方和外上方的上斜肌和下斜肌。两眼球的正常运动是以上 6 对肌协同作用的结果。

二、眼的视觉功能

眼是引起视觉的外周感觉器官，人脑获得的信息有 70% 以上来自视觉，视觉是通过眼、视觉传导通路和视觉中枢共同活动来完成的，眼在视觉的产生中起着折光成像和感光换能的作用。

（一）眼的折光功能

1. 眼的折光系统与成像　眼的折光系统由角膜、房水、晶状体和玻璃体四种折光体组成。其功能是让外界物体在视网膜上清晰地成像。该系统最主要的折射发生在角膜的前表面。由于晶状体的曲率半径可以随视物距离而改变，所以晶状体在眼折光系统中起着重要的调节作用。外界物体发出的光，依次通过由它们构成的复合透镜进行折射，最后在视网膜上成像。

2. 眼的调节　无穷远的物体（＞6m）发出的光可认为是平行光，能清晰地成像于视网膜上，故人眼在看6m远的物体时不需调节。眼未做调节时，能看清物体的最远距离，称为远点。注视6m内的物体时，如果晶状体仍处于静息状态，清晰的物像就要落在视网膜的后方，以致视物模糊，必须经过调节后才能成像在视网膜上。人眼的调节主要是靠晶状体的调节来实现，另外瞳孔的调节及双眼球会聚都有助于在视网膜上形成清晰的像。

（1）晶状体的调节　晶状体是一个双凸透镜形、无色透明、有弹性的折光体，周边借睫状小带与睫状体相连。视远物时，睫状肌处于松弛状态，睫状小带具有一定的紧张度，使晶状体被牵拉较为扁平，此时晶状体折光力较小；视近物时，视网膜上模糊的物像可反射性地引起睫状肌收缩，睫状小带松弛，晶状体因其自身的弹性而凸出，折光力增强，从而使物像前移而成像于视网膜上。长时间看近物，睫状肌持续处于收缩状态，眼睛会感到疲劳。视近物时晶状体的调节如下。

视近物→视网膜上形成模糊像→视神经→视区皮层→下传→动眼神经副交感神经（传出）→睫状肌收缩→睫状小带松弛→晶状体凸起→折光率增大→成像在视网膜上→清晰像。

晶状体的调节能力有一定的限度，主要取决于自身的弹性。晶状体的最大调节能力，可用眼能看清物体的最近距离来表示，这个距离称为近点，可作为判断眼的调节能力大小的指标。近点越近表示晶状体的弹性越好，调节能力越强。随着年龄的增长，晶状体的弹性逐渐减弱，眼的调节能力降低，近点距离逐渐变远，看近物模糊不清，这种现象称为老视，即"老花眼"。矫正办法是看近物时佩戴适当的凸透镜。

（2）瞳孔的调节　正常人眼瞳孔的直径为1.5～8.0mm之间，瞳孔的大小可随视物的远近和光线的强弱而变化。其调节方式包括瞳孔近反射和瞳孔对光反射。

当视近物时，可反射性地引起双侧瞳孔缩小，称为瞳孔近反射或瞳孔调节反射。其生理意义在于减少进入眼内的光线量，减少折光系统的色像差和球面像差，使视物更清晰。

由入射光量的强弱引起瞳孔的大小改变称为瞳孔对光反射。当光线强时，瞳孔缩小；当光线减弱时，瞳孔扩大。由于瞳孔对光反射的中枢在中脑水平，临床通过检查这一反射，可以判断中脑有无损害及麻醉的深浅程度。

（3）双眼会聚　当双眼注视近物时，两眼球内收及视轴向鼻侧会聚的现象，称为双眼会聚，也称为辐辏反射，其意义在于两眼同时看一近物时，物像仍可落在两眼视网膜的对称点上，产生单一的清晰视觉，避免复视。

3. 眼的折光异常　正常眼无需做任何调节就可使平行光线聚集于视网膜上，因而可以看清远处物体；看近物时，经过眼的调节也能在视网膜上成像，看清近处的物体，这种眼称为正视眼。若眼的折光能力异常或眼球形态异常，使平行光线不能在视网膜上成像，称为非正视眼，也称屈光不正，包括近视、远视和散光。

（1）近视　由于眼球的前后径过长或折光系统的折光能力过强，远物发出的平行光线聚焦在视网膜的前方，在视网膜上形成模糊的图像，远视力明显降低，但近视力尚正常，可用凹透镜矫正。

（2）远视　由于眼球的前后径过短或折光系统的折光能力过弱。在不使用调节状态时，平行光线通过眼的折射后聚焦在视网膜之后，而在视网膜上不能形成清晰的图像。远视眼的近点距离比正视眼的远，可见远视眼不论看远物还是近物都需要调节，故易发生疲劳，可用凸透镜矫正。

（3）散光　造成散光的原因是角膜或晶状体表面不同方向上曲率半径不同，平行光线进入眼内无法在视网膜上形成焦点，导致视物不清或物像变形，可用柱面镜矫正。

📱 **知识链接**

假性近视

假性近视是指由于长时间近距离读写引起眼睫状肌痉挛、调节紧张，看远物时调节不能放松，从而看不清远处的物体。假性近视属于功能性改变，没有眼球前后径变长的问题，只要调节痉挛，适当纠正后，大多数可转为正视眼。为了防止假性近视的发生，大家从小就应该养成保护视力的习惯，劳逸结合，坐姿端正，避免眼睛睫状肌过度疲劳而持续紧张。

即学即练 14 - 4

需要凹透镜矫正的是（　　）。

A. 近视　　B. 远视　　C. 老视　　D. 散光　　E. 斜视

答案解析

4. 视觉信息的传导

（1）视觉传导通路　视觉的传导由三级神经元组成（图 14 - 4）。

第一级神经元为双极神经元，其周围突与视网膜内的视锥细胞和视杆细胞形成突触，中枢突与节细胞形成突触。

第二级神经元是节细胞，发出的纤维构成视神经入颅腔，两侧视神经形成视交叉，在视交叉中，仅有来自视网膜鼻侧的纤维左右交叉，而来自视网膜颞侧的纤维不交叉进入同侧，与鼻侧交叉后的纤维共同构成视束向后绕过大脑脚，止于外侧膝状体。

第三级神经元的胞体在外侧膝状体内，由外侧膝状体发出的纤维组成视辐射，经内囊投射到大脑皮质距状沟周围的皮质。

（2）视觉区　视觉投射区位于枕叶距状沟的上、下皮质。左侧枕叶皮质接受左眼颞侧和右眼鼻侧视网膜传入纤维的投射；右侧枕叶接受右眼颞侧与左眼鼻侧视网膜传入纤维的投射。

（3）视觉信息的传导　感光细胞（视锥细胞和视杆细胞）→双极细胞→神经节细胞→视神经→经视神经管入颅腔→视交叉→视束→外侧膝状体细胞→视辐射（经内囊后脚）→枕叶距状沟上、下的皮质（视觉中枢），产生视觉。顶盖前区发出纤维到中脑动眼神经副核，构成瞳孔对光反射通路的一部分。

（二）眼的感光功能

眼的感光功能由视网膜上的感光细胞完成。感光细胞包括视杆细胞和视锥细胞。视杆细胞分布在中央凹以外的周边部分，视

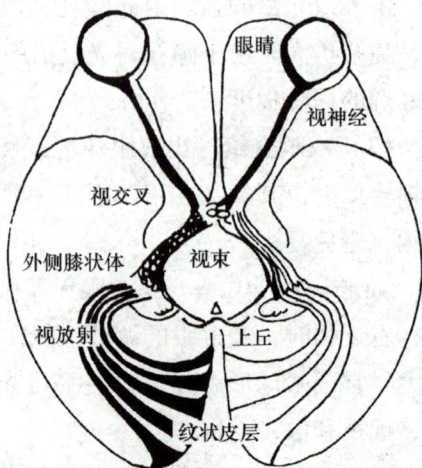

图 14 - 4　高等哺乳动物的视觉通路

锥细胞分布在中央凹，以视杆细胞和视锥细胞为主构成了两种不同的感光换能系统，即视杆系统和视锥系统。

视杆系统是指由视杆细胞和与它们相联系的双极细胞以及神经节细胞等组成，它们对光的敏感度较高，在昏暗环境中感受弱光刺激引起视觉，无色觉，该系统又称暗视觉。视杆细胞中只含有一种感光色素即视紫红质，视紫红质是由视黄醛和视蛋白构成的结合蛋白，在光照时迅速分解为视蛋白和全反型视黄醛，在酶的作用下视黄醛和视蛋白又可重新合成视紫红质。视紫红质在分解和再合成过程中，有一部分视黄醛将被消耗，主要靠血液中的维生素 A 补充。如维生素 A 缺乏，则将影响在暗处的视力称为夜盲症。

视锥系统是指由视锥细胞和与它们相联系的双极细胞以及神经节细胞等组成，它们对光的敏感度较低，在强光环境中起主要作用，有色觉，可辨别颜色，该系统又称明视觉。人的视网膜含有三种不同的视锥细胞，内含不同的视锥色素，分别对红、绿、蓝敏感，不同的色觉是 3 种视锥细胞按不同比例受到刺激引起的。色盲多为遗传性缺陷。色弱主要是对某种颜色的辨别能力差，与视神经功能状态和机体健康状态有关。

（三）与视觉生理有关的其他问题

1. 视力 又称视敏度，是指眼对物体的精细辨别能力，通常用人所看清物体的最小视网膜像的大小来表示人眼的视力限度。一般人眼所能看清物体的最小视网膜像大小大致与视网膜中央凹处一个视锥细胞的平均直径相当。当视角为 1′ 时物体在视网膜上所成的像刚好可被辨认清楚。辨认清楚文字或图形所需要的最小视角是确定人的视力的依据。通常用来检查视力的视力表，就是根据此原理制成的。

2. 视野 单眼固定注视前方一点时，所能看到的范围，称为视野。在同一光照条件下，白色视野最大，按黄、蓝、红、绿依次缩小。由于面部结构的遮挡，眼的颞侧和下方的视野较大，鼻侧和上方视野较小。临床上检查视野，有助于诊断视网膜或视觉传导通路的病变。

3. 双眼视觉和立体视觉 两眼同时看某一物体时产生的视觉称为双眼视觉。双眼视觉可扩大视野，弥补单眼视野中的盲点缺陷，增强判断物体大小、距离的准确性，并可形成立体视觉。单眼视觉有时因物体阴影、光线反射等原因，也可产生立体感，但不够确实。

4. 暗适应与明适应 当从亮处进入暗室时，最初任何东西都看不清楚，经过一定时间，逐渐恢复了暗处的视力，称为暗适应。相反，从暗处到强光下时，最初感到一片耀眼的光亮，不能视物，只有稍等片刻，才能恢复视觉，这称为明适应。暗适应的产生与视网膜中感光色素再合成增强、绝对量增多有关。从暗处到强光下，所引起的耀眼光感是由于在暗处所蓄积的视紫红质在亮光下迅速分解所致，以后视物的恢复说明视锥细胞恢复了感光功能。

第二节 耳

PPT

一、耳的形态结构

耳又称前庭蜗器，包括前庭器和蜗器两部分，两者的功能虽然不同，但在结构上密不可分。按部位可分为外耳、中耳和内耳 3 部分（图 14 - 5）。外耳和中耳是收集和传导声波的结构，内耳有听觉和位置觉感受器。

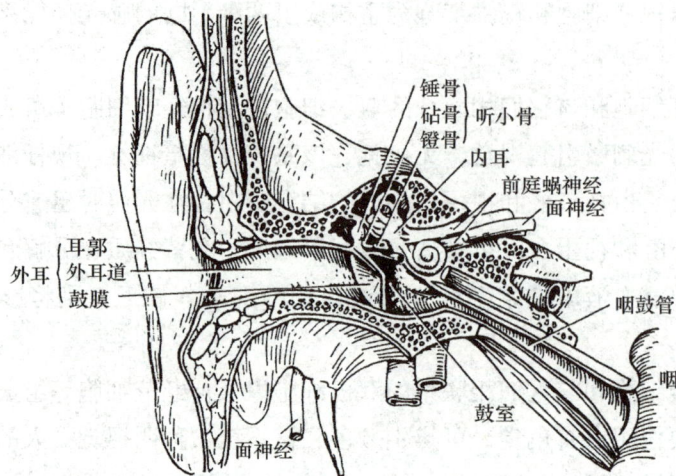

图 14 – 5　耳的解剖结构

（一）外耳

外耳包括耳郭、外耳道和鼓膜 3 部分。

1. 耳郭　位于头部两侧，凸面向后，凹面朝向前外，以弹性软骨做支架，表面覆盖皮肤，皮下组织少但富含血管和神经。耳郭下部的 1/3 无软骨，仅含结缔组织和脂肪，称耳垂，是临床常用采血的部位。

2. 外耳道　是外耳门至鼓膜的椭圆形弯曲管道，成人长 2.0 ~ 2.5cm。外侧 1/3 为软骨部，与耳郭的软骨延续，朝向后内上方；内侧 2/3 为骨部，位于颞骨岩部内，朝向前内下方。将耳郭向后上方牵拉，使外耳道变直，可以观察到鼓膜。在婴儿，因为颞骨尚未骨化，外耳道几乎全由软骨支持，短而直，鼓膜近水平位，所以检查时应将耳郭拉向后下方。外耳道的皮肤内含有丰富的感觉神经末梢、毛囊、皮脂腺和耵聍腺，耵聍腺的分泌物称耵聍，有保护作用。

3. 鼓膜　为椭圆形半透明的薄膜，位于外耳道与鼓室之间，与外耳道底成 40° ~ 50° 的倾斜角。鼓膜周缘较厚，附着于颞骨；中央向内凹陷，为锤骨柄末端的附着处，称鼓膜脐。鼓膜的前下部有一三角形反光区，称光锥，通过观察光锥的情况可判断鼓膜是否完好。

（二）中耳

中耳包括鼓室、咽鼓管、乳突窦和乳突小房。

1. 鼓室　位于鼓膜和内耳之间，是颞骨岩部内不规则的含气腔隙，内有 3 块听小骨：锤骨、砧骨和镫骨。3 块听小骨借关节和韧带在鼓膜和前庭窗之间连结成听小骨链，锤骨位于外侧，借其柄连于鼓膜，砧骨居中，镫骨位于内侧，以其底封闭前庭窗。当声波振动鼓膜时，引起听小骨相继运动，使镫骨底在前庭窗做向内和外的往复运动，将声波的振动转换成机械振动传入内耳。

2. 咽鼓管　连通鼓室与鼻咽部的管道，长 3.5 ~ 4cm，其作用是使鼓室的气压与外界的大气压相等，以保持内、外侧面的压力平衡。咽鼓管后外侧 1/3 为骨部，内侧 2/3 为软骨部。软骨部平时闭合，仅在吞咽运动或最大开颌（哈欠）时暂时开放。小儿咽鼓管短而宽，且接近水平位，所以小儿咽部感染容易沿咽鼓管侵入鼓室，引起中耳炎。

化脓性中耳炎

化脓性中耳炎是中耳黏膜的化脓性炎症，常见的致病菌是肺炎球菌、流感嗜血杆菌和金黄色葡萄球菌等。致病菌侵入中耳的途径可通过鼓膜外伤而感染，但通过咽鼓管途径感染者最为多见，由于幼儿的咽鼓管较宽、短且平直，故化脓性中耳炎好发于儿童，当小儿上呼吸道感染、游泳呛水和呛乳时，常通过此途径感染中耳。

3. 乳突窦和乳突小房 乳突窦位于鼓室上部的后方，向前开口于鼓室，向后下与乳突小房连通。乳突小房为颞骨乳突内的众多互相连通的含气小腔，其黏膜与乳突窦和鼓室的黏膜相连续，故中耳炎可经乳突窦蔓延引起乳突炎。

（三）内耳

内耳又称迷路，是前庭蜗器的主要部分，位于颞骨岩部的骨质内，由骨迷路和膜迷路两部分组成。骨迷路为骨性管道，膜迷路为套在骨迷路内的膜性管道，两者之间的间隙内充满外淋巴，膜迷路内充满内淋巴，内、外淋巴互不相通（图 14-6）。

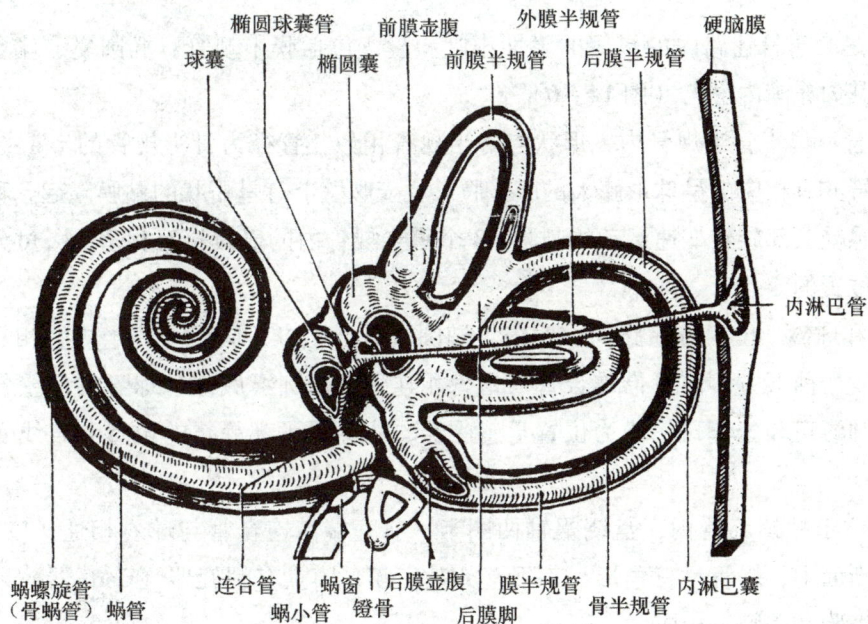

图 14-6 内耳结构示意图

1. 骨迷路 由后外至前内依次为骨半规管、前庭和耳蜗。

（1）骨半规管 呈"C"形，由前、后和外侧 3 个互相垂直排列的半环形小骨管构成。每个骨半规管都有两个连于前庭的骨脚，较细的脚称为单骨脚，较粗大的脚称为骨壶腹。前、后骨半规管的单骨脚合成总骨脚，因此 3 个骨半规管共有 5 个口与前庭相通。

（2）前庭 位于骨迷路的中间部，为一不规则的近似椭圆形的腔隙。共 4 个壁：后壁有 5 个小孔与 3 个骨半规管相通；前壁连通耳蜗；外侧壁有前庭窗和蜗窗；内侧壁为内耳道的底，有神经通过。

（3）耳蜗 位于前庭的前方，形似蜗牛壳，蜗顶朝向前外侧，蜗底朝向后内侧。耳蜗由蜗轴和蜗螺旋管构成。蜗轴为耳蜗的中央骨质，由蜗顶至蜗底，呈圆锥形；蜗螺旋管为骨密质围成的管道，围绕蜗轴旋转约两圈半。蜗轴向蜗螺旋管内伸出骨螺旋板,骨螺旋板的外缘连膜迷路(蜗管)。骨螺旋板和蜗管将蜗螺旋管分为3个部分:近蜗顶侧的管腔,称前庭阶;近蜗底侧的管腔,称鼓阶;中间外侧的部分为蜗管。前庭阶通前庭窗,鼓阶通蜗窗,两者借蜗顶处的蜗孔相通,其内充满外淋巴。前庭窗被镫骨底封闭,蜗窗由称作第二鼓膜的结缔组织膜封闭(图14-7)。

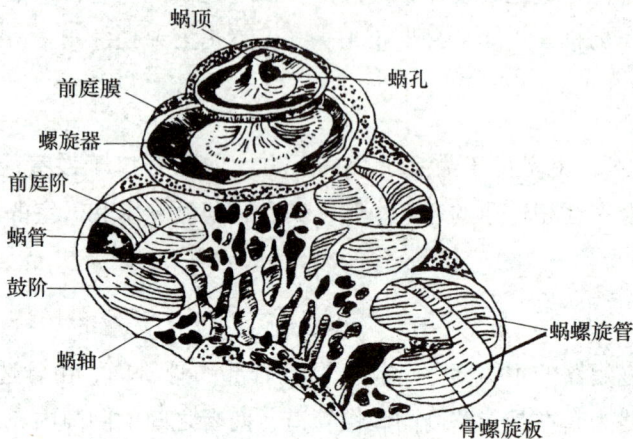

图14-7 耳蜗纵切

2. 膜迷路 是套于骨迷路内的封闭的膜性小管和囊,包括膜半规管、椭圆囊、球囊和蜗管,它们之间相互连通,其内充满内淋巴(图14-6)。

(1)膜半规管 位于骨半规管内,形状与骨半规管相似,管径为骨半规管的1/4~1/3。在各骨壶腹内,各膜半规管亦有相应的呈球形膨大的膜壶腹。膜壶腹壁上有呈嵴状的黏膜隆起,称壶腹嵴,是位置觉感受器,能感受头部旋转变速运动的刺激。3个膜半规管内的壶腹脊互相垂直,可分别感受人体在三维空间运动中位置的变化。

(2)椭圆囊和球囊 位于骨迷路的前庭内,椭圆囊居后上方,向后与膜半规管相通,向前借小管与球囊相通;球囊居前下方,向下借连合管与蜗管相连通。椭圆囊底部和球囊的前壁各有一斑块状隆起,分别称为椭圆囊斑和球囊斑,均为位置觉感受器,能感受头部静止的位置和直线变速运动引起的刺激。

(3)蜗管 位于蜗螺旋管内,盘绕蜗轴两圈半,前庭端借连合管与球囊相通,以盲端终于蜗顶。在沿蜗轴纵切的断面上,蜗管呈三角形,其下壁为基底膜,膜上有螺旋器(Corti器),是听觉感觉器,由毛细胞、支持细胞和盖膜等构成。

即学即练 14-5

听觉感受器是( )。

A. 螺旋器　　B. 壶腹嵴　　C. 椭圆囊斑　　D. 球囊斑　　E. 前庭窗

答案解析

二、耳的生理功能

耳是听觉器官,也是位置觉和平衡觉器官。耳分为外耳、中耳和内耳,外耳和中耳起着收集声波、传导声波的作用。内耳又称迷路,包括耳蜗、前庭和半规管。内含听觉、位置觉和平衡觉感受器。听觉是通过听觉感受器、听觉传导通路和听觉中枢共同活动完成的。听觉对人类认识自然和参与社会劳动起着重要作用。内耳的前庭和半规管则是头部空间位置和运动感受器，是人体维持平衡的位置觉器官之一。

（一）耳的听觉功能

人耳的适宜刺激是振动频率为16HZ ~ 20000HZ声波，可通过空气传导和骨传导两条路径传入内耳。前者为声波传导的主要路径，后者的作用较弱。听觉的大脑皮质投射区位于颞叶的颞横回（图14 - 8）。

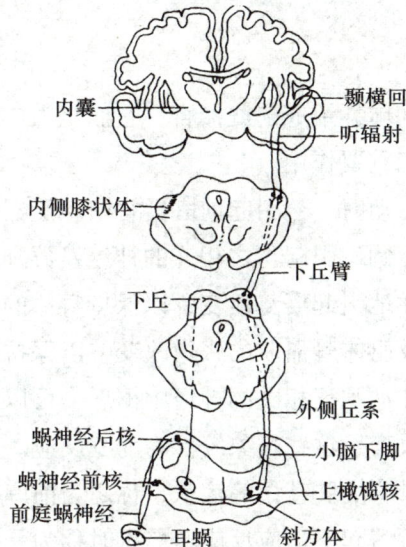

内囊
颞横回
听辐射
内侧膝状体
下丘臂
下丘
外侧丘系
蜗神经后核
小脑下脚
蜗神经前核
上橄榄核
前庭蜗神经
耳蜗
斜方体

图14 - 8　听觉的传导通路

1. 空气传导路径　声波→耳郭→外耳道→鼓膜→锤骨→砧骨→镫骨→前庭窗→前庭阶外淋巴→蜗管内淋巴→螺旋器（图14 - 9）。

2. 骨传导路径　声波→颅骨→耳蜗→前庭阶外淋巴→蜗管内淋巴→螺旋器。临床上常通过检查患者气传导和骨传导的情况，帮助判断听觉障碍的病变部位和原因。

当声波传导到螺旋器后，其与盖膜相连的毛细胞产生与声波相应频率的电位变化，进而引起听神经产生冲动，经听觉传导通路传至中枢引起听觉。听觉的投射具有双侧性，即一侧听觉区接受双侧耳蜗听觉感受器传来的冲动。听觉区的各个神经元能对听觉刺激的激发、持续时间、重复频率、声源的方向做出反应。

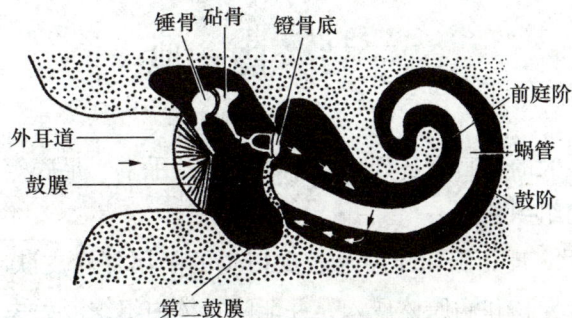

锤骨 砧骨 镫骨底
前庭阶
外耳道
蜗管
鼓膜
鼓阶
第二鼓膜

图14 - 9　声波传导示意图

知识链接

药物中毒性听力障碍

听力障碍是指听觉系统中的传音、感音以及对声音的综合分析的各级神经中枢发生器质性或功能性异常，而导致听力不同程度的减退。常用音叉检查患者气导和骨导的情况，确定听力障碍的病变部位和性质。由于某些药物剂量过大或个体差异，如庆大霉素、链霉素、卡那霉素、新霉素等，在用药后出现的耳聋称为药物中毒性耳聋，在我国聋哑儿童中，有近半数是因药物中毒引起的。

(二) 耳的平衡功能

内耳中的三个半规管、椭圆囊和球囊组成前庭器官，它们是人体对自身运动状态和头在空间位置的感受器，对维持机体姿势和平衡起着重要作用。

当头的位置改变或做直线变速运动时，会引起前庭器官中感受器的兴奋。椭圆囊和球囊中内淋巴的流动而使囊斑上毛细胞顶部的纤毛倾倒，引起与之相连的神经发放神经冲动传至中枢，引起机体在空间位置及变速运动的感觉，并可反射性地引起姿势改变，以保持身体的平衡。当人的头部做旋转变速运动时，能同时反射性地引起眼球震颤及躯体骨骼肌的张力改变，以保持身体姿势的平衡。

当前庭器官受刺激时，其传入冲动到达相关的神经中枢后，可以引起一定的运动觉和位置觉，还可引起各种姿势调节反射、内脏功能改变，这些现象统称为前庭反应。当前庭器官受到过强、过长时间的刺激时，常会引起恶心、呕吐、眩晕、皮肤苍白等症状，称之为前庭自主神经反应。有些人前庭功能非常敏感，前庭器官受到轻微刺激就可引起不适应反应，严重时称为晕动病，如晕车、晕船、航空病等。

知识链接

眩晕

眩晕是机体对空间定位障碍而产生的一种自体或外物运动性或位置性错觉，临床上将眩晕分为周围性和中枢性两种，在眩晕的患者中，约有75%的为周围性眩晕，表现为阵发性、时间短暂，主观症状以旋转性眩晕为主，发作时不能起床活动，同时伴有恶心、呕吐、出冷汗，还伴有耳鸣或听力下降等，常见的疾病如梅尼埃病。中枢性眩晕比较少见，眩晕发作持续时间较长，以客观的平衡障碍为主，眩晕相对较轻，恶心、呕吐等症状也比较轻。引起中枢性眩晕的原因很多，如椎－基底动脉供血不足，脑肿瘤等疾病。

第三节 皮 肤

PPT

皮肤覆盖体表，是人体最大的器官。各处皮肤厚薄不一，手掌、足底等处较厚，阴囊、眼睑等处较薄，皮肤借皮下组织与深部的组织相连。

皮肤内有毛、指（趾）甲、皮脂腺和汗腺等表皮衍生的附属器。皮肤直接与外界环境接触，对人体有重要的保护作用，能阻挡异物和病原体侵入，并能防止体内组织液丢失，皮肤内有丰富的感觉神经末梢，能感受外界的多种刺激。此外，皮肤对调节体温也起重要作用。

一、皮肤的结构

皮肤的结构包括皮肤的基本结构和附属结构（图 14 - 10）。

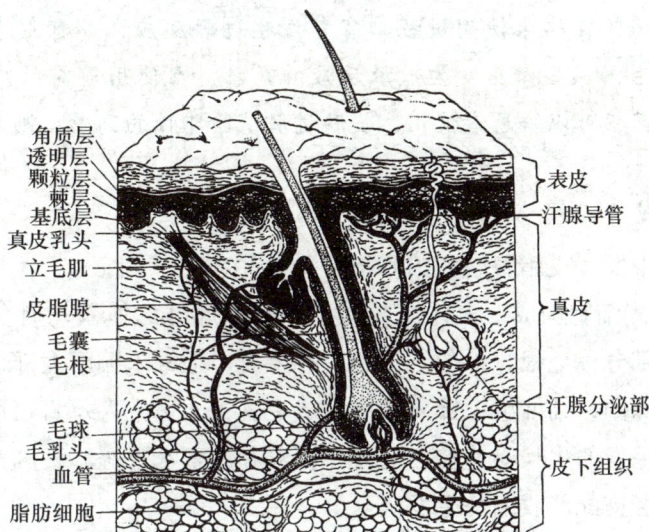

图 14 - 10　皮肤结构示意图

（一）皮肤的基本结构

1. 表皮　是皮肤的浅层结构，由复层扁平上皮构成。人体各部位的上皮厚薄不一，从基底层到表面可分为五层，即基底层、棘层、颗粒层、透明层和角质层。

（1）基底层　是表皮的最底层，借基膜与深层的真皮相连。基底层细胞皆附在基底膜上，细胞分裂比较活跃，不断产生新细胞并向浅层推移，以补充衰老、脱落的角质细胞，也称生发层。基底层能产生黑色素颗粒。黑色素颗粒能够吸收紫外线，使深层组织免受紫外线辐射的损害，其数目与皮肤颜色的深浅有关。

（2）棘层　由 4～10 层表面有许多棘状突起的细胞构成。

（3）颗粒层　颗粒层细胞内充满着含角质素的颗粒。随着角质素的增加，细胞会逐渐地角质化而死亡。

（4）透明层　透明层的扁平细胞胞质中含有嗜酸性透明角质，它由颗粒层细胞的透明角质颗粒变性而成。

（5）角质层　位于表皮的最浅层，细胞质内充满嗜酸性的角蛋白，对酸、碱，摩擦等因素有较强的抵抗力。角质层的表面细胞常呈小片脱落，形成皮屑。在经常摩擦的部位，如手掌、脚掌，角质层会加厚而形成茧。

2. 真皮　真皮位于表皮深层，由致密结缔组织组成，内有各种结缔组织细胞和大量的胶原纤维、弹性纤维，使皮肤既有弹性，又有韧性。真皮内有神经、血管、淋巴管及皮肤附属结构。

真皮的深面为皮下组织，由疏松结缔组织和脂肪组织组成。皮下组织有保持体温和缓冲机械压力的作用。皮下脂肪组织的厚、薄随年龄、性别、营养状况等影响而变化。皮下注射就是将药物注入此层，而皮内注射则是将药物注入真皮内。

> **知识链接** ⋯⋯⋯⋯⋯⋯⋯⋯⋯⋯⋯⋯⋯⋯⋯⋯⋯⋯⋯⋯⋯⋯⋯⋯⋯⋯⋯⋯⋯⋯
>
> 皮内注射
>
> 皮内注射是将小剂量药液注射于表皮与真皮之间的方法，主要用于皮肤过敏试验、预防接种、局部麻醉的起始步骤等。某些药物在临床使用过程中容易发生过敏反应，如青霉素、抗毒素以及免疫血清等。为防止过敏反应的发生，一些容易发生过敏反应的药物，在使用前需做皮肤敏感试验。一般情况下，皮肤过敏试验阴性的药物可以给患者使用，皮肤过敏试验阳性的药物，则禁止给患者使用。

（二）皮肤的附属结构

皮肤的附属结构包括毛发、皮脂腺、汗腺和指（趾）甲等。

1. 毛发 由角化的上皮细胞构成，人体皮肤除手掌和足底外的体表均有分布。暴露于体表的部分称毛干，位于皮肤以内的部分称毛根，外包结缔组织称毛囊，毛根末端膨大部分称毛球，是毛发及毛囊的生长点。毛球基部有一深凹，结缔组织深入其内形成毛乳头。正常人每日可脱落 70～100 根头发，同时也有等量的头发再生。毛发的生长受遗传、健康、营养和激素水平等多种因素的影响。在毛根和表皮之间有竖毛肌，受交感神经支配，收缩使毛发竖立。

2. 皮脂腺 位于竖毛肌和毛发之间，导管开口于毛囊上部，可分泌皮脂。皮脂腺分布广泛，有润滑皮肤和保护毛发的作用。

3. 汗腺 汗腺由分泌部和导管部组成。分泌部位于真皮深部和皮下组织，导管经真皮到达表皮，开口于皮肤表面。汗腺分布广泛，全身的皮肤除唇红、包皮内侧、龟头、小阴唇及阴蒂外均有分布，以足跖、腋、额部较多，背部较少。

腋窝、会阴部等处的皮肤分布有一种大汗腺，分泌物较黏稠，排出后被细菌分解可产生臭味，俗称"狐臭"。

4. 指（趾）甲 由多层紧密的角化细胞构成。外露部分称甲板；覆盖甲板周围的皮肤称甲廓；甲板近端埋入皮肤中的部分称甲根；甲板下的皮肤称甲床；甲根下的甲床称甲母质，是甲的生长区；近甲根处新月状淡色区称甲半月。正常甲有光泽呈淡红色。

二、皮肤的功能

（一）防护功能

皮肤是人体最大的器官，也是人体的天然屏障。它完整地覆盖于身体表面，可以防止体内水分、电解质和营养物质的丢失，还可阻抑外界有害物质的侵入，使机体免受机械性、物理性、化学性和生物性等因素的侵袭，达到有效的防护，保持机体内环境的稳定。

（二）感觉功能

皮肤的感觉分为以下两类：第一类是单一感觉，如触觉、压觉、痛觉、冷觉和温觉，皮肤内的多种感觉神经末梢将不同的刺激转换成神经冲动，沿相应的神经纤维传入中枢，产生不同性质的感觉。

第二类是复合觉，如干、湿、光、糙、硬、软等，即皮肤中不同类型感觉神经末梢共同感受的刺激传入中枢后，由大脑综合分析形成的感觉。如瘙痒是皮肤或黏膜的一种引起搔抓欲望的不愉快的感觉。目前已发现与瘙痒有关的因素有：机械性刺激，电刺激，酸碱刺激，植物的细刺，动物的纤毛及毒刺，皮肤的微细裂隙，代谢异常（如糖尿病、黄疸等）等。

（三）体温的调节功能（详见第十三章 体温及其调节）

（四）吸收功能

皮肤具有一定的吸收能力，在皮肤病外用药物治疗作用上有着重要的意义。如皮肤的损伤、糜烂或溃疡等可降低屏障作用，经皮吸收增加，尤其当损伤面积较大时，可因大量吸收而造成严重后果。完整的皮肤只能吸收很少的水分和微量的气体。水溶性物质，如维生素 C、B 族维生素、葡萄糖、蔗糖等不易被皮肤吸收，电解质吸收也很少。脂溶性物质如维生素 A、维生素 D、维生素 K、性激素及大部分糖皮质激素可经毛囊、皮脂腺吸收。表面活性剂能湿润、乳化和增溶，使物质与皮肤紧密接触，增加吸收率。药物的剂型也影响皮肤的吸收，软膏及硬膏可促进药物吸收，霜剂次之，粉剂和水粉剂很少吸收。

（五）再生功能

正常情况下，表皮角质层细胞不断脱落，由基底细胞增殖补充，是生理性再生。当皮肤受到损伤后修复愈合，称补偿性再生，当皮肤损伤面积较大、较深时，表皮修复比较困难，需采取植皮的方法，帮助创伤修复。

✍ 实践实训

实训一 眼与耳形态结构的观察

【实训目的】

观察、指认眼球壁的层次、结构，眼内容物，眼附器的结构；鼓室、听小骨、内耳迷路的结构。

【实训要求】

分组观察标本、讨论问题，使学生掌握眼与耳的结构，理解眼、耳的功能。

【实训内容】

1. 利用眼球标本、模型和其他图片资源，观察眼球的外形，指认角膜、巩膜、虹膜、睫状体、脉络膜和视网膜各部的结构并说出各部分功能。指认眼房、晶状体和玻璃体的结构与位置，并表述房水循环。

2. 利用耳标本、模型、颅底内面观标本、头部正中矢状切标本，观察外耳道、中耳的形态结构，指出鼓室、听小骨、骨迷路与膜迷路的构成。

【实训评价】

分组进行标本讲解，教师针对本次课的实验目的进行提问，检测学生学习效果。提交本次课实验报告或实验小结。

实训二 视力及色觉的测定

【实训目的】

通过视力及色觉测定，进一步理解视力及色觉的形成原理。

【实训要求】

学习掌握眼的折光成像及视觉信息传入通路。

【实训内容】

（一）原理

视力是指眼对物体的精细辨别能力，通常用人所看清物体的最小视网膜像的大小来表示人眼的视力限度。一般人眼所能看清物体的最小视网膜像大小大致与视网膜中央凹处一个视锥细胞的平均直径相当。当视角为1′时物体在视网膜上所成的像刚好可被辨认清楚。辨认清楚文字或图形所需要的最小视角是确定人的视力的依据。通常用来检查视力的视力表，就是根据此原理制成的。

视锥细胞对光的敏感度较低，有色觉，在强光环境中起主要作用。人的视网膜含有3种不同的视锥细胞，内含不同的视锥色素，不同的色觉是3种视锥细胞按不同比例受到刺激引起的。色盲多为遗传性缺陷。色弱主要是对某种颜色的辨别能力差，与视神经功能状态和机体健康状态有关。

（二）用品

标准对视视力表、遮光板、指示棒、色觉检测图。

（三）对象

人。

（四）方法与步骤

1. 将视力表挂在光线均匀、充足的场所，视力表的高度适当。受试者站立或坐在距表5m远的地方。

2. 视力测定　受试者用遮眼板遮住一眼，用另一眼看视力表。按测试者的指点说出表的图形缺口的方向。由表上端的大图形开始向下测试，直到测试到受试者能辨认清的最小的图形为止。表旁所注数字即为受试者的视力。若受试者对最上一行图形也不能辨认清楚，则令受试者向前移动，直到能辨别清楚最上一行图形为止。测量受试者与视力表的距离（m），再按下述公式计算其视力。因为最上一行图形所示视力是0.1。也就是说，在5m远处该图形缺口所成视角是10′；或者说，它在50m远处于眼前所成视角是1′。根据这个原理，可计算出视力表上任一图形在任何距离能辨清图像时的视力。

V（受试者视力）＝d（受试者辨认某字的距离）/D（正常视力辨认该字的距离）

3. 用同样的方法检查另一眼的视力。

4. 色觉检测　在白昼明亮的自然光照明下，受试者与色觉检测图之间的距离为75～100cm。受试者读色觉检测图上的数字或图形。每辨认一张图不得超过10秒，对色觉检测图的说明，记录检查结果。

【实训评价】

教师可根据学生掌握视力及色觉的测定方法的准确和规范及理解测定原理的正确性进行评价，针对本次实验目的进行提问。学生提交实验报告。

实训三 声波传导途径试验

【实训目的】

通过空气传导、骨传导检测，进一步学习空气传导、骨传导的原理，并比较两种途径的差异。

【实训要求】

了解音叉如何使用，学习掌握耳的结构与功能。

【实训内容】

（一）原理

人耳的适宜刺激是振动频率为 16HZ～20000HZ 声波，可通过空气传导和骨传导两条路径传入内耳。前者为声波传导的主要路径，后者的作用较弱。听觉的大脑皮质投射区位于颞叶的颞横回和颞上回。

1. 空气传导路径 声波→耳郭→外耳道→鼓膜→锤骨→砧骨→镫骨→前庭窗→前庭阶外淋巴→蜗管内淋巴→螺旋器。

2. 骨传导路径 声波→颅骨→耳蜗→前庭阶外淋巴→蜗管内淋巴→螺旋器

（二）用品

音叉。

（三）对象

人。

（四）方法与步骤

1. 任内试验 室内保持安静，受试者取坐位。检查者敲响音叉后（在手掌上敲击音叉即可，注意不要用力过猛，切忌在坚硬的物体上敲击），立即将振动的音叉柄（在操作过程中只能用手指持住音叉柄，避免叉臂与皮肤、毛发或其他任何物体接触）置于受试者一侧颞骨乳突部，此时受试者可以听到音叉振动的嗡嗡声，且音响随着时间的延续而逐渐减弱，直至听不到。一旦听不到声音时，检查者立即将音叉移至受试者外耳道口处（叉臂与之相距 1～2cm，其振动方向应对准外耳道口），此时受试者又可重新听到声音。相反，如将振动的音叉先置于外耳道口处，待听不到声响时再将置于颞骨乳突部，受试者则听不到声响。这说明正常人空气传导时间比骨传导时间长，临床上称为任内试验阳性。用棉球塞住同侧外耳道口（相当于阻碍空气传导途径），重复上述试验，会出现空气传导时间等于或短于骨传导时间的现象，称为任内试验阴性。

2. 魏伯试验 将敲响的音叉柄置于受试者前额正中发际处，比较两耳所听到声音的响度。正常人两耳感受到的声音响度应相等，临床上称为魏伯试验阳性。用棉球塞住一侧外耳道口，重复上述试验，两耳感觉到的声音响度有何不同。

【实训评价】

教师可根据学生操作情况，针对本次实验目的进行提问。并比较两种途径的特征的正确性进行评价。学生提交实验报告。

目标检测

答案解析

一、名词解释

1. 黄斑　2. 视神经盘　3. 视野　4. 螺旋器

二、单项选择

1. 关于黄斑的描述正确的是（　　）。
    A. 位于视神经盘的鼻侧
    B. 为视锥细胞最密集处
    C. 视神经由此穿过
    D. 视网膜中央动脉由此穿入
    E. 仅能感受弱光，无辨色能力

2. 关于眼球中膜的描述错误的是（　　）。
    A. 富含血管和色素
    B. 晶状体借睫状小带连于睫状体
    C. 虹膜的颜色因人种而异
    D. 睫状体有分泌房水的功能
    E. 睫状肌可调节瞳孔的大小

3. 内耳（　　）。
    A. 位于鼓室与外耳道底之间
    B. 包括骨迷路和膜迷路
    C. 膜迷路内富含外淋巴
    D. 骨迷路和膜迷路之间有内淋巴
    E. 以上都不对

4. 正常时，强光照射一侧瞳孔的反应是（　　）。
    A. 两侧瞳孔扩大
    B. 该侧瞳孔缩小
    C. 该侧瞳孔扩大
    D. 两侧瞳孔缩小
    E. 该侧瞳孔缩小，对侧瞳孔不变

5. 巨大爆炸声响时，迅速张口有助于保护（　　）。
    A. 前庭膜
    B. 鼓膜
    C. 基底膜
    D. 蜗窗膜
    E. 耳膜

三、简答题

1. 试述眼的折光系统。
2. 试述房水的产生和循环路径。
3. 试述声波的空气传导路径。

书网融合……

知识回顾　　微课　　习题

（杨鹏飞）

参考文献

[1] 唐晓伟，唐省三．人体解剖生理学．3 版．北京：中国医药科技出版社，2017

[2] 郭争鸣，唐晓伟．生理学．4 版．北京：人民卫生出版社，2018

[3] 彭波．正常人体功能．4 版．北京：人民卫生出版社，2020

[4] 贺伟，吴金英．人体解剖生理学．3 版．北京：人民卫生出版社，2018

[5] 王庭槐．生理学．9 版．北京：人民卫生出版社，2018

[6] 丁文龙，刘学政．系统解剖学．9 版．北京：人民卫生出版社，2019